第十八改正
日本薬局方
第二追補解説書
―条文・注・解説―

2024

株式会社　廣川書店

序　文

　第十八改正日本薬局方第二追補は令和 6 年 6 月 28 日に施行されました.

　この第二追補では，一般試験法及び医薬品各条等について一部改訂が行われました. 一般試験法では 1 試験法が新規に収載され，10 試験法が改正されました. 医薬品各条では新たに 13 品目が収載され，95 品目について改正され，7 品目が削除されました. これらの改正に伴い，一般試験法中の標準品の項で，13 品目の標準品が新たに追加され，3 品目の標準品が削除されました. 更に，5 品目の参照紫外可視吸収スペクトルと 7 品目の参照赤外吸収スペクトルが新たに収載され，1 品目の参照赤外吸収スペクトルが削除されました. これらの新規収載や改正はいずれも時代の進歩を速やかに反映させたものであります.

　本書においては，これまでと同様，これらの新規収載項目及び改正項目に対し，適切な注及び解説を付しましたので，本書を通して日本薬局方の理解と利用を高め，医薬品の適正使用に役立てられますよう望むものであります.

　令和 6 年 7 月

日本薬局方解説書編集委員会

──────── **本解説書の利用に際して** ────────

　本書は第十八改正日本薬局方解説書の編纂方式に従って記載してあり，関連する箇所については，（→解説書）を示した．

　一般試験法では，動的光散乱法による液体中の粒子径測定法の1試験法が新規に収載され，10試験法が改正された．

　医薬品各条では，13品目が新規に収載され，生薬等58品目を含む95品目で改正がなされた．

日本薬局方解説書編集委員会

第十八改正日本薬局方第二追補解説書

═══════ 総 目 次 ═══════

厚生労働省告示第 238 号（令和 6 年 6 月 28 日）

まえがき ……………………………………………………… ix 〜 xvi

B. 一般試験法　改正事項 ……………………………… B-3 〜 76

C. 医薬品各条　改正事項 ……………………………… C-3 〜 96

D. 医薬品各条（生薬等）　改正事項 ………………… D-3 〜 47

E. 参照紫外可視吸収スペクトル　改正事項 ………… E-3 〜 6

　　参照赤外吸収スペクトル　改正事項 ……………… E-9 〜 13

F. 参考情報 …………………………………………… F-5 〜 6

　　参考情報　改正事項 ……………………………… F-7 〜 70

I. 索　引（日本名，英名，ラテン名）……………… I-3 〜 175

○厚生労働省告示第 238 号

医薬品、医療機器等の品質、有効性及び安全性の確保等に関する法律（昭
和 35 年法律第 145 号）第 41 条第 1 項の規定に基づき、日本薬局方
（令和 3 年厚生労働省告示第 220 号）の一部を次のように改正する。

　　令和 6 年 6 月 28 日

　　　　　　　　　　　　厚生労働大臣　武見　敬三

　　（「次のよう」は省略し、この告示による改正後の日本薬局方の全文を
厚生労働省医薬局医薬品審査管理課及び地方厚生局並びに都道府県庁に備
え置いて縦覧に供するとともに、厚生労働省のホームページに掲載する方
法により公表する。）
　　　　附　　則
　（適用期日）
1　この告示は、告示の日（次項及び第 3 項において「告示日」とい
　う。）から適用する。
　（経過措置）
2　この告示による改正前の日本薬局方（以下「旧薬局方」という。）に
　収められていた医薬品（この告示による改正後の日本薬局方（以下「新
　薬局方」という。）に収められているものに限る。）であって告示日にお
　いて現に医薬品、医療機器等の品質、有効性及び安全性の確保等に関す
　る法律第 14 条第 1 項の規定による承認を受けているもの（告示日の
　前日において、医薬品、医療機器等の品質、有効性及び安全性の確保等
　に関する法律第 14 条第 1 項の規定に基づき製造販売の承認を要しな
　いものとして厚生労働大臣の指定する医薬品等（平成 6 年厚生省告示
　第 104 号）により製造販売の承認を要しない医薬品として指定されて
　いる医薬品を含む。）については、令和 7 年 12 月 31 日までの間は、
　旧薬局方で定める基準（当該医薬品に関する部分に限る。）は新薬局方
　で定める基準とみなすことができるものとする。
3　新薬局方に収められている医薬品（旧薬局方に収められていたものを

viii

除く。）であって告示日において現に医薬品、医療機器等の品質、有効
性及び安全性の確保等に関する法律第 14 条第 1 項の規定による承認
を受けているものについては、令和 7 年 12 月 31 日までの間は、新
薬局方に収められていない医薬品とみなすことができるものとする。
4　新薬局方に収められている医薬品については、令和 9 年 6 月 30 日
までの間は、新薬局方一般試験法の部 2.66 元素不純物の条の規定にか
かわらず、なお従前の例によることができる。

（なお、「次のよう」とは、「一般試験法」から始まり、「参照赤外吸収スペクトル」
までをいう。）

ま　え　が　き

　第十八改正日本薬局方は令和 3 年 6 月 7 日厚生労働省告示第 220 号をもって公布された.

　その後，令和 3 年 7 月に日本薬局方部会を開催し，審議の結果，日本薬局方の役割と性格，作成方針，作成方針に沿った第十九改正に向けての具体的な方策，施行時期に関する事項を決定した.

　日本薬局方は，公衆衛生の確保に資するため，学問・技術の進歩と医療需要に応じて，我が国の医薬品の品質を適正に確保するために必要な規格・基準及び標準的試験法等を示す公的な規範書であり，医薬品全般の品質を総合的に保証するための規格及び試験法の標準を示すとともに医療上重要とされた医薬品の品質等に係る判断基準を明確にする役割を有するとされた. また，その作成に当たって，多くの医薬品関係者の知識と経験が結集されており，関係者に広く活用されるべき公共の規格書としての性格を有するとともに，国民に医薬品の品質に関する情報を公開し，説明責任を果たす役割をもち，加えて，国際社会の中で，医薬品の品質規範書として，国レベルを越えた医薬品の品質確保に向け，先進技術の活用及び国際的整合の推進に応分の役割を果たし，貢献することとされた.

　作成方針として，保健医療上重要な医薬品を優先して収載することによる収載品目の充実，最新の学問・技術の積極的導入による質的向上，医薬品のグローバル化に対応した国際化の一層の推進，必要に応じた速やかな部分改正及び行政によるその円滑な運用，日本薬局方改正過程における透明性の確保及び日本薬局方の国内外への普及の「5本の柱」が打ち立てられた. この基本的考えに立って，関係部局等の理解と協力を得つつ，各般の施策を講じ，広く保健医療の場において，日本薬局方が有効に活用されうるものとなるよう努めることとされた.

　収載品目の選定については，医療上の必要性，繁用度又は使用経験等を指標に，保健医療上重要な医薬品は可能な限り速やかな収載を目指すこととされた.

　また，第十九改正の時期は令和 8 年 4 月を目標とすることとされた.

　日本薬局方の原案は，独立行政法人医薬品医療機器総合機構に設置された総合委員会，化学薬品委員会，抗生物質委員会，生物薬品委員会，生薬等委員会，医薬品添加物委員会，理化学試験法委員会，製剤委員会，物性試験法委員会，生物試験法委員会，医薬品名称委員会，国際調和検討委員会及び標準品委員会で検討されている. その他，総合委員会，生物薬品委員会，医薬品添加物委員会及び製剤委員会の下に，それぞれワー

x　まえがき

キンググループが設置されている.

　各委員会は各種改正の検討を開始した，検討事項のうち，一般試験法，医薬品各条，参照紫外可視吸収スペクトル及び参照赤外吸収スペクトルについては，令和 4 年 7 月から令和 5 年 11 月までの期間に検討を終了した分を，第十八改正日本薬局方の一部改正としてとりまとめることとした.

　この期間に改正原案作成のために開催した委員会の回数は，総合委員会 14 回（ワーキンググループを含む），化学薬品委員会 17 回，抗生物質委員会 5 回，生物薬品委員会 12 回（ワーキンググループを含む），生薬等委員会 11 回，医薬品添加物委員会 9 回（ワーキンググループを含む），理化学試験法委員会 6 回，製剤委員会 15 回（ワーキンググループを含む），物性試験法委員会 4 回，生物試験法委員会 5 回，医薬品名称委員会 4 回，国際調和検討委員会 4 回，標準品委員会 4 回である.

　なお，この改正の原案作成に当たっては，関西医薬品協会技術研究委員会，創包工学研究会，東京医薬品工業協会局方委員会，東京生薬協会，日本医薬品添加剤協会，日本家庭薬協会，日本漢方生薬製剤協会，日本香料工業会，日本生薬連合会，日本製薬工業協会，日本製薬団体連合会，日本 PDA 製薬学会，日本試薬協会，日本分析機器工業会，日本ワクチン産業協会，膜分離技術振興協会等の協力を得た.

　この一部改正原案は令和 6 年 1 月に日本薬局方部会で審議のうえ，同年 3 月に薬事・食品衛生審議会に上程され，報告された後，厚生労働大臣に答申された. 日本薬局方部会長については，平成 23 年 1 月から令和 2 年 12 月まで橋田充が，令和 3 年 1 月から令和 4 年 12 月まで太田茂が，令和 5 年 1 月から令和 6 年 6 月まで合田幸広がその任に当たった.

　この改正の結果，第十八改正日本薬局方第二追補の収載は 2048 品目となった. このうち改正により新たに収載したものが 13 品，削除した品目は 7 品である.

　本改正の記載法の原則と改正の要旨は次のとおりである.

　1. 日本薬局方の記載は口語体で横書きとし，常用漢字及び現代かなづかい，文部科学省学術用語集などに従うことを原則としたが，著しく誤解を招きやすいものについては常用漢字以外の漢字も用いた.

　2. 薬品名，試薬名は原則として常用漢字及びかたかな書きとした.

　3. 収載の順序は，告示，目次，まえがきに続いて，一般試験法，医薬品各条の順とし，更に医薬品各条の参照紫外可視吸収スペクトル，参照赤外吸収スペクトルを付し，終わりに参考情報，附録として第十八改正日本薬局方，第十八改正日本薬局方第一追補及び第十八改正日本薬局方第二追補を合わせた索引を付した.

　4. 医薬品各条，参照紫外可視吸収スペクトル及び参照赤外吸収スペクトルの配列順序は，原則として五十音順に従った.

　5. 医薬品各条中の記載順序は，次によったが，必要のない項目は除いてある.

　（1）　日本名　　　　　　　　（2）　英名　　　　　　　　　　（3）　ラテン名（生薬関係

まえがき xi

品目についてのみ記載　（9）　基原　　　　　　　（19）　乾燥減量，強熱減量
する.)　　　　　　　（10）　成分の含量規定　　　　　　又は水分
（4）　日本名別名　　　　（11）　表示規定　　　　　　（20）　強熱残分，灰分又は
（5）　構造式　　　　　　（12）　製法　　　　　　　　　　酸不溶性灰分
（6）　分子式及び分子量　（13）　製造要件　　　　　　（21）　製剤試験
　　　（組成式及び式量）（14）　性状　　　　　　　　（22）　その他の特殊試験
（7）　化学名　　　　　　（15）　確認試験　　　　　　（23）　定量法
（8）　ケミカル・アブス　（16）　示性値　　　　　　　（24）　貯法
　　　トラクツ・サービス（17）　純度試験　　　　　　（25）　有効期間
　　　（CAS）登録番号　（18）　意図的混入有害物質　（26）　その他

6. 医薬品の性状及び品質に関係のある示性値の記載の順序は，次によったが，必要
のない項目は除いてある.
（1）　アルコール数　　　（7）　構成アミノ酸　　　（13）　融点
（2）　吸光度　　　　　　（8）　粘度　　　　　　　（14）　酸価
（3）　凝固点　　　　　　（9）　pH　　　　　　　　（15）　けん化価
（4）　屈折率　　　　　　（10）　成分含量比　　　　（16）　エステル価
（5）　浸透圧比　　　　　（11）　比重　　　　　　　（17）　水酸基価
（6）　旋光度　　　　　　（12）　沸点　　　　　　　（18）　ヨウ素価

7. 確認試験の記載の順序は，原則として次によった.
（1）　呈色反応　　　　　（5）　可視，紫外，赤外吸　（8）　特殊反応
（2）　沈殿反応　　　　　　　　　収スペクトル　　　（9）　陽イオン
（3）　分解反応　　　　　（6）　核磁気共鳴スペクトル（10）　陰イオン
（4）　誘導体　　　　　　（7）　クロマトグラフィー

8. 純度試験の記載の順序は，原則として次によったが，必要のない項目は除いてある.
（1）　色　　　　　　　　（14）　ヨウ化物　　　　　（27）　亜鉛
（2）　におい　　　　　　（15）　可溶性ハロゲン化物（28）　カドミウム
（3）　溶状　　　　　　　（16）　シアン化物　　　　（29）　水銀
（4）　液性　　　　　　　（17）　セレン　　　　　　（30）　銅
（5）　酸　　　　　　　　（18）　陽イオンの塩　　　（31）　鉛
（6）　アルカリ　　　　　（19）　アンモニウム　　　（32）　銀
（7）　塩化物　　　　　　（20）　重金属　　　　　　（33）　アルカリ土類金属
（8）　硫酸塩　　　　　　（21）　鉄　　　　　　　　（34）　ヒ素
（9）　亜硫酸塩　　　　　（22）　マンガン　　　　　（35）　遊離リン酸
（10）　硝酸塩　　　　　　（23）　クロム　　　　　　（36）　異物
（11）　亜硝酸塩　　　　　（24）　ビスマス　　　　　（37）　類縁物質
（12）　炭酸塩　　　　　　（25）　スズ　　　　　　　（38）　異性体
（13）　臭化物　　　　　　（26）　アルミニウム　　　（39）　鏡像異性体

xii　まえがき

（40）　ジアステレオマー　　（42）　残留溶媒　　　　　（44）　蒸発残留物

（41）　多量体　　　　　　　（43）　その他の混在物　　（45）　硫酸呈色物

9. 一般試験法中，新たに追加した試験法は次のとおりである．

（1）　3.07 動的光散乱法による液体中の粒子径測定法

10. 一般試験法中，改正した試験法は次のとおりである．

（1）　2.03 薄層クロマト　　（5）　4.02 抗生物質の微　　（9）　9.42 クロマトグラ
　　　　グラフィー　　　　　　　　　生物学的力価試験法　　　　　フィー用担体／充塡剤

（2）　2.46 残留溶媒　　　　（6）　5.01 生薬試験法　　（10）　9.62 計量器・用器

（3）　2.66 元素不純物　　　（7）　9.01 標準品

（4）　3.01 かさ密度測定法　（8）　9.41 試薬・試液

11. 一般試験法中，新たに追加した標準品は次のとおりである．

（1）　アリピプラゾール標　（5）　ゴセレリン酢酸塩標　（10）　フェブキソスタット
　　　　準品　　　　　　　　　　　準品　　　　　　　　　　　標準品

（2）　システム適合性試験　（6）　システム適合性試験　（11）　システム適合性試験
　　　　用アリピプラゾール　　　　　用ゴセレリン酢酸塩類　　　　用フェブキソスタット
　　　　N-オキシド標準品　　　　　縁物質標準品　　　　　　　類縁物質 A 標準品

（3）　オキサリプラチン標　（7）　残留溶媒クラス 2D　（12）　システム適合性試験
　　　　準品　　　　　　　　　　　標準品　　　　　　　　　　用フェブキソスタット

（4）　純度試験用オキサリ　（8）　残留溶媒クラス 2E　　　　　類縁物質 B 標準品
　　　　プラチン類縁物質 B　　　　標準品　　　　　　　（13）　ロルノキシカム標準品
　　　　二硝酸塩標準品　　　（9）　トルバプタン標準品

12. 一般試験法中，削除した標準品は次のとおりである．

（1）　アンレキサノクス標　（2）　セファドロキシル標　（3）　トルブタミド標準品
　　　　準品　　　　　　　　　　　準品

13. 一般試験法中，「9.01（2）国立感染症研究所が製造する標準品」から削り，「9.01（1）別に厚生労働大臣が定めるところにより厚生労働大臣の登録を受けた者が製造する標準品」へ加えた標準品は次のとおりである．

（1）　セフォゾプラン塩酸　　　　ル塩酸塩標準品　　　（6）　セフポドキシムプロ
　　　　塩標準品　　　　　　（4）　セフジトレンピボキ　　　　キセチル標準品

（2）　セフォペラゾン標準品　　　シル標準品

（3）　セフカペンピボキシ　（5）　セフタジジム標準品

14. 医薬品各条中，新たに収載した品目は次のとおりである．

（1）　アリピプラゾール　　（5）　ゴセレリン酢酸塩　　（10）　フェブキソスタット錠

（2）　オキサリプラチン　　（6）　炭酸リチウム錠　　　（11）　ロルノキシカム

（3）　オキサリプラチン注　（7）　トルバプタン　　　　（12）　ロルノキシカム錠
　　　　射液　　　　　　　　（8）　トルバプタン錠　　　（13）　辛夷清肺湯エキス

（4）　ゲフィチニブ錠　　　（9）　フェブキソスタット

まえがき　xiii

15. 医薬品各条中，改正した品目は次のとおりである．

（1）　亜硫酸水素ナトリウム
（2）　乾燥亜硫酸ナトリウム
（3）　エデト酸ナトリウム水和物
（4）　カルメロースカルシウム
（5）　グリセリン
（6）　濃グリセリン
（7）　クリンダマイシンリン酸エステル
（8）　クロニジン塩酸塩
（9）　軽質無水ケイ酸
（10）　ケイ酸マグネシウム
（11）　シクロホスファミド水和物
（12）　シチコリン
（13）　ステアリン酸カルシウム
（14）　ステアリン酸ポリオキシル 40
（15）　ステアリン酸マグネシウム
（16）　ソルビタンセスキオレイン酸エステル
（17）　タルク
（18）　乾燥炭酸ナトリウム
（19）　炭酸ナトリウム水和物
（20）　デキストラン 70
（21）　テセロイキン（遺伝子組換え）
（22）　白糖
（23）　パラフィン
（24）　流動パラフィン
（25）　軽質流動パラフィン
（26）　低置換度ヒドロキシプロピルセルロース

（27）　ヒプロメロース
（28）　ピロ亜硫酸ナトリウム
（29）　ブドウ糖
（30）　プロピレングリコール
（31）　ベクロメタゾンプロピオン酸エステル
（32）　ポリスチレンスルホン酸ナトリウム
（33）　メグルミン
（34）　メチルセルロース
（35）　モノステアリン酸アルミニウム
（36）　ヨウ化ナトリウム
（37）　ロキソプロフェンナトリウム水和物
（38）　アマチャ
（39）　インチンコウ
（40）　インヨウカク
（41）　ウヤク
（42）　ウワウルシ
（43）　オウセイ
（44）　ガイヨウ
（45）　カッコウ
（46）　カッコン
（47）　キクカ
（48）　クコシ
（49）　ゲンチアナ
（50）　ゲンチアナ末
（51）　牛車腎気丸エキス
（52）　ゴミシ
（53）　サンシュユ
（54）　ジオウ
（55）　ショウズク
（56）　シンギ
（57）　真武湯エキス
（58）　センナ

（59）　ソボク
（60）　ソヨウ
（61）　ダイオウ
（62）　ダイオウ末
（63）　タイソウ
（64）　タンジン
（65）　チョウトウコウ
（66）　チンピ
（67）　テンモンドウ
（68）　当帰芍薬散エキス
（69）　トウジン
（70）　ニクズク
（71）　ニンドウ
（72）　バクモンドウ
（73）　八味地黄丸エキス
（74）　ハッカ
（75）　ビワヨウ
（76）　ブシ
（77）　ベラドンナエキス
（78）　防已黄耆湯エキス
（79）　ボクソク
（80）　ホミカエキス
（81）　ホミカエキス散
（82）　ホミカチンキ
（83）　マクリ
（84）　モクツウ
（85）　ヤクモソウ
（86）　ヨクイニン
（87）　ヨクイニン末
（88）　抑肝散加陳皮半夏エキス
（89）　レンニク
（90）　ロートエキス
（91）　ロートエキス散
（92）　ロートエキス・アネスタミン散

（93） ロートエキス・カー　（94） 複方ロートエキス・　（95） ローヤルゼリー
　　　ボン散　　　　　　　　　　　ジアスターゼ散

16. 医薬品各条中，削除した品目は次のとおりである．

（1） アンレキサノクス　　（4） セファドロキシルカ　　　　ロキシル
（2） アンレキサノクス錠　　　プセル　　　　　　　　（6） トルブタミド
（3） セファドロキシル　　（5） シロップ用セファド　（7） トルブタミド錠

17. 参照紫外可視吸収スペクトル中，新たに収載した品目は次のとおりである．

（1） アリピプラゾール　　（3） トルバプタン　　　（5） ロルノキシカム
（2） オキサリプラチン　　（4） フェブキソスタット

18. 参照赤外吸収スペクトル中，新たに収載した品目は次のとおりである．

（1） アリピプラゾール　　（3） オキサリプラチン　（5） トルバプタン
（2） エデト酸ナトリウム　（4） シクロホスファミド　（6） フェブキソスタット
　　　水和物　　　　　　　　　水和物　　　　　　　（7） ロルノキシカム

19. 参照赤外吸収スペクトル中，削除した品目は次のとおりである．

（1） クリンダマイシンリン酸エステル

第十八改正日本薬局方第二追補の作成に従事した者は，次のとおりである．

青木　勝之　　足利　太可雄　　芦澤　一英　　安部　美里
阿部　康弘　　天倉　吉章　　荒戸　照世　　有馬　勇斗
有賀　直樹　　五十嵐　良明　　池田　浩二　　池松　靖人
石井　明子　　石井　孝司　　石田　誠一　　泉谷　悠介
市川　浩之　　市瀬　浩志　　伊豆津　健一　　出浦　小織
伊藤　美千穂　　伊藤　洋一　　伊藤　亮一　　井上　博行
後田　修　　内田　恵理子　　内田　圭介　　内山　奈穂子
江村　誠　　大久保　恒夫　　大屋　賢司　　小川　潔
奥田　章博　　奥田　晴宏　　小椋　康光　　小栗　一輝
尾関　哲也　　落合　雅樹　　小野　誠　　小野田　洋
尾原　栄　　改田　直樹　　柿沼　清香　　片山　博仁
加藤　くみ子　　加藤　洋　　加藤　大　　香取　典子
川合　保　　川口　正美　　河野　徳昭　　川原　信夫
川原崎　芳彦　　神本　敏弘　　○木内　文之　　菊池　裕
北島　昭人　　橘高　敦史　　木下　充弘　　楠　英樹
楠瀬　直人　　工藤　由起子　　久保田　清　　熊坂　謙一
栗原　正明　　黒岩　祐貴　　小出　達夫　　◎合田　幸広
光地　理香　　小島　肇　　五島　隆志　　小浜　亜以
小林　憲弘　　小原　有弘　　小松　かつ子　　近藤　誠三朗
近藤　涼　　齊藤　公亮　　齋藤　秀之　　齋藤　嘉浩
酒井　英二　　坂本　知昭　　佐々木　裕子　　佐藤　浩二
三田　智文　　志田　静夏　　篠崎　陽子　　柴崎　恵子
柴田　寛子　　嶋澤　るみ子　　正田　卓司　　白鳥　誠
代田　修　　杉本　聡　　杉本　智潮　　杉本　直樹
鈴木　紀行　　髙井　良彰　　高尾　正樹　　髙谷　和広
髙野　昭人　　田上　貴臣　　髙室　巌　　髙柳　庸一郎
竹内　かおり　　竹内　尚之　　竹田　智子　　髙竹　林司
多田　稔　　田中　紅燕　　辻　厳一郎　　田津　重典
谷口　理　　張　絢　　常弘　昌廣　　坪田　豊太
津田　翼　　土屋　庄吾　　徳本　弘　　田川　秀信
出水　庸介　　徳岡　晋作　　仲　誠賢　　中並　河田
中岡　恭平　　中川　達修　　南雲　心成　　袴田　尻
中川　ゆかり　　中野　修則　　南　博彦　　花林　秀瑠美
成相　亮介　　口井　貴晃　　長谷川　淳克　　林　理則
袴塚　高志　　林　あい

xvi　まえがき

原園　景	原矢　佑樹	日向野　平	太　郎央	樋口　賢治
樋口　泰彦	深向　昌司	平田　真央朗	水野　真啓	平山　千晋
深澤　秀輔	深澤　征義	深渕　啓裕	野　裕	藤古　晋祐
藤井　啓達	藤井　まき子	前川　野直	川　直	前田　祐和
星野　貴史	前川　京子	増本　直直	山　卓	松浦　和
牧浦　利信	政田　さやか	丸宮　本隆	崎　郎	三宮　隆玉
松本　和弘	松本　誠	村崎　山隆	田　久	室井　正志
水野　諒一	三橋　隆夫	森崎　田幸	崎　人	森部　久仁一
宮崎　剛	村尾　渚	山口　崎崇	田　治	山口　哲司
餅田　貴美子	森　充生	山田　口茂	口　子	山根　ゑみ子
森本　隆司	守安　貴子	山本　田裕	田　豊	横澤　健太郎
山口　進康	山下　親正	米田　本幸	本　世	米持　悦生
山本　栄一幸	山本　浩嘉			
吉田　寛幸	吉松　代匠			
渡邊　英二	渡邊			

◎日本薬局方部会長　○日本薬局方部会長代理

第十八改正
日本薬局方
第二追補

〔B〕一 般 試 験 法

═ 目 次 ═

2.03	薄層クロマトグラフィー ………………………………………………	3
2.46	残留溶媒 ……………………………………………………………	6
2.66	元素不純物 …………………………………………………………	24
3.01	かさ密度測定法 ……………………………………………………	35
3.07	動的光散乱法による液体中の粒子径測定法 ……………………	45
4.02	抗生物質の微生物学的力価試験法 ………………………………	52
5.01	生薬試験法 …………………………………………………………	53
9.01	標準品 ………………………………………………………………	56
9.41	試薬・試液 …………………………………………………………	57
9.42	クロマトグラフィー用担体/充塡剤 …………………………………	73
9.62	計量器・用器 ………………………………………………………	74

薄層クロマトグラフィー　　B-3

一般試験法　改正事項

　一般試験法の部　2.03　薄層クロマトグラフィーの条　1．器具及び装置以降を次のように改める．(注1)

2.03　薄層クロマトグラフィー

1．器具及び装置
　通例，以下の器具及び装置を用いる．
（i）　薄層板：薄層板は，平滑で均一な厚さのガラス板に一般試験法〈9.42〉に規定される薄層クロマトグラフィー用担体の粉末をあらかじめ塗布したものである．医薬品各条に規定する要件を満たす場合は，濃縮ゾーン付き薄層板，ガラス板の代わりに硬質アルミニウムポリエステルシートなどを支持体に用いた薄層板を用いることができる．薄層板は湿気を避けて保存する．必要に応じて，使用前に105〜120℃の間の一定温度で30〜60分間加熱，乾燥する．
（ii）　展開用容器：通例，展開用容器は蓋のできる不活性で透明な素材で作られた平底展開槽又は2槽式展開槽などを用いる．展開用容器は薄層板の大きさに適した大きさのものを用いる．
（iii）　発色装置：発色試薬の噴霧には，ガラス製噴霧器，電動噴霧器などを用いる．被検成分の可視化のために，発色試薬を噴霧後，加熱装置を用いて薄層板を加熱する場合がある．加熱装置として，通例，恒温に設定したホットプレートや恒温器を用い，薄層板を均一に加熱する．また，液浸による発色及び気化した試薬蒸気にさらすこと（燻蒸）による可視化には，展開用容器やデシケーターなどが用いられる．
（iv）　検出装置：可視光，主波長254 nmや365 nmの紫外線を照射でき (注2)，対応するフィルターを備えた光源及び暗箱，又はこれらの機能を備えた暗室などである．光源は，医薬品各条に規定する試験の要件に適合する必要がある．光源の適合性は，放射強度について，光源を変更した際又は必要に応じて確認する．通例，蛍光剤入り薄層板に主波長254 nmを照射するときは，薄層板が緑色系の蛍光を発することを確認し，また，主波長365 nmを照射するときは，例えば，5 μg/mLに調製した薄層クロマトグラフィー用スコポレチンのメタノール溶液を薄層板に2 μLスポットしたものが，青白色の蛍光を発することを確認する．紫外線波長領域の中で365 nm付近に安定した放射強度を持つ高照度光源には，365 nmに幅の狭い線スペクトルを持つランプと，これより放射信号の強い366 nm（364〜367 nmの範囲）に線スペクトルを持つランプが存在する．使用するランプにより光源及び波長の規格表記は異なる

日本薬局方の医薬品の適否は，その医薬品各条の規定，通則，生薬総則，製剤総則及び一般試験法の規定によって判定する．（通則5参照）

B-4　一般試験法　改正事項

が，366 nm の光源ランプを紫外線（主波長 365 nm）の照射の光源として扱うことができる．(注3)

（ⅴ）　クロマトグラムの記録装置 (注4)：検出装置に付加される撮影装置は，記録のための写真を撮影するために使用され，試験の実施に適した感度，解像度及び再現性を必要とする．カメラで撮影し，フィルム画像又は電子画像の形式で記録・保存する．可視光下で検出したクロマトグラムの色調を記録する場合は，基準となる色見本を同時に撮影することが望ましく，十分な解像度を持つイメージスキャナを用いることもできる．なお，365 nm 照射による蛍光スポットの記録時には，目視で確認できる色調と記録の色調が異なる場合があることから，注意を要する．デンシトメトリーを用いる薄層クロマトグラフィー用走査装置は，紫外線による吸収，可視光による吸収又は励起光による蛍光を展開した薄層板上で測定し，得られたクロマトグラムをピーク情報に変換して記録・保存する．ピーク情報に変換されたデータは定量的な解析に使用される．

2.　操作方法

別に規定するもののほか，通例，次の方法による．

（ⅰ）　試料溶液のスポット：医薬品各条に規定する試料溶液及び標準溶液を調製し，規定する容量を薄層板の原線上にスポットする．薄層板の下端から約 20 mm の高さの位置を原線とし，試料溶液及び標準溶液などを左右両側から少なくとも 10 mm 離しスポットした位置を原点とする．定容量の毛細管，マイクロシリンジ，マイクロピペットなどを用いて，約 10 mm 以上の適切な間隔で直径 2 ～ 6 mm の円形状又は幅 4 ～ 10 mm の帯状にスポットし，風乾する．医薬品各条に規定する要件を満たす場合は，原線の位置及び原点の間隔を変更することができる．

（ⅱ）　展開溶媒による展開：通例，次の方法に従い，展開溶媒を飽和させた展開用容器内で成分を分離させる．

あらかじめ少量の展開溶媒を入れた展開用容器の内壁に沿ってろ紙を入れ，ろ紙を展開溶媒で潤し，更に展開溶媒を展開用容器の内底から約 10 mm の深さまで入れる．展開用容器を密閉し，常温で約 1 時間放置し，展開用容器に気化した展開溶媒を飽和させる．なお，ここに示した以外の条件で調製した飽和展開容器を用いて展開する場合は別に規定する．薄層板をその上端以外が器壁に触れないように置き，スポットが展開溶媒に浸かっていないことを確認後，容器を密閉し，常温で展開を行う．展開溶媒が，必要とされる展開距離に上昇するまで放置し，薄層板を取り出し，風乾する．なお，展開前に原線（原点）に，また展開後に展開溶媒の先端に印を付ける．

（ⅲ）　可視化及び検出：展開終了後，薄層板上の被検成分のスポットを可視化し，色調や R_f 値を確認する．通例，展開後に薄層板を取り出し，風乾して，薄層板上で分離したスポットを直接，又は発色試薬を均等に噴霧し試薬を作用させて，薄層板上の被検成分を可視化し，目視で検出を確認する．被検成分が紫外線吸収性を有する場合は，蛍光剤（蛍光指示薬）入りの薄層板を用い，主波長 254 nm の紫外線を照射する

薄層クロマトグラフィー　　B-5

ことにより検出する．薄層板中の蛍光指示薬は，主波長 254 nm の紫外線の照射により励起され，緑色系の蛍光を発する．被検成分のスポットは照射光を吸収して蛍光指示薬の励起を減少させることにより蛍光指示薬からの放射発光を減少させ，蛍光の背景に黒み（暗紫色）のスポットとして観察される．紫外線照射下で励起され自ら蛍光を発する被検成分のスポットは，主波長 365 nm の紫外線を照射することにより蛍光指示薬がなくても薄層板上で励起されて蛍光を発する．また，適切な発色試薬の噴霧，液浸及び燻蒸により，被検成分のスポットを可視化することができる．発色試薬によっては，噴霧後更に加熱することで可視化されることもある．噴霧後又は噴霧加熱後に主波長 365 nm の紫外線を照射することにより，特徴的な蛍光を発することもある．なお，展開操作及び発色試薬による可視化は，換気が十分でき，溶媒蒸気などを効率的に除去できるドラフトチャンバー装置などの中で行う．(注5)

3．確認及び純度の試験

本法を確認試験に用いる場合は，通例，試料溶液の被検成分と標準溶液の被検成分のスポットの色調及び R_f 値が等しいことを確認する (注6)．また，スポットのパターンにより確認することもできる．試料溶液と標準溶液を同量スポットし，クロマトグラムにおける色調及び R_f 値の一致したスポットの大きさ及び濃さを視覚的に比較することにより，半定量的な被検成分の確認もできる．

本法を純度試験に用いる場合は，通例，試料溶液中の混在物の限度に対応する濃度の標準溶液を用い，試料溶液由来の被検成分のスポットが検出されないか，若しくは混在物のスポットが標準溶液のスポットより濃くないことを確認する．

4．確認試験の試験条件変更に関する留意事項 (注7)

医薬品各条の試験のうち，被検成分を含む標準溶液を用いる確認試験においては，適切に分析性能の検証を行い，規定した方法と同等又はそれ以上にスポットの特異性が得られる範囲内で，展開距離，飽和時間，展開溶媒の組成，発色試薬の組成，スポット量（減量に限る），薄層板の加熱温度及び加熱時間を一部変更することができる．ただし，スポットの大きさ及び濃さを判定基準とする半定量的な確認試験を除く．また，被検成分を含む標準溶液を用いない生薬等での確認試験においては，適切に分析性能の検証を行い，規定した方法と同等又はそれ以上にスポットの特異性が得られ，かつ医薬品各条の確認試験に規定された R_f 値及び色調を示す範囲内で，展開距離，スポット量（減量に限る），薄層板の加熱温度及び加熱時間を一部変更することができる．

5．用語

クロマトグラフィー総論〈2.00〉の定義に従う．

────── 注 ──────

(注1)　今回の改正は，第十八改正日本薬局方第一追補で新規収載された一般試験法「2.00　クロマトグラフィー総論」において，薄層クロマトグラフィーに係る用語が

B-6 一般試験法 改正事項

整備されたことを踏まえ，第十七局における参考情報「生薬及び生薬製剤の薄層クロマトグラフィー」をもとに，内容を拡充したものである．一部の内容については，引き続き，参考情報「生薬及び生薬製剤の薄層クロマトグラフィー」に掲載されている．

注2　対象とする医薬品各条で，主波長 254 nm の装置の使用を規定し，試験要件を満たしている場合は，主波長 365 nm の装置で試験を実施する必要があるわけではない．

注3　TLC の検出，撮影などで用いられる装置においては，366 nm で規格されている市販の機器も存在する．

注4　「クロマトグラムの記録装置」の項は，装置の説明であり，必ずこれらを同時に用いなくてはいけないわけではない．

注5　展開操作後，有機溶媒に浸った薄層板を取り出し風乾する際に，実験者が有機溶媒の蒸気を吸入する危険性がある．また発色試薬噴霧時も発色試薬を吸入する危険性があるので，ドラフトチャンバー内などで操作を行う必要がある．

注6　多成分系の試料溶液の確認試験においては，被検成分が単一のスポットとして認められる場合に，標準溶液の被験成分のスポットの色調と R_f 値を比較する．なお，分離が困難な場合は，特徴的な蛍光や発色などを明瞭に示す検出方法が有用である．

注7　被験成分を含む標準溶液を用いる確認試験，もしくは被験成分を含む標準溶液を用いない生薬等の確認試験における試験条件変更に関する留意事項である．被験成分を含む標準溶液を用いる場合でも，展開温度の変更は除外されており，スポットの大きさ及び濃さを判定基準とする半定量的な確認試験では，試験条件の変更は認められていない．また，被験成分を含む標準溶液を用いない生薬等の確認試験では，標準溶液を用いる試験と比較して，飽和時間，展開溶媒の組成，発色試薬の組成の変更が除外されている．

　一般試験法の部　2.46　残留溶媒の条を次のように改める．

2.46　残留溶媒

　残留溶媒では，原薬，添加剤及び製剤中に残留する有機溶媒の管理及び確認，定量法を規定する．注1　注2

I．残留溶媒の管理

1．はじめに

　医薬品（生薬及び生薬を配合した製剤を除く．以下同様．）中の残留溶媒は，原薬若しくは添加剤の製造工程又は製剤の製造工程で使用されるか生成する揮発性有機化

学物質と定義される．実生産工程で用いられている技術では，それらの溶媒を完全には除去できない．原薬の合成工程では，溶媒を適切に選ぶことにより，収率を向上させたり，結晶形，純度，溶解性といった原薬の物性を決めたりすることができる場合がある．このように，溶媒は時として製造工程における重要なパラメーターとなり得るものである．本試験法は，添加剤として意図的に用いられる溶媒及び溶媒付加物は対象としない．しかしながら，そのような場合においても，製剤中の溶媒の含量を評価し，その妥当性を示す必要がある．

　残留溶媒が治療に役立つことはないので，全ての残留溶媒は，製品規格，GMP又はその他の品質基準に適合し得るようなレベル以下に減らすべきである．製剤中には安全性データによって保証されるよりも高いレベルの残留溶媒を含んではならない．許容できないような毒性を引き起こすことが知られている幾つかのクラス1の溶媒（表2.46-1参照）は，リスク-ベネフィットの観点からの評価によって，妥当であることが明確に示されない限り，原薬，添加剤又は製剤の製造においては使用を避けるべきである．クラス1ほどではないが，一定のレベル以上の毒性を示すクラス2の溶媒（表2.46-2参照）については，起こり得る有害な作用から患者を守るために，その残留量を規制すべきである．理想的には，できるだけ低毒性のクラス3の溶媒（表2.46-3参照）を用いるべきである．

　原薬，添加剤及び製剤は，その製造又は精製の工程の後にも溶媒が残留するような場合には，その溶媒の試験を行う必要がある．原薬，添加剤若しくは製剤の製造又は精製の工程で使用されるか生成する溶媒についてのみ試験を行えばよい．製剤に残留する溶媒については，製剤の試験を行ってもよいし，製剤の製造に用いた各成分中の残留溶媒の含量から製剤中の含量を計算する積算的な方法を用いてもよい．計算値が限度値以下の場合には，製剤について残留溶媒の試験を行う必要はない．しかしながら，計算値が限度値を超える場合には，その溶媒の含量が，製剤化の過程で許容し得る量以下にまで減少したかどうかを確かめるために，製剤の試験を行う必要がある．また，製剤の製造工程で何らかの溶媒が用いられている場合にも，製剤の試験を行う必要がある．

　限度値は，全ての剤形及び投与経路の医薬品に適用されるが，短期間の投与（30日以下）又は局所投与のような場合には，より高い残留量も許容され得る．そうした残留量が妥当かどうかはケースバイケースで判断されるべきである．

2.　一般原則

2.1.　リスクアセスメントによる残留溶媒の分類

　残留溶媒の規制値の用語として，PDE（Permitted Daily Exposure）を，医薬品中に残留する溶媒の1日当たりに摂取が許容される最大量と定義して用いる．本試験法で規制する残留溶媒は，ヒトの健康に及ぼし得るリスクに応じて，下記の三つのクラスに分類される．

（ⅰ）　クラス1の溶媒（医薬品の製造において使用を避けるべき溶媒）：ヒトにおけ

B-8 一般試験法 改正事項

る発がん性が知られている溶媒や，ヒトにおける発がん性が強く疑われる溶媒及び環境に有害な影響を及ぼす溶媒である．クラス1の溶媒を表2.46-1に示す．

(ⅱ) クラス2の溶媒（医薬品中の残留量を規制すべき溶媒）：遺伝毒性は示さないが動物実験で発がん性を示した溶媒や，神経毒性や催奇形性等発がん性以外の不可逆的な毒性を示した溶媒及びその他の重大ではあるが可逆的な毒性が疑われる溶媒である．クラス2の溶媒を表2.46-2に示す．

(ⅲ) クラス3の溶媒（低毒性の溶媒）：ヒトに対して低毒性と考えられる溶媒で，健康上の理由からは曝露限度値の設定は必要ない．クラス3の溶媒は，表2.46-3に示すもので，50 mg/day以上のPDE値を持つ．

2.2. クラス2の溶媒の限度値設定のためのオプション

クラス2の溶媒について限度値を設定する場合には，次の二つのオプションのいずれかを利用する．

2.2.1. オプション1

1日に服用される製剤の量を10 gと仮定した場合，式（1）を用いて濃度限度値（ppm）が計算される．

$$濃度限度値（ppm）= \frac{1000 \times PDE}{服用量} \qquad (1)$$

式中，PDEはmg/dayで，また，服用量はg/dayで表される．

これらの濃度限度値は，全ての原薬，添加剤又は製剤において許容されるものとする．したがって，1日服用量が不明であるか一定しないような場合には，このオプションが適用し得る．処方中の全ての原薬及び添加剤がオプション1に示された限度値に適合する場合には，これらの成分はどのような比率ででも使用できる．この場合，1日服用量が10 gを超えなければ，計算を行う必要はない．1日服用量が10 gを超える製剤には，オプション2を適用すべきである．

2.2.2. オプション2

製剤中の各成分が全てオプション1に示された限度値に適合する必要はないと考えられる．表2.46-2のPDE値と実際の1日最大服用量から，式（1）を用いて，製剤中に残留が許容される溶媒の濃度を算出してもよい．残留量を実際に可能な最小限まで減らしたことが示された場合には，そうした限度値が許容される．その限度値は，分析の精度，製造上の能力，製造工程において起こり得るばらつきの大きさからみて現実的なものでなければならず，かつ現在の医薬品の製造の標準的なレベルを反映したものでなければならない．

オプション2を適用するには，製剤の各成分中に存在する残留溶媒の量を加算すればよい．1日当たり摂取する溶媒の量の合計は，PDE値以下でなければならない．

3. 分析方法 (注3)

残留溶媒 　 B-9

　残留溶媒の測定法としては，ガスクロマトグラフィーのようなクロマトグラフィーの手法が一般に用いられる．本試験法又は他の適切な方法に従って測定する．クラス3の溶媒しか存在しない場合には，乾燥減量などの非特異的方法を用いてもよい．残留溶媒の分析法は，適切にバリデートされていなければならない．

4.　情報として必要な残留溶媒のレベル

　医薬品の製造に当たっては，原薬又は添加剤の溶媒の含量に関する情報が必要となる．下記の項目は，原薬又は添加剤の溶媒の含量に関して必要となる情報の例として記載したものである．

（ⅰ）　クラス3の溶媒のみが存在すると考えられる場合：乾燥減量が0.5％以下であること．

（ⅱ）　クラス2の溶媒のみが存在すると考えられる場合：存在する溶媒の名称と，それらの全てがオプション1の限度値以下であること．

（ⅲ）　クラス2の溶媒及びクラス3の溶媒が存在すると考えられる場合：クラス2の溶媒がオプション1の限度値以下であり，かつクラス3の溶媒が0.5％以下であること．

　クラス1の溶媒が存在すると考えられる場合には，それらの溶媒を同定し，定量する必要がある．「存在すると考えられる」という表現の対象は，製造の最終工程で使用された溶媒及び最終工程よりも前の工程で使用されたが，バリデートされた工程によっても常に除くことができるとは限らない溶媒である．

　クラス2又はクラス3の溶媒の残留量が，それぞれオプション1の限度値又は0.5％を超えている場合には，それらの溶媒を同定し，定量する必要がある．

5.　残留溶媒の限度値

5.1.　医薬品の製造において使用を避けるべき溶媒

　クラス1の溶媒は，許容できない毒性を持つ，又は環境に対して有害な影響を及ぼすなどの理由から，原薬，添加剤及び製剤の製造には用いるべきではない．治療上著しい利点を持つ製剤を製造するために，その使用が避けられない場合でも，特に正当化できる理由がない限り，表2.46-1に示した濃度限度値以下とすべきである．1,1,1-トリクロロエタンについては，環境に有害な影響を及ぼす物質であるため，表2.46-1に含めた．表2.46-1に示された限度値1500 ppmは，安全性データの評価に基づくものである．

B- 10　　一般試験法　改正事項

表 2.46-1　クラス 1 の溶媒（医薬品の製造において使用を避けるべき溶媒） (注1)

溶媒	濃度限度値（ppm）	使用を避ける理由
ベンゼン	2	発がん性
四塩化炭素	4	毒性及び環境への有害性
1,2-ジクロロエタン	5	毒性
1,1-ジクロロエテン	8	毒性
1,1,1-トリクロロエタン	1500	環境への有害性

5.2.　医薬品中の残留量を規制すべき溶媒

　表 2.46-2 に示した溶媒は，それらが有する毒性のために，医薬品中の残留を規制すべき溶媒である．

　PDE 値は 0.1 mg/day の単位まで，濃度限度値は 10 ppm の単位まで示した．表に示された値は，測定するときに必要な分析の精度を反映するものではない．精度は，分析法のバリデーションの際に決定されるべきである．

5.3.　低毒性の溶媒

　表 2.46-3 に示したクラス 3 の溶媒は，毒性が低く，ヒトの健康に及ぼすリスクも低いと考えられる．クラス 3 には，通常医薬品中に含まれるレベルでヒトの健康に対して有害な影響を及ぼすことが知られている溶媒は含まれていない．これらの溶媒の残留量が，50 mg/day（オプション 1 では 5000 ppm，すなわち 0.5％に相当する）以下であれば，その妥当性についての理由を示さなくても許容される．これより高い残留値についても，製造業者の製造能力や GMP 遂行上の必要性からみて適当と考えられる場合には，許容されるであろう．

5.4.　適当な毒性データが見当たらない溶媒

　下記の溶媒（表 2.46-4）も原薬，添加剤又は製剤の製造と関連のある溶媒であるが，PDE 値算出の基礎とすることのできる適当な毒性データが見当たらないものである．医薬品中にこれらの溶媒が残留する場合には，その残留の妥当性についての理由を提示する必要がある．

残留溶媒　　B- 11

表 2.46-2　クラス 2 の溶媒（医薬品中の残留量を規制すべき溶媒）注1

溶媒	PDE（mg/day）	濃度限度値（ppm）
アセトニトリル	4.1	410
クロロベンゼン	3.6	360
クロロホルム	0.6	60
クメン	0.7	70
シクロヘキサン	38.8	3880
シクロペンチルメチルエーテル	15.0	1500
1,2-ジクロロエテン	18.7	1870
ジクロロメタン	6.0	600
1,2-ジメトキシエタン	1.0	100
N,N-ジメチルアセトアミド	10.9	1090
N,N-ジメチルホルムアミド	8.8	880
1,4-ジオキサン	3.8	380
2-エトキシエタノール	1.6	160
エチレングリコール	6.2	620
ホルムアミド	2.2	220
ヘキサン	2.9	290
メタノール	30.0	3000
2-メトキシエタノール	0.5	50
メチルブチルケトン	0.5	50
メチルシクロヘキサン	11.8	1180
メチルイソブチルケトン	45	4500
N-メチルピロリドン	5.3	530
ニトロメタン	0.5	50
ピリジン	2.0	200
スルホラン	1.6	160
t-ブチルアルコール	35	3500
テトラヒドロフラン	7.2	720
テトラリン	1.0	100
トルエン	8.9	890
1,1,2-トリクロロエテン	0.8	80
キシレン *	21.7	2170

* 通常，60％の *m*-キシレン，14％の *p*-キシレン，9％の *o*-キシレン及び 17％のエチルベンゼンの混合物

B-12　一般試験法　改正事項

表2.46-3　クラス3の溶媒（GMP又はその他の品質基準により規制されるべき溶媒）(注4)

酢酸	ヘプタン
アセトン	酢酸イソブチル
アニソール	酢酸イソプロピル
1-ブタノール	酢酸メチル
2-ブタノール	3-メチル-1-ブタノール
酢酸n-ブチル	メチルエチルケトン
t-ブチルメチルエーテル	2-メチル-1-プロパノール
ジメチルスルホキシド	2-メチルテトラヒドロフラン
エタノール	ペンタン
酢酸エチル	1-ペンタノール
ジエチルエーテル	1-プロパノール
ギ酸エチル	2-プロパノール
ギ酸	酢酸プロピル
	トリエチルアミン

表2.46-4　適当な毒性データが見当たらない溶媒

1,1-ジエトキシプロパン	メチルイソプロピルケトン
1,1-ジメトキシメタン	石油エーテル
2,2-ジメトキシプロパン	トリクロロ酢酸
イソオクタン	トリフルオロ酢酸
イソプロピルエーテル	

II. 残留溶媒の確認，定量法 (注5)

　残留溶媒を溶出するために，試料はできるだけ溶解させる．

　有効成分と添加剤のみではなく，製剤も取り扱うため，場合によっては製剤の構成成分の幾つかは完全には溶解しないことも許容される．このような場合には，存在する残留溶媒が溶出されるように，初めに製剤などを粉末状に粉砕する前処理が必要である．操作は，揮発性残留溶媒の損失を防ぐために，できるだけ速やかに行う．

　以下に記載するガスクロマトグラフィーの試験条件やヘッドスペースの操作条件は，設定するパラメーターやその記載方法が装置により異なっている場合がある．これらを設定する場合には，システム適合性に適合することが確認できれば，使用する装置に応じて変更することが必要である．

　なお，試験に用いる試薬は，規定するもののほか，当該試験の目的にかなうものを用いることができる．

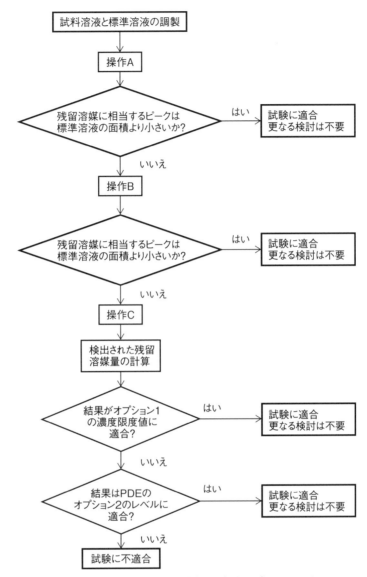

図2.46-1 残留溶媒の同定，限度試験及び定量試験の適用のためのフローチャート

1. クラス1とクラス2の残留溶媒

　以下の操作は，どのような残留溶媒が試料中に存在し得るかという情報が得られない場合に，残留溶媒を同定し，定量するのに用いられる．特定の溶媒が存在するという情報がある場合には，操作法A及び操作法Bは実施する必要はなく，操作法Cにより，あるいは他の適切な方法に従って残留溶媒の定量を実施する．

　残留溶媒の同定，限度試験及び定量試験の適用のためのフローチャートを図2.46-1に示す．

1.1. 水溶性試料 (注6)

B- *14*　　一般試験法　改正事項

1.1.1.　操作法 A　(注7)

次の条件でガスクロマトグラフィー〈*2.02*〉により試験を行う.

クラス 1 用標準原液：ジメチルスルホキシド約 9 mL に残留溶媒クラス 1 標準品 1 mL を正確に加え，水を加えて正確に 100 mL とする．この液 1 mL を正確に量り，あらかじめ水約 50 mL を入れたメスフラスコに入れ，水を加えて 100 mL とする．この液 10 mL を正確に量り，あらかじめ水約 50 mL を入れたメスフラスコに入れ，水を加えて 100 mL とする.

クラス 1 用標準液：水 5 mL を正確に入れたヘッドスペース用バイアルにクラス 1 用標準原液 1 mL を正確に加え，栓及びキャップをして振り混ぜる.

クラス 2 用標準原液 A：残留溶媒クラス 2A 標準品 1 mL を正確に量り，水を加えて正確に 100 mL とする.

クラス 2 用標準原液 B：残留溶媒クラス 2B 標準品 1 mL を正確に量り，水を加えて正確に 100 mL とする.

クラス 2 用標準原液 C：残留溶媒クラス 2C 標準品 1 mL を正確に量り，水を加えて正確に 100 mL とする.

クラス 2 用標準原液 D：残留溶媒クラス 2D 標準品 1 mL を正確に量り，水を加えて正確に 100 mL とする.

クラス 2 用標準原液 E：残留溶媒クラス 2E 標準品 1 mL を正確に量り，水を加えて正確に 100 mL とする.

クラス 2 用標準液 A：クラス 2 用標準原液 A 1 mL を正確に量り，ヘッドスペース用バイアルに入れ，水 5 mL を正確に加え，栓及びキャップをして振り混ぜる.

クラス 2 用標準液 B：クラス 2 用標準原液 B 5 mL を正確に量り，ヘッドスペース用バイアルに入れ，水 1 mL を正確に加え，栓及びキャップをして振り混ぜる.

クラス 2 用標準液 C：クラス 2 用標準原液 C 1 mL を正確に量り，ヘッドスペース用バイアルに入れ，水 5 mL を正確に加え，栓及びキャップをして振り混ぜる.

クラス 2 用標準液 D：クラス 2 用標準原液 D 1 mL を正確に量り，ヘッドスペース用バイアルに入れ，水 5 mL を正確に加え，栓及びキャップをして振り混ぜる.

クラス 2 用標準液 E：クラス 2 用標準原液 E 1 mL を正確に量り，ヘッドスペース用バイアルに入れ，水 5 mL を正確に加え，栓及びキャップをして振り混ぜる.

試料原液：試料 0.25 g をとり，水に溶かし，正確に 25 mL とする.

検液：試料原液 5 mL を正確に量り，ヘッドスペース用バイアルに入れ，水 1 mL を正確に加え，栓及びキャップをして振り混ぜる.

クラス 1 用システム適合性試験用溶液：クラス 1 用標準原液 1 mL を正確に量り，ヘッドスペース用バイアルに入れ，試料原液 5 mL を正確に加え，栓及びキャップをして振り混ぜる.

　試験条件

　　検出器：水素炎イオン化検出器

カラム：内径 0.32 mm（又は 0.53 mm），長さ 30 m のフューズドシリカ管（又はワイドボア管）の内面にガスクロマトグラフィー用 6％シアノプロピルフェニル－94％ジメチルシリコーンポリマーを厚さ 1.8 μm（又は 3.0 μm）に被覆する．

カラム温度：40℃を 20 分間保持した後，毎分 10℃で 240℃まで昇温し，240℃を 20 分間保持する．

注入口温度：140℃

検出器温度：250℃

キャリヤーガス：窒素又はヘリウム

流量：約 35 cm/秒

スプリット比：1：5（注：感度を最適化するためにスプリット比は適宜変更する．）

システム適合性

検出の確認：クラス 1 用標準液，クラス 1 用システム適合性試験用溶液につき，上記の条件で操作するとき，クラス 1 用標準液から得られる 1,1,1-トリクロロエタンのピークの SN 比は 5 以上，クラス 1 用システム適合性試験用溶液から得られるピークの SN 比はそれぞれ 3 以上である．

システムの性能：クラス 2 用標準液 A 又はシステム適合性試験用溶液につき，上記の条件で操作するとき，アセトニトリルとジクロロメタンのピークの分離度は 1.0 以上である．ただし，システム適合性試験用残留溶媒標準品の水溶液（1 → 100）1 mL を正確に量り，ヘッドスペース用バイアルに入れ，水 5 mL を正確に加え，栓及びキャップをして混ぜ，システム適合性試験用溶液とする．

システムの再現性：クラス 1 用標準液につき，上記の条件で試験を 6 回繰り返すとき，個々のピーク面積の相対標準偏差は 15％以下である．　(注8)

ヘッドスペースは，表 2.46-5 に記載した操作条件の一つに従い，クラス 1 用標準液，クラス 2 用標準液 A，クラス 2 用標準液 B，クラス 2 用標準液 C，クラス 2 用標準液 D，クラス 2 用標準液 E 及び検液のヘッドスペースの気体を同量（約 1.0 mL）注入し，クロマトグラムを求め，主要なピークのピークレスポンスを求める．検液の 1,1,1-トリクロロエタン以外のピークのピークレスポンスがクラス 1 用標準液，クラス 2 用標準液 A，クラス 2 用標準液 B，クラス 2 用標準液 C，クラス 2 用標準液 D 又はクラス 2 用標準液 E のそれぞれのピークのピークレスポンス以上であるとき，若しくは 1,1,1-トリクロロエタンのピークのピークレスポンスがクラス 1 用標準液の 1,1,1-トリクロロエタンのピークのピークレスポンスの 150 倍以上であるとき，ピークの同定のために操作法 B を行う．それ以外の場合は適合とする．

1.1.2. 操作法 B　(注9)

次の条件でガスクロマトグラフィー〈2.02〉により試験を行う．

B- 16　　一般試験法　改正事項

　クラス 1 用標準原液，クラス 1 用標準液，クラス 1 用システム適合性試験用溶液，クラス 2 用標準原液 A，クラス 2 用標準原液 B，クラス 2 用標準原液 C，クラス 2 用標準原液 D，クラス 2 用標準原液 E，クラス 2 用標準液 A，クラス 2 用標準液 B，クラス 2 用標準液 C，クラス 2 用標準液 D，クラス 2 用標準液 E，試料原液及び検液は操作法 A を準用する．

　　試験条件
　　　検出器：水素炎イオン化検出器
　　　カラム：内径 0.32 mm（又は 0.53 mm），長さ 30 m のフューズドシリカ管（又はワイドボア管）の内面にガスクロマトグラフィー用ポリエチレングリコールを厚さ 0.25 μm に被覆する．
　　　カラム温度：50℃を 20 分間保持した後，毎分 6℃で 165℃まで昇温し，165℃を 20 分間保持する．
　　　注入口温度：140℃
　　　検出器温度：250℃
　　　キャリヤーガス：窒素又はヘリウム
　　　流量：約 35 cm/秒
　　　スプリット比：1：5（注：感度を最適化するためにスプリット比は適宜変更する．）

　　システム適合性
　　　検出の確認：クラス 1 用標準液，クラス 1 用システム適合性試験用溶液につき，上記の条件で操作するとき，クラス 1 用標準液から得られるベンゼンのピークの SN 比は 5 以上，クラス 1 用システム適合性試験用溶液から得られるピークの SN 比はそれぞれ 3 以上である．
　　　システムの性能：クラス 2 用標準液 A 又はシステム適合性試験用溶液につき，上記の条件で操作するとき，アセトニトリルと cis-1,2-ジクロロエテンのピークの分離度は 1.0 以上である．ただし，システム適合性試験用残留溶媒標準品の水溶液（1 → 100）1 mL を正確に量り，ヘッドスペース用バイアルに入れ，水 5 mL を正確に加え，栓及びキャップをして混ぜ，システム適合性試験用溶液とする．
　　　システムの再現性：クラス 1 用標準液につき，上記の条件で試験を 6 回繰り返すとき，個々のピーク面積の相対標準偏差は 15％以下である．注8

　ヘッドスペースは，表 2.46-5 に記載した操作条件の一つに従い，クラス 1 用標準液，クラス 2 用標準液 A，クラス 2 用標準液 B，クラス 2 用標準液 C，クラス 2 用標準液 D，クラス 2 用標準液 E 及び検液のヘッドスペースの気体を同量（約 1.0 mL）注入し，クロマトグラムを求め，主要なピークのピークレスポンスを求める．検液のピークのピークレスポンスがクラス 1 用標準液，クラス 2 用標準液 A，クラス 2 用標準液 B，クラス 2 用標準液 C，クラス 2 用標準液 D 又はクラス 2 用標準液 E のそ

れぞれのピークのピークレスポンス以上であるとき，それらのピークの定量のために操作法Cを行う．それ以外の場合は適合とする.

1.1.3. 操作法C

次の条件でガスクロマトグラフィー〈*2.02*〉により試験を行う.

標準原液（注：操作法A及び操作法Bにより，同定，確認されたそれぞれのピークに対し，それぞれの標準原液を調製する．1,1,1-トリクロロエタン以外のクラス1の溶媒の場合，操作法Aのクラス1用標準原液の調製法に従い，最初の希釈を行う.）：操作法A及び操作法Bにより同定，確認されたそれぞれの残留溶媒のピークに対応する適切な溶媒の量を正確に量り，適切な容器に入れる．これに水を加えて定量的に希釈し，表2.46-1又は表2.46-2に規定された濃度限度値の1/20の濃度とする．必要であれば，段階的に希釈する.

標準液：標準原液1 mLを正確に量り，ヘッドスペース用バイアルに入れる．これに水5 mLを正確に加え，栓及びキャップをして振り混ぜる.

試料原液：試料約0.25 gを精密に量り，水に溶かし，正確に25 mLとする.

検液：試料原液5 mLを正確に量り，ヘッドスペース用バイアルに入れ，水1 mLを正確に加え，栓及びキャップをして振り混ぜる.

添加試験用溶液（注：操作法A及び操作法Bにより，同定，確認されたそれぞれのピークに対し，それぞれの添加試験用溶液を調製する.）：試料原液5 mLを正確に量り，ヘッドスペース用バイアルに入れ，標準原液1 mLを正確に加え，栓及びキャップをして振り混ぜる.

試験条件及びシステム適合性は基本的に操作法Aに準じる．ただし，検出の確認は不要であり，システム再現性にはクラス1標準液に代えて標準液を用いる．操作法Aから得られたクロマトグラフィーの結果が操作法Bから得られたクロマトグラフィーの結果に劣る場合は，操作法Bに準じる.

標準液，検液，添加試験用溶液それぞれ約1.0 mLの同量につき，表2.46-5のいずれかのヘッドスペース条件で試験を行い，主な残留溶媒のピーク面積を測定し，以下の式により残留溶媒量を計算する.

$$残留溶媒量（ppm） = 5 \ (C/M) \ \{A_T/(A_S - A_T)\}$$

C：標準原液中の標準品の濃度（µg/mL）

M：試料原液の調製に用いた試料秤取量（g）

A_T：検液に含まれるそれぞれの残留溶媒のピーク面積

A_S：添加試験用溶液に含まれるそれぞれの残留溶媒のピーク面積

B- *18*　　一般試験法　改正事項

1.2. 非水溶性試料
1.2.1. 操作法 A

次の条件でガスクロマトグラフィー〈2.02〉により試験を行う．なお，ジメチルス
ルホキシドは *N,N*-ジメチルホルムアミドの代替溶媒として置き換え可能である．

クラス1用標準原液：*N,N*-ジメチルホルムアミド約80 mL に残留溶媒クラス1標準
　品1 mL を正確に加え，*N,N*-ジメチルホルムアミドを加えて正確に100 mL とす
　る．この液1 mL を正確に量り，あらかじめ *N,N*-ジメチルホルムアミド約80 mL
　を入れたメスフラスコに入れ，*N,N*-ジメチルホルムアミドを加えて100 mL とす
　る（この液を残留溶媒クラス1標準品から調製した中間希釈液とし，クラス1用
　システム適合性試験用溶液の調製に用いる）．この液1 mL を正確に量り，*N,N*-ジ
　メチルホルムアミドを加えて正確に10 mL とする．

クラス1用標準液：水5 mL を正確に入れたヘッドスペース用バイアルにクラス1用
　標準原液1 mL を正確に加え，栓及びキャップをして振り混ぜる．

クラス2用標準原液 A：*N,N*-ジメチルホルムアミド約80 mL に残留溶媒クラス2A
　標準品1 mL を正確に加え，*N,N*-ジメチルホルムアミドを加えて正確に100 mL と
　する．

クラス2用標準原液 B：残留溶媒クラス2B標準品0.5 mL を正確に量り，*N,N*-ジメ
　チルホルムアミドを加えて正確に10 mL とする．

クラス2用標準原液 C：*N,N*-ジメチルホルムアミド約80 mL に残留溶媒クラス2C
　標準品1 mL を正確に加え，*N,N*-ジメチルホルムアミドを加えて正確に100 mL と
　する．

クラス2用標準原液 D：*N,N*-ジメチルホルムアミド約80 mL に残留溶媒クラス2D
　標準品1 mL を正確に加え，*N,N*-ジメチルホルムアミドを加えて正確に100 mL と
　する．

クラス2用標準原液 E：*N,N*-ジメチルホルムアミド約80 mL に残留溶媒クラス2E
　標準品1 mL を正確に加え，*N,N*-ジメチルホルムアミドを加えて正確に100 mL と
　する．

クラス2用標準液 A：水5 mL を正確に入れたヘッドスペース用バイアルにクラス2
　用標準原液 A 1 mL を正確に加え，栓及びキャップをして振り混ぜる．

クラス2用標準液 B：水5 mL を正確に入れたヘッドスペース用バイアルにクラス2
　用標準原液 B 1 mL を正確に加え，栓及びキャップをして振り混ぜる．

クラス2用標準液 C：水5 mL を正確に入れたヘッドスペース用バイアルにクラス2
　用標準原液 C 1 mL を正確に加え，栓及びキャップをして振り混ぜる．

クラス2用標準液 D：水5 mL を正確に入れたヘッドスペース用バイアルにクラス2
　用標準原液 D 1 mL を正確に加え，栓及びキャップをして振り混ぜる．

クラス2用標準液 E：水5 mL を正確に入れたヘッドスペース用バイアルにクラス2
　用標準原液 E 1 mL を正確に加え，栓及びキャップをして振り混ぜる．

残留溶媒　　B–19

試料原液：試料 0.5 g をとり，N,N-ジメチルホルムアミドを加えて正確に 10 mL とする．

検液：水 5 mL を正確に入れたヘッドスペース用バイアルに試料原液 1 mL を正確に加え，栓及びキャップをして振り混ぜる．

クラス 1 用システム適合性試験用溶液：試料原液 5 mL 及び残留溶媒クラス 1 標準品から調製した中間希釈液 0.5 mL を正確に量り，混合する．この液 1 mL を正確に，水 5 mL を正確に入れたヘッドスペース用バイアルに加え，栓及びキャップをして振り混ぜる．

試験条件

検出器：水素炎イオン化検出器

カラム：内径 0.53 mm，長さ 30 m のワイドボア管の内面にガスクロマトグラフィー用 6％シアノプロピルフェニル−94％ジメチルシリコーンポリマーを厚さ 3.0 μm に被覆する．

カラム温度：40℃を 20 分間保持した後，毎分 10℃で 240℃まで昇温し，240℃を 20 分間保持する．

注入口温度：140℃

検出器温度：250℃

キャリヤーガス：ヘリウム

流量：約 35 cm/秒

スプリット比：1：3（注：感度を最適化するためにスプリット比は適宜変更する．）

システム適合性

検出の確認：クラス 1 用標準液，クラス 1 用システム適合性試験用溶液につき，上記の条件で操作するとき，クラス 1 用標準液から得られる 1,1,1-トリクロロエタンのピークの SN 比は 5 以上，クラス 1 用システム適合性試験用溶液から得られるピークの SN 比はそれぞれ 3 以上である．

システムの性能：クラス 2 用標準液 A 又はシステム適合性試験用溶液につき，上記の条件で操作するとき，アセトニトリルとジクロロメタンのピークの分離度は 1.0 以上である．ただし，システム適合性試験用残留溶媒標準品の N,N-ジメチルホルムアミド溶液（1 → 100）1 mL を正確に量り，ヘッドスペース用バイアルに入れ，水 5 mL を正確に加え，栓及びキャップをして混ぜ，システム適合性試験用溶液とする．

システムの再現性：クラス 1 用標準液につき，上記の条件で試験を 6 回繰り返すとき，個々のピーク面積の相対標準偏差は 15％以下である．(注8)

ヘッドスペースは表 2.46-5 に記載したカラム 3 の操作条件に従い，クラス 1 用標準液，クラス 2 用標準液 A，クラス 2 用標準液 B，クラス 2 用標準液 C，クラス 2 用標準液 D，クラス 2 用標準液 E 及び検液のヘッドスペースの気体を同量（約 1.0 mL）

B- *20* 一般試験法　改正事項

注入し，クロマトグラムを求め，主要なピークのピークレスポンスを求める．検液の
1,1,1-トリクロロエタン以外のピークのピークレスポンスがクラス1用標準液，クラ
ス2用標準液A，クラス2用標準液B，クラス2用標準液C，クラス2用標準液D
又はクラス2用標準液Eのそれぞれのピークのピークレスポンス以上であるとき，
又は1,1,1-トリクロロエタンのピークのピークレスポンスがクラス1用標準液の
1,1,1-トリクロロエタンのピークのピークレスポンスの150倍以上であるとき，ピー
クの同定のために操作法Bを行う．それ以外の場合は適合とする．

1.2.2.　操作法 B

　次の条件でガスクロマトグラフィー〈*2.02*〉により試験を行う．なお，ジメチルス
ルホキシドは *N,N*-ジメチルホルムアミドの代替溶媒として置き換え可能である．
　クラス1用標準原液，クラス1用標準液，クラス1用システム適合性試験用溶液，
クラス2用標準原液A，クラス2用標準原液B，クラス2用標準原液C，クラス2用
標準原液D，クラス2用標準原液E，クラス2用標準液A，クラス2用標準液B，ク
ラス2用標準液C，クラス2用標準液D，クラス2用標準液E，試料原液及び検液は
操作法Aを準用する．
　ガスクロマトグラフィーは，水溶性試料の操作法Bの操作法に従う．ただし，ス
プリット比は1：3とし（感度を最適化するためにスプリット比は適宜変更する），
システム適合性試験用溶液は操作法Aを準用する．
　ヘッドスペースは，表2.46-5に記載した操作条件の一つに従い，クラス1用標準
液，クラス2用標準液A，クラス2用標準液B，クラス2用標準液C，クラス2用標
準液D，クラス2用標準液E及び検液のヘッドスペースの気体を同量（約1.0 mL）
注入し，クロマトグラムを求め，主要なピークのピークレスポンスを求める．検液の
ピークのピークレスポンスがクラス1用標準液，クラス2用標準液A，クラス2用
標準液B，クラス2用標準液C，クラス2用標準液D又はクラス2用標準液Eのそ
れぞれのピークのピークレスポンス以上の場合，それらのピークの定量のために操作
法Cを行う．それ以外の場合は適合とする．

1.2.3.　操作法 C

　次の条件でガスクロマトグラフィー〈*2.02*〉により試験を行う．なお，ジメチルス
ルホキシドは *N,N*-ジメチルホルムアミドの代替溶媒として置き換え可能である．
標準原液（注：操作法A及び操作法Bにより，同定，確認されたそれぞれのピーク
　に対し，それぞれの標準原液を調製する．1,1,1-トリクロロエタン以外のクラス1
　の溶媒の場合，操作法Aのクラス1用標準原液の調製法に従い，最初の希釈を行
　う．）：操作法A及び操作法Bにより同定，確認されたそれぞれの残留溶媒のピー
　クに対応する適切な溶媒の量を正確に量り，適切な容器に入れる．これに水を加え
　て定量的に希釈し，表2.46-1又は表2.46-2に規定された濃度限度値の1/20の濃
　度とする．必要であれば，段階的に希釈する．
標準液：水5 mLを正確に入れたヘッドスペース用バイアルに標準原液1 mLを正確

残留溶媒　　B-21

に加え，栓及びキャップをして混ぜる.

試料原液：試料約 0.5 g を精密に量り，N,N-ジメチルホルムアミドを加えて正確に
10 mL とする.

検液：水 5 mL を正確に入れたヘッドスペース用バイアルに試料原液 1 mL を正確に
加え，栓及びキャップをして振り混ぜる.

添加試験用溶液（注：操作法 A 及び操作法 B により，同定，確認されたそれぞれの
ピークに対し，それぞれの添加試験用溶液を調製する.）：試料原液 1 mL を正確に
量り，ヘッドスペース用バイアルに入れ，標準原液 1 mL を正確に加え，更に水
4 mL を正確に加え，栓及びキャップをして振り混ぜる.

　試験条件及びシステム適合性は，基本的に操作法 A に準じる. ただし，検出の確
認は不要であり，システム再現性にはクラス 1 標準液に代えて標準液を用いる. 操
作法 A から得られたクロマトグラフィーの結果が操作法 B から得られたクロマトグ
ラフィーの結果に劣る場合は，操作法 B に準じる.

　標準液，検液及び添加試験用溶液それぞれ約 1.0 mL につき，表 2.46-5 のいずれか
のヘッドスペース条件で試験を行い，主な残留溶媒のピーク面積を測定し，以下の式
により残留溶媒量を計算する.

$$残留溶媒量（ppm）= 10 \ (C/M) \ \{A_T/(A_S - A_T)\}$$

　　　C：標準原液中の標準品の濃度（μg/mL）
　　　M：試料原液の調製に用いた試料秤取量（g）
　　　A_T：検液に含まれるそれぞれの残留溶媒のピーク面積
　　　A_S：添加試験用溶液に含まれるそれぞれの残留溶媒のピーク面積

1.3. ヘッドスペース装置の試験条件及びその他の留意事項

　表 2.46-5 にヘッドスペース条件の例を示す.

　本試験法では，ヘッドスペース法のガスクロマトグラフィーの方法を示すが，クラ
ス 2 の溶媒のうち，N,N-ジメチルアセトアミド，2-エトキシエタノール，エチレン
グリコール，ホルムアミド，2-メトキシエタノール，N-メチルピロリドン及びスル
ホランはヘッドスペース法では感度が低く分析が困難であるため，その他のバリデー
トされた方法で測定する必要がある. また，本試験法で溶媒として使用する N,N-ジ
メチルホルムアミドは上記の 7 種の溶媒と共に，残留溶媒クラス 2A 標準品，残留溶
媒クラス 2B 標準品，残留溶媒クラス 2C 標準品，残留溶媒クラス 2D 標準品，残留
溶媒クラス 2E 標準品のいずれにも含まれていないため，必要に応じて適切なバリデ
ートされた方法で分析する必要がある.

B-22　一般試験法　改正事項

表2.46-5　ヘッドスペース装置の操作条件

	ヘッドスペース装置の操作条件		
	1	2	3
バイアル内平衡温度（℃）	80	105	80
バイアル内平衡時間（分）	60	45	45
注入ライン温度（℃）	85	110	105
シリンジ温度（℃）	80～90	105～115	80～90
キャリヤーガス：適切な圧力下で窒素又はヘリウム			
加圧時間（秒間）	60以上	60以上	60以上
試料注入量（mL）*	1	1	1

* 又は，試験方法の基準を満たす場合，機器メーカーの推奨値に従う．適切な感度が得られる場合，1 mL未満の注入量は許容される．

2. クラス3の溶媒

1.に従って試験を行う．又は，適切にバリデートされた別の方法で試験を行う．標準液などは対象となる溶媒に合わせて適切に調製する．

クラス3の溶媒のみが残留している場合は，乾燥減量試験法〈2.41〉を用いることができる．ただし，乾燥減量値が0.5％を超える場合や，その他の溶媒が共存する場合には，本試験法又は他の適切な方法に従って同定し，必要な場合には定量する．

3. 標準品

（ⅰ）　残留溶媒クラス1標準品（ベンゼン，四塩化炭素，1,2-ジクロロエタン，1,1-ジクロロエテン，1,1,1-トリクロロエタンの混合溶液）

（ⅱ）　残留溶媒クラス2A標準品（アセトニトリル，クロロベンゼン，クメン，シクロヘキサン，1,2-ジクロロエテン（cis-1,2-ジクロロエテン，trans-1,2-ジクロロエテン），ジクロロメタン，1,4-ジオキサン，メタノール，メチルシクロヘキサン，テトラヒドロフラン，トルエン，キシレン（エチルベンゼン，m-キシレン，o-キシレン，p-キシレン）の混合溶液）

（ⅲ）　残留溶媒クラス2B標準品（クロロホルム，1,2-ジメトキシエタン，ヘキサン，メチルブチルケトン，ニトロメタン，ピリジン，テトラリン，1,1,2-トリクロロエテンの混合溶液）

（ⅳ）　残留溶媒クラス2C標準品（メチルイソブチルケトン）

（ⅴ）　残留溶媒クラス2D標準品（t-ブチルアルコール）

（ⅵ）　残留溶媒クラス2E標準品（シクロペンチルメチルエーテル）

（ⅶ）　システム適合性試験用残留溶媒標準品（アセトニトリル，cis-1,2-ジクロロエテン，ジクロロメタンの混合溶液）

残留溶媒　　B-23

─────── 注 ───────

注1　残留溶媒試験法の目的は，医薬品中に存在する有機溶媒の量を定量し，その限度値を超えて有機溶媒が，医薬品中に存在しないことを確認することである．クラス2の溶媒群を示す表2.46-2にシクロペンチルメチルエーテル及び*t*-ブチルアルコールが新たに追加された．またクラス2用標準品D及びEが新規に規定された．

注2　試験は，原薬，医薬品添加物若しくは製剤の製造又は精製の工程で使用されるか生成する溶媒を分析の目的物質として行う．したがって，これらの残留溶媒以外の溶媒を試験の対象とする必要はない．しかし，「医薬品の残留溶媒ガイドライン（医薬審第307号，平成10年3月30日）」に示されている限度値は，患者の安全のために毒性学的に許容しうる医薬品中の残留溶媒の量（限度値）を示しているので，この値を超えて不測の残留溶媒が医薬品中に存在することがないよう医薬品の品質を確保することも必要である．ことに，製造原料や工程の変更などに際しては，残留溶媒の量や種類の変化にも十分に留意し，検討を行うことが必要である．

注3　試験法は，ガスクロマトグラフィーで設定したが，ガスクロマトグラフィー以外の方法，例えば，液体クロマトグラフィーや乾燥減量試験法を用いて試験を行うことも条件により可能である．表2.46-3の溶媒（クラス3の溶媒）しか残存しない場合には，乾燥減量で残留溶媒の試験を行うことも可能であるが，限度値が「0.5％以下」の場合にのみ認められる．

注4　クラス3の溶媒とされていたメチルイソブチルケトンがクラス2の溶媒に変更されたことから，この溶媒を表2.46-3から削除し，そのPDE及び濃度限度値とともに表2.46-2に追加された．

クラス3の溶媒群を示す表2.46-3にトリエチルアミンが新たに追加された．また，2-メチルテトラヒドロフランが新たに追加され，表2.46-4からメチルテトラヒドロフランが削除された．

注5　EP Identification and Control of Residual Solvents に収載されている試験法のヘッドスペース試料導入装置の操作条件の記載例である．この操作条件は，実際の分析に用いることができる．なお，操作条件の記載は，記載の例であるので試験に用いる装置により変更することができる．例えば，加圧を行わない装置を用いる場合には，加圧時間を記載する必要はなく，ガスタイトシリンジを用いる形式の装置の場合には「ガスタイトシリンジ温度」などの操作に必要な事項を記載することができる．

注6　国際調和を前提に，EP の Identification and Control of Residual Solvents 及び USP の Residual Solvents 〈467〉に収載されている残留溶媒試験法の代表例を 日局 の表記で記載したものである．操作法A，B及びCを用いることによりほとんどの残留溶媒は分析可能である．したがって，これらの方法は，残留溶媒の一斉分析を目的に開発されていて，分析時間が長くなる傾向がある．しかし，残留溶媒の試験は，原薬，医薬品添加物若しくは製剤の製造又は精製の工程で使用されるか，生

B- *24*   一般試験法　改正事項

成する溶媒を分析の目的物質として行えばよいので，試験法も試験が必要な有機溶媒を対象として迅速に分析できる方法に変更して用いればよい．例えば，カラム温度などを適切に変更することにより，分析の目的物質を迅速に分析を行えるように変更が可能である．

[注7]　[EP] の Identification and Control of Residual Solvents に System A として収載されていた試験法である．アセトニトリルなど多くの有機溶媒が分析可能である．この方法によるクロマトグラムは [EP] に掲載されているので参照すること．なお，[USP] ではガードカラムを使用することになっているが，ヘッドスペース法のみを採用し，直接注入法を用いていない [EP] には，ガードカラムの規定はない．

[注8]　システムの再現性は [日局] では規定が必要な項目である．ここに例示した相対標準偏差 15％は，ppm レベルの分析方法の相対標準偏差としては妥当と思われるが，同一の標準溶液を繰り返して注入して求めるシステムの再現性の値としては大きすぎるとも思われる数値である．

[注9]　クロロホルムなど多くの有機溶媒が分析可能である．

　一般試験法の部　2.66　元素不純物の条Ⅰ．製剤中の元素不純物の管理の3．経口製剤，注射剤及び吸入剤における元素不純物の PDE とリスクによる分類，4．元素不純物のリスクアセスメント及び管理並びに5．PDE 値と濃度限度値との間の換算の項を次のように改める．

2.66　元素不純物

3．経口製剤，注射剤，吸入剤及び皮膚に適用する製剤（皮膚適用製剤）における元素不純物の PDE とリスクによる分類

　経口製剤，注射剤，吸入剤及び皮膚適用製剤に対して設定された元素不純物の PDE 値を表 2.66-1 に示す．皮膚適用製剤の PDE 値と皮膚及び経皮濃度限度値（CTCL）を有する元素の場合，両方の限度値に適合することが必要である．他の投与経路の PDE が必要な場合には，通例，設定の起点として経口曝露時の PDE 値を考慮し，意図する投与経路により投与したときに，元素不純物が局所作用を示すことが予想されるかどうかを評価する．

　ここで，最大 1 日投与容量が 2 L 以下の注射剤は，最大 1 日投与容量を用いて，PDE 値から許容濃度を計算する．1 日投与容量，あるいは一般的な臨床使用量が，1 日当たり 2 L を超える製剤（生理食塩液，ブドウ糖注射液，完全静脈栄養剤，洗浄用水など）では，PDE 値からの許容濃度の計算には 2 L を用いる．

　皮膚適用製剤の最大総 1 日投与量は必ずしも明確に提示されていないため，元素不純物への曝露のワーストケースを適切に推定し，評価基準を設定することが，製品

元素不純物　　B– 25

のリスクアセスメントには必要である．CTCL は 1 日 1 回の投与に基づき算出されることから，1 日当たりの最大投与回数及び製剤の保持時間等の複数の要因に基づいて適切な濃度を修正する必要がある．皮膚感作が生じるリスクは投与当たりの用量に依存しないものの，同じ投与部位に対する複数回の適用により上昇する．

　表 2.66-1 に示すように，元素不純物は，それらの毒性（PDE 値）及び製剤中に存在する可能性に基づいて三つのクラスに分類されている．存在の可能性は，医薬品の製造工程で使用される可能性，医薬品の製造工程で使用する原材料中の不純物，その元素の実際の天然存在比及び環境分布などの要因により判断された．

クラス 1：クラス 1 に分類されている元素は，ヒトに対する毒性の高い元素である．
　クラス 1 の元素は，As，Cd，Hg 及び Pb である．これらの元素は，医薬品の製造において使用が制限されるため，使用されることはまれである．製剤に含まれるこれらの元素は，通常，用いられる鉱物由来の添加剤などの原材料に由来する．これら 4 種類の元素不純物は，混入する可能性のある起源及び投与経路の全般にわたるリスクアセスメントが必要である．リスクアセスメントにより，PDE 値に適合することを保証するために更なる管理が必要である場合に，試験を適用することがあるが，全ての構成成分に対してクラス 1 の元素不純物を測定することは必須ではない．

クラス 2：クラス 2 に分類される元素は，クラス 1 の元素よりも毒性が低く，投与経路に依存して，ヒトに対する毒性を発現する元素で，製剤中に存在する相対的な可能性に基づいて，更に 2A 及び 2B に分類される．クラス 2A の元素は，天然に存在することが知られている Co，Ni 及び V である．製剤中に存在する可能性が比較的高いため，混入する可能性のある元素不純物の起源及び投与経路の全般にわたるリスクアセスメントが必要である．クラス 2B の元素は，Ag，Au，Ir，Os，Pd，Pt，Rh，Ru，Se 及び Tl である．天然に存在する可能性が低く，原薬，添加剤又は製剤のその他の構成成分の製造中に意図的に添加されない限り，リスクアセスメントから除外できる．

クラス 3：経口投与による毒性が比較的低く，経口剤における PDE 値が 500 µg/day より高い元素である．クラス 3 の元素は，Ba，Cr，Cu，Li，Mo，Sb 及び Sn である．意図的に添加されない限り，経口製剤のリスクアセスメントでは考慮する必要がない．注射剤や吸入剤では，その経路固有の PDE 値が 500 µg/day よりも高い場合を除き，意図的添加がない場合にも，これらの元素不純物が混入するリスクを評価すべきである．

B- 26   一般試験法　改正事項

表 2.66-1　元素不純物の PDE 値及び CTCL

元素	クラス	経口製剤の PDE 値 (μg/day)	注射剤の PDE 値 (μg/day)	吸入剤の PDE 値 (μg/day)	皮膚適用製剤	
					PDE 値 (μg/day)	感作性の場合の CTCL (μg/g)
Cd	1	5	2	3	20	–
Pb	1	5	5	5	50	–
As	1	15	15	2	30	–
Hg	1	30	3	1	30	–
Co	2A	50	5	3	50	35
V	2A	100	10	1	100	–
Ni	2A	200	20	6	200	35
Tl	2B	8	8	8	8	–
Au	2B	300	300	3	3000	–
Pd	2B	100	10	1	100	–
Ir	2B	100	10	1	*	–
Os	2B	100	10	1	*	–
Rh	2B	100	10	1	*	–
Ru	2B	100	10	1	*	–
Se	2B	150	80	130	800	–
Ag	2B	150	15	7	150	–
Pt	2B	100	10	1	100	–
Li	3	550	250	25	2500	–
Sb	3	1200	90	20	900	–
Ba	3	1400	700	300	7000	–
Mo	3	3000	1500	10	15000	–
Cu	3	3000	300	30	3000	–
Sn	3	6000	600	60	6000	–
Cr	3	11000	1100	3	11000	–

＊Ir，Os，Rh 及び Ru の場合，皮膚適用製剤の PDE 値を設定するには，データが不十分である．これらの元素の場合は，関連する経路の Pd の PDE 値を適用する．

4. 元素不純物のリスクアセスメント及び管理

　製剤中の元素不純物の管理は，品質リスクマネジメントの手法に従い，リスクアセスメントは，科学的知見及び原則に基づく必要がある．リスクアセスメントは，PDE値との関連で製剤中の元素不純物量を評価することに焦点を置く．このリスクアセスメントのために用いることができる有用な情報には，製剤や構成成分の実測データ，

元素不純物　　B- 27

原薬や添加剤の製造業者が提供する実測データやリスク評価結果又は公表論文から得られるデータなどが挙げられるが，これらに限定するものではない．

　リスクアセスメントの取組みは，リスクのレベルに応じて実施すべきであり，必ずしも原則的なリスクマネジメントプロセスを常に要求するものではなく，状況に応じ，より簡易なリスクマネジメントプロセスを用いることも許容される．

4.1.　一般原則

　リスクアセスメントプロセスは次の三つのステップからなる．

　1)　製剤の製造過程での元素不純物の混入源を明確にする．

　2)　製剤中の特定の元素不純物の存在を，実測値又は予測値で求め，PDE 値と比較することにより評価する．

　3)　リスクアセスメントの結果をまとめ，工程に組み込まれた管理が十分であるかどうかを確認する．また，製剤中の元素不純物を制限するために考慮すべき追加の管理について特定する．

　多くの場合，これらのステップは同時に検討される．元素不純物を確実に PDE 値以下であることを保証する最終的なアプローチを策定するまで繰り返されることがある．

4.2.　元素不純物の混入起源

　製剤の製造において，元素不純物の混入起源のカテゴリーは多岐にわたる．

　・原薬，添加剤又はその他の構成成分の製造時に意図的に添加された元素（金属触媒など）が不純物として残留したもの．原薬のリスクアセスメントでは，製剤中に元素不純物が混入する可能性について検討しなければならない．

　・製剤の製造に用いられる原薬，水又は添加剤に意図的には添加されないが，それらの中に存在する可能性がある元素不純物．

　・製造設備・器具から原薬や製剤中に移行する可能性がある元素不純物．

　・容器及び施栓系から原薬や製剤中に溶出する可能性がある元素不純物．

　リスクアセスメントでは，潜在的な個々の混入起源からの元素不純物の量は，製剤の元素不純物の総量に影響することを考慮すべきである．

4.3.　潜在的な元素不純物の特定

　意図的に添加した触媒又は無機試薬に由来する可能性がある元素不純物：元素が意図的に添加された場合，リスクアセスメントの対象に含めなければならない．

　原薬や添加剤の中に存在する可能性がある元素不純物：意図的に添加しなくても，元素不純物が原薬や添加剤中に存在する可能性がある．これらの元素が製剤中に混入する可能性をリスクアセスメントに反映させるべきである．

　製造設備・器具由来の潜在的元素不純物：製造設備・器具由来の元素不純物の混入は限定的なものであることがあり，リスクアセスメントにおいて考慮すべき元素不純物の範囲は，製剤の製造に使用される設備・器具に依存する．懸念のある特定の元素不純物については，製剤構成成分に接触する製造設備・器具の構成要素の組成に関す

B- 28   一般試験法　改正事項

る知識に基づき評価すべきである．製造設備・器具由来の元素不純物についてのリスクアセスメントは，類似した一連の，あるいは複数の製造プロセス及び工程を用いるその他多くの製剤に係るリスクアセスメントにおいて活用することができる．

　製造設備・器具からの元素不純物の溶出又は移行の可能性に関して評価を行った場合，一般的に，原薬の製造工程は製剤の製造工程よりも溶出・移行の可能性がより高いものである．製剤の製造設備・器具由来の元素不純物の影響は，原薬製造設備・器具由来の元素不純物の影響よりも低いと予想される．しかし，工程の知識又は理解を踏まえるとこの予想があてはまらない場合には，リスクアセスメントにおいて製剤製造設備・器具由来の元素不純物の混入の可能性を考慮すべきである（例えば，溶融押出工程）．

　容器施栓系から溶出する元素不純物：容器施栓系から混入する可能性がある元素不純物の特定は，剤形ごとの包装との間で生じ得る相互作用に関する科学的理解に基づくべきである．容器施栓系が元素不純物を含まないことを，容器施栓系を構成する資材類の評価により実証できる場合には，更なるリスクアセスメントの実施は不要である．また，固形製剤では，元素が溶出する確率が非常に低いため，更なるアセスメントは不要である．液剤及び半固形製剤に関しては，製剤の有効期間中に容器施栓系から元素不純物が溶出する可能性がより高い．容器施栓系から溶出する潜在的な元素不純物（例えば，洗浄後，滅菌後，照射後などにおけるもの）を把握するための調査を行うべきである．

　液剤及び半固形製剤について考慮すべき要素を以下に示すが，一例であり，これらに限定するものではない．

・親水性／疎水性，イオン含量，pH，温度（低温対室温及び製造条件），接触面積，容器／資材の組成・材質，最終滅菌，包装工程，資材の滅菌，保存期間

　表 2.66-2 は，リスクアセスメントにおける元素不純物の考慮に関する推奨事項を示している．これは，製剤中の元素不純物の起源の全てに適用することができるものである．

元素不純物　　B-29

表 2.66-2　リスクアセスメントにおいて考慮すべき元素

元素	クラス	意図的に添加された場合（全ての投与経路）	意図的に添加されない場合			
			経口製剤	注射剤	吸入剤	皮膚適用製剤
Cd	1	要	要	要	要	要
Pb	1	要	要	要	要	要
As	1	要	要	要	要	要
Hg	1	要	要	要	要	要
Co	2A	要	要	要	要	要
V	2A	要	要	要	要	要
Ni	2A	要	要	要	要	要
Tl	2B	要	不要	不要	不要	不要
Au	2B	要	不要	不要	不要	不要
Pd	2B	要	不要	不要	不要	不要
Ir	2B	要	不要	不要	不要	不要
Os	2B	要	不要	不要	不要	不要
Rh	2B	要	不要	不要	不要	不要
Ru	2B	要	不要	不要	不要	不要
Se	2B	要	不要	不要	不要	不要
Ag	2B	要	不要	不要	不要	不要
Pt	2B	要	不要	不要	不要	不要
Li	3	要	不要	要	要	不要
Sb	3	要	不要	要	要	不要
Ba	3	要	不要	不要	要	不要
Mo	3	要	不要	不要	要	不要
Cu	3	要	不要	要	要	不要
Sn	3	要	不要	不要	要	不要
Cr	3	要	不要	不要	要	不要

4.4.　評価

潜在的元素不純物を特定するプロセスの結論としては，以下の二通りがある．

1) リスクアセスメントプロセスにより，いかなる潜在的元素不純物も特定されない．

2) リスクアセスメントプロセスにより，一つ以上の潜在的元素不純物が特定される．当該プロセスにおいて特定された元素不純物に関しては，リスクアセスメントにより当該不純物のあらゆる起源の有無を考察すべきである．

B-30 一般試験法 改正事項

リスクアセスメントにおいては，製剤中の潜在的元素不純物の量に影響を及ぼしうる多くの要因を考慮すべきである．

4.5. リスクアセスメントプロセスの概要

リスクアセスメントは，製剤中に認められる可能性の高い元素不純物を特定するために，関連する製品又は構成成分に特有のデータと，製品又は製造プロセスから横断的に得られた情報と知識を結びつけて評価することにより，要約される．

設定 PDE 値と関連づけて元素不純物の実測値又は予測値の有意性を考察すべきである．元素不純物の実測値の有意性の指標として，設定 PDE 値（及び Co 及び Ni の場合は CTCL）の 30％のレベルを管理閾値と定義する．更なる管理の要否の決定に管理閾値を用いることができる．

あらゆる起源に由来する製剤中元素不純物の合計が一貫して設定 PDE 値の 30％を超えないと予想される場合において，データを適切に評価し，元素不純物の適切な管理を実証したときには，更なる管理は必要とされない．

元素不純物の量が一貫して管理閾値を下回ることをリスクアセスメントにより実証できない場合には，製剤中において元素不純物量が設定 PDE 値を超えないことを保証するための管理方法を確立すべきである．

元素不純物の量のばらつきは，製剤への管理閾値の適用において考慮されなければならない．ばらつきの要因には以下のものが含まれる．

- 分析法に係るばらつき
- 特定の起源中の元素不純物量のばらつき
- 製剤中の元素不純物量のばらつき

固有のばらつきがある構成成分（例えば，鉱物由来の添加剤）に関しては，管理閾値を適用するためにより多くのデータが必要とされることがある．（注1）

5. PDE 値と濃度限度値との間の換算

PDE 値は，1 日当たりのマイクログラム（μg/day）で設定され，製剤の最大 1 日投与量中に含まれる各元素の最大許容量を示している．設定 PDE 値は製剤からの総曝露量を反映していることから，製剤中又はその構成成分中の元素不純物を評価する際のツールとして，設定 PDE 値から濃度へ換算することが有用である．製剤が元素不純物の設定 PDE 値を超えないことを，得られた許容濃度が保証する限り，以下のオプションのいずれについても選択できる．特定のオプションの選択に当たり，当該製剤の 1 日投与量を決定しているか，又は仮定する必要がある．

オプション 1：1 日投与量が 10 g を超えない製剤の製剤構成成分全般の元素不純物の許容共通濃度限度値（注2）：このオプションは，全ての元素が同一濃度で存在することを暗に求めることを意図したものではなく，許容濃度限度値の算出に簡素化されたアプローチを提供するものである．本オプションは，製剤の 1 日投与量が 10 g 以下であり，かつ，リスクアセスメントにおいて特定された元素不純物（対象元素）が製剤の全ての構成成分中に存在すると仮定している．次式（1）を用

元素不純物　　B‑ 31

い，製剤の 1 日投与量を 10 g とし，このオプションは，製剤中の各構成成分に共通の許容目標元素濃度を算出するものである．

$$
濃度（\mu g/g）= \frac{PDE（\mu g/day）}{製剤の 1 日投与量（g/day）} \tag{1}
$$

このアプローチでは，各対象元素に関して，固定された一つの共通最大濃度を各構成成分 1 グラム当たりマイクログラムとして決定できる．

許容濃度を表 2.66‑3 に示す．

B- 32   一般試験法　改正事項

表2.66-3　オプション1についての元素不純物許容濃度

元素	クラス	経口製剤の濃度 (μg/g)	注射剤の濃度 (μg/g)	吸入剤の濃度 (μg/g)	皮膚適用製剤 濃度 (μg/g)	皮膚適用製剤 感作性の場合のCTCL (μg/g)
Cd	1	0.5	0.2	0.3	2	–
Pb	1	0.5	0.5	0.5	5	–
As	1	1.5	1.5	0.2	3	–
Hg	1	3	0.3	0.1	3	–
Co	2A	5	0.5	0.3	5	35
V	2A	10	1	0.1	10	–
Ni	2A	20	2	0.6	20	35
Tl	2B	0.8	0.8	0.8	0.8	
Au	2B	30	30	0.3	300	–
Pd	2B	10	1	0.1	10	–
Ir	2B	10	1	0.1	*	–
Os	2B	10	1	0.1	*	–
Rh	2B	10	1	0.1	*	–
Ru	2B	10	1	0.1	*	–
Se	2B	15	8	13	80	–
Ag	2B	15	1.5	0.7	15	–
Pt	2B	10	1	0.1	10	–
Li	3	55	25	2.5	250	–
Sb	3	120	9	2	90	–
Ba	3	140	70	30	700	–
Mo	3	300	150	1	1500	–
Cu	3	300	30	3	300	–
Sn	3	600	60	6	600	–
Cr	3	1100	110	0.3	1100	–

* Ir, Os, Rh 及び Ru の場合，皮膚適用製剤の PDE 値を設定するには，データが不十分である．これらの元素の場合は，関連する経路の Pd の PDE 値を適用する．

　製剤中のいずれの構成成分も，リスクアセスメントにおいて特定された全目標元素のオプション1による許容濃度を超えない場合には，これらの構成成分はどのような比率であっても当該製剤に用いることができる．皮膚適用製剤の PDE 値と CTCL を有する元素の場合，両方の限度値に適合することが必要である．表2.66-3 の許容濃度が適用されない場合には，オプション 2a, 2b 又は3に従うべき

である.

オプション 2a：1 日投与量が規定されている製剤の製剤構成成分全般の元素不純物の許容共通濃度限度値 (注2)：このオプションは，1 日投与量が 10 g と仮定されていない点を除けば，オプション 1 と同じである．元素ごとに共通の許容濃度は，式 (1) 及び実際の最大 1 日投与量を用いて決定される．このアプローチでは，各対象元素に関して，実際の 1 日投与量に基づき，固定された一つの共通最大濃度を各構成成分 1 グラム当たりマイクログラムとして決定できる．リスクアセスメントにおいて特定された全ての対象元素に関して，製剤中のいずれの構成成分も，オプション 2a 許容濃度を超えない場合には，これらの構成成分はどのような比率であっても当該製剤に用いることができる.

オプション 2b：1 日投与量が規定されている製剤の個別構成成分中の元素不純物の許容濃度限度値 (注2)：構成成分中の元素の分布に基づいて許容濃度を設定すること（例えば，問題となっている元素が存在する構成成分における当該元素の許容濃度をより高く設定すること）ができる．製剤の構成成分中に存在する可能性があると確認された各元素に関して，式 (2) に示すように，各構成成分の質量にあらかじめ設定した各原料中の許容濃度を乗じたものを，製剤中の全構成成分に関して合計することによって，最終製剤中の元素不純物の予想最大量を算出できる．本試験法中のその他の関連項に従って妥当性が示されない限り，製剤中の元素不純物の総量は PDE 値に適合すべきである．リスクアセスメントの結果，ある特定の構成成分において，ある特定の元素が潜在的な不純物とはならないことが明らかにされた場合においては，当該構成成分中の当該元素に関して定量的な値を算出する必要はない．このアプローチにより，製剤のある特定の構成成分中の元素の最大許容濃度を，オプション 1 又はオプション 2a の限度値よりも高くできるが，この差分については，その他の構成成分中の許容濃度を低くすることにより埋め合わせなければならない．製剤の各構成成分中の各元素に関して，構成成分固有の限度値が設定 PDE 値適合を保証することを，式 (2) を用いて立証してもよい.

$$PDE \ (\mu\text{g/day}) \geqq \sum_{k=1}^{N} C_k \cdot M_k \quad (2)$$

k ＝製剤中の N 個の構成成分それぞれのインデックス
C_k ＝構成成分 k 中の元素不純物の許容濃度（μg/g）
M_k ＝製剤の最大 1 日投与量に占める構成成分 k の質量（g）

オプション 3：最終製品の分析：各元素濃度については，最終製品中で測定できる．式 (1) を用いると，製剤の最大総 1 日投与量から元素不純物の最大許容濃度を算出できる.

B-34 一般試験法 改正事項

──────── 注 ────────

注1 鉱物由来の添加剤の場合，鉱物の採掘場所により元素不純物量が変化する場合がある．鉱物由来の添加剤を用いた製剤では，その点を考慮してリスクアセスメントを行う必要がある．鉱物由来の添加剤としては，例えばタルクや酸化チタンがある．

注2 1日投与量とは，製剤の1日当たりの投与量である．有効成分の1日当たりの投与量ではないことに注意しなければならない．

文献 1）加藤くみ子：「2.66 元素不純物試験法」について，JP Forum Vol.28 No.4（2019）

──────── 解 説 ────────

Elemental Impurities-Limits USP，Elemental Impurities-Procedures USP，Determination of elemental impurities EP，Elemental Impurities EP

医薬品規制調和国際会議（ICH）において，「Guideline for Elemental Impurities」が2014年（平成26年）12月16日付けで合意された．この中で，平成29年3月31日までに承認された新医薬品（以下「既存製剤」という）への適用については，ICHによって当該ガイドラインの公表後，36か月より前には期待されない旨が記載されている．平成27年9月30日付で発出された，このガイドラインに関する通知（薬食審査発0930第4号）の中で，「今後，既存製剤への適用についても検討しているので，製造販売業者においては，ガイドラインの遵守につき，なお一層の計画的な取組みをお願いしたい．」とされた．

ICHの当該ガイドラインにおいて，「元素不純物の測定は，意図した目的に適した適切な手順を用いて実施されるべきである．特に妥当性が示されない限り，試験法は，リスクアセスメントにおいて管理対象とされた各元素不純物に対し特異性のあるものとすべきである．元素不純物の量を明らかにするためには，薬局方の手順，又は適切な代替手順を用いてもよい．」とあること等を踏まえ，PDG（日米欧三薬局方検討会議）において，「G-07 Elemental Impurities」として，2015年（平成27年）より元素不純物試験法の調和案の検討が開始された．

日局 は，第十八改正日本薬局方作成基本方針（平成28年10月19日付）において「特に医薬品規制調和国際会議（ICH）-Q3D医薬品の元素不純物ガイドラインを踏まえた元素不純物の管理について，国際的な動向を踏まえ，日本薬局方への取込みのロードマップを作成し，その実行に取り組む．」とした．PDGにおける調和案の検討が行われる中，USB 及び EP が「G-07 Elemental Impurities」調和合意前に先取りし，ICH-Q3D元素不純物ガイドラインを既存品に適用し，日局 でも元素不純物試験法の重要性が増し一般試験法への早期収載が望まれていた．

このような中，第十七改正日本薬局方第二追補に一般試験法「2.66 元素不純物試

験法」及び参考情報「G1　製剤中の元素不純物の管理」が収載された．更に，これらを統合し，試験法名を改めた「2.66　元素不純物」として第十八改正日本薬局方において収載された．既存製剤への適用が，収載目的の１つである．

「2.66　元素不純物」の「Ⅰ．製剤中の元素不純物管理」の項は元素不純物ガイドラインから品質に関連する部分を基に，「Ⅱ．元素不純物試験法」の項は，「G-07 Elemental Impurities」として進められている PDG における調和作業の中で，USP より提案された国際調和案について３局で議論し修正が入った案を基に，作成された．

第十八改正日本薬局方収載時点では「G-07　Elemental Impurities」に最終的に合意していないので，PDG においてサインオフされた後に，「Ⅱ．元素不純物試験法」の項は一部改正が行われる予定である．

また，ICH-Q3D (R1) に基づく通知「医薬品の元素不純物ガイドラインの改正について」（薬生薬審発 0626 第 1 号）が発出され，吸入剤のカドミウムの許容一日曝露量（PDE）値が変更されたことから，これも反映された．さらに，ICH-Q3D (R2) に基づく通知「医薬品の元素不純物ガイドラインの改正について」（薬生薬審発 0120 第 1 号）が発出され，金銀ニッケルの PDE 値の修正が反映されるとともに，皮膚適用製剤の PDE 値と皮膚及び経皮濃度限度値（CTCL）が新たに規定された．

なお，元素不純物管理に係る規定として 日局 通則 34 が設定された．

誘導結合プラズマ発光分光分析法（ICP-OES）及び誘導プラズマ質量分析法（ICP-MS）の装置，分析計の操作及び定性及び定量分析法などについては，一般試験法「〈2.63〉誘導プラズマ発光分光分析法及び誘導プラズマ質量分析法」の項を参照されたい．

一般試験法の部　3.01　かさ密度及びタップ密度測定法の条を 3.01 かさ密度測定法の条とし，次のように改める．

3.01　かさ密度測定法 （注1）

本試験法は，三薬局方での調和合意に基づき規定した試験法である．

なお，三薬局方で調和されていない部分は「◆　　◆」で囲むことにより示す．

三薬局方の調和合意に関する情報については，独立行政法人医薬品医療機器総合機構のウェブサイトに掲載している．

◆かさ密度測定法 （注2） は，粉末状医薬品の疎充填時及びタップ充填時におけるみかけの密度 （注3） を測定する方法である．疎充填とは，容器中に粉体を圧密せずに

B- 36　　一般試験法　改正事項

緩やかに充填することであり，タップ充填とは，粉体を充填した容器を一定高さより一定速度で繰り返し落下させ，容器中の粉体のかさ体積がほぼ一定となるまで密に充填することである．◆（注4）

1.　かさ密度

　粉体のかさ密度は，粉体試料の質量と粒子間空隙容積の因子を含んだ粉体の体積との比である．したがって，かさ密度は試料の真密度と粉体層内での粒子の空間的配列に依存する．かさ密度は，通常，g/mL で表される（$1\,g/mL = 1\,g/cm^3 = 1000\,kg/m^3$）．

　粉体のかさ特性は，試料の調製法，処理法や保存法，すなわち，粉体がどのように取り扱われてきたかに依存する．粒子は，一連のかさ密度を持つように充填することができる（注5）．それゆえ，疎充填かさ密度及びタップ充填かさ密度は区別する必要がある．

　タップ充填かさ密度と疎充填かさ密度は，粉体の流動性の評価に使用される．タップ充填かさ密度と疎充填かさ密度の比較により，粉体のバルク特性に影響を与える粒子間相互作用の相対的な重要度を間接的に測定できる．

2.　疎充填かさ密度

　粉体の疎充填かさ密度は，ふるいを通してメスシリンダーに入れた既知質量の粉体試料の体積を測定する（第1法）か，又はボリュメーターを通して容器内に入れた既知体積の粉体試料の質量を測定する（第2法）か，若しくは測定用容器（第3法）を用いることによって求める．

　疎充填かさ密度は特に凝集性のある粉体では粉体層をごく僅か乱すだけでも変化し得る．このような場合，粉体の疎充填かさ密度を再現性よく測定するのは極めて難しいので，結果を記録する際には，どのように測定したかを明記しておくことが重要である．（注6）

2.1.　第1法（メスシリンダーを用いる方法）

2.1.1.　操作法

　保存中に形成するかも知れない凝集体を解砕するために，必要ならば，試験を行うのに十分な量の粉体を 1.0 mm 以上の目開きを持つふるいを通す（注7）．この操作は粉体の性質を変化させないよう静かに行わねばならない．0.1 ％の精度で秤量した約100 g の試料（M）を乾いた 250 mL メスシリンダー（最小目盛単位：2 mL）に静かに入れる．圧密ストレスを与えないように，例えば漏斗を使用したりメスシリンダーを傾けたりして注入する．必要ならば，粉体層の上面を圧密せずに注意深くならし，疎充填体積（V_0）を最小目盛単位まで読み取る．M/V_0 によって疎充填かさ密度（g/mL）を計算する．異なる粉体試料を用いて繰り返し測定することが望ましい．（注8）

　粉体の密度が小さすぎるか又は大きすぎる，すなわち，試料の疎充填体積が250 mL よりも大きいか又は 150 mL よりも小さい場合には，試料量として 100 g を用いることはできない．したがって，このような場合には，試料の疎充填体積が150 mL から 250 mL（メスシリンダーの全容積中に占める疎充填体積が 60 ％以上）

となるような，別の試料量を選択しなければならない．この場合，試料の質量を結果の項目中に記載しておく．

50 mL から 100 mL の疎充塡体積を持つ試料については，最小目盛単位が 1 mL の 100 mL メスシリンダーを用いることができる．この場合，メスシリンダーの容積を結果の項目中に記載しておく．

2.2. 第2法（ボリュメーターを用いる方法）
2.2.1. 装置

装置（図 3.01-1）は目開き 1.0 mm のふるいを取り付けた上部漏斗から構成される．この漏斗は，粉体が通過するときに，その上を滑落したり跳ね上がったりする 4 枚のガラス製邪魔板が取り付けられたバッフル・ボックスの上部に固定されている．バッフル・ボックスの底部には，ボックスの直下に置かれた，粉体を集めてカップに注入できるような漏斗がある．このカップは円筒形（容積 25.00 ± 0.05 mL，内径 29.50 ± 2.50 mm）又は立方体（容積 16.39 ± 0.05 mL）である．

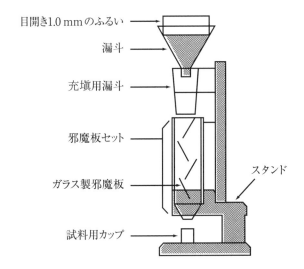

図 3.01-1　ボリュメーター

2.2.2. 操作法

立方体カップの場合には最少量 25 cm³，円筒形カップの場合には最少量 35 cm³ の粉体を用い，装置を通して試料の受器となるカップ内に過剰の粉体を溢れるまで流下させる．傾斜させたヘラの刃をカップ上端面で滑らかに動かし，圧密やカップからの粉体の溢流を防ぐためにヘラを後傾させた状態で，カップの上面から過剰の粉体を注意深くすり落とす．カップの側面からも試料を全て除去し，粉体の質量（M）を 0.1 ％まで測定する．式 M/V_0（V_0 はカップの容積）によって疎充塡かさ密度（g/mL）を計算する．異なる粉体試料を用いて繰り返し測定することが望ましい．

2.3. 第3法（容器を用いる方法）
2.3.1. 装置
装置は図3.01-2に示すようなステンレス製の100 mL円筒形容器から構成される．

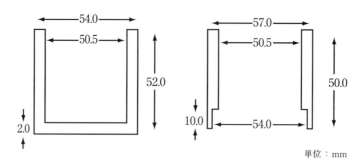

図3.01-2　測定用容器（左）と補助円筒（右）

2.3.2. 操作法
保存中に形成された凝集体を解砕し，得られた粉体を測定用容器に溢れるまで自由に流入させるために，必要ならば，試験を行うのに十分な量の試料を1.0 mmのふるいを通して調製する．第2法と同様に容器の上面から過剰の粉体を注意深くすり落とす．あらかじめ測定しておいた空の測定用容器の質量を差し引くことによって，粉体の質量（M_0）を0.1％まで測定する．式$M_0/100$によって疎充塡かさ密度（g/mL）を計算する．異なる粉体試料を用いて繰り返し測定することが望ましい．

3. タップ充塡かさ密度
タップ充塡かさ密度は，粉体試料を入れた容器を機械的にタップした後に得られる，増大したかさ密度である．

タップ充塡かさ密度は粉体試料を入れたメスシリンダー又は容器を機械的にタップすることにより得られる．粉体の質量（M_0）及び初期疎充塡体積（V_0）を記録した後，各手法の項に記したように，メスシリンダー又は容器を機械的にタップし，体積又は質量変化がほとんど認められなくなるまで体積又は質量を読み取る．機械的タッピングは，メスシリンダー又は容器を持ち上げ，以下に述べる三つの方法のいずれかにより，自重下で所定の距離を落下させることにより行う．タップ後の表面がよりならされるように，タッピング中にメスシリンダー又は容器を回転させることができるような装置がよい．

3.1. 第1法（メスシリンダーを用いる方法　高落下）
3.1.1. 装置
装置（図3.01-3）は，次の部品から構成される．
（ⅰ）　質量220 ± 44 gの250 mLメスシリンダー（最小目盛単位：2 mL）
（ⅱ）　14 ± 2 mmの高さから公称300 ± 15回/分のタップ速度を与えることができる落下装置．メスシリンダー用の450 ± 10 gの質量を持つ支持台．

3.1.2. 操作法

疎充塡体積（V_0）の測定について先に述べたようにして行う．メスシリンダーを支持台に装着する．同じ粉体試料について10回，500回及び1250回タップし，対応する体積 V_{10}，V_{500} 及び V_{1250} を最小目盛単位まで読み取る．V_{500} と V_{1250} の差が2 mL以下であれば，V_{1250} をタップ充塡体積とする．V_{500} と V_{1250} の差が2 mLを超える場合には，連続した測定値間の差が2 mL以下となるまで1250回ずつタップを繰り返す．なお，バリデートされていれば，粉体によってはタップ回数はより少なくてもよい．式 M/V_f（V_f は最終タップ充塡体積）を用いてタップ充塡かさ密度（g/mL）を計算する．この特性値を測定するためには，測定は繰り返し行うことが望ましい．結果と共に，落下高さも記載しておく．

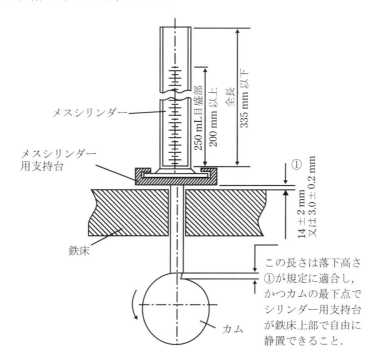

図3.01-3 タッピング装置

試料の疎充塡体積が150 mLに満たない場合は，試料量を減じ，240 ± 12 gの質量を持つ支持台の上に固定された130 ± 16 gの適切な100 mLメスシリンダー（最小目盛単位1 mL）を用いる．疎充塡体積は，50 mLから100 mLの間であることが望ましい．V_{500} と V_{1250} の差が1 mL以下であれば，V_{1250} をタップ充塡体積とする．V_{500} と V_{1250} の差が1 mLを超える場合には，連続した測定値間の差が1 mL以下となるまで1250回ずつタップを繰り返す．試験条件の変更については，結果の項目中に記載しておく．

3.2. 第2法（メスシリンダーを用いる方法　低落下）

3.2.1. 操作法

250 ± 15 回/分の公称速度で 3.0 ± 0.2 mm の固定した落下高さが得られるタップ密度測定器を用いるほかは，第1法で指示されたように行う．

3.3. 第3法（容器を用いる方法）

3.3.1. 操作法

図 3.01-2 に示した補助円筒を装着した測定用容器を用いて，疎充塡かさ密度の測定法に従って行う．適切なタップ密度測定器を用いて補助円筒付きの測定用容器を 50 ～ 60 回/分でタップする．200 回タップして補助円筒を取り外し，傾斜させたヘラの刃をカップ上端面で滑らかに動かし，圧密やカップからの粉体の溢流を防ぐためにヘラを後傾させた状態で，測定用容器の上面から過剰の粉体を注意深くすり落とす．あらかじめ測定しておいた空の測定用容器の質量を差し引くことによって，粉体の質量（M）を 0.1% まで測定する．補助円筒を装着した測定用容器を用いて，疎充塡かさ密度の測定法に従ったタップ操作を 400 回まで繰り返す．200 回及び 400 回タップ後に得られた二つの質量の差が 2% を超えた場合には，二つの連続した測定値間の差が 2% 未満となるまで更に 200 回ずつタップして，試験を行う．式 $M_f/100$（M_f は測定用容器中の粉体の最終質量）を用いてタップ充塡かさ密度（g/mL）を計算する．異なる粉体試料を用いて繰り返し測定することが望ましい．タップ高さも含めた試験条件を結果の項目中に記載しておく．(注8)

4. 粉体の圧縮性の尺度 (注9)

粉体のかさ特性に影響する粒子間相互作用は，粉体の流動を妨げるので，疎充塡かさ密度とタップ充塡かさ密度を比較することは，ある特定の粉体におけるこれらの相互作用の相対的重要性を示す間接的な尺度となり得る．このような比較は，例えば，圧縮度又は Hausner 比 (注10) のように，粉体の流れやすさの指標としてしばしば用いられる．

圧縮度と Hausner 比は，先に述べたように粉体の圧縮性の尺度となる．

次式により圧縮度及び Hausner 比を計算する．

$$圧縮度 = (V_0 - V_f)/V_0 \times 100$$

V_0：疎充塡体積

V_f：最終タップ充塡体積

$$Hausner 比 = V_0/V_f$$

試料によっては，圧縮度は V_0 の代わりに V_{10} を用いて求めることができる．V_0 の代わりに V_{10} を用いた場合は，試験結果に明記する．

かさ密度測定法　　B-41

────── 注 ──────

注1　かさ密度測定法は，粉末状医薬品を疎充塡あるいはタップ充塡した時のバルクとしての密度を測定する方法であり，粉体の充塡性に関連する物性値として最も重要なものである．なお，かさ密度については，**日局** 参考情報「固体又は粉体の密度〈G2-1-190〉」においても述べられている．本試験法の適用対象となるものは，粉末状の医薬品及び原薬，医薬品添加剤，打錠用顆粒及び造粒製剤である．

本試験法に関しては国際調和に至る以前に，米国薬局方 **USP** と欧州薬局方 **EP** を参考にして規定された試験法が **14局** 第一追補で初めて収載された．当該試験法各条において測定は，メスシリンダーに入れた質量既知の粉体試料の体積を測定する方法（第1法　定質量法），又は容量既知の容器に充塡された粉体の質量を測定する方法（第2法　定容量法）のいずれかにより行うこととされていた．その後，国際調和作業の進展により，2007年5月に調和合意に達した内容が **15局** 第二追補に取り込まれ，それまでの条文は全面的に改正された．さらに，数度の修正及び追加が行われ，2013年11月にRev.3として再調和され，これらの変更点を含めた条文が **17局** に収載された．**18局** 第二追補における主な変更点は，2016年5月に **EP** から新たに改正提案され，2023年1月に合意に達した調和文書Rev.4に基づいている．

今回の調和における大きな改正は，"bulk density" を "untapped bulk density" と "tapped bulk density" の総称とした点である．この改正を受け，**日局** では "bulk density" を「かさ密度」，"untapped bulk density" を「疎充塡かさ密度」，"tapped bulk density" を「タップ充塡かさ密度」の訳語にして反映した．これに伴い，試験法名が「かさ密度及びタップ密度測定法」から「かさ密度測定法」に改められるとともに，疎充塡かさ密度の測定方法は「1.　かさ密度」から独立し，新たな項目（「2.　疎充塡かさ密度」）として追加された．また，「疎充塡時のかさ体積」の表記における「かさ」は「体積」を意味することから，「疎充塡体積」と書き改められることになった．これら用語の変更は，関連する参考情報（「固体又は粉体の密度〈G2-1-190〉」及び「粉体の流動性〈G2-3-182〉」）にも反映されている．

その他，容器への試料の注入及びカップ上端面における試料のすり落としに関する操作法の記載修正や，試料カップの容積及び内径の許容範囲の拡大，**日局** 原案作成要領に従った変数記載の修正を行った．

注2　かさ密度は粉体の質量をその占めるかさ体積で割った値で，単位かさ体積当たりの粉体質量である．かさ体積という場合には，空間は粒子間の空隙と粒子内の空隙全てを含んでいる．かさ密度は粉体の粒子密度と粉体層内での粒子の空間配列に依存する．また，かさ密度は粉体層の僅かな揺動によっても，その空間配列が変化するため，再現性よく測定することは極めて難しい．したがって，かさ密度の測定値を示す場合には，どのようにして測定したか，その測定条件を明記することが必要である．

B- 42　　一般試験法　改正事項

　一方，タップ密度は測定容器内に粉体試料を入れ，容器を硬い台上に落下させてタッピングを行い，試料の表面高さが変化しなくなったときのかさ密度をいう．種々の工業分野の ISO 規格や JIS 規格で使用されており，規格ごとに容器の詳細やタッピングのしかたが規定されている．

　注3　粉体は一般に固体の不定形粒子の集合であり，空気を含んでいる．そのため，固体そのものの密度と区別する意味でみかけの密度と呼ぶ．固体そのものの密度を粒子密度 particle density あるいは結晶密度 crystal density と呼び，みかけの密度を bulk density と呼ぶ．みかけの密度は apparent density と呼ばれることもある．

　注4　日局 一般試験法では，条文の最初に試験法の定義と目的を記述することとなっているので，「◆　◆」の表示により日局 独自の記述として本試験法の定義を明確にしている．

　注5　例えば，錠剤機の臼中に充塡された処方成分は，上下杵の運動に伴って粉体層が次第に圧密されていくため，かさ密度は連続的に増加する．

　注6　非球形粒子や粒子径分布を持つ一般の粉体では，疎充塡時の方法によってかさ密度は大きく変動する．測定に影響を及ぼす因子には，粒子自体の性質の他に，容器，充塡法，後処理の方法などがある．粒子の特性において，粒子径は実用上重要である．すなわち，一般に粒子径がある大きさ以上では粉体のかさ体積は粒子径の影響をほとんど受けないが，微粉体になると粒子径の減少とともにかさ体積は急激に大きくなる．また，同じ粒子径を持つ粉体では，付着性の大きいものほどかさ高くなる．いずれの方法によっても容器中への粉体の注入速度や粉体層上面までの落下距離などにより微妙に異なる．したがって，測定条件は必ず記録しておく必要がある．

　注7　造粒物などを試験する場合には，ふるいを通すのは凝集体を解砕する程度にとどめ，もともとの造粒物の粒子径分布を変化させないよう注意する．

　注8　第 1〜第 3 法ではタップ条件が異なるので，同一試料であっても落下高さが異なると粉体層にかかる衝撃力が異なり，タップ充塡かさ密度が変化する．したがって，これらの測定法間でデータの互換性は期待できない．

　注9　圧縮性指数はかさべり度又は圧縮度とも呼ばれ，タッピング又は加圧などによって粉体のかさ体積が減少する度合いを示す．圧縮性指数は一般に，流動性の良好な粉体ほど小さくなる傾向があり，粉体の流動性や充塡性を評価するパラメーターとして有用である．なお，参考情報「粉体の流動性〈*G2-3-182*〉」の項においても，圧縮性指数及び Hausner 比について説明されている．

　注10　一般に，かさ高い（すなわち，かさ密度が小さい）粉体ほどタッピング前の疎充塡かさ密度の再現性が悪く，データがばらつく．少数回（条文中では 10 回）のタッピングによって充塡状態を安定させた際のかさ密度を初期値とすれば，圧縮性指数や Hausner 比の再現性と信頼性が高まる．

かさ密度測定法　　B- 43

——————— 解　説 ———————

G-02 Bulk Density and Tapped Density of Powders [EP]

　粉体や造粒物を取り扱う場合，そのみかけの比重を知っておくことが重要である.

　例えば，散剤や顆粒剤を分包あるいは容器に充填するとき，容器や分包材の設計には必須であり，カプセル充填や打錠に際しても粉体あるいは造粒顆粒のみかけの比重を管理しておかないと含量均一性や錠剤重量に変動をきたす.

　粉末状医薬品及び医薬品添加剤においては，かさ密度の大小が取扱いやすさや製剤工程の円滑化と密接に関係し，最終固形製剤（散剤，顆粒剤，カプセル剤，錠剤）の質量偏差や含量均一性などに影響を及ぼす可能性がある.　したがって，この物性値の規格化は品質特性の管理の面からも極めて重要である.

　医薬品製造に際しては複数の原料をそのままの状態で使用することは少なく，造粒など加工して用いることが多い.　その理由は，流動性の改善，粉体の表面修飾，飛散性や付着・凝集性の低減，圧縮性の改善，外観の改善など多岐にわたっている.　加工された粉粒体の特性を管理することは最終製品である医薬品の品質を一定に保つために重要な意味を持ち，かさ密度はそのための指標の一つとして古くから利用されてきた.

　[JIS] K5101 では，かさ密度測定法としては定容量法が採用されており，ふるいも規定されている.　受器は 30 mL のものが用いられている.　計算は，かさ密度に相当するみかけ密度とその逆数のみかけ比容が定義されている.

　測定法概要：タップ充填かさ密度測定には，100 mL のメスシリンダーを用い，あらかじめふるいを通して処理した試料 100 mL を入れ，粉体と共にシリンダーの質量を測定した後，シリンダーにゴム栓をして粉が飛び散らないようにする.　メスシリンダーの質量はあらかじめ測定しておく.

　このシリンダーを 5 cm の高さから垂直に厚さ 3～5 mm のゴム板の上に 50 回タップさせて粉体を圧密した後，試料の容積を読みとる.

$$H = (m_1 - m_0)/V$$

　　　H：タップ後のみかけ密度（g/mL）
　　　V：タップ後の処理した試料容積（mL）
　　　m_1：メスシリンダー及び処理した試料の全質量（g）
　　　m_0：空のメスシリンダーの質量（g）

　$1/H$ を J と定義してタップ後のみかけ比容としている.

　かさ密度に関係する因子は，①粒子特性（粒子形状，粒子径，粒子径分布，付着・凝集性），②容器の形状と大きさ，材質，③容器への堆積方法（容器中への注入速度

や粉体層上面までの落下距離）と堆積後の処理法などであるが，特性値として評価する際，主に問題となるのは②と③である，特に③については測定者間でばらつきを生じやすいので，十分に注意する必要がある．

　かさ密度は粉体の質量を，粉体が占めるかさ体積で割った値で，単位かさ体積当たりの粉体質量に相当する．かさ体積には，粒子間の空隙と粒子内の空隙も含まれるので，多孔性で比表面積の大きい試料の場合には，「空間」の定義を十分に理解しておく必要がある．

　かさ密度は粉体の粒子密度と粉体層内での粒子の空間配列に依存する．また，粉体層のわずかな揺動によっても粒子の空間配列は変化するため，かさ密度を再現性よく測定することは極めて難しい．したがって，かさ密度の測定値を示す場合には，どのようにして測定したか，測定条件の詳細を明記しておくことが重要である．

充塡性に関連するその他のパラメーター

充塡速度定数 k

　疎充塡状態から密充塡状態に至るタッピング中，すなわち充塡過程におけるみかけ密度や空隙率の変化挙動も，粉体の充塡（流動）特性を反映する．

　タッピングによるかさ密度 ρ の変化は次式で示される．

$$\rho_T - \rho = (\rho_T - \rho_B)e^{-kn}$$

　　　ρ：n 回タップ時におけるかさ密度（g/mL）
　　　ρ_T：定質量法によるタップ充塡かさ密度（g/mL）
　　　ρ_B：定質量法による疎充塡かさ密度（g/mL）
　　　k：充塡速度定数

さらに，粉体層のかさべり度 γ を表す式に適用できる．

$$\gamma = abn \Big/ (1 + bn)$$

　　　γ（かさべり度）＝ $(V_0 - V_n)/V_0$
　　　a（最終かさべり度）＝ $(V_0 - V_n)\Big/V_0$
　　　V_0：粉体のかさ体積（mL）
　　　V_n：n 回タップ時における粉体のかさ体積（mL）
　　　V_T：粉体の最終かさ体積（mL）＝ $(1 - \rho_B/\rho_T)$
　　　b：充塡速度定数

上式における k と b は，いずれも流動性と密接な関係にある．

　国内で利用できる市販装置には，再現性向上のために，粉体の体積を画像センサーで自動計測し，サンプル供給後はタッピングによる粉体の体積の減少がなくなるまで自動的に測定されるものや，振動による垂直方向の粉体の充塡密度差を軽減するため，横倒ししたサンプルチャンバーを円筒の軸を中心に回転させながら，規定の圧密応力に達するまで段階的にプランジャーで試料を押し込み，プランジャーの移動距離からタップ密度を算出できる装置などがある．

　一般試験法の部　3.06　レーザー回折・散乱法による粒子径測定法の条の次に次の一条を加える．

3.07　動的光散乱法による液体中の粒子径測定法

　本試験法は，三薬局方での調和合意に基づき規定した試験法である．（注1）
　三薬局方の調和合意に関する情報については，独立行政法人医薬品医療機器総合機構のウェブサイトに掲載している．

　動的光散乱（DLS：Dynamic Light Scattering）法は，液体中に分散されたサブミクロンサイズの粒子に対して，平均流体力学径とその分散の程度を決定するのに使用することができる．粒子径分布は，懸濁剤，乳剤，又はリポソーム製剤などの分散系における重要な特性である．DLS法が適用できるのは流体力学径がサブミクロンサイズのときであり，特に，粒子径がおおよそ 1 μm までのランダムに動く粒子からなる分散系の粒子径解析に適している．なお，本測定法は ISO 22412：2017 に準拠したものである．

1.　原理
　液体中に分散されたサブミクロンサイズの粒子は，沈降することなく，ブラウン運動として知られる常にランダムな動きをしている．これらの粒子にレーザー光が照射されると，動いている粒子により散乱された光の強度は，粒子の拡散係数に応じて変動する．大きな粒子は動きが遅いので，大きな粒子による散乱光強度の揺らぎは緩やかであり，一方，小さな粒子による散乱光強度の揺らぎは短時間で変化する．DLS法では，この拡散係数に依存した散乱光強度の揺らぎが測定されて，解析される．並進拡散係数と球相当粒子径は，ストークス・アインシュタイン式によって関係づけられている．（注2）

$$x = \frac{kT}{3\pi\eta D}$$

x：球相当粒子の流体力学径（m）

k：ボルツマン定数（1.38×10^{-23} J・K^{-1}）

T：絶対温度（K）

η：分散媒の粘度（Pa・s）

D：並進拡散係数（m^2・s^{-1}）

　散乱光の強度変動は，経時的な位相シフト又はスペクトル周波数のシフトで評価できる．

　これらの考えに基づき，経時的な散乱光強度は，光子相関（PCS：Photon Correlation Spectroscopy）法か周波数解析法かのいずれかにより処理される．

　PCS法では，経時的な散乱光強度は，それ自身を時間的にずらした波形との相関をとる（自己相関）あるいは他の検出器から得られた信号との相関をとる（交差相関）．粒子分散系の自己相関関数及び交差相関関数は，相関時間の増加と共に相関値が減衰する．この減衰は指数関数的である．減衰率は，散乱光の粒子サイズに応じた揺らぎ（大粒子ではゆっくり，小粒子では速く揺らぐ）によって決まる．

　周波数解析法では，散乱光の周波数のパワースペクトルを解析する．試料が粒子分散系ならば，パワースペクトルはローレンツ型の関数で記述される．

　この二つの手法は，数学的に等価である．つまり，周波数解析法のパワースペクトルは，PCS法における自己相関関数をフーリエ変換したものに一致する．このため，どちらの手法を用いても，平均粒子径（$\overline{x}_{DLS}$）と粒子径分布の分散の程度を反映した多分散指数（PI）が求められる．

　データの評価には，異なる数学的手法が用いられる．例えば，粒子径分布の評価には逆ラプラス法が用いられ，自己相関関数の評価にはキュムラント法が用いられる．

　DLS式測定装置に使われている光学検出方法は三つのタイプがある．散乱光のみを検出するホモダイン法，散乱光と入射光を干渉させて検出するヘテロダイン法，及びホモダイン法による測定を二つ同時に実施する交差相関法である．

2.　装置

　一般的な測定装置は，以下の構成となる．

（ⅰ）　レーザー：単色かつ可干渉性のあるレーザーで，入射光軸と受光光学系の軸とを含む面に対して，垂直な電場成分をもつ偏光（垂直偏光）となるように設置する．測定セル内の試料を照射する．

（ⅱ）　試料ホルダー：試料の温度を適切な範囲内（例えば，± 0.3℃）に保つために使用する．

（ⅲ）　光学系及び検出器　注3：ヘテロダイン法又は交差相関法で用いられるビーム

スプリッタ，入射レーザー光に対して一定の角度に配置された検出器（通常，単一散乱角について実施）により，適切なサンプリングレートでみかけの散乱光強度が測定される（このみかけの散乱光強度は，1回のサンプリング当たりの散乱体積内の全粒子の散乱光強度である）．検光子を含む場合，検光子は垂直偏光の透過率が最大になるように設置される．

（ⅳ）　相関計（光子相関法の場合）又はスペクトルアナライザー（周波数解析法の場合）

（ⅴ）　演算装置及びデータ処理ソフトウェア（相関計やスペクトルアナライザーの機能を有するデータ処理装置もある．）

3. 装置の性能の管理／適格性確認 (注4)

DLS 法により得られた粒子径は，標準粒子から算出された相対的な値ではなく，基本原理に基づいた絶対的な値であるので，校正は不要である．

しかし，装置を設置したとき，又は装置の動作に疑いがある場合には，粒子径が認証された試料を用いて，性能の確認を行うことが必要である．また，その後少なくとも1年ごとに性能の確認を行うことが望ましい．

認証された標準物質については，DLS 法又は可能なら電子顕微鏡で検証済みの適切な平均粒子径のものの使用が推奨される．100 nm 程度又はその他適切な粒子径で，狭い粒子径分布を持つポリスチレンラテックス粒子が用いられる．

平均粒子径の測定値は，認証値との差が2%以内でなければならない．キュムラント法では，多分散指数の測定値は 0.1 以下であり，少なくとも5回連続測定したときの相対標準偏差は2%以下でなければならない．

4. 手順

4.1. 試料調製

（ⅰ）　試料は，分散媒中によく分散した物質からなる．分散媒は，次の要件を全て満たすものを選ぶ．

　a　使用するレーザーの波長に対して吸収を認めない．

　b　装置に用いられている材質に腐食などの影響を与えない．

　c　粒子に対して溶解，膨潤，凝集などの影響を与えない．

　d　試験物質と異なった既知の屈折率をもつ．

　e　測定温度における粘度が ±2%以内の精度で既知である．

　f　ほこりなどによる粒子汚染がなく，バックグラウンド散乱が低く，測定に支障のない清浄レベルである．

（ⅱ）　多重光散乱の影響を除去するため，粒子濃度は適切な範囲に収めなければならない．粒子濃度の範囲（特に上限）は，粒子径の測定結果に濃度の影響が認められないことを確かめることが適切である．段階的に希釈した試料の測定結果に基づき分析の前に決定することが望ましい．濃度の下限は主に，分散媒及び汚染物質からの散乱光に影響されない条件から決定する．試料の希釈に用いる分散媒からの散乱光ノイズ

B- 48　　一般試験法　改正事項

は，通常検出されないか又は非常に弱くなければならない．

　また，測定に影響を与えるダストを除去し，調製中の再混入を防止することが重要である．もし異常に強い信号を伴う大きな揺らぎが記録される場合や，試料を通過するレーザー光中に輝点が出現する場合においては，混入した異物又は塊状粒子が試料に含まれている可能性が高い．そのような場合，分散媒を使用前に更に清浄化する措置（ろ過，蒸留など）をする必要がある．

　なお，水を分散媒として用いる場合，新たに蒸留した水又は脱塩してろ過（例えば，孔径 0.2 μm のフィルターを用いる）した水の使用が推奨される．

　粒子が強く帯電して，長距離の粒子間相互作用が測定結果に影響することもある（注5）．その際には影響を低減するために，分散媒に微量の塩（例えば，塩化ナトリウム濃度；10^{-2} mol/L 程度）を添加してもよい．また，冷蔵保存していたサンプルを室温で測定する場合には，測定セル中で気泡が生じる可能性があるため，注意する必要がある．

　測定値に粒子濃度依存性が見られた場合には，濃度範囲がその試料において適切であるか確認する．

4.2.　測定手順

　装置の電源を入れ，暖機運転をする．

　必要に応じてセル洗浄を行う．洗浄の程度は測定条件によって異なる．個別に包装された使い捨ての清浄なセルを用いる場合は，そのまま使用することもできる．セルを洗浄する場合は，水あるいは有機溶剤でセルをすすぐ．必要に応じて，研磨剤を含まない洗剤を用いてもよい．

　試料の入ったセルを試料ホルダー内に入れ，試料の温度が試料ホルダーの温度と平衡になるまで待つ．温度を ±0.3℃以内の精度で制御し，測定することが望ましい．

　予備測定を実施して，4.1. 試料調製の項に記載のとおり，粒子濃度を適切な範囲に設定する．

　適切な測定時間や積算回数を設定し（注6），測定する．

　1 回の測定ごとに平均粒子径と多分散指数を記録する．

　測定終了時に，試料中に顕著な沈殿物が認められないことを確認する．沈殿物が認められた場合は，凝集又は析出が生じた試料であるか，DLS 法による測定に適していない試料である可能性がある．

4.3.　データの再現性

　本試験法で得られる再現性は，主に試料の特性（懸濁剤／乳剤，分散安定性，粒子径分布の分散の程度など）に依存するが，要求される再現性は測定の目的に依存する．（異なる試料の調製における）再現性は物質によって大きく異なることから，本項においてその必須要件を定めることはできない．しかし，少なくとも 3 回測定した際の平均粒子径（$\overline{x}_{\mathrm{DLS}}$）の相対標準偏差が 10 ％以下といった，再現性の許容基準を目標とすることが望ましい．

5. 結果の記録

　試験の記録には，平均粒子径と多分散指数を記載しなければならない．(注7)

　また，使用した分散媒とその屈折率及び粘度，及び試料温度等について記載し，測定系についての十分な情報として，例えば，測定原理（PCS法又は周波数解析法），光学的配置（ホモダイン又はヘテロダイン），レーザー波長及び観測角度などの測定装置に関する情報を記載する．それに加えて，測定時間又は積算回数，試料（性質，濃度及び調製法），分散条件，装置の設定及び測定セル型に関する情報も記載すべきである．結果は，データ解析プログラムにも依存するため，それらの詳細についても記載する必要がある．

6. 用語 (注8)

（ⅰ）　平均粒子径（Average particle diameter）$\overline{x}_{DLS}$：散乱光強度基準による調和平均粒子径であり，単位は，メートル（m）とする．X_{DLS}は一般的にz平均又はキュムラント径とも呼ばれる．

（ⅱ）　多分散指数（Polydispersity index）PI：粒子径分布の分散の程度を示す無次元指標である．

（ⅲ）　散乱体積（Scattering volume）：入射レーザー光により照射され，検出器により測定可能な試料の体積である．一般的には$10^{-12} m^3$オーダーである．

（ⅳ）　散乱光強度（Scattered intensity），カウントレート（count rate）：散乱体積に存在している粒子によって散乱された光の強度（散乱光強度）である．PCS法では，単位時間当たりの光子パルス数（カウントレート）であり，1秒当たりのカウント数で表される．周波数解析法では，散乱光強度に比例する，光検出器からの電流値で表される．

（ⅴ）　粘度（Viscosity）η：分散媒の粘度であり，単位は，パスカル秒（Pa・s）とする．

（ⅵ）　屈折率（Refractive index）n：レーザー光の波長における分散媒の屈折率を示す無次元指標である．

──────── 注 ────────

[注1]　本試験法は，2023年3月のG-21 Dynamic Light Scatteringの三薬局方での調和合意に基づき規定した試験法である．調和内容を反映した「3.07　動的光散乱法による液体中の粒子径測定法」を，2020年6月に意見募集，2023年6月に追加報告され新規収載に至った．これに伴い，参考情報「動的光散乱による液体中の粒子径測定法」〈G2-4-161〉は削除された．

[注2]　ストークス・アインシュタインの式に関する記載については，[18局]参考情報の記載から，単位が変更された．これは，2023年4月14日に[USP]より本式の単位をSCI表記に変更したことによるものである，粒子径と粘度の単位表記が，それぞれ「nm」から「m」に，「mPa・s」から「Pa・s」に修正された．

B- 50　　一般試験法　改正事項

18局　参考情報

$$d = kT/3\pi\eta D \times 10^{12}$$

  d：粒子径（nm）
  k：ボルツマン定数（1.38×10^{-23} J・K^{-1}）
  T：絶対温度（K）
  η：粘度（mPa・s）
  D：拡散係数（m^2・s^{-1}）

　注3　他にも，ホモダイン法がある．
　注4　JIS では，以内，以下のところが未満になっている．ISO では，拡張不確かさの記載があるが，調和文書では記載が見送られた．
　注5　長距離の粒子間相互作用が測定結果に影響するのは，電気二重層が形成されると，流体力学径に影響を及ぼすためである．
　注6　正確には，「適切な測定時間や積算回数，測定回数を設定する必要がある．」である．積算回数は，測定時間と同義で，自己相関関数やパワースペクトルの SN をよくするために設定するもの．測定回数は，同じ試料を何回測定するかを設定するものである．「1 回の測定ごとに」とは，1 データごとに平均粒子径を求めることである．
　注7　「平均粒子径と多分散指数を記載しなければならない．」さらに，平均粒子径の平均値及び標準偏差も記載しておくことが推奨される．
　注8　キュムラント法では，散乱光強度基準の調和平均粒子径が与えられる．場合によっては「z 平均」または「キュムラント径」と呼ばれる．
平均粒子径は，光強度基準，体積基準及び個数基準の粒子径分布から算出する算術平均径，幾何平均粒子径又は調和平均粒子径があり，算術平均径や幾何平均径を使うことが多い．

──────── 解　説 ────────

G-21 Dynamic Light Scattering (DLS)
　医薬品粉体，懸濁液，乳化・乳濁液，ミセル溶液などの粒子は，大きさや形状にばらつきのある粒子集合体であり，大きさの代表値は，定義や測定法により異なっている．とりわけ，ナノ粒子は光散乱特性を示すので，粒子径や粒子濃度を求めるのに使われている．DLS による粒子径測定は，散乱を原理として，液体中に分散したナノ粒子の平均粒子径や粒子径分布を測定する方法である．DLS は，液相中のナノ粒子の粒子径測定法として広く利用されており，粒子のブラウン運動による散乱光強度のゆらぎからストークス・アインシュタインの式により粒子径を求めている．液体中に

固体及び液体粒子が分散した懸濁性注射剤，乳濁性注射剤，リポソーム製剤，LNP（Lipid nano particle）製剤などの粒子径は，製剤の機能・特性に関係する重要因子である．DLS は，短時間で測定できること，溶液中に分散しているナノ粒子をそのままで測定できることが長所であり，ストークス・アインシュタインの式の粒子径算出に用いる測定試料自身の粘度や温度などが測定結果に大きく影響する．

　粘度と粒子径の関係については，溶液の中を粒子が運動しているので，溶液の粘度が濃い場合は粒子の運動速度は遅くなり，高粘度溶液中では小さな粒子であっても正確な粘度で補正しないと大きな粒子と同じように大きな粒子径としてストークス・アインシュタインの式により計算される．また，粘度だけではなく，温度も影響する．拡散係数，ボルツマン定数は定数であるが，温度と粘度は算出される粒子径に大きな影響を与えることに注意することが重要である．光子相関法により粒子径測定を実施する場合，レーザーは溶液中を通過するので，溶液中の溶媒の屈折率値が必要となる．

　光子相関法では，散乱光の時間的な変化（ゆらぎ），すなわち散乱光強度の信号を相関計に送って，相関計で処理したデータに基づいて算出された散乱光強度の自己相関関数から，平均粒子径や多分散指数を計算する．周波数解析法も，周波数成分をフーリエ変換するという違いはあるものの，平均粒子径や多分散指数は同様に得られる．具体的には，小さい粒子のブラウン運動を光散乱のゆらぎから自己相関関数を算出すると，すぐに減衰するような自己相関関数となる．一方，大きい粒子のブラウン運動の軌跡は非常にゆっくりであり，自己相関関数もゆっくりと減衰する．混合粒子の場合は，自己相関関数は中位に減衰し，粒子径解析では 2 つの分布が得られる．

　散乱光の計測方法には，ホモダイン法とヘテロダイン法がある．ホモダイン法は，測定しているセルから検出器まで単一の散乱光だけをスペクトルアナライザーで検出する方法で，ヘテロダイン法は入射光とともに輝線となる信号の一部をスペクトルアナライザーに入れて解析する方法である．

　本試験法においては，測定原理，光学的配置，レーザー波長及び観測角度，装置設定，測定セル型など，測定装置間の差が非常に大きい．さらに，試料の特性，濃度，調製条件や，データ解析方法も測定結果に依存する．異なる装置間でのデータの比較，管理は非常に難しい．

B-52   一般試験法　改正事項

　一般試験法の部　4.02　抗生物質の微生物学的力価試験法の条　1.10.　操作法，
2.1.　穿孔カンテン平板の調製及び2.2.　操作法を次のように改める．

4.02　抗生物質の微生物学的力価試験法 注1

1.　円筒平板法
1.10.　操作法 注2

　別に規定するもののほか，通例，ペトリ皿円筒カンテン平板5枚（大型皿円筒カ
ンテン平板の場合はこれに準ずる数）を一組として用いる．各円筒カンテン平板の相
対する円筒に高濃度標準溶液及び低濃度標準溶液を等量ずつ入れる．また他の相対す
る円筒に高濃度試料溶液及び低濃度試料溶液を等量ずつ入れる．なお，それぞれの標
準溶液及び試料溶液は全て等量ずつ入れる．各円筒カンテン平板を32～37℃で16
～20時間培養し，形成された阻止円について，その直径を少なくとも0.25 mmの差
が確認できる精度の器具を用いて測定又はその面積から直径を算出する．各操作は清
浄な環境下で迅速に行う．

2.　穿孔平板法
2.1.　穿孔カンテン平板の調製

　基層カンテン平板の上に医薬品各条に規定された種層カンテン培地をペトリ皿には
4～6 mL，大型皿にはその厚さが1.5～2.5 mmになるように分注し，表面に一様に
広げてペトリ皿カンテン平板又は大型皿カンテン平板とする．カンテンの凝固後，清
浄な環境下で放置し，ペトリ皿又は大型皿内の水蒸気，カンテン表面の水を発散させ
る．ペトリ皿カンテン平板上の半径約25～28 mmの円周上に，等間隔になるよう
に，皿の底面に達する直径7.9～8.1 mmの円形の孔を器具を用いて4個あけ，ペト
リ皿穿孔カンテン平板とする．大型皿カンテン平板にはペトリ皿カンテン平板に準ず
る位置に孔をあけ，4孔一組でペトリ皿1枚分とし，大型皿穿孔カンテン平板とす
る．穿孔カンテン平板は用時製する．

2.2.　操作法 注2

　別に規定するもののほか，通例，ペトリ皿穿孔カンテン平板5枚（大型皿穿孔カ
ンテン平板の場合はこれに準ずる数）を一組として用いる．各穿孔カンテン平板の相
対する孔に高濃度標準溶液及び低濃度標準溶液を等量ずつ入れる．また他の相対する
孔に高濃度試料溶液及び低濃度試料溶液を等量ずつ入れる．なお，それぞれの標準溶
液及び試料溶液は全て等量ずつ入れる．各穿孔カンテン平板を32～37℃で16～20
時間培養し，形成された阻止円について，その直径を少なくとも0.25 mmの差が確
認できる精度の器具を用いて測定又はその面積から直径を算出する．各操作は清浄な
環境下で迅速に行う．

生薬試験法　　B-53

───── 注 ─────

注1　抗生物質の微生物学的力価試験法は，試料・標準品を注入した円筒の周囲に形成される試験菌の発育阻止円の大きさを指標として抗菌活性を測定する方法であり，阻止円の直径の測定は力価算出において重要である．

注2　「1. 円筒平板法」及び「2. 穿孔平板法」において，それぞれ，「1.10 操作法」，「2.2 操作法」にて規定している阻止円の直径を計測する方法に加えて，阻止円の面積を測定し，その面積から直径を計測する方法を追加した．

一般試験法の部　5.01　生薬試験法の条　3. 鏡検の項を次のように改める．

5.01　生薬試験法

3. 鏡検 注1
3.1. 装置
　光学顕微鏡を使用する．対物レンズは 10 倍及び 40 倍を，接眼レンズは 10 倍を用いる．

3.2. 鏡検用プレパラートの作成 注2
（ⅰ）切片：横切片若しくは医薬品各条に記載された形態学的特徴及び要素を確認可能な任意の方向で切片を作成する．切片をスライドガラス上にとり，封入剤 1 ～ 2 滴を滴下した後，気泡が封入されないように注意してカバーガラスで覆う．観察に用いる切片の厚さは，通例，10 ～ 20 μm とする．

（ⅱ）粉末：粉末の試料約 1 mg をスライドガラス上にとり，膨潤剤 1 ～ 2 滴を滴下し，気泡が入らないように小ガラス棒の先でよくかき混ぜた後，しばらく放置して試料を膨潤させる．封入剤 1 滴を滴下した後，組織片が重ならないように均等に広げ，気泡が封入されないように注意してカバーガラスで覆う．組織片が不透明な場合は，別に粉末の試料約 1 mg をスライドガラス上にとり，抱水クロラール試液 1 ～ 2 滴を滴下した後，小ガラス棒の先で混ぜながら突沸しないように加熱し，試料を透明化する．冷後，封入剤 1 滴を滴下し，以下同様にカバーガラスで覆う．

　封入剤及び膨潤剤は，別に規定するもののほか，水／グリセリン混液（1：1）又は水／エタノール（95）／グリセリン混液（1：1：1）を用いる．

3.3. 生薬の性状の項の各要素の観察
　生薬の性状における鏡検は，原則，横切片について，通例，外側から内側に向かい，次いで細胞内容物の順に記載されており，この順に観察する．粉末は，特徴的なもの又は多量に出現するもの，まれに現れるもの，次いで細胞内容物の順に記載されており，この順に観察する．

B-54 一般試験法 改正事項

———————— 注 ————————

注1 初め低倍率のレンズを用いて，プレパラートをステージ上で動かしながら全容を把握する．次に精密に観察したい部分を視野の中央に置きレボルバーを動かしてレンズを交換し，焦点を正確に合わせて観察する．高倍率としたとき，対象が視野からはみ出すものではプレパラートを静かに移動して全体を観察する．粉末のプレパラートでは再度同じ破片を見つけることが困難なこともあるので，プレパラートを上下又は左右へ静かに動かして視野帯としてくまなく克明に観察する．像がよく見えない原因の多くは，カバーガラスの汚れや，空気が封入されていること，切片が斜め又は厚すぎることなどが考えられる．粉末では塗抹量の過多や過少，封入剤の過量による被検物の移動したプレパラートの使用，ときに視野絞の不適正によるコントラストの不良，対物レンズと照明装置の光軸不一致により倍率変更時に目的物が中心からはずれるなどである．細胞壁及び細胞内容物の同定には，試薬又は染色液を用いる．目的物の寸法の測定は，あらかじめ対物マイクロメーターを用いて目盛りを算出した接眼マイクロメーターを用いる．

常用試薬及び染色液　次の試薬及び調製法の記載がない試液は，一般試験法の試薬・試液を用いる．

① グリセリン　粘液細胞及びアリューロン粒など水で膨出又は溶解するものの封入剤．硬い試料の軟化剤．

② 水／グリセリン混液（1：1）　一時プレパラートの最も一般的な封入剤．硬い試料の軟化剤．

③ 水／エタノール（95）／グリセリン混液（1：1：1）　スダンⅢ染色の過量な色素除去．封入剤．

④ 抱水クロラール試液　組織の透明化剤．葉緑粒，色素，タンニン，及びでんぷん粒などの除去．

⑤ 希ヨウ素試液　通常のでんぷんは青色，アミロペクチン含量の高いでんぷんは赤褐色，粘液質及び紅藻でんぷんは暗青色〜帯赤紫色，タンパク粒は黄褐色〜褐色に呈色する．

⑥ 塩化亜鉛ヨウ素試液　セルロースは青色，クチクラ，コルク化及び木化した細胞壁は褐色，でんぷん及びタンパク粒は希ヨウ素試液と同様に呈色する．

塩化亜鉛 15 g を乳鉢にとり，これにヨウ化カリウム 2.5 g，ヨウ素 0.5 g 及び水 7 mL を加えよく研磨して溶かす．試薬はガーゼ又は脱脂綿に 1 滴滴加して青色〜紫色に呈色することを確認してから用いる．

⑦ 塩化第二鉄試液　タンニンは暗青色〜汚緑色に呈色する．

⑧ スダンⅢ試液　クチクラ，コルク化膜，精油，樹脂，油脂及びろうを黄赤色に染色する．

⑨ メチレンブルー試液　木化膜及びタンニンを青緑色〜藍色に染色する．

メチレンブルー 0.1 g を水 / エタノール / グリセリン混液（1：1：1）100 mL に溶解する．

⑩ メチレンブルー・エタノール溶液　ペクチン質，ペクトース粘液を藍色に染色する．

メチレンブルー 0.1 g をエタノール 50 mL に溶解する．

注2 準備　スライドガラス，カバーガラス及びガラス棒は初め洗剤，次にエタノールに浸して清浄にし，ピンセットは先の尖ったものを用いる．カバーガラス下の液を吸収するにはろ紙片を用いる．ろ紙片は一辺がカバーガラスの一辺に密接できるよう，また，ほぼカバーガラス大になるように切断しておく．

（ⅰ）　切片のプレパラート　従来，単に切片とされていたが，道管の種類や結晶細胞の列などの特徴を観察する場合には，医薬品各条で横切片，縦切片に分けて記載するように改正された．横切面は長軸に直角，縦切面は長軸に平行して通例，中心を通る面（放射断面）で切片とする．また，不定形の場合は，特徴が観察できる任意の方向で切断し切片とする．試料が硬くてそのままでは切片としにくい場合は，軟化した後切片とする．切片の厚さは，組織構成細胞の大きさによって調節することが望ましく，通例 10 〜 20 μm である．軟化は次のいずれかの処理による．

① 試料に刃物を当てる都度，切断面を水で濡らす．

② 試料を湿った空気中に放置するか軟化剤に浸す．又は水と煮沸する．

また，切片は少なくとも 10 数枚用意し，常法では水を入れたビーカー（100 〜 200 mL）中又はペトリ皿に一時浸漬しておく．この水中にスライドガラスの一端を斜めに差込み，最良と思われる切片の 1 〜 2 枚を折れ曲がらないよう注意して，柄付き針又はピンセットの先端でスライドガラス上に保ちながらスライドガラスを引き上げる．スライドガラスの表裏に付いた不要の水を拭い去る．粘液や水に溶解する細胞内容物を含む試料は切片を水中に貯えず直接スライドガラス上に取る．

切片上に封入剤 1 滴を注ぎ，次に，カバーガラスの一端の横側をピンセットでつまみ，相対する一辺をスライドガラス上に接し，静かに封入剤に近付けて徐々に試料上に置く．適量の封入剤は両ガラスを密着させる．封入剤が不足の場合は，その 1 滴をカバーガラスに接触するようスライドガラス上に置き，毛管現象を利用して空間を満たす．また過量の場合はろ紙片を用いて吸い取る．でんぷん粒その他が鏡検の妨げとなる切片では，新たな切片を用いて透明化したプレパラートを作り両者を見比べる．なお，透明化は次のように行う．封入前のスライドガラス上の切片に透明化剤を 1 〜 2 滴滴加するか，又はカバーガラス下で封入剤を透明化剤と交換し，試料を封じたままスライドガラスを裏面から小火焔を用いて小時加熱した後放冷し，次に封入剤と交換する．カバーガラス下の液の交換は，カバーガラスの一辺にろ紙片を密接させ，相対する一辺に交換したい液を 1 滴滴加する．この操作を 2 〜 3 回繰り返して行う．反応や染色に要する時間は試料によって差があるので経験的に行う．

過量の試薬や染色液は，通例封入剤を用いて除きプレパラートとする．封入剤と試

B- 56   一般試験法　改正事項

薬などの交換法は，封入剤と透明化剤の交換と同じ方法により行う．
（ⅱ）　粉末のプレパラート　水／グリセリン混液で溶解する分泌物やエキスなどの粉
末生薬は，試料の膨潤と封入に適当な局方収載植物油を用いる．精油及び葉緑粒を含
まない試料では，エタノールを用いて同様の前処理を行えば，組織片への封入剤の浸
透が速くなる．でんぷん粒その他の細胞内容物が鏡検を妨げる場合には，水／グリセ
リン混液と抱水クロラール試液の等量混液を膨潤と封入に用い，切片プレパラートの
透明化に準じて行う．試薬又は染色液は切片と同様の方法で用いる．試料は動きやす
いので細心の注意を要する．常法で作成したプレパラートと見比べる．

　　一般試験法の部　9.01　標準品の条（1）の項に次のように加える．

9.01　標準品

アリピプラゾール標準品
システム適合性試験用アリピプラゾール N-オキシド標準品
オキサリプラチン標準品
純度試験用オキサリプラチン類縁物質 B 二硝酸塩標準品
ゴセレリン酢酸塩標準品
システム適合性試験用ゴセレリン酢酸塩類縁物質標準品
　注　システム適合性試験用ゴセレリン酢酸塩類縁物質標準品には，［4-D-セリン］
　ゴセレリンが含まれる．
残留溶媒クラス 2D 標準品
残留溶媒クラス 2E 標準品
トルバプタン標準品
フェブキソスタット標準品
システム適合性試験用フェブキソスタット類縁物質 A 標準品
システム適合性試験用フェブキソスタット類縁物質 B 標準品
ロルノキシカム標準品

　　同条（1）の項の次を削る．
アンレキサノクス標準品
トルブタミド標準品

試薬・試液　　B- 57

同条（2）の項の次を削る.

セファドロキシル標準品

同条（2）の項の次を削り，（1）に加える.

セフォゾプラン塩酸塩標準品
セフォペラゾン標準品
セフカペンピボキシル塩酸塩標準品
セフジトレンピボキシル標準品
セフタジジム標準品
セフポドキシムプロキセチル標準品

一般試験法の部　9.41　試薬・試液の条次の項を次のように改める.

9.41　試薬・試液

アトラクチレノリドⅢ，定量用　$C_{15}H_{20}O_3$　アトラクチレノリドⅢ，薄層クロマトグラフィー用.ただし，以下の定量用1又は定量用2（qNMR純度規定）の試験に適合するもの.なお，定量用1はデシケーター（シリカゲル）で24時間以上乾燥し用いる.定量用2は定量法で求めた含量で補正して用いる.

1）　定量用1

吸光度〈*2.24*〉　$E_{1\,cm}^{1\%}$（219 nm）：446 ～ 481（5 mg，メタノール，500 mL）.

純度試験　類縁物質　本品5 mgをメタノール50 mLに溶かし，試料溶液とする.この液1 mLを正確に量り，メタノールを加えて正確に100 mLとし，標準溶液とする.試料溶液及び標準溶液10 μLずつを正確にとり，次の条件で液体クロマトグラフィー〈*2.01*〉により試験を行う.それぞれの液の各々のピーク面積を自動積分法により測定するとき，試料溶液のアトラクチレノリドⅢ以外のピークの合計面積は，標準溶液のアトラクチレノリドⅢのピーク面積より大きくない.

　試験条件

　　カラム，カラム温度，移動相及び流量は「当帰芍薬散エキス」の定量法（3）の試験条件を準用する.

　　検出器：紫外吸光光度計（測定波長：220 nm）

　　面積測定範囲：溶媒のピークの後からアトラクチレノリドⅢの保持時間の約5倍の範囲

　システム適合性

　　検出の確認：標準溶液1 mLを正確に量り，メタノールを加えて正確に20 mL

B-58　一般試験法　改正事項

とする．この液 10 μL から得たアトラクチレノリド III のピーク面積が，標準
溶液のアトラクチレノリド III のピーク面積の 3.5 〜 6.5％になることを確認
する．

システムの性能：標準溶液 10 μL につき，上記の条件で操作するとき，アトラ
クチレノリド III のピークの理論段数及びシンメトリー係数は，それぞれ
5000 段以上，1.5 以下である．

システムの再現性：標準溶液 10 μL につき，上記の条件で試験を 6 回繰り返
すとき，アトラクチレノリド III のピーク面積の相対標準偏差は 1.5％以下で
ある．

2）定量用 2（qNMR 純度規定）

ピークの単一性　本品 5 mg をメタノール 50 mL に溶かし，試料溶液とする．試料
溶液 10 μL につき，次の条件で液体クロマトグラフィー〈2.01〉により試験を行
い，アトラクチレノリド III のピークの頂点及び頂点の前後でピーク高さの中点付近
の 2 時点を含む少なくとも 3 時点以上でのピークの吸収スペクトルを比較すると
き，スペクトルの形状に差がない．

試験条件

カラム，カラム温度，移動相及び流量は「当帰芍薬散エキス」の定量法（3）
の試験条件を準用する．

検出器：フォトダイオードアレイ検出器（測定波長：220 nm，スペクトル測
定範囲：200 〜 400 nm）

システム適合性

システムの性能：試料溶液 10 μL につき，上記の条件で操作するとき，アトラ
クチレノリド III のピークの理論段数及びシンメトリー係数は，それぞれ
5000 段以上，1.5 以下である．

定量法　ウルトラミクロ化学はかりを用い，本品 5 mg 及び核磁気共鳴スペクトル
測定用 1,4-BTMSB-d_4 1 mg をそれぞれ精密に量り，核磁気共鳴スペクトル測定用
重水素化メタノール 1 mL に溶かし，試料溶液とする．この液を外径 5 mm の
NMR 試料管に入れ，核磁気共鳴スペクトル測定用 1,4-BTMSB-d_4 を qNMR 用基
準物質として，次の試験条件で核磁気共鳴スペクトル測定法（〈2.21〉及び
〈5.01〉）により，^{1}H NMR を測定する．qNMR 用基準物質のシグナルを δ 0 ppm と
し，δ 1.97 ppm 及び δ 2.42 ppm 付近のそれぞれのシグナルの面積強度 A_1（水素数
1 に相当）及び A_2（水素数 1 に相当）を算出する．

アトラクチレノリド III（$C_{15}H_{20}O_3$）の量（％）
$= M_S \times I \times P / (M \times N) \times 1.0963$

M：本品の秤取量（mg）

M_S：核磁気共鳴スペクトル測定用 1,4-BTMSB-d_4 の秤取量（mg）

I：核磁気共鳴スペクトル測定用 1,4-BTMSB-d_4 のシグナルの面積強度を 18.000 としたときの各シグナルの面積強度 A_1 及び A_2 の和

N：A_1 及び A_2 に由来する各シグナルの水素数の和

P：核磁気共鳴スペクトル測定用 1,4-BTMSB-d_4 の純度（%）

試験条件

装置：^{1}H 共鳴周波数 400 MHz 以上の核磁気共鳴スペクトル測定装置

測定対象とする核：^{1}H

デジタル分解能：0.25 Hz 以下

観測スペクトル幅：$-5 \sim 15$ ppm を含む 20 ppm 以上

スピニング：オフ

パルス角：90°

^{13}C 核デカップリング：あり

遅延時間：繰り返しパルス待ち時間 60 秒以上

積算回数：8 回以上

ダミースキャン：2 回以上

測定温度：$20 \sim 30$℃の一定温度

システム適合性

検出の確認：試料溶液につき，上記の条件で測定するとき，δ 1.97 ppm 及び δ 2.42 ppm 付近の各シグナルの SN 比は 100 以上である．

システムの性能：試料溶液につき，上記の条件で測定するとき，δ 1.97 ppm 及び δ 2.42 ppm 付近のシグナルについて，明らかな混在物のシグナルが重なっていないことを確認する．また，試料溶液につき，上記の条件で測定するとき，各シグナル間の面積強度比 A_1/A_2 は，$0.99 \sim 1.01$ である．

システムの再現性：試料溶液につき，上記の条件で測定を 6 回繰り返すとき，面積強度 A_1 又は A_2 の qNMR 用基準物質の面積強度に対する比の相対標準偏差は 1.0% 以下である．

アトラクチロジン，定量用 $C_{13}H_{10}O$　白色～微黄色の結晶である．メタノール又はエタノール（99.5）に溶けやすく，水にほとんど溶けない．融点：約 54℃．ただし，以下の定量用 1 又は定量用 2（qNMR 純度規定）の試験に適合するもの．なお，定量用 2 は定量法で求めた含量で補正して用いる．

1）　定量用 1

確認試験　本操作は光を避け，遮光した容器を用いて行う．本品のメタノール溶液（$1 \rightarrow 250000$）につき，紫外可視吸光度測定法〈*2.24*〉により吸収スペクトルを測定するとき，波長 $256 \sim 260$ nm，$270 \sim 274$ nm，$332 \sim 336$ nm 及び $352 \sim 356$ nm に吸収の極大を示す．

B- 60　　一般試験法　改正事項

吸光度〈2.24〉　$E_{1\,cm}^{1\%}$（272 nm）：763 ～ 819（2 mg，メタノール，250 mL）．ただし，本操作は光を避け，遮光した容器を用いて行う．

純度試験　類縁物質

（ⅰ）　本操作は光を避け，遮光した容器を用いて行う．本品 2 mg をメタノール 2 mL に溶かし，試料溶液とする．この液 1 mL を正確に量り，メタノールを加えて正確に 100 mL とし，標準溶液とする．これらの液につき，薄層クロマトグラフィー〈2.03〉により試験を行う．試料溶液及び標準溶液 10 μL ずつを薄層クロマトグラフィー用シリカゲルを用いて調製した薄層板にスポットし，速やかにヘキサン／アセトン混液（7：1）を展開溶媒として約 10 cm 展開した後，薄層板を風乾する．これに噴霧用バニリン・硫酸・エタノール試液を均等に噴霧し，105℃で 5 分間加熱するとき，試料溶液から得た R_f 値 0.4 付近の主スポット以外のスポットは，標準溶液から得たスポットより濃くない．

（ⅱ）　本操作は光を避け，遮光した容器を用いて行う．本品 5 mg をメタノール 250 mL に溶かし，試料溶液とする．この液 1 mL を正確に量り，メタノールを加えて正確に 100 mL とし，標準溶液とする．試料溶液及び標準溶液 20 μL ずつを正確にとり，次の条件で液体クロマトグラフィー〈2.01〉により試験を行う．それぞれの液の各々のピーク面積を自動積分法により測定するとき，試料溶液のアトラクチロジン以外のピークの合計面積は，標準溶液のアトラクチロジンのピーク面積より大きくない．

　試験条件

　　検出器，カラム，カラム温度，移動相及び流量は「当帰芍薬散エキス」の定量
　　　法（4）の試験条件を準用する．

　　面積測定範囲：溶媒のピークの後からアトラクチロジンの保持時間の約 5 倍
　　　の範囲

　システム適合性

　　検出の確認：標準溶液 1 mL を正確に量り，メタノールを加えて正確に 20 mL
　　　とする．この液 20 μL から得たアトラクチロジンのピーク面積が，標準溶液
　　　20 μL から得たアトラクチロジンのピーク面積の 3.5 ～ 6.5％になることを
　　　確認する．

　　システムの性能：標準溶液を無色の容器に入れ，紫外線（主波長 365 nm）を
　　　約 1 分間照射する．この液 20 μL につき，上記の条件で操作するとき，ア
　　　トラクチロジン以外に 1 本の異性体のピークを認め，異性体，アトラクチ
　　　ロジンの順に溶出し，その分離度は 1.5 以上である．

　　システムの再現性：標準溶液 20 μL につき，上記の条件で試験を 6 回繰り返
　　　すとき，アトラクチロジンのピーク面積の相対標準偏差は 1.5％以下であ
　　　る．

2）　定量用 2（qNMR 純度規定）

試薬・試液 　B-*61*

確認試験　本品につき，定量法を準用するとき，δ 1.58 ppm 付近に二重の二重線様の 3 水素分のシグナル，δ 5.40 ppm 付近に二重の四重線様の 1 水素分のシグナル，δ 5.86 ppm 付近に二重線の 1 水素分のシグナル，δ 6.08 ppm 付近に二重の四重線様の 1 水素分のシグナル，δ 6.22 ppm 付近から δ 6.25 ppm 付近の多重線シグナルを含む 2 水素分のシグナル，δ 6.60 ppm 付近に二重線の 1 水素分のシグナル，δ 7.25 ppm 付近に二重線様の 1 水素分のシグナルを示す．

ピークの単一性　本操作は光を避け，遮光した容器を用いて行う．本品 1 mg をメタノール 50 mL に溶かし，試料溶液とする．試料溶液 20 μL につき，次の条件で液体クロマトグラフィー〈*2.01*〉により試験を行い，アトラクチロジンのピークの頂点及び頂点の前後でピーク高さの中点付近の 2 時点を含む少なくとも 3 時点以上でのピークの吸収スペクトルを比較するとき，スペクトルの形状に差がない．

　試験条件

　　カラム，カラム温度，移動相及び流量は「当帰芍薬散エキス」の定量法 (4) の条件を準用する．

　　検出器：フォトダイオードアレイ検出器（測定波長：340 nm，スペクトル測定範囲：220 ～ 400 nm）

　システム適合性

　　システムの性能：試料溶液 1 mL にメタノールを加えて 100 mL とする．この液を無色の容器に入れ，紫外線（主波長 365 nm）を約 1 分間照射する．この液 20 μL につき，上記の条件で操作するとき，アトラクチロジン以外に 1 本の異性体のピークを認め，異性体，アトラクチロジンの順に溶出し，その分離度は 1.5 以上である．

定量法　本操作は光を避けて行う．ウルトラミクロ化学はかりを用い，本品 5 mg 及び核磁気共鳴スペクトル測定用 1,4-BTMSB-d_4 1 mg をそれぞれ精密に量り，核磁気共鳴スペクトル測定用重水素化メタノール 1 mL に溶かし，試料溶液とする．この液を外径 5 mm の NMR 試料管に入れ，核磁気共鳴スペクトル測定用 1,4-BTMSB-d_4 を qNMR 用基準物質として，次の試験条件で核磁気共鳴スペクトル測定法（〈*2.21*〉及び〈*5.01*〉）により，^{1}H NMR を測定する．qNMR 用基準物質のシグナルを δ 0 ppm とし，δ 6.60 ppm 付近のシグナルの面積強度 A（水素数 1 に相当）を算出する．

　　アトラクチロジン（$C_{13}H_{10}O$）の量（%）
　　　$= M_S \times I \times P / (M \times N) \times 0.8045$

　　M：本品の秤取量（mg）
　　M_S：核磁気共鳴スペクトル測定用 1,4-BTMSB-d_4 の秤取量（mg）
　　I：核磁気共鳴スペクトル測定用 1,4-BTMSB-d_4 のシグナルの面積強度を

B- 62　　一般試験法　改正事項

　　　　18.000 としたときの面積強度 A

　　　N：A に由来するシグナルの水素数

　　　P：核磁気共鳴スペクトル測定用 1,4-BTMSB-d_4 の純度（％）

　試験条件

　　装置：^{1}H 共鳴周波数 400 MHz 以上の核磁気共鳴スペクトル測定装置

　　測定対象とする核：^{1}H

　　デジタル分解能：0.25 Hz 以下

　　観測スペクトル幅：－5 ～ 15 ppm を含む 20 ppm 以上

　　スピニング：オフ

　　パルス角：90°

　　^{13}C 核デカップリング：あり

　　遅延時間：繰り返しパルス待ち時間 60 秒以上

　　積算回数：8 回以上

　　ダミースキャン：2 回以上

　　測定温度：20 ～ 30℃の一定温度

　システム適合性

　　検出の確認：試料溶液につき，上記の条件で測定するとき，δ 6.60 ppm 付近のシグナルの SN 比は 100 以上である．

　　システムの性能：試料溶液につき，上記の条件で測定するとき，δ 6.60 ppm 付近のシグナルについて，明らかな混在物のシグナルが重なっていないことを確認する．また，試料溶液につき，上記の条件で δ 6.60 ppm 及び δ 7.25 ppm 付近のそれぞれのシグナルの面積強度 A（水素数 1 に相当）及び面積強度 A_1（水素数 1 に相当）を測定するとき，各シグナル間の面積強度比 A/A_1 は，0.99 ～ 1.01 である．

　　システムの再現性：試料溶液につき，上記の条件で測定を 6 回繰り返すとき，面積強度 A の qNMR 用基準物質の面積強度に対する比の相対標準偏差は 1.0% 以下である．

アトラクチロジン試液，定量用　以下の 1），又は 2）により調製する．

1）　本操作は光を避け，遮光した容器を用いて行う．定量用アトラクチロジン（定量用 1）約 5 mg を精密に量り，メタノールに溶かし，正確に 1000 mL とする．

2）　本操作は光を避け，遮光した容器を用いて行う．定量用アトラクチロジン（定量用 2）約 5 mg を精密に量り，メタノールに溶かし，正確に 1000 mL とする．なお，本品は定量用アトラクチロジンの定量法（定量用 2）で求めた含量で補正する．

シノメニン，定量用　$C_{19}H_{23}NO_4$　シノメニン，薄層クロマトグラフィー用．ただし，以下の試験に適合するもの．なお，本品は定量法で求めた含量で補正して用い

る.

ピークの単一性 本品 5 mg を水／アセトニトリル混液（7：3）10 mL に溶かし，試料溶液とする．試料溶液 10 μL につき，次の条件で液体クロマトグラフィー〈*2.01*〉により試験を行い，シノメニンのピークの頂点及び頂点の前後でピーク高さの中点付近の 2 時点を含む少なくとも 3 時点以上でのピークの吸収スペクトルを比較するとき，スペクトルの形状に差がない．

　試験条件
　　カラム，カラム温度，移動相及び流量は「防已黄耆湯エキス」の定量法（1）の条件を準用する．
　　検出器：フォトダイオードアレイ検出器（測定波長：261 nm，スペクトル測定範囲：220 ～ 400 nm）
　システム適合性
　　システムの性能：試料溶液 10 μL につき，上記の条件で操作するとき，シノメニンのピークの理論段数及びシンメトリー係数は，それぞれ 5000 段以上，1.5 以下である．

定量法 ウルトラミクロ化学はかりを用い，本品 5 mg 及び核磁気共鳴スペクトル測定用 1,4-BTMSB-d_4 1 mg をそれぞれ精密に量り，核磁気共鳴スペクトル測定用重水素化アセトン 1 mL に溶かし，試料溶液とする．この液を外径 5 mm の NMR 試料管に入れ，核磁気共鳴スペクトル測定用 1,4-BTMSB-d_4 を qNMR 用基準物質として，次の試験条件で核磁気共鳴スペクトル測定法（〈*2.21*〉及び〈*5.01*〉）により，^{1}H NMR を測定する．qNMR 用基準物質のシグナルを δ 0 ppm とし，δ 5.42 ppm 付近のシグナルの面積強度 A（水素数 1 に相当）を算出する．

シノメニン（$C_{19}H_{23}NO_4$）の量（％）
$$= M_S \times I \times P / (M \times N) \times 1.4543$$

　　M：本品の秤取量（mg）
　　M_S：核磁気共鳴スペクトル測定用 1,4-BTMSB-d_4 の秤取量（mg）
　　I：核磁気共鳴スペクトル測定用 1,4-BTMSB-d_4 のシグナルの面積強度を 18.000 としたときの面積強度 A
　　N：A に由来するシグナルの水素数
　　P：核磁気共鳴スペクトル測定用 1,4-BTMSB-d_4 の純度（％）

　試験条件
　　装置：^{1}H 共鳴周波数 400 MHz 以上の核磁気共鳴スペクトル測定装置
　　測定対象とする核：^{1}H
　　デジタル分解能：0.25 Hz 以下

B- *64*   一般試験法　改正事項

　　　観測スペクトル幅：－5 ～ 15 ppm を含む 20 ppm 以上

　　　スピニング：オフ

　　　パルス角：90°

　　　^{13}C 核デカップリング：あり

　　　遅延時間：繰り返しパルス待ち時間 60 秒以上

　　　積算回数：8 回以上

　　　ダミースキャン：2 回以上

　　　測定温度：20 ～ 30℃の一定温度

　　システム適合性

　　　検出の確認：試料溶液につき，上記の条件で測定するとき，δ 5.42 ppm 付近
　　　　のシグナルの SN 比は 100 以上である.

　　　システムの性能：試料溶液につき，上記の条件で測定するとき，δ 5.42 ppm
　　　　付近のシグナルについて，明らかな混在物のシグナルが重なっていないこと
　　　　を確認する.

　　　システムの再現性：試料溶液につき，上記の条件で測定を 6 回繰り返すとき，
　　　　面積強度 A の qNMR 用基準物質の面積強度に対する比の相対標準偏差は
　　　　1.0％以下である.

水酸化カルシウム，pH 測定用　水酸化カルシウム　を参照.

10-ヒドロキシ-2-(*E*)-デセン酸，定量用　$C_{10}H_{18}O_3$　10-ヒドロキシ-2-(*E*)-デセン
酸，薄層クロマトグラフィー用. ただし，以下の試験に適合するもの. なお，本品
は定量法で求めた含量で補正して用いる.

　ピークの単一性　本品 1 mg をメタノール 50 mL に溶かし，試料溶液とする. 試料
溶液 10 μL につき，次の条件で液体クロマトグラフィー〈*2.01*〉により試験を行
い，10-ヒドロキシ-2-(*E*)-デセン酸のピークの頂点及び頂点の前後でピーク高さ
の中点付近の 2 時点を含む少なくとも 3 時点以上でのピークの吸収スペクトルを
比較するとき，スペクトルの形状に差がない.

　　試験条件

　　　カラム，カラム温度，移動相及び流量は「ローヤルゼリー」の定量法の試験条
　　　　件を準用する.

　　　検出器：フォトダイオードアレイ検出器（測定波長：215 nm，スペクトル測
　　　　定範囲：200 ～ 400 nm）

　　システム適合性

　　　システムの性能：本品及び分離確認用パラオキシ安息香酸プロピル 1 mg ずつ
　　　　をメタノールに溶かし 50 mL とする. この液 10 μL につき，上記の条件で
　　　　操作するとき，10-ヒドロキシ-2-(*E*)-デセン酸，パラオキシ安息香酸プロ
　　　　ピルの順に溶出し，その分離度は 1.5 以上である.

　定量法　ウルトラミクロ化学はかりを用い，本品 5 mg 及び核磁気共鳴スペクトル

試薬・試液　　B-65

測定用 1,4-BTMSB-d_4 1 mg をそれぞれ精密に量り，核磁気共鳴スペクトル測定用重水素化メタノール 1 mL に溶かし，試料溶液とする．この液を外径 5 mm の NMR 試料管に入れ，核磁気共鳴スペクトル測定用 1,4-BTMSB-d_4 を qNMR 用基準物質として，次の試験条件で核磁気共鳴スペクトル測定法（〈2.21〉及び〈5.01〉）により，^{1}H NMR を測定する．qNMR 用基準物質のシグナルを δ 0 ppm とし，δ 5.54 ppm 及び δ 6.70 ppm 付近のそれぞれのシグナルの面積強度 A_1（水素数 1 に相当）及び A_2（水素数 1 に相当）を算出する．

10-ヒドロキシ-2-(E)-デセン酸（$C_{10}H_{18}O_3$）の量（％）
　　= $M_S \times I \times P / (M \times N) \times 0.8223$

　　M：本品の秤取量（mg）
　　M_S：核磁気共鳴スペクトル測定用 1,4-BTMSB-d_4 の秤取量（mg）
　　I：核磁気共鳴スペクトル測定用 1,4-BTMSB-d_4 のシグナルの面積強度を 18.000 としたときの各シグナルの面積強度 A_1 及び A_2 の和
　　N：A_1 及び A_2 に由来する各シグナルの水素数の和
　　P：核磁気共鳴スペクトル測定用 1,4-BTMSB-d_4 の純度（％）

試験条件
　　装置：^{1}H 共鳴周波数 400 MHz 以上の核磁気共鳴スペクトル測定装置
　　測定対象とする核：^{1}H
　　デジタル分解能：0.25 Hz 以下
　　観測スペクトル幅：$-5 \sim 15$ ppm を含む 20 ppm 以上
　　スピニング：オフ
　　パルス角：90°
　　^{13}C 核デカップリング：あり
　　遅延時間：繰り返しパルス待ち時間 60 秒以上
　　積算回数：8 回以上
　　ダミースキャン：2 回以上
　　測定温度：20 〜 30℃の一定温度
システム適合性
　　検出の確認：試料溶液につき，上記の条件で測定するとき，δ 5.54 ppm 及び δ 6.70 ppm 付近の各シグナルの SN 比は 100 以上である．
　　システムの性能：試料溶液につき，上記の条件で測定するとき，δ 5.54 ppm 及び δ 6.70 ppm 付近のシグナルについて，明らかな混在物のシグナルが重なっていないことを確認する．また，試料溶液につき，上記の条件で測定するとき，各シグナル間の面積強度比 A_1/A_2 は，0.99 〜 1.01 である．

B- 66　　一般試験法　改正事項

　　　システムの再現性：試料溶液につき，上記の条件で測定を 6 回繰り返すとき，
　　　面積強度 A_1 又は A_2 の qNMR 用基準物質の面積強度に対する比の相対標準
　　　偏差は 1.0 % 以下である．

(E)-フェルラ酸，定量用　$C_{10}H_{10}O_4$　(E)-フェルラ酸．ただし，以下の試験に適合
するもの．なお，本品は定量法で求めた含量で補正して用いる．

　　ピークの単一性　本操作は光を避け，遮光した容器を用いて行う．本品 5 mg を
水 / メタノール混液（1：1）10 mL に溶かし，試料溶液とする．試料溶液 10 μL
につき，次の条件で液体クロマトグラフィー〈2.01〉により試験を行い，(E)-フ
ェルラ酸のピークの頂点及び頂点の前後でピーク高さの中点付近の 2 時点を含む
少なくとも 3 時点以上でのピークの吸収スペクトルを比較するとき，スペクトル
の形状に差がない．

　　試験条件
　　　カラム，カラム温度，移動相及び流量は「当帰芍薬散エキス」の定量法（1）
　　　　の条件を準用する．
　　　検出器：フォトダイオードアレイ検出器（測定波長：320 nm，スペクトル測
　　　　定範囲：220 ～ 400 nm）

　　システム適合性
　　　システムの性能：試料溶液 10 μL につき，上記の条件で操作するとき，(E)-
　　　　フェルラ酸のピークの理論段数及びシンメトリー係数は，それぞれ 5000 段
　　　　以上，1.5 以下である．

　　定量法　ウルトラミクロ化学はかりを用い，本品 5 mg 及び核磁気共鳴スペクトル
測定用 1,4-BTMSB-d_4 1 mg をそれぞれ精密に量り，核磁気共鳴スペクトル測定用
重水素化メタノール 1 mL に溶かし，試料溶液とする．この液を外径 5 mm の
NMR 試料管に入れ，核磁気共鳴スペクトル測定用 1,4-BTMSB-d_4 を qNMR 用基
準物質として，次の試験条件で核磁気共鳴スペクトル測定法（〈2.21〉及び
〈5.01〉）により，^{1}H NMR を測定する．qNMR 用基準物質のシグナルを δ 0 ppm と
し，δ 6.06 ppm 付近のシグナルの面積強度 A（水素数 1 に相当）を算出する．

　　　(E)-フェルラ酸（$C_{10}H_{10}O_4$）の量（%）
　　　　$= M_S \times I \times P / (M \times N) \times 0.8573$

　　　M：本品の秤取量（mg）
　　　M_S：核磁気共鳴スペクトル測定用 1,4-BTMSB-d_4 の秤取量（mg）
　　　I：核磁気共鳴スペクトル測定用 1,4-BTMSB-d_4 のシグナルの面積強度を
　　　　18.000 としたときの面積強度 A
　　　N：A に由来するシグナルの水素数
　　　P：核磁気共鳴スペクトル測定用 1,4-BTMSB-d_4 の純度（%）

試験条件

装置：^{1}H 共鳴周波数 400 MHz 以上の核磁気共鳴スペクトル測定装置

測定対象とする核：^{1}H

デジタル分解能：0.25 Hz 以下

観測スペクトル幅：－5 ～ 15 ppm を含む 20 ppm 以上

スピニング：オフ

パルス角：90°

^{13}C 核デカップリング：あり

遅延時間：繰り返しパルス待ち時間 60 秒以上

積算回数：8 回以上

ダミースキャン：2 回以上

測定温度：20 ～ 30℃の一定温度

システム適合性

検出の確認：試料溶液につき，上記の条件で測定するとき，δ 6.06 ppm 付近のシグナルの SN 比は 100 以上である．

システムの性能：試料溶液につき，上記の条件で測定するとき，δ 6.06 ppm 付近のシグナルについて，明らかな混在物のシグナルが重なっていないことを確認する．

システムの再現性：試料溶液につき，上記の条件で測定を 6 回繰り返すとき，面積強度 A の qNMR 用基準物質の面積強度に対する比の相対標準偏差は 1.0％以下である．

分子量マーカー，テセロイキン用 分子量既知のマーカータンパク質で分子量測定用に調整したもの．[分子量：1.0×10^4，1.5×10^4，2.0×10^4，2.5×10^4，3.7×10^4，5.0×10^4，7.5×10^4，1.0×10^5，1.5×10^5，2.5×10^5]

メチルチモールブルー・硝酸カリウム指示薬 メチルチモールブルー 0.1 g と硝酸カリウム 9.9 g を混ぜ，均質になるまで注意してすりつぶし，製する．

鋭敏度 本品 20 mg を 0.02 mol/L 水酸化ナトリウム試液 100 mL に溶かすとき，液の色は僅かに青色である．次にこの液に 0.01 mol/L 塩化バリウム液 0.05 mL を加えるとき，青色を呈し，更に 0.01 mol/L エチレンジアミン四酢酸二水素二ナトリウム液 0.1 mL を加えるとき，液は無色となる．

一般試験法の部 9.41 試薬・試液の条に次の項を加える．

9.41 試薬・試液

14-アニソイルアコニン塩酸塩 $C_{33}H_{47}NO_{11} \cdot HCl$ 白色の結晶性の粉末又は粉末で

ある．メタノールに溶けやすく，水又はエタノール（99.5）にやや溶けにくい．融
点：約210℃（分解）．

吸光度〈*2.24*〉　$E_{1\,cm}^{1\%}$（258 nm）：276 〜 294（脱水物に換算したもの 5 mg，メタノ
ール，200 mL）．

2-アミノピリジン　$C_5H_6N_2$　白色〜淡黄色又は淡褐色の結晶，粉末又は塊である．

融点〈*2.60*〉　56 〜 62℃

確認試験　本品のエタノール（95）溶液（1 → 250000）につき，紫外可視吸光度
測定法〈*2.24*〉により吸収スペクトルを測定するとき，波長232 〜 236 nm 及び
294 〜 298 nm に吸収の極大を示す．

含量　98.0 ％以上．　**定量法**　本品 1 g をアセトン 10 mL に溶かす．この液 1 μL
につき，次の条件でガスクロマトグラフィー〈*2.02*〉により試験を行う．得られた
クロマトグラムにつき自動積分法により，それぞれの成分のピーク面積を測定す
る．

$$含量（\%）= \frac{2\text{-アミノピリジンのピーク面積}}{それぞれの成分のピーク面積の総和} \times 100$$

操作条件

検出器：水素炎イオン化検出器

カラム：内径 0.25 mm，長さ 30 m のフューズドシリカ管の内面にガスクロマ
トグラフィー用ポリエチレングリコール 20 M を厚さ 0.25 μm で被膜する．

カラム温度：170℃付近の一定温度

注入口温度：260℃付近の一定温度

検出器温度：250℃付近の一定温度

キャリヤーガス：ヘリウム

流量：2-アミノピリジンの保持時間が約 4 分になるように調整する．

スプリット比：1：100

面積測定範囲：溶媒のピークの後から 2-アミノピリジンの保持時間の 5 倍の
範囲

安息香酸，定量用　C_6H_5COOH　白色の結晶性の粉末又は粉末で，エタノール（95）
又はアセトンに溶けやすく，水に溶けにくい．なお，本品は定量法で求めた含量で
補正して用いる．

確認試験　本品につき，定量法を準用するとき，δ 7.26 ppm 付近に多重線の 2 水
素分のシグナル，δ 7.38 ppm 付近に三重の三重線様の 1 水素分のシグナル，δ
7.80 ppm 付近に多重線の 2 水素分のシグナルを示す．

ピークの単一性　本品 1 mg をブシ用リン酸塩緩衝液 / テトラヒドロフラン混液
（183：17）100 mL に溶かし，試料溶液とする．試料溶液 20 μL につき，次の条件

で液体クロマトグラフィー〈2.01〉により試験を行い，安息香酸のピークの頂点及び頂点の前後でピーク高さの中点付近の2時点を含む少なくとも3時点以上でのピークの吸収スペクトルを比較するとき，スペクトルの形状に差がない．

試験条件
　カラム，カラム温度，移動相及び流量は「牛車腎気丸エキス」の定量法（3）の条件を準用する．
　検出器：フォトダイオードアレイ検出器（測定波長：231 nm，スペクトル測定範囲：220～400 nm）

システム適合性
　システムの性能：分離確認用ブシモノエステルアルカロイド混合標準試液20 μLにつき，上記の条件で操作するとき，ベンゾイルメサコニン，ベンゾイルヒパコニン，14-アニソイルアコニンの順に溶出し，ベンゾイルメサコニンのピークの理論段数及びシンメトリー係数は，それぞれ5000段以上，1.5以下である．

　ただし，安息香酸（C_6H_5COOH）の量（％）が99.5～100.5％に入るものは，ピークの単一性は不要とする．

定量法　ウルトラミクロ化学はかりを用い，本品30 mg及び核磁気共鳴スペクトル測定用1,4-BTMSB-d_4 5 mgをそれぞれ精密に量り，核磁気共鳴スペクトル測定用重水素化アセトン5 mLに溶かし，試料溶液とする．この液を外径5 mmのNMR試料管に入れ，核磁気共鳴スペクトル測定用1,4-BTMSB-d_4をqNMR用基準物質として，次の試験条件で核磁気共鳴スペクトル測定法（〈2.21〉及び〈5.01〉）により，^{1}H NMRを測定する．qNMR用基準物質のシグナルをδ 0 ppmとし，δ 7.24～7.40 ppm及びδ 7.79～7.80 ppm付近のシグナルの面積強度A_1（水素数3に相当）及びA_2（水素数2に相当）を算出する．

$$安息香酸（C_6H_5COOH）の量（％） = M_S \times I \times P / (M \times N) \times 0.5392$$

　　M：本品の秤取量（mg）
　　M_S：核磁気共鳴スペクトル測定用1,4-BTMSB-d_4の秤取量（mg）
　　I：核磁気共鳴スペクトル測定用1,4-BTMSB-d_4のシグナルの面積強度を18.000としたときの各シグナルの面積強度A_1及びA_2の和
　　N：A_1及びA_2に由来する各シグナルの水素数の和
　　P：核磁気共鳴スペクトル測定用1,4-BTMSB-d_4の純度（％）

試験条件
　装置：^{1}H共鳴周波数400 MHz以上の核磁気共鳴スペクトル測定装置
　測定対象とする核：^{1}H

B- *70*　　一般試験法　改正事項

　　　デジタル分解能：0.25 Hz 以下

　　　観測スペクトル幅：−5 〜 15 ppm を含む 20 ppm 以上

　　　スピニング：オフ

　　　パルス角：90°

　　　^{13}C デカップリング：あり

　　　遅延時間：繰り返しパルス待ち時間 60 秒以上

　　　積算回数：8 回以上

　　　ダミースキャン：2 回以上

　　　測定温度：20 〜 30℃ の一定温度

　　システム適合性

　　　検出の確認：試料溶液につき，上記の条件で測定するとき，δ 7.24 〜
　　　　7.28 ppm，δ 7.36 〜 7.40 ppm 及び δ 7.79 〜 7.80 ppm 付近のシグナルの SN
　　　　比は 100 以上である．

　　　システムの性能：試料溶液につき，上記の条件で測定するとき，δ 7.24 〜
　　　　7.40 ppm 及び δ 7.79 〜 7.80 ppm 付近のシグナルについて，明らかな混在物
　　　　のシグナルが重なっていないことを確認する．また，試料溶液につき，上記
　　　　の条件で測定するとき，各シグナル間の面積強度比 $(A_1/3)/(A_2/2)$ は，
　　　　0.99 〜 1.01 である．

　　　システムの再現性：試料溶液につき，上記の条件で測定を 6 回繰り返すとき，
　　　　面積強度 A_1 又は A_2 の qNMR 用基準物質の面積強度に対する比の相対標準
　　　　偏差は 1.0％ 以下である．

アンモニア水（25）　NH$_3$　［K 8085，アンモニア水，特級，密度約 0.91 g/mL，含
　量 25.0 〜 27.9％］

オキサリプラチン　C$_8$H$_{14}$N$_2$O$_4$Pt　［医薬品各条］

核磁気共鳴スペクトル測定用重水素化酢酸　重水素化酢酸，核磁気共鳴スペクトル測
　定用　を参照．

確認試験用テセロイキン　テセロイキン，確認試験用　を参照．

過マンガン酸カリウム試液，0.3 mol/L　過マンガン酸カリウム 5 g を水に溶かし，
　100 mL とする．

還元試液　ジチオスレイトールを 0.5 mol/L の濃度で含む溶液．

緩衝液，テセロイキン SDS ポリアクリルアミドゲル電気泳動用　2-(N-モルホリノ)
　エタンスルホン酸 97.6 g，2-アミノ-2-ヒドロキシメチル-1,3-プロパンジオール
　60.6 g，ラウリル硫酸ナトリウム 10.0 g 及びエチレンジアミン四酢酸二水素二ナト
　リウム二水和物 3.0 g を水に溶かし 500 mL とする．この液 50 mL に水を加えて
　1000 mL とする．

緩衝液，テセロイキン試料用　10 mL 中に 2-アミノ-2-ヒドロキシメチル-1,3-プロ
　パンジオール塩酸塩 0.67 g，2-アミノ-2-ヒドロキシメチル-1,3-プロパンジオール

試薬・試液　　B-71

0.68 g，ラウリル硫酸リチウム 0.80 g，エチレンジアミン四酢酸二水素二ナトリウム水和物 6 mg，グリセリン 4 g を含む．

酢酸アンモニウム試液，40 mmol/L　酢酸アンモニウム 3.08 g を水に溶かして 1000 mL とする．

重水素化酢酸，核磁気共鳴スペクトル測定用　CD_3CO_2D　核磁気共鳴スペクトル測定用に製造したもの．

水酸化ナトリウム試液，0.02 mol/L　水酸化ナトリウム試液 20 mL に水を加えて 1000 mL とする．用時製する．

炭酸リチウム，定量用　Li_2CO_3　［医薬品各条，「炭酸リチウム」］

定量用安息香酸　安息香酸，定量用　を参照．

定量用炭酸リチウム　炭酸リチウム，定量用　を参照．

テセロイキン SDS ポリアクリルアミドゲル電気泳動用緩衝液　緩衝液，テセロイキン SDS ポリアクリルアミドゲル電気泳動用　を参照．

テセロイキン，確認試験用　$C_{698}H_{1127}N_{179}O_{204}S_8$：15547.01［医薬品各条，「テセロイキン（遺伝子組換え）」ただし，以下の確認試験に適合するもの．］

　確認試験　「テセロイキン（遺伝子組換え）」の確認試験（2）に従い試料溶液を調製する．試料溶液につき質量分析計を備えた液体クロマトグラフにて分析を行うとき，テセロイキンの構造を支持する m/z 値のピークが得られる．

テセロイキン試料用緩衝液　緩衝液，テセロイキン試料用　を参照．

テセロイキン用ポリアクリルアミドゲル　ポリアクリルアミドゲル，テセロイキン用　を参照．

テセロイキン用リシルエンドペプチダーゼ　リシルエンドペプチダーゼ，テセロイキン用　を参照．

テトラメチルベンジジン　$C_{16}H_{20}N_2$　白色～淡灰褐色の結晶又は粉末である．融点：165 ～ 172℃．

テトラメチルベンジジン試液　テトラメチルベンジジン 0.25 g をエタノール（95）50 mL に溶かし，シクロヘキサンを加えて 250 mL とする．

トリス緩衝液，1 mol/L，pH 9.0　2-アミノ-2-ヒドロキシメチル-1,3-プロパンジオール 12.11 g を水 50 mL に溶かし，1 mol/L 塩酸試液を加えて pH を 9.0 に調整した後，水を加えて 100 mL とする．

薄層クロマトグラフィー用メチルオフィオポゴナノン A　メチルオフィオポゴナノン A，薄層クロマトグラフィー用　を参照．

ブシモノエステルアルカロイド混合標準試液，分離確認用　以下の 1）又は 2）により調製する．

　1）　薄層クロマトグラフィー用ベンゾイルメサコニン塩酸塩 2 mg，ベンゾイルヒパコニン塩酸塩 1 mg 及び 14-アニソイルアコニン塩酸塩 2 mg をジクロロメタンに溶かし，正確に 1000 mL とする．この液 5 mL を正確に量り，低圧（真空）で溶

B- 72　　一般試験法　改正事項

媒を留去する．用時，これにブシ用リン酸塩緩衝液／テトラヒドロフラン混液
（183：17）5 mL を正確に加えて分離確認用ブシモノエステルアルカロイド混合標
準試液とする．この液 20 μL につき，次の条件で液体クロマトグラフィー〈2.01〉
により試験を行うとき，ベンゾイルメサコニン，ベンゾイルヒパコニン，14-ア二
ソイルアコニンの順に溶出し，それぞれの分離度は 4 以上である．

　　試験条件
　　　　カラム，カラム温度，移動相及び流量は「牛車腎気丸エキス」の定量法（3）
　　　　の試験条件を準用する．
　　　　検出器：紫外吸光光度計（測定波長：245 nm）

2）　薄層クロマトグラフィー用ベンゾイルメサコニン塩酸塩 2 mg，ベンゾイルヒ
パコニン塩酸塩 1 mg 及び 14-アニソイルアコニン塩酸塩 2 mg をブシ用リン酸塩
緩衝液／テトラヒドロフラン混液（183：17）に溶かし，正確に 1000 mL とし，分
離確認用ブシモノエステルアルカロイド混合標準試液とする．この液 20 μL につ
き，次の条件で液体クロマトグラフィー〈2.01〉により試験を行うとき，ベンゾイ
ルメサコニン，ベンゾイルヒパコニン，14-アニソイルアコニンの順に溶出し，そ
れぞれの分離度は 4 以上である．

　　試験条件
　　　　カラム，カラム温度，移動相及び流量は「牛車腎気丸エキス」の定量法（3）
　　　　の試験条件を準用する．
　　　　検出器：紫外吸光光度計（測定波長：245 nm）．

分離確認用ブシモノエステルアルカロイド混合標準試液　ブシモノエステルアルカロ
　イド混合標準試液，分離確認用　を参照．

ベンゾイルヒパコニン塩酸塩　$C_{31}H_{43}NO_9$・HCl　白色の結晶又は結晶性の粉末であ
　る．メタノールに溶けやすく，水にやや溶けやすく，エタノール（99.5）にやや溶
　けにくい．融点：約 230℃（分解）．
　　吸光度〈2.24〉　$E_{1\,cm}^{1\%}$（230 nm）：225 ～ 240（脱水物に換算したもの 5 mg，メタノ
　ール，200 mL）．

ポリアクリルアミドゲル，テセロイキン用　分離ゲルのアクリルアミド濃度を 12%，
　濃縮ゲルのアクリルアミド濃度を 4% としたポリアクリルアミドゲル．

メチルオフィオポゴナノン A，薄層クロマトグラフィー用　$C_{19}H_{18}O_6$　白色～薄い黄
　色の結晶又は粉末である．エタノール（99.5）にやや溶けにくく，メタノールに溶
　けにくく，水にほとんど溶けない．
　　確認試験　本品につき，赤外吸収スペクトル測定法〈2.25〉の臭化カリウム錠剤法
　により測定するとき，波数 3430 cm⁻¹，1619 cm⁻¹ 及び 1251 cm⁻¹ 付近に吸収を認め
　る．
　　純度試験　類縁物質　本品 2 mg をメタノール 2 mL に溶かし，試料溶液とする．
　この液 1 mL を正確に量り，メタノールを加えて正確に 20 mL とし，標準溶液とす

る．これらの液につき，薄層クロマトグラフィー〈2.03〉により試験を行う．試料溶液 10 μL を薄層クロマトグラフィー用シリカゲルを用いて調製した薄層板にスポットする．次にヘキサン／酢酸エチル／酢酸（100）混液（30：10：1）を展開溶媒として約 7 cm 展開した後，薄層板を風乾する．これに塩化鉄（Ⅲ）・メタノール試液を均等に噴霧するとき，R_f 値 0.3 付近の主スポット及び原点のスポット以外のスポットを認めない．また，試料溶液及び標準溶液 10 μL ずつを薄層クロマトグラフィー用オクタデシルシリル化シリカゲルを用いて調製した薄層板にスポットする．次にメタノール／水混液（9：1）を展開溶媒として約 7 cm 展開した後，薄層板を風乾する．これに塩化鉄（Ⅲ）・メタノール試液を均等に噴霧するとき，試料溶液から得た R_f 値 0.4 付近の主スポット以外のスポットは，標準溶液から得たスポットより濃くない．

2-(N-モルホリノ)エタンスルホン酸　$C_6H_{13}NO_4S$　白色の結晶又は粉末．

ラウリル硫酸リチウム　$C_{12}H_{25}LiO_4S$　白色の結晶又は結晶性の粉末．

　純度試験　本品の 0.1 mol/L 溶液につき，紫外可視吸光度測定法〈2.24〉により波長 260 nm 及び 280 nm における吸光度を測定するとき，いずれも 0.05 以下である．

リシルエンドペプチダーゼ，テセロイキン用　質量分析グレード

両性担体液，pH 7 ～ 9 用　淡黄色～黄色の液．ポリアクリルアミドゲルに混入し電場をかけるとき，pH 7 ～ 9 の範囲で pH 勾配を形成する性質をもつ多種類の分子からなる混合物．

　一般試験法の部　9.42　クロマトグラフィー用担体／充塡剤の条に次の項を加える．

9.42　クロマトグラフィー用担体／充塡剤

液体クロマトグラフィー用フェニルカルバモイル化セルロースで被覆したシリカゲル　フェニルカルバモイル化セルロースで被覆したシリカゲル，液体クロマトグラフィー用　を参照．

フェニルカルバモイル化セルロースで被覆したシリカゲル，液体クロマトグラフィー用　液体クロマトグラフィー用に製造したもの．

B-74　一般試験法　改正事項

一般試験法の部　9.62　計量器・用器の条はかり及び分銅の項を次のように改める．

9.62　計量器・用器

はかり（天秤）及び分銅

（1）　化学はかり（化学天秤）：0.1 mg の桁まで読み取れるもの．（注1）

（2）　セミミクロ化学はかり（セミミクロ化学天秤）：10 μg の桁まで読み取れるもの．

（3）　ミクロ化学はかり（ミクロ化学天秤）：1 μg の桁まで読み取れるもの．

（4）　ウルトラミクロ化学はかり（ウルトラミクロ化学天秤）：0.1 μg の桁まで読み取れるもの．

（5）　はかり（天秤）は，国際単位系（SI）へのトレーサビリティが確保された校正を実施していること．また，下記に示す要件を満たす性能を有すること．（注2）

　繰返し性（併行精度）の要件　（注3）

　　10 回以上の分銅ののせ降ろしにより得られたはかり（天秤）の表示値の標準偏差 s を使用し，式（1）により最小計量値の推定値を確認する．また，その標準偏差 s を使用し，式（2）より求めた最小はかり取り量の精度が 0.10 ％以下であることを確認する．なお，最小はかり取り量とは，最小計量値を考慮した繰返し性（併行精度）を確保できる程度の実際の秤量下限値をいう．

$$m_{\min} = 2000 \times s \quad (1)$$

$$\frac{2 \times s}{m_{\mathrm{snw}}} \times 100 \leqq 0.10 \quad (2)$$

　　$m_{\min}$：最小計量値の推定値

　　s：10 回以上の分銅の繰返し秤量におけるはかり（天秤）の表示値の標準偏差

　　m_{snw}：最小はかり取り量

　　ただし，はかり（天秤）の最小表示値を d としたとき，$s < 0.41 \times d$ の場合，s は $0.41 \times d$ に置き換える．

　　最小計量値は，はかり（天秤）の一時的な機器的能力値として確認されるもので，はかり取りを行う条件により異なるため，定期的に確認を行う．確認を行う

計量器・用器　　B- 75

場合，分銅は，はかり（天秤）の最大秤量値の5％程度の質量で，かつ100 mg
以上とする．なお，最大秤量値とは，はかり（天秤）の秤量可能な最大の質量を
いう．

正確さ（真度）の要件　注4

　　正確さ（真度）には感度誤差，直線性誤差，偏置誤差が含まれる．そのうち，
　　感度の正確さに関し，1回の分銅ののせ降ろしにより得られたはかり（天
　　秤）の表示値と分銅の質量値から，下記の式により得られる誤差が0.05％
　　以下であること．

$$\frac{|I - m|}{m} \times 100 \leqq 0.05$$

　　　　I：1回の分銅の秤量におけるはかり（天秤）の表示値
　　　　m：分銅の質量値（公称値又は協定質量値）

　　分銅は，はかり取りを行う範囲の上限程度，又ははかり（天秤）の最大秤量値の
5〜100％の質量を有するものを用いる．注5
(6)　偏置誤差の確認を除き，はかり（天秤）の正確さ（真度）の確認に使用する
分銅は，国際単位系（SI）へのトレーサビリティが確保された校正を実施している
こと．また，使用要件を満たす精度等級を有すること．注6

──────── 注 ────────

注1　読み取り限度桁の表示が1，2，3系列でなく，2，4，6系列等のはかり（天
秤）もあるため，0.1 mgまで読み取れるものから0.1 mgの桁まで読み取れるものと
変更された．以下，（2）〜（4）も同様．

注2　はかり（天秤）は設置場所に対応した校正が必須である．その際の校正につ
いて規定された．また，下記に示す要件を満たす性能を有する必要がある．設置環境
等については，参考情報「はかり（天秤）の設置環境，基本的な取扱い方法と秤量時
の留意点」を参照されたし．また，秤量についての考え方については，参考情報「日
本薬局方における秤量の考え方」を熟読することをお勧めする．日局においては，
特別な場合を除き国際単位系（SI）トレーサブルな秤量が必要なわけではないが，少
なくとも校正については，国際単位系（SI）へのトレーサビリティが確保される必要
がある．通常，校正は校正業者が行う．点検は，はかりの使用者が行う．参考情報
「はかり（天秤）の校正，点検と分銅」に，はかり（天秤）の校正，点検と使用する
分銅について解説がある．

注3　繰返し性（併行精度）について，日常的な秤量の開始前に，定期的に調べて

B- 76 一般試験法 改正事項

おけば，そのはかり（天秤）がその時点で持つ性能と性能の変動がよくわかる．最小計量値の推定値より余裕をもって最小はかり取り量を定めておく必要がある．ただし，日局では，最小はかり取り量を定義しているが，最小はかり取り量以下のはかり取りを行えないとは規定していない．また，繰り返し性（併行精度）の確認のため使用する分銅は，質量変化のないものであることが必須であるが，国際単位系（SI）トレーサブルな校正証明書付きの分銅である必要はない．

注4 正確さ（真度）の要件では，許容される感度誤差を確認している．通常はかり取りを行う範囲の上限付近，あるいははかり（天秤）の最大秤量値を若干下回る程度の質量の分銅を用いる．このようにして得られた感度誤差は，直線性誤差も考慮された誤差であり，また，試料や採取容器が特殊な形状でなければ，偏置誤差について配慮する必要性は非常に低いので，ここに示された方法で正確さ（真度）の要件を確認している．正確さ（真度）の要件から外れるような天秤は使用してはならない．そのような天秤は，直ちに再校正する必要がある．

注5 例えば，はかり（天秤）の最大秤量値の5％の質量を有する分銅を用い，正確さ（真度）の要件を確認したはかり（天秤）で，それ以上の秤量を行う場合には，改めて，秤量値以上の分銅を用いて同要件を確認する必要がある．

注6 はかり（天秤）の使用者が，どのレベルまでの精度と正確さを必要とするかで，使用要件が異なるため，具体的な精度等級について規定していない．

第十八改正日本薬局方第二追補
〔C〕医薬品各条目次

ア

アリピプラゾール ……………… 3
亜硫酸水素ナトリウム ………… 11
乾燥亜硫酸ナトリウム ………… 11
アンレキサノクス ……………… 11
アンレキサノクス錠 …………… 11

エ

エデト酸ナトリウム水和物 …… 11

オ

オキサリプラチン ……………… 12
オキサリプラチン注射液 ……… 21

カ

カルメロースカルシウム ……… 25

ク

グリセリン ……………………… 26
濃グリセリン …………………… 26
クリンダマイシンリン酸エステル … 26
クロニジン塩酸塩 ……………… 27

ケ

軽質無水ケイ酸 ………………… 28
ケイ酸マグネシウム …………… 28
ゲフィチニブ錠 ………………… 28

コ

ゴセレリン酢酸塩 ……………… 30

シ

シクロホスファミド水和物 …… 37
シチコリン ……………………… 39

ス

ステアリン酸カルシウム ……… 41
ステアリン酸ポリオキシル 40 …… 41
ステアリン酸マグネシウム …… 41

セ

セファドロキシル ……………… 41
セファドロキシルカプセル …… 41
シロップ用セファドロキシル …… 41

ソ

ソルビタンセスキオレイン酸エステル
…………………………………… 42

タ

タルク …………………………… 42
乾燥炭酸ナトリウム …………… 42
炭酸ナトリウム水和物 ………… 42
炭酸リチウム錠 ………………… 43

テ

デキストラン 70 ………………… 45
テセロイキン（遺伝子組換え） …… 46

ト

トルバプタン …………………… 51
トルバプタン錠 ………………… 58

トルブタミド …………… 60
トルブタミド錠 ………… 60

ハ

白糖 ………………………… 60
パラフィン ……………… 60
流動パラフィン ………… 60
軽質流動パラフィン …… 60

ヒ

低置換度ヒドロキシプロピルセルロー
ス ………………………… 61
ヒプロメロース ………… 62
ピロ亜硫酸ナトリウム … 64

フ

フェブキソスタット ……… 64
フェブキソスタット錠 …… 73
ブドウ糖 ………………… 77
プロピレングリコール …… 78

ヘ

ベクロメタゾンプロピオン酸エステル
………………………………… 78

ホ

ポリスチレンスルホン酸ナトリウム
………………………………… 79

メ

メグルミン ……………… 81
メチルセルロース ……… 81

モ

モノステアリン酸アルミニウム …… 82

ヨ

ヨウ化ナトリウム ……… 82

ロ

ロキソプロフェンナトリウム水和物
………………………………… 83
ロルノキシカム ………… 84
ロルノキシカム錠 ……… 91

医薬品各条　改正事項

医薬品各条の部　L-アラニンの条の次に次の一条を加える.

⑩アリピプラゾール

Aripiprazole

$C_{23}H_{27}Cl_2N_3O_2$：448.39

7-{4-[4-(2,3-Dichlorophenyl)piperazin-1-yl]butoxy}-3,4-dihydroquinolin-2(1H)-one

[129722-12-9]

　本品を乾燥したものは定量するとき，アリピプラゾール（$C_{23}H_{27}Cl_2N_3O_2$）98.0 ～ 102.0％を含む.

性　状　本品は白色の結晶又は結晶性の粉末である.

　本品はジクロロメタンに溶けやすく，水，アセトニトリル，メタノール又はエタノール（99.5）にほとんど溶けない.

　本品は結晶多形が認められる.

確認試験

（1）　本品のメタノール溶液（1 → 50000）につき，紫外可視吸光度測定法〈2.24〉により吸収スペクトルを測定し，本品のスペクトルと本品の参照スペクトル又はアリピプラゾール標準品について同様に操作して得られたスペクトルを比較するとき，両者のスペクトルは同一波長のところに同様の強度の吸収を認める.

（2）　本品につき，赤外吸収スペクトル測定法〈2.25〉の臭化カリウム錠剤法によ

日本薬局方の医薬品の適否は，その医薬品各条の規定，通則，生薬総則，製剤総則及び一般試験法の規定によって判定する.（通則5参照）

C-4 アリピプラゾール

り試験を行い，本品のスペクトルと本品の参照スペクトル又はアリピプラゾール標
準品のスペクトルを比較するとき，両者のスペクトルは同一波数のところに同様の
強度の吸収を認める．もし，これらのスペクトルに差を認めるときは，本品及びア
リピプラゾール標準品をそれぞれジクロロメタンに溶かした後，ジクロロメタンを
蒸発し，残留物につき，同様の試験を行う．(注1)

純度試験 類縁物質 本操作は遮光した容器を用いて行う．定量法で得た試料溶液を
試料溶液とする．試料溶液 1 mL を正確に量り，溶解液を加えて正確に 100 mL と
する．この液 5 mL を正確に量り，溶解液を加えて正確に 50 mL とし，標準溶液と
する．試料溶液及び標準溶液 20 µL ずつを正確にとり，次の条件で液体クロマトグ
ラフィー〈*2.01*〉により試験を行う．それぞれの液の各々のピーク面積を自動積分
法により測定するとき，試料溶液のアリピプラゾール以外のピーク面積は，標準溶
液のアリピプラゾールのピーク面積より大きくなく，試料溶液のアリピプラゾール
以外のピークの合計面積は，標準溶液のアリピプラゾールのピーク面積の 3 倍よ
り大きくない．ただし，アリピプラゾールに対する相対保持時間約 0.2 の類縁物質
A 及び約 0.8 の類縁物質 B のピーク面積は自動積分法で求めた面積にそれぞれ感度
係数 0.7 を乗じた値とする．(注2)

　　溶解液：水／アセトニトリル／メタノール／酢酸（100）混液（60：30：10：1）
　　試験条件
　　　　検出器，カラム，カラム温度，移動相及び流量は定量法の試験条件を準用す
　　　　る．
　　　　面積測定範囲：溶媒のピークの後から注入後 25 分まで
　　システム適合性
　　　　システムの性能は定量法のシステム適合性を準用する．
　　　　検出の確認：試料溶液 1 mL に溶解液を加えて 20 mL とする．この液 2 mL に
　　　　　溶解液を加えて 20 mL とし，システム適合性試験用溶液とする．システム
　　　　　適合性試験用溶液 2 mL を正確に量り，溶解液を加えて正確に 20 mL とす
　　　　　る．この液 20 µL から得たアリピプラゾールのピーク面積が，システム適合
　　　　　性試験用溶液のアリピプラゾールのピーク面積の 7 ～ 13 ％になることを確
　　　　　認する．(注3)
　　　　システムの再現性：標準溶液 20 µL につき，上記の条件で試験を 6 回繰り返
　　　　　すとき，アリピプラゾールのピーク面積の相対標準偏差は 2.0 ％以下であ
　　　　　る．

乾燥減量〈*2.41*〉 0.1 ％以下（1 g，105 ℃，3 時間）．

強熱残分〈*2.44*〉 0.1 ％以下（1 g）．

定 量 法 本操作は遮光した容器を用いて行う．本品及びアリピプラゾール標準品を
乾燥し，その約 50 mg ずつを精密に量り，それぞれ溶解液に溶かし，正確に
50 mL とする．これらの液 5 mL ずつを正確に量り，それぞれ溶解液を加えて正確

アリピプラゾール　　C-5

に 50 mL とし，試料溶液及び標準溶液とする．試料溶液及び標準溶液 20 µL ずつを正確にとり，次の条件で液体クロマトグラフィー〈2.01〉により試験を行い，それぞれの液のアリピプラゾールのピーク面積 A_T 及び A_S を測定する．(注2)

$$アリピプラゾール（C_{23}H_{27}Cl_2N_3O_2）の量（mg）= M_S \times A_T / A_S$$

M_S：アリピプラゾール標準品の秤取量（mg）

溶解液：水 / アセトニトリル / メタノール / 酢酸（100）混液（60：30：10：1）
試験条件
　検出器：紫外吸光光度計（測定波長：254 nm）
　カラム：内径 4.6 mm，長さ 10 cm のステンレス管に 3 µm の液体クロマトグラフィー用オクタデシルシリル化シリカゲルを充塡する．
　カラム温度：25℃付近の一定温度
　移動相A：薄めたトリフルオロ酢酸（1→2000）/ 液体クロマトグラフィー用アセトニトリル混液（9：1）
　移動相B：液体クロマトグラフィー用アセトニトリル / 薄めたトリフルオロ酢酸（1→2000）混液（9：1）
　移動相の送液：移動相A及び移動相Bの混合比を次のように変えて濃度勾配制御する．

注入後の時間 （分）	移動相 A （vol%）	移動相 B （vol%）
0 ～ 2	80	20
2 ～ 10	80 → 65	20 → 35
10 ～ 20	65 → 10	35 → 90
20 ～ 25	10	90

　流量：毎分 1.2 mL
システム適合性
　システムの性能：アリピプラゾール標準品及びシステム適合性試験用アリピプラゾール N-オキシド標準品 5 mg ずつを溶解液 100 mL に溶かす．この液 1 mL を量り，溶解液を加えて 50 mL とする．この液 20 µL につき，上記の条件で操作するとき，アリピプラゾール，アリピプラゾール N-オキシドの順に溶出し，その分離度は 2.0 以上であり，アリピプラゾールのピークのシンメトリー係数は 1.5 以下である．(注4)
　システムの再現性：標準溶液 20 µL につき，上記の条件で試験を 6 回繰り返

C-6 アリピプラゾール

すとき，アリピプラゾールのピーク面積の相対標準偏差は 1.0 ％以下である．

貯 法 容器 気密容器．

その他

類縁物質 A：

7-Hydroxy-3,4-dihydroquinolin-2(1*H*)-one

類縁物質 B：

7-{4-[4-(3-Chlorophenyl)piperazin-1-yl]butoxy}-3,4-dihydroquinolin-2(1*H*)-one

アリピプラゾール *N*-オキシド：(注5)

4-(2,3-Dichlorophenyl)-1-{4-[(2-oxo-1,2,3,4-tetrahydroquinolin-7-yl)oxy]butyl}piperazine 1-oxide

———— 注・解説 ————

劇

注1 本品には結晶多形が認められることから，スペクトルに差を認める場合は，ジクロロメタンを用いて再溶解を行う．

注2　本操作は遮光した容器を使用する旨の規定があるため，試験に使用するメスフラスコ等については褐色容器を使用する．

注3　システム適合性試験用溶液の濃度は試料溶液に対し 0.5% に設定されている．検出の確認はその 10 倍希釈液との比較により確認する．

注4　システムの性能では，アリピプラゾール及びアリピプラゾール N-オキシドとの溶出順及び分離度の規定に加え，アリピプラゾールのピークのシンメトリー係数が規定されている．

注5　システム適合性試験用標準品として使用されるアリピプラゾール N-オキシドの化学構造が示されている．

本質　1179 抗精神病薬

名称　aripiprazole INN ； 7-[4-[4-(2,3-dichlorophenyl)-1-piperazinyl]butoxy]-3,4-dihydrocarbostyril

Aripiprazole EP ； 7-[4-[4-(2,3-Dichlorophenyl)piperazin-1-yl]butoxy]-3,4-dihydroquinolin-2(1H)-one

Aripiprazole USP ； 7-[4-[4-(2,3-Dichlorophenyl)-1-piperazinyl]butoxy]-3,4-dihydrocarbostyril

来歴　アリピプラゾールはキノリノンを骨格とする誘導体の一つで，大塚製薬株式会社により 1987 年に合成された．アリピプラゾールはドパミン D_2 受容体部分アゴニスト作用，ドパミン D_3 受容体部分アゴニスト作用，セロトニン 5-HT_{1A} 受容体部分アゴニスト作用，セロトニン 5-HT_{2A} 受容体アンタゴニスト作用を併せ持つ新しいタイプの抗精神病薬である．

本邦では 2006 年 1 月に統合失調症の効能・効果で製造販売承認を取得し，2012 年 1 月には双極性障害における躁状態の改善の効能・効果で製造販売承認を取得した．

さらに，統合失調症並びに双極性障害は慢性の経過をたどることが多く，症状の安定した状態を維持するためには服薬アドヒアランスの向上が必要である．服薬アドヒアランスの維持・向上を目的として，4 週に 1 回投与する持続性水懸筋注用が開発され，2015 年 3 月に統合失調症の効能・効果で，2020 年 9 月には双極性 I 型障害における気分エピソードの再発・再燃抑制の効能・効果で製造販売承認を取得した．海外では 2022 年 5 月現在，アリピプラゾール水和物持続性注射剤は欧米を含め 50 か国以上で承認されている．

C-8　アリピプラゾール

[製法][1]

Aripiprazole

1) Oshiro, Y., *et al.* : *J. Med. Chem.* **41**, 658 (1998)

[動態・代謝]　健康成人にアリピプラゾール 6 mg を空腹時単回経口投与したとき，3.6 時間で最高血漿中濃度 31.0 ng/mL に達し，血中消失半減期は 61.0 時間，AUC_{168hr} は 1693 ng・hr/mL であった．健康成人にアリピプラゾール 3 mg を空腹時又は食後に単回経口投与したとき，アリピプラゾールの C_{max} 及び AUC に及ぼす食事の影響は認められなかった．アリピプラゾール経口投与時の絶対的バイオアベイラビリティは 87％であった（外国人データ）．健康成人における 1 日 1 回アリピプラゾール 3 mg 反復経口投与時の分布容積は 8.86 L/kg であった．また，外国の健康成人におけるアリピプラゾール 2 mg 静脈内投与時の分布容積は 4.94 L/kg であった．アリピプラゾール（未変化体）の血清タンパク結合率は 99％以上で，主としてアルブミンと結合し，ワルファリンとの結合置換は生じない．また，主代謝物 OPC-14857 の血清タンパク結合率も 99％以上である（*in vitro*）．代謝：アリピプラゾールは主に肝臓で代謝され，初回通過効果は少ない．主として CYP3A4 と CYP2D6 によって脱水素化と水酸化を受ける．また，CYP3A4 によって N-脱アルキル化を受ける．脱水素体（OPC-14857）が血漿中における主代謝物であり，未変化体と同様の代謝酵素及び代謝経路によって代謝される．定常状態（反復投与 14 日目）では未変化体に対する OPC-14857 の AUC の割合は約 27％である．排泄：健康成人に ^{14}C 標識アリピプラゾール 20 mg を経口投与したとき，投与放射能の約 27％及び 60％がそれぞれ尿中及び糞便中に排泄された．未変化体は糞中に約 18％排泄され，尿中には検出されなかった（外国人データ）．

アリピプラゾール　C-9

[薬効薬理]　本薬は，ドパミン D_2 受容体部分アゴニスト作用を有することから，ドパミン作動性神経伝達が過剰活動状態の場合には，ドパミン D_2 受容体のアンタゴニストとして作用し，ドパミン作動性神経伝達が低下している場合には，ドパミン D_2 受容体のアゴニストとして作用することが基礎的な試験で確認されている．このような薬理学的特性を有するため，本薬はドパミン・システムスタビライザー（Dopamine System Stabilizer：DSS）と呼ばれている．さらに本薬はセロトニン 5-HT_{1A} 受容体部分アゴニスト作用及びセロトニン 5-HT_{2A} 受容体アンタゴニスト作用を併せ持っており，これらの薬理学的な性質により，統合失調症に対する有効性を示すが，錐体外路系の副作用は少なくプロラクチン値も上昇しない等の特性を持つと推測されている．

[副作用]　重大なものとして，悪性症候群，遅発性ジスキネジア，麻痺性イレウス，アナフィラキシー，横紋筋融解症，糖尿病性ケトアシドーシス，糖尿病性昏睡，低血糖，痙攣，骨髄抑制，肺塞栓症，深部静脈血栓症，肝障害がある．頻度の高いものとしては，不眠，神経過敏，アカシジア，振戦，肝機能検査値の異常，CK 上昇，体重増加，（注射剤）注射部位疼痛，注射部位紅斑などがあり，その他，頻脈，高血圧，便秘，悪心などの消化器症状，ヘモグロビン低下，プロラクチン低下，月経異常，腎機能検査値の異常，衝動制御障害（病的賭博，病的性欲亢進，強迫性購買，暴食等）などに注意が必要である．

[相互作用]　本剤は，主として肝代謝酵素 CYP3A4 及び CYP2D6 で代謝される．[併用禁忌] アドレナリン（アナフィラキシーの救急治療に使用する場合を除く）（ボスミン）：アドレナリンの作用を逆転させ，血圧降下を起こすおそれがある．（アドレナリンはアドレナリン作動性 α，β 受容体の刺激剤であり，本剤の α 受容体遮断作用により β 受容体刺激作用が優位となり，血圧降下作用が増強される．）[併用注意] (1) 中枢神経抑制剤（バルビツール酸誘導体，麻酔剤等）：中枢神経抑制作用があるので，減量するなど注意する．（ともに中枢神経抑制作用を有する．）(2) 降圧剤：相互に降圧作用を増強することがあるので，減量するなど慎重に投与する．（ともに降圧作用を有する．）(3) 抗コリン作用を有する薬剤：抗コリン作用を増強させることがあるので，減量するなど慎重に投与する．（ともに抗コリン作用を有する．）(4) ドパミン作動薬（レボドパ製剤）：ドパミン作動作用を減弱するおそれがあるので，投与量を調節するなど慎重に投与する．（本剤はドパミン受容体遮断作用を有する．）(5) アルコール（飲酒）：相互に中枢神経抑制作用を増強させることがある．（ともに中枢神経抑制作用を有する．）(6) CYP2D6 阻害作用を有する薬剤（キニジン，パロキセチン等）：本剤の作用が増強するおそれがあるので，本剤を減量するなど考慮する．（本剤の主要代謝酵素である CYP2D6 を阻害するため本剤の血中濃度が上昇するおそれがある．）(7) CYP3A4 阻害作用を有する薬剤（イトラコナゾール，クラリスロマイシン等）：本剤の作用が増強するおそれがあるので，本剤を減量するなど考慮する．（本剤の主要代謝酵素である CYP3A4 を阻害するため本剤の血中濃度が上昇

C-10　アリピプラゾール

するおそれがある.）（8）肝代謝酵素（特にCYP3A4）誘導作用を有する薬剤（カルバマゼピン，リファンピシン等）：本剤の作用が減弱するおそれがある.（CYP3A4の誘導により本剤の血中濃度が低下するおそれがある.）

適用　統合失調症に対して，初期量1日6〜12 mg，維持量1日6〜24 mgを1または2回に分けて，経口投与する.ただし，1日30 mgを最高用量とする.なお，うつ病・うつ状態（既存治療で十分な効果が認められない場合に限る），小児期の自閉スペクトラム症に伴う易刺激性に対しては別途用法用量が設定されている.また，双極性障害における躁症状の改善の目的で別途用法用量が設定されている.

服薬指導　（1）眠気，注意力・集中力・反射運動能力などの低下が起こることがあるので，自動車の運転など危険を伴う機会の操作に従事しないよう指導する.（2）患者及び家族に対し，高血糖症状（口渇，多飲，多尿，頻尿，多食，脱力感など），低血糖症状（脱力感，倦怠感，冷汗，振戦，傾眠，意識障害など）に注意し，このような症状が現れた場合は，直ちに投与を中断し，医師の診察を受けるよう指導する.（3）患者及び家族に対し，衝動制御障害（病的賭博，病的性欲亢進，強迫性購買，暴食など）の症状について十分に説明し，症状があらわれた場合には，医師に相談するよう指導すること.（4）（うつ病・うつ状態に使用する場合）家族などに自殺念慮や自殺企図，興奮，攻撃性，易刺激性などの行動の変化及び基礎疾患悪化があらわれるリスクなどについて十分説明し，医師と緊密に連絡を取り合うよう指導すること.［錠剤］（1）高温・高湿を避けて保存するよう説明する.［口腔内崩壊錠］（1）通常の錠剤に比べてやわらかいため，シートを剝がさずに押し出そうとすると割れることがあるので，ブリスターシートから取り出す際には，裏面のシートを剝がした後，ゆっくりと指の腹で押し出すよう指導する.また，欠けや割れが生じた場合は全量服用するよう指導する.（2）吸湿性を有するため，使用直前に乾いた手でブリスターシートから取り出し，直ちに口中に入れるよう指導する.（3）舌の上にのせて唾液を浸潤させると崩壊するため，水なしで服用可能であるが，水で服用することもできることを指導する.なお，口腔内で崩壊するが，口腔粘膜からは吸収されないため，唾液または水で飲み込むように指導する.（4）寝たままの状態では，水なしで服用しないよう指導する.（5）吸湿性を有するため，ブリスター包装のまま保存するよう説明する.［液剤］（1）直接服用するか，もしくは1回の服用量を白湯，湯冷ましまたはジュースなどに混ぜて，コップ一杯（約150 mL）くらいに希釈して使用するよう指導する.（2）希釈後はなるべく速やかに使用するよう指導する.（3）一部のミネラルウォーター（硬度の高いものなど）は，混合すると混濁を生じ含量が低下することがあるので，濁りが生じた場合は服用しないよう指導する.（4）分包品は，1回使い切りであり，開封後は全量を速やかに服用するよう指導する.［注射剤］（1）注射部位をもまないよう指導する.

製剤　錠剤 処，散剤 処，液剤 処，注射剤 処

配合変化　［液剤］（1）煮沸していない水道水は，塩素の影響により混合すると含

エデト酸ナトリウム水和物　　C-11

量が低下するので混合しないこと．（2）フェノバルビタールエリキシル，トリクロ
ホスナトリウムシロップ，プロペリシアジン内服液，エトスクシミドシロップ，バル
プロ酸ナトリウムシロップ及びヒドロキシジンシロップ，茶葉由来飲料（紅茶，ウー
ロン茶，緑茶，玄米茶など）及び味噌汁との混合により，混濁，沈殿や含量低下を認
めたことから，混合は避けること．

　　医薬品各条の部　　亜硫酸水素ナトリウムの条純度試験の項ヒ素の目を削る．

　　医薬品各条の部　　乾燥亜硫酸ナトリウムの条純度試験の項ヒ素の目を削る．

　　医薬品各条の部　　アンレキサノクスの条を削る．

　　医薬品各条の部　　アンレキサノクス錠の条を削る．

　　医薬品各条の部　　エデト酸ナトリウム水和物の条確認試験の項を次のように改め
る．

エデト酸ナトリウム水和物

確認試験

（1）　本品 0.5 g を水 20 mL に溶かし，希塩酸 1 mL を加えるとき，白色の沈殿を
生じる．沈殿をろ取し，水 50 mL で洗い，105℃で 1 時間乾燥するとき，その融点
〈*2.60*〉は 240 〜 244℃（分解）である．　注1

（2）　本品につき，赤外吸収スペクトル測定法〈*2.25*〉の臭化カリウム錠剤法によ
り試験を行い，本品のスペクトルと本品の参照スペクトルを比較するとき，両者の
スペクトルは同一波数のところに同様の強度の吸収を認める．　注2

（3）　本品の水溶液（1 → 20）はナトリウム塩の定性反応（1）〈*1.09*〉を呈する．

——————　注・解説　——————

注1　水溶液に酸を加えることにより，遊離の edetic acid が析出する．水洗後乾
燥して，その融点を測定して確認する．

注2　18 局作成方針に従い，有害試薬の可及的な排除を行うために，劇物・毒物

C-12　オキサリプラチン

を用いた試験から赤外吸収スペクトル測定法〈2.25〉に変更された.

医薬品各条の部　オキサプロジンの条の次に次の二条を加える.

㊙オキサリプラチン

Oxaliplatin

$C_8H_{14}N_2O_4Pt : 397.29$

(SP-4-2)-[(1R,2R)-Cyclohexane-1,2-diamine-κN,κN'][ethanedioato(2-)-κO^1,κO^2]platinum

[61825-94-3]

　本品は定量するとき,換算した乾燥物に対し,オキサリプラチン($C_8H_{14}N_2O_4Pt$)98.0～102.0%を含む.

性　状　本品は白色の結晶性の粉末である.

　本品は水に溶けにくく,メタノールに極めて溶けにくく,エタノール(99.5)にほとんど溶けない.

　旋光度〔α〕$_D^{20}$:+74.5～+78.0°(乾燥物に換算したもの0.25 g,水,50 mL,100 mm).

確認試験

(1)　本品の水溶液(1→500)2 mLに薄めた塩化スズ(Ⅱ)試液(1→15)2～3滴を加えて30分間放置するとき,黄色～橙黄色の沈殿を生じる. 注1

(2)　本品の水溶液(1→10000)につき,紫外可視吸光度測定法〈2.24〉により吸収スペクトルを測定し,本品のスペクトルと本品の参照スペクトル又はオキサリプラチン標準品について同様に操作して得られたスペクトルを比較するとき,両者のスペクトルは同一波長のところに同様の強度の吸収を認める.

(3)　本品につき,赤外吸収スペクトル測定法〈2.25〉の臭化カリウム錠剤法により試験を行い,本品のスペクトルと本品の参照スペクトル又はオキサリプラチン標準品のスペクトルを比較するとき,両者のスペクトルは同一波数のところに同様の強度の吸収を認める.

オキサリプラチン　C-13

純度試験

(1)　酸又はアルカリ　本品 0.20 g を新たに煮沸して冷却した水に溶かし 100 mL とする．この液 50 mL にフェノールフタレイン試液 0.5 mL を加えるとき，液は無色である．この液に 0.01 mol/L 水酸化ナトリウム液 0.6 mL を加えるとき，液は微赤色を呈する．(注2)

(2)　類縁物質 B　本操作は，試料溶液調製後 20 分以内に行う．本品約 0.1 g を精密に量り，水に溶かし，正確に 50 mL とし，試料溶液とする．別に純度試験用オキサリプラチン類縁物質 B 二硝酸塩標準品約 12.5 mg を精密に量り，63 mL のメタノールに溶かした後，水を加えて正確に 250 mL とする．この液 5 mL を正確に量り，水を加えて正確に 100 mL とし，標準溶液とする．試料溶液及び標準溶液 20 µL ずつを正確にとり，次の条件で液体クロマトグラフィー〈2.01〉により試験を行う．それぞれの液の類縁物質 B のピーク面積 A_{T1} 及び A_S を自動積分法により測定し，次式により計算するとき，本品中の類縁物質 B の量は 0.1％以下である．(注3)

$$\text{類縁物質 B の量（％）} = M_S / M_T \times A_{T1} / A_S \times 0.797$$

M_S：純度試験用オキサリプラチン類縁物質 B 二硝酸塩標準品の秤取量（mg）
M_T：本品の秤取量（mg）
0.797：類縁物質 B 二硝酸塩の類縁物質 B への換算係数

試験条件
　　検出器：紫外吸光光度計（測定波長：215 nm）
　　カラム：内径 4.6 mm，長さ 25 cm のステンレス管に 5 µm の液体クロマトグラフィー用オクタデシルシリル化シリカゲルを充塡する．
　　カラム温度：40℃付近の一定温度
　　移動相：リン酸二水素カリウム 1.36 g 及び 1-ヘプタンスルホン酸ナトリウム 1 g を水 1000 mL に溶かし，リン酸を加えて pH 3.0 に調整する．この液 800 mL に液体クロマトグラフィー用アセトニトリル 200 mL を加える．
　　流量：毎分 2.0 mL
　　面積測定範囲：溶媒のピークの後から類縁物質 B の保持時間の約 2.5 倍の範囲
システム適合性
　　検出の確認：標準溶液 1 mL を正確に量り，水を加えて正確に 10 mL とする．この液 20 µL から得た類縁物質 B のピーク面積が，標準溶液の類縁物質 B のピーク面積の 7 ～ 13％になることを確認する．
　　システムの性能：本品の薄めた希水酸化ナトリウム試液（1 → 20）溶液

C-14　オキサリプラチン

（1→500）を 60℃で約 2 時間加熱後，放冷する．この液の 1 mL をとり，水を加えて正確に 10 mL とした液 20 μL につき，上記の条件で操作するとき，類縁物質 B と類縁物質 B に対する相対保持時間約 1.4 のピークの分離度は 4 以上であり，類縁物質 B のピークのシンメトリー係数は 2.0 以下である．（注4）

システムの再現性：標準溶液 20 μL につき，上記の条件で試験を 6 回繰り返すとき，類縁物質 B のピーク面積の相対標準偏差は 3.0 ％以下である．

（3）　その他の類縁物質　本操作は，試料溶液調製後 20 分以内に行う．本品 0.10 g を水に溶かして 50 mL とし，試料溶液とする．この液 1 mL を正確に量り，水を加えて正確に 100 mL とする．この液 5 mL を正確に量り，水を加えて正確に 50 mL とし，標準溶液とする．試料溶液及び標準溶液 10 μL ずつを正確にとり，次の条件で液体クロマトグラフィー〈2.01〉により試験を行う．それぞれの液の各々のピーク面積を自動積分法により測定するとき，試料溶液のオキサリプラチンに対する相対保持時間約 0.6 の類縁物質 C のピーク面積は，標準溶液のオキサリプラチンのピーク面積の 4.4 倍より大きくない．また，試料溶液のオキサリプラチン及び上記以外のピークの合計面積は，標準溶液のオキサリプラチンのピーク面積より大きくない．

試験条件

検出器，カラム，カラム温度，移動相及び流量は定量法の試験条件を準用する．

面積測定範囲：溶媒のピークの後からオキサリプラチンの保持時間の約 3 倍の範囲

システム適合性

検出の確認：標準溶液 1 mL を正確に量り，水を加えて正確に 10 mL とする．この液 10 μL から得たオキサリプラチンのピーク面積が，標準溶液のオキサリプラチンのピーク面積の 7 ～ 13 ％になることを確認する．

システムの性能：試料溶液 1 mL 及び 1 mol/L 塩化ナトリウム試液 1 mL をとり，水を加えて 10 mL とする．別に試料溶液 1 mL 及び薄めた過酸化水素（30）（1→3000）1 mL をとり，水を加えて 10 mL とする．これらの液を 60℃で約 2 時間加熱後，放冷する．これらの液それぞれ 1 mL を混和し，水を加えて 10 mL とする．この液 10 μL につき，上記の条件で操作するとき，オキサリプラチンに対する相対保持時間約 0.9 のピークとオキサリプラチンの分離度は 2.0 以上であり，オキサリプラチンのシンメトリー係数は 2.0 以下である．

システムの再現性：標準溶液 10 μL につき，上記の条件で試験を 6 回繰り返すとき，オキサリプラチンのピーク面積の相対標準偏差は 3.0 ％以下である．

オキサリプラチン　　C-15

(4)　鏡像異性体　本品 30 mg をメタノールに溶かして 50 mL とし，試料溶液とする．この液 5 mL を正確に量り，メタノールを加えて正確に 100 mL とする．この液 2 mL を正確に量り，メタノールを加えて正確に 100 mL とし，標準溶液とする．試料溶液及び標準溶液 20 µL ずつを正確にとり，次の条件で液体クロマトグラフィー〈2.01〉により試験を行う．それぞれの液の各々のピーク高さを自動ピーク高さ法により測定するとき，試料溶液のオキサリプラチンに対する相対保持時間約 1.2 のピーク高さは，標準溶液のオキサリプラチンのピーク高さより大きくない．

　試験条件

　　検出器：紫外吸光光度計（測定波長：254 nm）

　　カラム：内径 4.6 mm，長さ 25 cm のステンレス管に 5 µm の液体クロマトグラフィー用フェニルカルバモイル化セルロースで被覆したシリカゲルを充塡する．

　　カラム温度：40℃付近の一定温度

　　移動相：メタノール / エタノール（99.5）混液（7：3）

　　流量：毎分 0.3 mL

　システム適合性

　　システムの性能：標準溶液 20 µL につき，上記の条件で操作するとき，オキサリプラチンのピークの理論段数及びシンメトリー係数はそれぞれ 5000 段以上，2.0 以下である．

　　システムの再現性：標準溶液 20 µL につき，上記の条件で試験を 6 回繰り返すとき，オキサリプラチンのピーク高さの相対標準偏差は 3.0 ％以下である．

(5)　シュウ酸　本操作は，試料溶液調製後 20 分以内に行う．本品 0.100 g を正確に量り，水に溶かし，正確に 50 mL とし，試料溶液とする．別にシュウ酸二水和物 14 mg を正確に量り，水に溶かし，正確に 250 mL とする．この液 5 mL を正確に量り，水を加えて正確に 100 mL とし，標準溶液とする．試料溶液及び標準溶液 20 µL ずつを正確にとり，次の条件で液体クロマトグラフィー〈2.01〉により試験を行う．それぞれの液のシュウ酸のピーク面積を自動積分法により測定するとき，試料溶液のシュウ酸のピーク面積は，標準溶液のシュウ酸のピーク面積より大きくない．注5

　試験条件

　　検出器：紫外吸光光度計（測定波長：205 nm）

　　カラム：内径 4.6 mm，長さ 25 cm のステンレス管に 5 µm の液体クロマトグラフィー用オクタデシルシリル化シリカゲルを充塡する．

　　カラム温度：40℃付近の一定温度

　　移動相：40 ％テトラブチルアンモニウムヒドロキシド試液 2.6 mL 及びリン酸二水素カリウム 1.36 g を水に溶かして 1000 mL とし，リン酸を加えて

C-16　オキサリプラチン

pH 6.0 に調整する．この液 800 mL に液体クロマトグラフィー用アセトニトリル 200 mL を加える．

　流量：毎分 2.0 mL

　システム適合性

　　システムの性能：標準溶液 20 μL につき，上記の条件で操作するとき，シュウ酸のピークの理論段数及びシンメトリー係数は，それぞれ 5000 段以上，2.0 以下である．

　　システムの再現性：標準溶液 20 μL につき，上記の条件で試験を 6 回繰り返すとき，シュウ酸のピーク面積の相対標準偏差は 3.0% 以下である．

乾燥減量〈*2.41*〉　0.5% 以下（1 g，105℃，2 時間）．

定　量　法　本品及びオキサリプラチン標準品（別途本品と同様の方法で乾燥減量〈*2.41*〉を測定しておく）約 20 mg ずつを精密に量り，それぞれを水に溶かし，正確に 200 mL とし，試料溶液及び標準溶液とする．試料溶液及び標準溶液 20 μL ずつを正確にとり，次の条件で液体クロマトグラフィー〈*2.01*〉により試験を行い，それぞれの液のオキサリプラチンのピーク面積 A_T 及び A_S を測定する．

オキサリプラチン（$C_8H_{14}N_2O_4Pt$）の量（mg）$= M_S \times A_T / A_S$

　M_S：乾燥物に換算したオキサリプラチン標準品の秤取量（mg）

　試験条件

　　検出器：紫外吸光光度計（測定波長：210 nm）

　　カラム：内径 4.6 mm，長さ 25 cm のステンレス管に 5 μm の液体クロマトグラフィー用オクタデシルシリル化シリカゲルを充塡する．

　　カラム温度：40℃付近の一定温度

　　移動相：水 1000 mL にリン酸を加えて pH 3.0 に調整する．この液 990 mL に液体クロマトグラフィー用アセトニトリル 10 mL を加える．

　　流量：毎分 1.2 mL

　システム適合性

　　システムの性能：標準溶液 20 μL につき，上記の条件で操作するとき，オキサリプラチンのピークの理論段数及びシンメトリー係数は，それぞれ 3000 段以上，2.0 以下である．

　　システムの再現性：標準溶液 20 μL につき，上記の条件で試験を 6 回繰り返すとき，オキサリプラチンのピーク面積の相対標準偏差は 1.0% 以下である．

貯　　法　容器　気密容器　注6

その他

オキサリプラチン　C- *17*

類縁物質 B（注7）：

(*SP*-4-2)–Diaqua[(1*R*,2*R*)-cyclohexane-1,2-diamine-κ*N*,κ*N'*]platinum

類縁物質 C（注8）：

(*OC*-6-33)-[(1*R*,2*R*)-Cyclohexane-1,2-diamine-κ*N*,κ*N'*][ethanedioato(2-)-κ*O¹*,κ*O²*]dihydroxyplatinum

─────── 注・解説 ───────

毒

注1　沈殿反応により白金を確認する試験である.

注2　「フェノールフタレイン試液 0.5 mL を加えるとき, 液は無色である.」,「0.01 mol/L 水酸化ナトリウム液 0.6 mL を加えるとき, 液は微赤色を呈する.」と 2 段階で判定することにより, 酸及びアルカリの両方を規定している. EP, USP でも同様の規定がある.

注3　EP では 0.15% 以下, USP では 0.1% 以下である.

注4　システムの性能では, EP に準じた方法により加熱操作で類縁物質 B 及び類縁物質 B に対する相対保持時間約 1.4 の分解物を生成させている.

注5　合成原料であるシュウ酸の量を規定する試験である.

注6　化学的には安定である.

注7, 注8　EP と同じアルファベット番号である.

本質　4291 抗悪性腫瘍剤

名称　oxaliplatin INN；[(1*R*,2*R*)-1,2-cyclohexanediamine-*N*,*N'*][oxalato(2-)-*O*,*O'*]platinum

Oxaliplatin USP；[*SP*-4-2-(1*R*-*trans*)]-(1,2-Cyclohexanediamine-*N*,*N'*)

C-18　オキサリプラチン

[ethanedioato(2-)-*O,O*']platinum

来歴　オキサリプラチンは 1970 年代に日本の喜谷らによって合成された新規の白金錯体系抗悪性腫瘍剤であり，他の白金錯体系薬剤とは異なり大腸癌細胞株に対し強い抗腫瘍活性を示す．

本剤の臨床開発は欧州で先行して行われた．1980 年代にフランスにおいて臨床試験が開始され，多数の臨床試験結果が報告された．その後，レボホリナート及びフルオロウラシルの静脈内持続投与法との併用により，結腸・直腸癌に対する有用性が確認され，現在では欧米において結腸・直腸癌治療の中心的薬剤の一つとなっている．

オキサリプラチン注射剤は Debiopharm 社（スイス）がライセンスを保有しており，欧米における開発・販売権は Sanofi-Aventis 社（フランス）が保有している．1997 年（株）ヤクルト本社は Debiopharm 社から日本における開発権を取得し，1999 年に臨床試験を開始した．

2005 年 4 月にオキサリプラチンと，レボホリナート及びフルオロウラシルの静脈内持続投与法との併用により，治癒切除不能な進行・再発の結腸・直腸癌に対する効能・効果で凍結乾燥製剤の注射剤が，2010 年 6 月には調製時の溶解が不要な水溶性の点滴静注液製剤が（株）ヤクルト本社により販売された．

2009 年 8 月に結腸癌における術後補助化学療法の効能・効果としてオキサリプラチンと，レボホリナート及びフルオロウラシルの静脈内持続投与法との併用療法（FOLFOX 法）が承認された．

2013 年 12 月に治癒切除不能な膵癌に対する効能・効果として，オキサリプラチンと，他の抗悪性腫瘍剤（レボホリナート，イリノテカン及びフルオロウラシル）との静脈内点滴投与による併用療法（FOLFIRINOX 法）が承認された．

2015 年 3 月に治癒切除不能な進行・再発の胃癌に対する効能・効果として他の抗悪性腫瘍剤との併用において，オキサリプラチンの静脈内点滴投与療法が承認された．

2015 年 11 月に胃癌における術後補助化学療法としてオキサリプラチンとカペシタビンの併用療法（XELOX 法）の有用性が示され，胃癌に対する効能・効果の承認が得られた．

オキサリプラチン　　C-*19*

製法[1]

K₂PtCl₄ → （Cl₂Pt(NH₂)... ジアミノシクロヘキサン錯体）

K_2PtCl_4

AgNO₃

Oxaliplatin

1) Kidani, Y. *et al.* : *J. Med. Chem.* **21**, 1315（1978）

動態・代謝　結腸・直腸癌患者 67 例（単独投与）から得られた 626 時点の限外ろ過血漿中白金濃度測定値を用いて，薬物動態パラメータに影響を及ぼしうる患者側因子を検討し，限外ろ過血漿中白金濃度を 3 コンパートメントモデルにて解析した結果，そのクリアランスは，クレアチニンクリアランス（CrCL，mL/min）と相関を示した．結腸・直腸癌患者 18 例（レボホリナート及びフルオロウラシルの急速静脈内投与法との併用投与）から得られた 108 時点の限外ろ過血漿中白金濃度測定値を用いて，レボホリナート及びフルオロウラシルとの併用の影響を検討した結果，中心コンパートメント分布容積に影響が認められた．分布：ラットに ^{14}C-標識体 7 mg/2 MBq/kg を単回静脈内投与し，投与後 504 時間まで経時的に組織内放射能濃度を測定した．投与後 15 分では腎の放射能濃度が最も高かった．各組織の $t_{1/2}$ は 130 時間以上であり，いずれも血漿の $t_{1/2}$（約 36 時間）より長かった．代謝：生体内におけるオキサリプラチンの活性体変換は非酵素的な物理化学的過程を経て起こる（生体内変換）．ヒトにおいてオキサリプラチンの血漿中の主な生体内変換体はジクロロ 1,2-ジアミノシクロヘキサン（DACH）白金，モノアクオモノクロロ DACH 白金，ジアクオ DACH 白金であった[1]．排泄：日本人の固形癌患者に本剤 130 mg/m² を 2 時間点滴投与した際の投与後 24 時間までの尿中排泄率は，全白金量の 33.9 ± 8.8% であった[2]．消化器癌患者に本剤 130 mg/m² を 2 時間点滴投与し，48 時間後からフルオロウラシル 300 mg/m²/日を 12 週間点滴静注した際の投与後 120 時間までの尿

C-20　　オキサリプラチン

中排泄率及び糞中排泄率は，それぞれ全白金量の 53.8 ± 9.1% 及び 2.1 ± 1.9% であった（外国人データ）.

1) Graham, M. A., *et al.* : *Clin. Cancer Res.* **6**, 1205（2000）
2) Shirao, K., *et al.* : *Jpn. J. Clin. Oncol.* **36**, 295（2006）

[薬効薬理]　トランスポーターにより細胞内に取り込まれ，オキサレート基が水分子に置換されて活性化され，生体内で生体内変換体（ジクロロ 1,2-ジアミノシクロヘキサン（DACH）白金，モノアクオモノクロロ DACH 白金，ジアクオ DACH 白金）を形成し，癌細胞内の DNA 鎖と共有結合することで DNA 鎖内及び鎖間の両者に白金-DNA 架橋を形成する．これらの架橋が DNA の複製及び転写を阻害する．

[副作用]　重大なものとして，末梢神経症状，ショック，アナフィラキシー，間質性肺炎，肺線維症，骨髄抑制，溶血性尿毒症症候群，薬剤誘発性血小板減少症，溶血性貧血，視野欠損，視野障害，視神経炎，視力低下，血栓塞栓症，心室性不整脈，心筋梗塞，肝静脈閉塞症，急性腎障害，白質脳症（可逆性後白質脳症症候群を含む），高アンモニア血症，横紋筋融解症，難聴，感染症，肝障害がある．頻度の高いものとしては，味覚異常，頭痛，悪心，下痢などの消化器症状，肝機能検査値の異常，腎機能検査値の異常，白血球分画の変動，高血圧，鼻出血，鼻咽頭炎，電解質異常，手足症候群，色素沈着，発疹，注射部位反応，疲労，倦怠感などがあり，その他，食欲不振，嘔吐などの消化器症状，口内炎，しゃっくり，脱毛などに注意が必要である．

[相互作用]　［併用注意］他の抗悪性腫瘍剤，放射線照射：骨髄機能抑制等を増強することがあるので，併用療法を行う場合には，患者の状態を十分に観察し，必要に応じて減量するか又は投与間隔を延長する．（併用により殺細胞作用増強）

[適用]　治癒切除不能な進行・再発の結腸・直腸癌，結腸癌における術後補助療法及び胃癌には A 法または B 法を，治癒切除不能な膵癌及び小腸癌には A 法を使用する．A 法は，他の抗悪性腫瘍剤との併用において，1 日 1 回 85 mg/m^2（体表面積）を 2 時間で点滴静注し，少なくとも 13 日間休薬する．これを 1 サイクルとして投与を繰り返す．また，B 法は，他の抗悪性腫瘍剤との併用において，1 日 1 回 130 mg/m^2（体表面積）を 2 時間で点滴静注し，少なくとも 20 日間休薬する．これを 1 サイクルとして投与を繰り返す．

[服薬指導]　(1) 患者に対して，末梢神経症状，咽頭喉頭感覚異常は，特に低温または冷たいものへの曝露により誘発または悪化すること，多くは本剤の投与毎にあらわれるが休薬により回復する場合が多いことを十分に説明する．また，冷たい飲み物や氷の使用を避け，低温時には皮膚を露出しないよう指導する．(2) 妊婦または妊娠している可能性のある婦人には投与禁忌のため，妊娠の有無を確認する．(3) 妊娠する可能性のある女性またはパートナーが妊娠する可能性のある男性には，本剤投与中及び投与終了後一定期間は適切な避妊をするよう指導する．

[製剤]　注射剤 ⊛⊛

オキサリプラチン注射液　C-21

[配合変化]　(1) 本剤は，錯化合物であるので，他の抗悪性腫瘍剤とは混合調製しないこと．(2) 本剤は塩化物含有溶液により分解するため，生理食塩液などの塩化物を含む輸液との配合を避けること．(3) 本剤は塩基性溶液により分解するため，塩基性溶液との混和は行わないこと．

毒処 オキサリプラチン注射液

Oxaliplatin Injection

　本品は水性の注射剤である．

　本品は定量するとき，表示量の 95.0 ～ 105.0 ％に対応するオキサリプラチン（$C_8H_{14}N_2O_4Pt$：397.29）を含む．

製　法　本品は「オキサリプラチン」をとり，注射剤の製法により製する．

性　状　本品は無色澄明の液である．

確認試験　本品の「オキサリプラチン」5 mg に対応する容量をとり，水を加えて 50 mL とする．この液につき，紫外可視吸光度測定法〈2.24〉により吸収スペクトルを測定するとき，波長 247 ～ 251 nm に吸収の極大を示す．

pH　別に規定する．（注1）

純度試験

(1)　類縁物質　本品の「オキサリプラチン」50 mg に対応する容量を正確に量り，水を加えて正確に 10 mL とし，試料溶液とする．別に純度試験用オキサリプラチン類縁物質 B 二硝酸塩標準品約 12.5 mg を精密に量り，メタノール 25 mL を加えよく振り混ぜた後，薄めた 2 mol/L 硝酸試液（1 → 200）を加えて溶かし，正確に 100 mL とする．この液 25 mL を正確に量り，薄めた 2 mol/L 硝酸試液（1 → 200）を加えて正確に 100 mL とし，標準溶液とする．試料溶液及び標準溶液 20 μL ずつを正確にとり，次の条件で液体クロマトグラフィー〈2.01〉により試験を行う．それぞれの液の類縁物質 B のピーク面積 A_{T1} 及び A_S，並びに試料溶液の類縁物質 B に対する相対保持時間約 1.4 の類縁物質 IA のピーク面積 A_{T2}，その他の個々の類縁物質のピーク面積 A_{Tn} を自動積分法により測定する．次式により計算するとき，本品中の類縁物質 B 及び類縁物質 IA は，それぞれ 0.65 ％以下及び 0.50 ％以下であり，その他の個々の類縁物質は 0.20 ％以下及びその他の類縁物質の合計は 1.00 ％以下である．ただし，試料溶液の類縁物質 IA 及びその他の類縁物質のピーク面積は自動積分法で求めた面積にそれぞれ感度係数 0.40 及び 0.25 を乗じた値とする．（注2）

C- 22　　オキサリプラチン注射液

類縁物質 B の量（%）＝ $M_S × A_{T1}/A_S$ × 0.797 × 1/20

類縁物質 IA の量（%）＝ $M_S × A_{T2}/A_S$ × 0.797 × 1/20

その他の個々の類縁物質の量（%）＝ $M_S × A_{Tn}/A_S$ × 0.797 × 1/20

　M_S：純度試験用オキサリプラチン類縁物質 B 二硝酸塩標準品の秤取量（mg）
　0.797：類縁物質 B 二硝酸塩の類縁物質 B への換算係数

試験条件
　検出器：紫外吸光光度計（測定波長：210 nm）
　カラム：内径 4.6 mm，長さ 75 mm のステンレス管に 3 μm の液体クロマトグ
　　ラフィー用オクタデシルシリル化シリカゲルを充塡する．
　カラム温度：10℃付近の一定温度 （注3）
　移動相 A：1-ヘプタンスルホン酸ナトリウム 0.55 g 及びリン酸二水素カリウ
　　ム 1.36 g を水 1000 mL に溶かし，リン酸を加えて pH 3.0 に調整する．この
　　液 810 mL に液体クロマトグラフィー用メタノール 190 mL を加える．
　移動相 B：1-ヘプタンスルホン酸ナトリウム 0.55 g 及びリン酸二水素カリウ
　　ム 1.36 g を水 1000 mL に溶かし，リン酸を加えて pH 3.0 に調整する．この
　　液 495 mL に液体クロマトグラフィー用メタノール 505 mL を加える．
　移動相の送液：移動相 A 及び移動相 B の混合比を次のように変えて濃度勾配
　　制御する．

注入後の時間 （分）	移動相 A （vol%）	移動相 B （vol%）
0　～　0.1	100	0
0.1 ～ 45.1	100 → 0	0 → 100

　流量：毎分 1.0 mL
　面積測定範囲：試料溶液注入後 45 分間
システム適合性
　検出の確認：標準溶液 1 mL を正確に量り，水を加えて正確に 10 mL とする．
　　この液 20 μL から得た類縁物質 B のピーク面積が，標準溶液の類縁物質 B
　　のピーク面積の 8 ～ 12% になることを確認する．
　システムの性能：オキサリプラチンの薄めた希水酸化ナトリウム試液
　　（1 → 20）溶液（1 → 500）を 60℃ で約 2 時間加熱後，放冷する．この液
　　1 mL に水を加えて 10 mL とし，システム適合性試験用溶液とする．この液
　　20 μL につき，上記の条件で操作するとき，類縁物質 B，類縁物質 IA の順
　　に検出し，その分離度は 8 以上であり，類縁物質 B のピークのシンメトリー

オキサリプラチン注射液　　C-23

係数は 2.0 以下である．（注4）

システムの再現性：標準溶液 20 μL につき，上記の条件で試験を 6 回繰り返すとき，類縁物質 B のピーク面積の相対標準偏差は 2.0％以下である．

(2)　シュウ酸　本品の「オキサリプラチン」50 mg に対応する容量を正確に量り，水を加えて正確に 10 mL とし，試料溶液とする．別にシュウ酸二水和物 44 mg を正確に量り，水を加えて正確に 250 mL とする．この液 20 mL を正確に量り，水を加えて正確に 100 mL とし，標準溶液とする．試料溶液及び標準溶液 10 μL ずつを正確にとり，次の条件で液体クロマトグラフィー〈2.01〉により試験を行う．それぞれの液のシュウ酸のピーク面積を自動積分法により測定するとき，試料溶液のシュウ酸のピーク面積は標準溶液のシュウ酸のピーク面積の 3/5 より大きくない．

試験条件

検出器，カラム，カラム温度は「オキサリプラチン」の定量法の試験条件を準用する．

移動相：40％テトラブチルアンモニウムヒドロキシド試液 2.6 mL 及びリン酸二水素カリウム 1.36 g を水に溶かして 1000 mL とし，リン酸を加えて pH 6.0 に調整する．この液 800 mL に液体クロマトグラフィー用アセトニトリル 200 mL を加える．

流量：毎分 2.0 mL

システム適合性

検出の確認：標準溶液 1 mL を正確に量り，水を加えて正確に 10 mL とする．この液 10 μL から得たシュウ酸のピーク面積が，標準溶液のシュウ酸のピーク面積の 8 ～ 12％になることを確認する．

システムの性能：標準溶液 10 μL につき，上記の条件で操作するとき，シュウ酸のピークの理論段数及びシンメトリー係数は，それぞれ 5000 段以上，2.0 以下である．

システムの再現性：標準溶液 10 μL につき，上記の条件で試験を 6 回繰り返すとき，シュウ酸のピーク面積の相対標準偏差は 2.0％以下である．

エンドトキシン〈4.01〉　2.67 EU/mg 未満．（注5）

採取容量〈6.05〉　試験を行うとき，適合する．

不溶性異物〈6.06〉　第 1 法により試験を行うとき，適合する．

不溶性微粒子〈6.07〉　試験を行うとき，適合する．

無　菌〈4.06〉　メンブランフィルター法により試験を行うとき，適合する．

定　量　法　本品のオキサリプラチン（$C_8H_{14}N_2O_4Pt$）約 10 mg に対応する容量を正確に量り，水を加えて正確に 100 mL とし，試料溶液とする．別にオキサリプラチン標準品（別途「オキサリプラチン」と同様の方法で乾燥減量〈2.41〉を測定しておく）約 20 mg を精密に量り，水に溶かし正確に 200 mL とし，標準溶液とする．試料溶液及び標準溶液 20 μL ずつを正確にとり，次の条件で液体クロマトグラフィー〈2.01〉

C- *24*　　オキサリプラチン注射液

により試験を行い，それぞれの液のオキサリプラチンのピーク面積 A_T 及び A_S を測定する．

$$\text{オキサリプラチン（}C_8H_{14}N_2O_4Pt\text{）の量（mg）} = M_S \times A_T / A_S \times 1/2$$

　　　M_S：乾燥物に換算したオキサリプラチン標準品の秤取量（mg）

　試験条件
　　「オキサリプラチン」の定量法の試験条件を準用する．
　システム適合性
　　システムの性能：オキサリプラチン溶液（1 → 500）1 mL 及び 1 mol/L 塩化ナトリウム試液 1 mL を量り，水を加えて 10 mL とする．この液を 60℃で約 2 時間加熱後，放冷する．この液 20 μL につき，上記の条件で操作するとき，オキサリプラチンに対する相対保持時間約 0.9 のピークとオキサリプラチンの分離度は 2.0 以上であり，オキサリプラチンのシンメトリー係数は 2.0 以下である．
　　システムの再現性：標準溶液 20 μL につき，上記の条件で試験を 6 回繰り返すとき，オキサリプラチンのピーク面積の相対標準偏差は 1.0 %以下である．

貯　法　容器　密封容器．
その他
　類縁物質 B は，「オキサリプラチン」のその他を準用する．
　類縁物質 IA：
　(*SP*-4-2)-Di-μ-oxobis[(1*R*,2*R*)-cyclohexane-1,2-diamine-κ*N*,κ*N*′]diplatinum

────── 注・解説 ──────

（→ オキサリプラチン）

🈺🈡

注1　製剤処方によるので「別に規定する」とされた．

注2　USP では，類縁物質 B 及び類縁物質 IA は，それぞれ 0.65 %以下及び 0.50 %以下であり，その他の個々の類縁物質は 0.2 %以下である．

[注3] 低温であることに留意すること．
[注4] システムの性能では，[EP]に準じた方法により加熱操作で類縁物質B及び類縁物質IAを生成させている．
[注5] 日本薬局方参考情報「エンドトキシン規格値の設定」を基に設定された．

医薬品各条の部　カルメロースカルシウムの条冒頭の国際調和に関する記載，確認試験の項（4）の目，純度試験の項（3）の目及び強熱残分の項を次のように改める．

カルメロースカルシウム

　本医薬品各条は，三薬局方での調和合意に基づき規定した医薬品各条である．
　なお，三薬局方で調和されていない部分のうち，調和合意において，調和の対象とされた項中非調和となっている項の該当箇所は「◆　◆」で囲むことにより示す．
　三薬局方の調和合意に関する情報については，独立行政法人医薬品医療機器総合機構のウェブサイトに掲載している．

確認試験

（4）　本品1gを強熱して灰化し，残留物に水10 mL及び酢酸（31）6 mLを加えて溶かし，必要ならばろ過し，煮沸した後，冷却し，アンモニア試液で中和するとき，液はカルシウム塩の定性反応〈1.09〉の（3）を呈する．[注1]

純度試験

（3）　硫酸塩〈1.14〉　製造工程において硫酸が使用される場合に適用する．（2）の試料溶液10 mLに塩酸1 mLを加え，水浴中で綿状の沈殿が生じるまで加熱し，冷却した後，遠心分離する．上澄液をとり，沈殿を水10 mLずつで3回洗い，毎回遠心分離し，上澄液及び洗液を合わせ，水を加えて100 mLとする．この液25 mLをとり，3 mol/L塩酸試液1 mL及び水を加えて50 mLとし，検液とする．別に水25 mLに0.005 mol/L硫酸0.42 mLを加え，更に3 mol/L塩酸試液1 mL及び水を加えて50 mLとし，比較液として試験を行う．ただし，検液及び比較液には塩化バリウム試液3 mLずつを加える（1.0％以下）．[注2]

強熱残分〈2.44〉　10.0〜20.0％（乾燥後，1 g）．[注3]

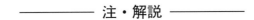
―――― 注・解説 ――――

[注1]　カルシウム塩の定性反応〈1.09〉における炎色反応の確認は不要となった．
[注2]　調和合意に基づき，製造工程において硫酸が使用される場合の適用となり操

C- 26　　クリンダマイシンリン酸エステル

作手順の記載も若干変更された.

注3　小数点以下1桁までの記載となった.

医薬品各条の部　グリセリンの条純度試験の項ヒ素の目を削り，以降を繰り上げる.

医薬品各条の部　濃グリセリンの条純度試験の項ヒ素の目を削り，以降を繰り上げる.

医薬品各条の部　クリンダマイシンリン酸エステルの条性状の項及び確認試験の項を次のように改める.

クリンダマイシンリン酸エステル

性　状　本品は白色～微黄白色の結晶性の粉末である.

本品は水に溶けやすく，メタノールにやや溶けにくく，エタノール (95) にほとんど溶けない.

本品は結晶多形が認められる. 注1

確認試験　本品を100℃で2時間乾燥し，赤外吸収スペクトル測定法〈2.25〉のペースト法又はATR法により試験を行い 注2，本品のスペクトルと100℃で2時間乾燥したクリンダマイシンリン酸エステル標準品のスペクトルを比較するとき，両者のスペクトルは同一波数のところに同様の強度の吸収を認める. もし，これらのスペクトルに差を認めるときは 注3，本品及びクリンダマイシンリン酸エステル標準品 50 mg ずつをとり，それぞれに水 0.2 mL を加えて加熱して溶かし，蒸発乾固した後，残留物を 100 ～ 105℃で2時間乾燥したものにつき，同様の試験を行う.

———————— 注・解説 ————————

注1　本品の性状の項に，結晶多形が認められる旨の情報が追記された.

注2　確認試験の赤外吸収スペクトル測定法において，ペースト法に加え，本品を安定的に測定可能なATR法が追記された. また，参照スペクトルとの比較による確認を削除し，クリンダマイシンリン酸エステル標準品のスペクトルとの比較による確認のみとした. それに伴い，クリンダマイシンリン酸エステルの参照赤外吸収スペクトルが削除された.

クロニジン塩酸塩　　C-27

注3　結晶多形が認められるため，標準品のスペクトルと差が認められる場合は，再結晶の操作を行い，同様の確認試験を行う.

　医薬品各条の部　クロニジン塩酸塩の条性状の項及び純度試験の項（4）の目を次のように改める.

⑱ ク ロ ニ ジ ン 塩 酸 塩

性　状　本品は白色の結晶又は結晶性の粉末である.
　本品は水にやや溶けやすく，エタノール（99.5）にやや溶けにくく，酢酸（100）に溶けにくく，無水酢酸又はジエチルエーテルにほとんど溶けない. 注1

純度試験
（4）　類縁物質　本品 0.20 g をエタノール（99.5）2 mL に溶かし，試料溶液とする. この液 1 mL を正確に量り，エタノール（99.5）を加えて正確に 100 mL とする. この液 1 mL 及び 2 mL を正確に量り，それぞれにエタノール（99.5）を加えて正確に 20 mL とし，標準溶液（1）及び標準溶液（2）とする. これらの液につき，薄層クロマトグラフィー〈2.03〉により試験を行う. 試料溶液，標準溶液（1）及び標準溶液（2）2 μL ずつを薄層クロマトグラフィー用シリカゲルを用いて調製した薄層板にスポットする. 次に酢酸エチル／エタノール（99.5）／アンモニア水（28）混液（17：2：1）を展開溶媒として約 12 cm 展開した後，薄層板を風乾する. これを 100℃で 1 時間乾燥した後，次亜塩素酸ナトリウム試液を均等に噴霧し，15 分間風乾する. これにヨウ化カリウムデンプン試液を均等に噴霧するとき，試料溶液から得た主スポット及び原点のスポット以外のスポットは，標準溶液（2）から得たスポットより濃くなく，かつ主スポット及び原点のスポット以外のスポットのうち標準溶液（1）から得たスポットより濃いスポットは 3 個以下である. 注2

──────── 注・解説 ────────

⑱
注1　本品 1 g は水約 20 mL，エタノール（99.5）約 36 mL に溶ける.
18 局作成方針に従い，有害試薬の可及的な排除を行うためにクラス 2 溶媒であるメタノールを削除した.
注2　18 局作成方針に従い，有害試薬の可及的な排除を行うためにそれまで試料溶液及び標準溶液の調製で使用されていたメタノールから，エタノールへと変更された.

C-28　ゲフィチニブ錠

また，展開溶媒としてトルエン /1,4-ジオキサン / エタノール（99.5）/ アンモニア水（28）混液（10：8：2：1）が使用されていたが，クラス 2 溶媒であるトルエンおよび 1,4-ジオキサンから，クラス 3 溶媒である酢酸エチルとエタノールを使用した組成へと変更された.

医薬品各条の部　軽質無水ケイ酸の条純度試験の項ヒ素の目を削る.

医薬品各条の部　ケイ酸マグネシウムの条純度試験の項ヒ素の目を削る.

医薬品各条の部　ゲフィチニブの条の次に次の一条を加える.

⃝劇⃝処⃝広 ゲ フ ィ チ ニ ブ 錠

Gefitinib Tablets

本品は定量するとき，表示量の 95.0 ～ 105.0 ％に対応するゲフィチニブ（$C_{22}H_{24}ClFN_4O_3$：446.90）を含む.

製　法　本品は「ゲフィチニブ」をとり，錠剤の製法により製する.

確認試験　本品を粉末とし，「ゲフィチニブ」0.25 g に対応する量をとり，水 / アセトニトリル / トリフルオロ酢酸混液（59：40：1）175 mL を加えて振り混ぜた後，水 / アセトニトリル / トリフルオロ酢酸混液（59：40：1）を加えて 500 mL とする．この液 2 mL をとり，水 / アセトニトリル / トリフルオロ酢酸混液（59：40：1）を加えて 100 mL とし，孔径 0.45 μm 以下のメンブランフィルターでろ過する．ろ液につき，紫外可視吸光度測定法〈2.24〉により吸収スペクトルを測定するとき，波長 252 ～ 256 nm 及び波長 342 ～ 346 nm に吸収の極大を示す.

製剤均一性〈6.02〉　質量偏差試験又は次の方法による含量均一性試験のいずれかを行うとき，適合する.（注1）

本品 1 個をとり，水 / アセトニトリル / トリフルオロ酢酸混液（59：40：1）175 mL を加え，錠剤が完全に崩壊するまで超音波処理し，振り混ぜた後，水 / アセトニトリル / トリフルオロ酢酸混液（59：40：1）を加えて正確に 500 mL とする．30 分間以上放置した後，上澄液 2 mL を正確に量り，1 mL 中にゲフィチニブ（$C_{22}H_{24}ClFN_4O_3$）約 10 μg を含む液となるように水 / アセトニトリル / トリフルオロ酢酸混液（59：40：1）を加えて正確に V mL とする．この液を孔径 0.45 μm 以下のメンブランフィルターでろ過する．初めのろ液 3 mL を除き，次のろ液を試料

ゲフィチニブ錠　　C- 29

溶液とする．別にゲフィチニブ標準品（別途「ゲフィチニブ」と同様の方法で水分
〈2.48〉を測定しておく）約 40 mg を精密に量り，水／アセトニトリル／トリフル
オロ酢酸混液（59：40：1）150 mL を加え，超音波処理して溶かす．この液に水／
アセトニトリル／トリフルオロ酢酸混液（59：40：1）を加えて正確に 200 mL と
する．この液 5 mL を正確に量り，水／アセトニトリル／トリフルオロ酢酸混液
（59：40：1）を加えて正確に 100 mL とし，標準溶液とする．試料溶液及び標準溶
液につき，紫外可視吸光度測定法〈2.24〉により試験を行い，波長 344 nm におけ
る吸光度 A_T 及び A_S を測定する．

$$\text{ゲフィチニブ（}C_{22}H_{24}ClFN_4O_3\text{）の量（mg）} = M_S \times A_T／A_S \times V／16$$

　　M_S：脱水物に換算したゲフィチニブ標準品の秤取量（mg）

溶 出 性〈6.10〉　試験液にポリソルベート 80 溶液（1→20）1000 mL を用い，パ
ドル法により，毎分 50 回転で試験を行うとき，本品の 45 分間の溶出率は 75％以
上である．

　本品 1 個をとり，試験を開始し，規定された時間に溶出液 10 mL 以上をとり，
孔径 0.45 μm 以下のメンブランフィルターでろ過する．初めのろ液 2 mL 以上を除
き，次のろ液 V mL を正確に量り，1 mL 中にゲフィチニブ（$C_{22}H_{24}ClFN_4O_3$）約
25 μg を含む液になるように試験液を加えて正確に V' mL とし，試料溶液とする．
別にゲフィチニブ標準品（別途「ゲフィチニブ」と同様の方法で水分〈2.48〉を測
定しておく）約 25 mg を精密に量り，試験液約 70 mL を加え，超音波処理して溶
かした後，試験液を加えて，正確に 100 mL とする．この液 10 mL を正確に量り，
試験液を加えて正確に 100 mL とし，標準溶液とする．試料溶液及び標準溶液につ
き，紫外可視吸光度測定法〈2.24〉により試験を行い，波長 334 nm における吸光
度 A_T 及び A_S を測定する．

$$\text{ゲフィチニブ（}C_{22}H_{24}ClFN_4O_3\text{）の表示量に対する溶出率（％）}$$
$$= M_S \times A_T／A_S \times V'／V \times 1／C \times 100$$

　　M_S：脱水物に換算したゲフィチニブ標準品の秤取量（mg）
　　C：1 錠中のゲフィチニブ（$C_{22}H_{24}ClFN_4O_3$）の表示量（mg）

定 量 法　本品 10 個以上をとり，その質量を精密に量り，粉末とする．ゲフィチニ
ブ（$C_{22}H_{24}ClFN_4O_3$）約 35 mg に対応する量を精密に量り，トリフルオロ酢酸溶液
（1→500）／アセトニトリル混液（3：2）85 mL を加え，超音波処理した後，トリ
フルオロ酢酸溶液（1→500）／アセトニトリル混液（3：2）を加えて正確に

C- 30　　ゴセレリン酢酸塩

100 mL とする．この液を 30 分間以上放置した後，孔径 0.45 μm 以下のメンブランフィルターでろ過する．初めのろ液 3 mL 以上を除き，次のろ液を試料溶液とする．別にゲフィチニブ標準品（別途「ゲフィチニブ」と同様の方法で水分〈2.48〉を測定しておく）約 35 mg を精密に量り，トリフルオロ酢酸溶液（1 → 500）／アセトニトリル混液（3：2）85 mL を加え超音波処理して溶かす．この液にトリフルオロ酢酸溶液（1 → 500）／アセトニトリル混液（3：2）を加えて正確に 100 mL とし，標準溶液とする．試料溶液及び標準溶液 5 μL につき，以下「ゲフィチニブ」の定量法を準用する．

ゲフィチニブ（$C_{22}H_{24}ClFN_4O_3$）の量（mg）＝ $M_S \times A_T / A_S$

M_S：脱水物に換算したゲフィチニブ標準品の秤取量（mg）

貯　法　容器　気密容器．

──────── 注・解説 ────────

（→ ゲフィチニブ）

劇処広

注1　有効成分含量が 25 mg 以上で，かつ製剤中の有効成分の割合が質量比で 25 ％以上 70 ％未満のため，質量偏差試験と含量均一性試験双方の記載がある．

医薬品各条の部　コカイン塩酸塩の条の次に次の一条を加える．

劇ゴ セ レ リ ン 酢 酸 塩

Goserelin Acetate

$C_{59}H_{84}N_{18}O_{14} \cdot xC_2H_4O_2$

2-(5-Oxo-L-prolyl-L-histidyl-L-tryptophyl-L-seryl-L-tyrosyl-*O-tert*-butyl-D-seryl-L-leucyl-L-arginyl-L-prolyl)hydrazine-1-carboxamide acetate

ゴセレリン酢酸塩 C-31

[145781-92-6]

本品は定量するとき，換算した脱水及び脱酢酸物に対し，ゴセレリン（$C_{59}H_{84}N_{18}O_{14}$：1269.41）として94.5～103.0％を含む．(注1)

性　状　本品は白色の粉末である．

本品は酢酸（100）に溶けやすく，水にやや溶けやすく，エタノール（95）に溶けにくい．

本品は吸湿性である．

確認試験

(1)　本品及びゴセレリン酢酸塩標準品の核磁気共鳴スペクトル測定用重水溶液（1→10）を核磁気共鳴スペクトル測定用重水素化酢酸でpH4.0に調整し，試料溶液及び標準溶液とする．それぞれの液につき，核磁気共鳴スペクトル測定法〈2.21〉により ^1H をデカップリングして ^{13}C を測定し(注2)，本品のスペクトルと標準品のスペクトルを比較するとき，両者のスペクトルは，同一の化学シフトのところに同様の面積強度のシグナルを示す．さらに以下の条件で ^{13}C を測定し，試料溶液及び標準溶液のロイシン，プロリン，ピログルタミン酸，アルギニン，トリプトファン，*tert*-ブチルセリン，セリン，チロシン，ヒスチジン及びアゾグリシンに相当する23.5ppm，26.0ppm，26.3ppm，41.8ppm，55.7ppm，62.2ppm，62.5ppm，116.7ppm，118.4ppm及び162.2ppm付近のシグナルの積分値を測定し，標準溶液のこれら個々のシグナルの積分値に対する試料溶液の個々のシグナルの積分値の比をアミノ酸比とするとき，ロイシン，プロリン，ピログルタミン酸，アルギニン，トリプトファン，*tert*-ブチルセリン，セリン，チロシン及びヒスチジンのアミノ酸比は0.9～1.1，アゾグリシンのアミノ酸比は0.8～1.2である．(注3)

試験条件

装置：^{13}C 共鳴周波数100MHz以上の核磁気共鳴スペクトル測定装置

観測スペクトル幅：0～200ppm

測定温度：25℃付近の一定温度

(2)　定量法で得た試料溶液及び標準溶液10μLにつき，定量法の条件で液体クロマトグラフィー〈2.01〉により試験を行うとき，試料溶液及び標準溶液から得た主ピークの保持時間は等しい．

旋　光　度〈2.49〉　$[\alpha]_D^{20}$：−52～−56°（脱水及び脱酢酸物に換算したもの20mg，水，10mL，100mm）．

酢　酸　脱水物に換算した本品約15mgを精密に量り，水を加えて正確に5mLとし，試料溶液とする．別に酢酸カリウム（CH_3COOK：98.15）を水に溶かし，1mL中に酢酸として0.1mg，0.2mg，0.3mg，0.4mg及び0.5mgを含む液を調製し，標準溶液（1），標準溶液（2），標準溶液（3），標準溶液（4）及び標準溶液（5）とする．試料溶液，標準溶液（1），標準溶液（2），標準溶液（3），標準溶液

C-32　ゴセレリン酢酸塩

（4）及び標準溶液（5）20 μL につき，次の条件で液体クロマトグラフィー〈*2.01*〉により試験を行い，標準溶液のピーク面積から得た検量線を用いて試料溶液の酢酸濃度（mg/mL）を求め，次式により，本品中の酢酸含量（%）を求めるとき，4.5 ～ 10.0 % である．

酢酸（CH₃COOH）の量（%）
$= 1 / M_T \times$ 試料溶液の酢酸濃度（mg/mL）$\times 5 \times 100$

M_T：脱水物に換算した本品の秤取量（mg）

試験条件
　　検出器：紫外吸光光度計（測定波長：210 nm）
　　カラム：内径 4.6 mm，長さ 25 cm のステンレス管に 5 μm の液体クロマトグラフィー用オクタデシルシリル化シリカゲルを充塡する．
　　カラム温度：25℃付近の一定温度
　　移動相：水 / メタノール / リン酸 / アンモニア水（25）混液（968：20：7：5）
　　流量：毎分 1.5 mL
システム適合性
　　システムの性能：標準溶液（1）20 μL につき，上記の条件で操作するとき，酢酸のピークの理論段数及びシンメトリー係数は，それぞれ 3500 段以上，2.0 以下である．
　　システムの再現性：標準溶液（1）20 μL につき，上記の条件で試験を 6 回繰り返すとき，酢酸のピーク面積の相対標準偏差は 3.0 % 以下である．

純度試験　類縁物質　定量法の試料溶液を試料溶液とする．この液 1 mL を正確に量り，水を加えて正確に 100 mL とし，標準溶液とする．試料溶液及び標準溶液 10 μL ずつを正確にとり，次の条件で液体クロマトグラフィー〈*2.01*〉により試験を行う．それぞれの液の各々のピーク面積を自動積分法により測定するとき，試料溶液のゴセレリンに対する相対保持時間が約 0.89 の類縁物質 E のピーク面積は標準溶液のゴセレリンのピーク面積より大きくなく，その他の類縁物質のピーク面積はそれぞれ標準溶液のゴセレリンのピーク面積の 1/2 より大きくない．また，試料溶液のゴセレリン以外のピークの合計面積は，標準溶液のゴセレリンのピーク面積の 2.5 倍より大きくない．　(注4)
　　試験条件
　　　検出器，カラム，カラム温度，移動相及び流量は定量法の試験条件を準用する．
　　　面積測定範囲：ゴセレリンの保持時間の約 2 倍の範囲

ゴセレリン酢酸塩　　C-33

システム適合性

システムの性能は定量法のシステム適合性を準用する.

検出の確認 (注5)：定量法で得た標準溶液 1 mL を正確に量り，水を加えて正確に 200 mL としシステム適合性試験用溶液とする．システム適合性試験用溶液 10 mL を正確に量り，水を加えて正確に 100 mL とする．この液 10 μL から得たゴセレリンのピーク面積が，システム適合性試験用溶液から得たゴセレリンのピーク面積の 7 ～ 13％になることを確認する.

システムの再現性：標準溶液 10 μL につき，上記の条件で試験を 6 回繰り返すとき，ゴセレリンのピーク面積の相対標準偏差は 3％以下である.

水　分〈*2.48*〉　10.0％以下（20 mg, 電量滴定法）.

定量法　本品及びゴセレリン酢酸塩標準品（別途本品と同様の方法で水分〈*2.48*〉及び酢酸を測定しておく）約 25 mg ずつを精密に量り，それぞれを水に溶かし，正確に 25 mL とし，試料溶液及び標準溶液とする．試料溶液及び標準溶液 10 μL ずつを正確にとり，次の条件で液体クロマトグラフィー〈*2.01*〉により試験を行い，それぞれの液のゴセレリンのピーク面積 A_T 及び A_S を測定する.

$$\text{ゴセレリン（}C_{59}H_{84}N_{18}O_{14}\text{）の量（mg）} = M_S \times A_T / A_S$$

M_S：脱水及び脱酢酸物に換算したゴセレリン酢酸塩標準品の秤取量（mg）

試験条件

検出器：紫外吸光光度計（測定波長：220 nm）

カラム：内径 4.6 mm，長さ 15 cm のステンレス管に 3.5 μm の液体クロマトグラフィー用オクタデシルシリル化シリカゲルを充填する.

カラム温度：53℃付近の一定温度

移動相：水／液体クロマトグラフィー用アセトニトリル／トリフルオロ酢酸混液（1600：400：1）

流量：ゴセレリンの保持時間が 40 ～ 50 分になるように調整する.

システム適合性

システムの性能：薄めた試料溶液（1 → 10）とシステム適合性試験用ゴセレリン酢酸塩類縁物質標準品溶液（1 → 10000）を等量混合する．この液 10 μL につき，上記の条件で操作するとき，［4-D-セリン］ゴセレリン，ゴセレリンの順に溶出し，その分離度は 7 以上であり，ゴセレリンのピークのシンメトリー係数は 0.8 ～ 2.5 である.

システムの再現性：標準溶液 10 μL につき，上記の条件で試験を 6 回繰り返すとき，ゴセレリンのピーク面積の相対標準偏差は 2.0％以下である.

C-34　ゴセレリン酢酸塩

貯　法

保存条件　遮光して，2～8℃に保存する．
容　器　気密容器．

その他

類縁物質 E：

5-Oxo-L-prolyl-L-histidyl-L-tryptophyl-L-seryl-L-tyrosyl-*O*-*tert*-butyl-D-seryl-L-leucyl-L-arginyl-L-prolinohydrazide

──────── 注・解説 ────────

劇

注1　本品は，黄体形成ホルモン放出ホルモン（LH-RH）の 6 番目の Gly を *tert*-ブチルセリン，10 番目の Gly をアゾグリシンに置換した 10 個のアミノ酸残基からなる合成ペプチドである．LH-RH アゴニストであり，前立腺癌や子宮内膜症の治療薬として使用される．

注2　^{1}H とのカップリングにより生じたシグナルの分裂を除くことで ^{13}C スペクトルを単純化できる．

注3　確認試験（1）は，本品及び標準品の各構成アミノ酸の代表的な ^{13}C シグナルの積分強度比を算出し，規格値を満たすことを確認する試験である．

注4　類縁物質では，試料溶液を 100 倍に希釈した液を標準溶液として使用する．類縁物質 E のピーク面積，及びその他の類縁物質のピーク面積が，それぞれ試料溶液のゴセレリンのピーク面積の 1%，及び 0.5% より大きくないことを確認する．また，試料溶液のゴセレリン以外のピークの合計面積は，試料溶液中のゴセレリンのピーク面積の 2.5% を超えないことを確認する．

注5　標準溶液のゴセレリンのピーク面積に対して 0.05% 相当のピークが検出されることを確認する．

本質　2499 LH-RH アゴニスト
名称
goserelin INN ；1-(5-oxo-L-prolyl-L-histidyl-L-tryptophyl-L-seryl-L-tyrosyl-*O*-*tert*-butyl-D-seryl-L-leucyl-L-arginyl-L-prolyl)semicarbazide

ゴセレリン酢酸塩　　C-35

Goserelin EP；1-Carbamoyl-2-[5-oxo-L-prolyl-L-histidyl-L-tryptophyl-L-seryl-L-tyrosyl-*O*-(1,1-dimethylethyl)-D-seryl-L-leucyl-L-arginyl-L-prolyl]hydrazine
Goserelin USP；1-(5-Oxo-L-prolyl-L-histidyl-L-tryptophyl-L-seryl-L-tyrosyl-*O*-*tert*-butyl-D-seryl-L-leucyl-L-arginyl-L-prolyl)semicarbazide

来歴　　ゴセレリン酢酸塩は英国の Imperial Chemical Industries PLC（現　英国 ASTRAZENECA 社）で 1976 年に発見され，開発された LH-RH アゴニスト製剤である．ゴセレリン酢酸塩は天然型 LH-RH よりも安定で高い力価を示す．

ゴセレリン酢酸塩は投与初期には LH，FSH の分泌を促進するが，連日投与により精巣や卵巣からのホルモン分泌が抑制されることを見出した．そこで 4 週間持続する徐放性のデポ剤の使用により，前立腺癌の臨床応用に着手し，英国では 1986 年に前立腺癌の適応への承認が得られた．本邦では 1991 年に輸入承認を得た．続いて 1994 年には閉経前乳癌への適用が追加承認された．

子宮内膜症に対する適応については，英国で 1992 年に，本邦では 2000 年に承認されて以来，2016 年現在，約 110 か国で承認されている．

製法　　固相合成法にて合成．

Goserelin Acetate

動態・代謝　　子宮内膜症患者に本剤（1.8 mg）を 4 週間隔で 6 回皮下投与したとき，最高血清中濃度到達時間は 2 週間，平均最高血清中濃度は 1.0 ng/mL であった．初回投与 4 週後から 24 週後までの 4 週毎に測定した投与前の平均血清中濃度（トラフ濃度）は 0.2 ～ 0.3 ng/mL であった．本剤からのゴセレリンの放出は 4 週間にわたって維持され，反復投与による蓄積性は認められなかった[1]．前立腺癌患者あるいは

C-36　ゴセレリン酢酸塩

閉経前乳癌患者に本剤（3.6 mg）を4週ごとに皮下投与したとき，初回投与2週後に最高血清中濃度（平均約2 ng/mL）に達し，以後4週後まで徐々に下降した[2),3)]．また，継続投与時の血清中濃度推移のパターンは初回投与時とほぼ同様であり，本剤の蓄積性は認められなかった．前立腺癌患者に本剤を皮下投与した場合のバイオアベイラビリティは67%であった．ゴセレリンの血漿タンパク結合率は20〜28%であった[4)]．

1）杉本　修ら：産婦人科の世界 **49**, 45（1997）

2）宇佐美道之ら：泌尿紀要 **33**, 141（1987）

3）阿部令彦ら：乳癌の臨床 **7**, 447（1992）

4）Cockshott, I.D.：*Clin. Pharmacokinet.* **39**, 27（2000）

薬効薬理　本薬は下垂体－性腺系において，黄体形成ホルモン放出ホルモン（LHRH）アゴニストとして下垂体LHRH受容体に作用する．投与初期には受容体を刺激するためゴナドトロピンの分泌が増加するが，継続的刺激により受容体のダウンレギュレーションを引き起こし，ゴナドトロピン分泌能を低下させる．この下垂体－性腺系機能抑制に加えて，ラットの顆粒膜細胞培養系では，ゴセレリンがエストロゲン産生を直接抑制することも示されている．これらの機序により，卵巣からのエストロゲン分泌が抑制され，子宮内膜症に対して効果を示す．

副作用　重大なものとして，アナフィラキシー，肝障害，血栓塞栓症，（前立腺癌，閉経前乳癌に使用時）間質性肺炎，（前立腺癌に使用時）前立腺癌随伴症状の増悪，糖尿病の発症または増悪，心不全，（閉経前乳癌に使用時）高カルシウム血症がある．頻度の高いものとしては，ほてり，発汗，肝機能検査値の異常，脂質代謝異常，性欲減退，（前立腺癌，閉経前乳癌に使用時）そう痒感，貧血，骨痛，（前立腺癌に使用時）勃起力低下，腎機能検査値の異常，（子宮内膜症，閉経前乳癌に使用時）頭痛，めまい，更年期様症状，関節痛，（閉経前乳癌に使用時）月経回復遅延などがあり，その他，抑うつ，血圧の変動，骨塩量の低下，注射部位の出血，倦怠感，（子宮内膜症，閉経前乳癌に使用時）乳房緊満，膣乾燥感などに注意が必要である．

適用　子宮内膜症に対して，ゴセレリンとして1回1.8 mgを，前腹部に4週（28日）ごとに皮下注する．なお，初回投与は必ず月経中に行う．また，前立腺癌，閉経前乳癌に対しては別途用法用量が設定されている．

服薬指導　［子宮内膜症，閉経前乳癌に使用時］（1）治療期間中はホルモン剤以外の避妊法で避妊するよう指導する．（2）妊婦または妊娠している可能性のある婦人には投与禁忌のため，妊娠の有無を確認する．（3）授乳中の婦人には授乳を避けるように指導する．

製剤　注射剤 劇処

医薬品各条の部　シクロホスファミド水和物の条を次のように改める.

⑱⑮シクロホスファミド水和物 注1

Cyclophosphamide Hydrate

$C_7H_{15}Cl_2N_2O_2P \cdot H_2O$ ：279.10

N,N-Bis(2-chloroethyl)-3,4,5,6-tetrahydro-2*H*-1,3,2-oxazaphosphorin-2-amine 2-oxide monohydrate

[*6055-19-2*]

本品は定量するとき，シクロホスファミド水和物（$C_7H_{15}Cl_2N_2O_2P \cdot H_2O$）97.0〜101.0％を含む.

性　状　本品は白色の結晶又は結晶性の粉末である.

　　本品はメタノールに極めて溶けやすく，エタノール（95）に溶けやすく，水にやや溶けやすい.

　　融点：45〜53℃

確認試験　本品につき，赤外吸収スペクトル測定法〈2.25〉のペースト法により試験を行い，本品のスペクトルと本品の参照スペクトルを比較するとき，両者のスペクトルは同一波数のところに同様の強度の吸収を認める.　注2

純度試験

（1）　溶状　本品 0.20 g を水 10 mL に溶かすとき，液は無色澄明である.

（2）　塩化物〈1.03〉　本品 0.40 g をとり，20℃以下で試験を行う. 比較液には 0.01 mol/L 塩酸 0.40 mL を加える（0.036％以下）.

（3）　類縁物質　本品 0.20 g をエタノール（95）10 mL に溶かし，試料溶液とする. この液 1 mL を正確に量り，エタノール（95）を加えて正確に 100 mL とし，標準溶液とする. これらの液につき，薄層クロマトグラフィー〈2.03〉により試験を行う. 試料溶液及び標準溶液 10 µL ずつを薄層クロマトグラフィー用シリカゲルを用いて調製した薄層板にスポットする. 次に酢酸エチル／酢酸（100）／水／メタノール混液（50：25：17：13）を展開溶媒として約 10 cm 展開した後，薄層板を温風で乾燥し，100℃で 10 分間加熱する. 展開用容器の底に 0.3 mol/L 過マンガ

C-38 シクロホスファミド水和物

ン酸カリウム試液を入れた蒸発皿を置き，同量の塩酸を加え，加熱した薄層板を展開用容器に入れ，蓋をして2分間放置する．薄層板を取り出し，冷風で過剰な塩素を取り除き，テトラメチルベンジジン試液を均等に噴霧するとき，試料溶液から得た主スポット以外のスポットは，標準溶液から得たスポットより濃くない．(注3)(注4)

水　分〈*2.48*〉　5.5〜7.0 %（0.5 g，容量滴定法，直接滴定）．

定 量 法　本品約0.1 gを精密に量り，水酸化ナトリウムのエチレングリコール溶液（1→1000）50 mLを加え，還流冷却器を付け，油浴中で30分間加熱する．冷却後，還流冷却器を水25 mLで洗い，洗液を先の溶液に合わせる．この液に2-プロパノール75 mL及び2 mol/L硝酸試液15 mLを加え，0.1 mol/L硝酸銀液10 mLを正確に加える．0.1 mol/Lチオシアン酸アンモニウム液で滴定〈*2.50*〉する（指示薬：硫酸アンモニウム鉄(Ⅲ)試液2 mL）．同様の方法で空試験を行う．(注5)

$$0.1 \text{ mol/L 硝酸銀液 } 1 \text{ mL} = 13.96 \text{ mg } C_7H_{15}Cl_2N_2O_2P \cdot H_2O$$

貯　法　容器　気密容器．

────── 注・解説 ──────

劇広

注1　既収載の「シクロホスファミド水和物」について，有害試薬の排除，確認試験の見直し及び類縁物質の設定などを踏まえて，全面的に改正された．

注2　確認試験として，赤外吸収スペクトル測定法（ペースト法）のみが設定された．紫外可視吸光度測定法は設定されていない．

注3　類縁物質の試験方法として，薄層クロマトグラフィー法が採用された．日局では規定された類縁物質はないが，USPには4種類の類縁物質（A，B，C及びD）が規定されている．なお，本試験方法では規格値濃度は1%として設定されている．

注4　本試験方法の検出法では塩素ガスが発生することから，試験はドラフト内など局所排気設備内で実施するなど，安全面に留意する．

注5　定量法の規定液について，従来は0.1 mol/L過塩素酸・1,4-ジオキサン液が使用されていたが，有害試薬の排除の観点から，1,4-ジオキサンを使用しない規定液として，新たに0.1 mol/L硝酸銀液が採用された．なお，本滴定法は逆滴定法である．

シチコリン　　C- 39

医薬品各条の部　シチコリンの条純度試験の項（3）の目を次のように改める.

シ　チ　コ　リ　ン

純度試験

（3）　類縁物質　本品 0.10 g を水 100 mL に溶かし，試料溶液とする．この液 1 mL を正確に量り，水を加えて正確に 200 mL とし，標準溶液とする．試料溶液及び標準溶液 10 μL ずつを正確にとり，次の条件で液体クロマトグラフィー〈2.01〉により試験を行い，それぞれの液の各々のピーク面積を自動積分法により測定するとき，試料溶液のシチコリン以外のピークの面積は，標準溶液のシチコリンのピーク面積の 3/5 より大きくない．また，試料溶液のシチコリン以外のピークの合計面積は，標準溶液のシチコリンのピーク面積より大きくない．ただし，シチコリンに対する相対保持時間約 0.62 の類縁物質 A，約 0.64 の類縁物質 B 及び約 1.3 の類縁物質 C のピーク面積は自動積分法で求めた面積にそれぞれ感度係数 1.2，0.7 及び 0.5 を乗じた値とする．

　試験条件
　　定量法の試験条件を準用する．
　　面積測定範囲：シチコリンの保持時間の約 2 倍の範囲
　システム適合性
　　検出の確認：標準溶液 4 mL を正確に量り，水を加えて正確に 50 mL とする．この液 10 μL から得たシチコリンのピーク面積が，標準溶液のシチコリンのピーク面積の 5.6 ～ 10.4 ％になることを確認する．
　　システムの性能：標準溶液 10 μL につき，上記の条件で操作するとき，シチコリンのピークの理論段数及びシンメトリー係数は，それぞれ 2000 段以上，0.9 ～ 1.6 である．　(注1)
　　システムの再現性：標準溶液 10 μL につき，上記の条件で試験を 6 回繰り返すとき，シチコリンのピーク面積の相対標準偏差は 2.0 ％以下である．

同条貯法の項の次に次を加える．

その他

類縁物質 A：

P''-(2-Aminoethyl)cytidine 5'-(dihydrogen diphosphate)

C-40　シチコリン

類縁物質 B：

Cytidine 5′-(dihydrogen phosphate)

類縁物質 C：

P″-[2-(Trimethylammonio)ethyl]uridine 5′-(monohydrogen diphosphate)

ステアリン酸マグネシウム　　C– 41

―――――― 注・解説 ――――――

注1　シチコリンのピークがテーリングすることがある.

備考）シチコリンピークのテーリング部分に保持時間が30分程度となるピークが認められることがあるが，本ピークを不純物として評価しない.

医薬品各条の部　ステアリン酸カルシウムの条純度試験の項を削る.

医薬品各条の部　ステアリン酸ポリオキシル40の条純度試験の項ヒ素の目を削る.

医薬品各条の部　ステアリン酸マグネシウムの条純度試験の項（2）の目を次のように改める.

ステアリン酸マグネシウム

純度試験

（2）　塩化物〈1.03〉　確認試験で得た試料溶液 10.0 mL に硝酸 1 mL 及び水を加えて 50 mL とする．これを検液とし，試験を行う．比較液は 0.02 mol/L 塩酸 1.4 mL に硝酸 1 mL 及び水を加えて 50 mL とする（0.1％以下）．　注1

―――――― 注・解説 ――――――

注1　国際調和に基づき，試料溶液の調製法について記載が整備された．一般試験法の塩化物〈1.03〉では希硝酸を 6 mL 加えるのに対して，本各条では硝酸を 1 mL 加える手順となっている.

医薬品各条の部　セファドロキシルの条を削る.

医薬品各条の部　セファドロキシルカプセルの条を削る.

医薬品各条の部　シロップ用セファドロキシルの条を削る.

C-42　タルク

医薬品各条の部　ソルビタンセスキオレイン酸エステルの条純度試験の項ヒ素の目を削る．

医薬品各条の部　タルクの条冒頭の国際調和に関する記載及び純度試験の項（2）の目を次のように改める．

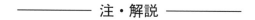

本医薬品各条は，三薬局方での調和合意に基づき規定した医薬品各条である．
　なお，三薬局方で調和されていない部分のうち，調和合意において，調和の対象とされた項中非調和となっている項の該当箇所は「◆　◆」で，調和の対象とされた項以外に日本薬局方が独自に規定することとした項は「◇　◇」で囲むことにより示す．
　三薬局方の調和合意に関する情報については，独立行政法人医薬品医療機器総合機構のウェブサイトに掲載している．

純度試験
◇(2)　酸可溶物　本品約1gを精密に量り，希塩酸20 mLを加え，50℃で15分間かき混ぜながら加温し，冷後，水を加えて正確に50 mLとし，ろ過する．必要ならば澄明になるまで遠心分離し，この液25 mLをとり，希硫酸1 mLを加えて蒸発乾固し，800±25℃で恒量になるまで強熱するとき，その量は2.0％以下である．◇
（注1）

同条純度試験の項（8）の目を削る．

──────── 注・解説 ────────

注1　製造時の塩酸処理及びその後の洗浄不十分により残存する酸可溶物を試験する手法である．国際調和された純度試験のうち，日局が独自に規定する項である．

医薬品各条の部　乾燥炭酸ナトリウムの条純度試験の項ヒ素の目を削る．

医薬品各条の部　炭酸ナトリウム水和物の条純度試験の項ヒ素の目を削る．

炭酸リチウム錠　　C-43

医薬品各条の部　炭酸リチウムの条の次に次の一条を加える.

劇処炭 酸 リ チ ウ ム 錠

Lithium Carbonate Tablets

本品は定量するとき，表示量の 95.0 ～ 105.0 ％に対応する炭酸リチウム（Li_2CO_3：73.89）を含む.

製　法　本品は「炭酸リチウム」をとり，錠剤の製法により製する.　(注1)

確認試験

(1)　本品を粉末とし，炎色反応試験 (1)〈*1.04*〉を行うとき，持続する赤色を呈する.

(2)　本品を粉末とし，「炭酸リチウム」0.2 g に対応する量をとり，希塩酸 3 mLを加えてよく振り混ぜ，水を加えて 20 mL とし，ろ過する．ろ液 5 mL に水酸化ナトリウム試液 2 mL 及びリン酸水素二ナトリウム試液 2 mL を加えて加温した後，冷却するとき，白色の沈殿を生じる．この沈殿は希塩酸 2 mL を追加するとき，溶ける.

(3)　本品を粉末とし，「炭酸リチウム」0.5 g に対応する量をとり，水 50 mL を加えてよく振り混ぜた後，ろ過した液は炭酸塩の定性反応〈*1.09*〉を呈する.

製剤均一性〈*6.02*〉　質量偏差試験を行うとき，適合する.　(注2)

溶 出 性〈*6.10*〉　試験液に水 900 mL を用い，パドル法により，毎分 100 回転で試験を行うとき，100 mg 錠の 15 分間及び 180 分間の溶出率はそれぞれ 45 ％以下及び 80 ％以上であり，200 mg 錠の 30 分間及び 180 分間の溶出率はそれぞれ 50 ％以下及び 80 ％以上である.

本品 1 個をとり，試験を開始し，規定された時間にそれぞれ溶出液 20 mL を正確にとり，直ちに 37 ± 0.5℃に加温した水 20 mL を正確に注意して補う．溶出液は孔径 0.45 µm 以下のメンブランフィルターでろ過する．初めのろ液 10 mL 以上を除き，次のろ液 V mL を正確に量り，希塩酸 5 mL を正確に加え，1 mL 中に炭酸リチウム（Li_2CO_3）約 4.4 µg を含む液となるように水を加えて正確に V' mL とし，試料溶液とする．別に定量用炭酸リチウムを 105℃で 3 時間乾燥し，その約22 mg を精密に量り，水に溶かし，正確に 100 mL とする．この液 0.5 mL，2 mL，3 mL，4 mL 及び 5 mL をそれぞれ正確に量り，水を加えてそれぞれ正確に 20 mLとする．これらの液 5 mL を正確に量り，希塩酸 5 mL を正確に加え，更に水を加えてそれぞれ正確に 50 mL とし，標準溶液 (1)，標準溶液 (2)，標準溶液 (3)，標準溶液 (4) 及び標準溶液 (5) とする．試料溶液及び標準溶液につき，次の条件で原子吸光光度法〈*2.23*〉により試験を行い，吸光度 $A_{T(n)}$，A_{S1}，A_{S2}，A_{S3}，A_{S4}及び A_{S5} を測定し，標準溶液の濃度と吸光度の関係から得た検量線を用いて溶出率

C-44　炭酸リチウム錠

（％）を求める．

n 回目の溶出液採取時における炭酸リチウム（Li_2CO_3）の表示量に対する溶出率（％）（$n = 1, 2$）

$$= \left\{(A_{T(n)} - 検量線の縦軸切片) + \sum_{i=1}^{n-1} (A_{T(i)} - 検量線の縦軸切片) \times \frac{1}{45}\right\} \times \frac{1}{検量線の傾き} \times \frac{V'}{V} \times \frac{1}{C} \times 90$$

C：1 錠中の炭酸リチウム（Li_2CO_3）の表示量（mg）

使用ガス：
　可燃性ガス　アセチレン
　支燃性ガス　空気
ランプ：リチウム中空陰極ランプ
波長：670.8 nm

定量法　本品 20 個以上をとり，その質量を精密に量り，粉末とする．炭酸リチウム（Li_2CO_3）約 1 g に対応する量を精密に量り，水 100 mL 及び 0.5 mol/L 硫酸 50 mL を正確に加え，静かに煮沸して二酸化炭素を除き，冷後，過量の硫酸を 1 mol/L 水酸化ナトリウム液で滴定〈2.50〉する（指示薬：メチルレッド試液 3 滴）．ただし，滴定の終点は液の赤色が黄色に変わるときとする．同様の方法で空試験を行う．

0.5 mol/L 硫酸 1 mL = 36.95 mg Li_2CO_3

貯　法　容器　密閉容器．

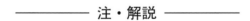
―――― 注・解説 ――――

（→ 炭酸リチウム）

劇処

注1　本品は白色～淡黄白色のフィルムコーティング錠である．

注2　含量均一性試験を設定する場合，元素分析法を検討するために本品を溶解する必要がある．しかし，本品のコーティング剤に含まれる酸化チタンを溶解するためには，有毒試薬であるフッ化水素酸を使用する必要がある．試験者への暴露の危険性が懸念されるため，含量均一性の設定が困難であることから製剤均一性として質量偏差試験が設定された．

医薬品各条の部　デキストラン70の条基原の項の次に次を加える．

デ キ ス ト ラ ン　70

製造要件 (注1)　本品は，抗原性を有する可能性のある不純物を除去又は最小とする製造方法で製造する．製造方法は，以下の抗原性試験を実施した場合に適合することが，検証された方法とする．

　抗原性試験　本品6.0 gを生理食塩液に溶かして100 mLとし，滅菌し，試料溶液とする．体重250～300 gの栄養状態の良い健康なモルモット4匹を用い，第1日目，第3日目及び第5日目に試料溶液1.0 mLずつを腹腔内に注射する．別に対照として，同数のモルモットに馬血清0.10 mLを腹腔内に注射する．第15日目に2匹，第22日目に残りの2匹に，試料溶液を注射したモルモットに対しては試料溶液0.20 mLを静脈内に注射し，同様に馬血清を注射したモルモットに対しては馬血清0.20 mLを静脈内に注射する．注射後30分間及び24時間の呼吸困難，虚脱又は致死を観察するとき，試料溶液によって感作したモルモットは前記の症状を示さない．

　ただし，馬血清によって感作したモルモットの4匹の全部が呼吸困難又は虚脱を示し，3匹以上が死亡する．

同条強熱残分の項の次に次を加える．

エンドトキシン〈4.01〉　4.2 EU/g未満．(注2)

同条抗原性試験及び発熱性物質の項を削る．

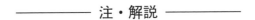
―――――　注・解説　―――――

(注1)　安全性の観点から，通則12項の規定に従って抗原性を有する可能性のある不純物の除去等を行う製法で本品を製することを規定している．

(注2)　発熱性物質試験に換えてエンドトキシン試験を適用した．それに伴い，エンドトキシン規格値が設定された．

C- 46　　テセロイキン（遺伝子組換え）

医薬品各条の部　テセロイキン（遺伝子組換え）の条確認試験の項（2）の目，分子量の項，純度試験の項（1），（2）及び（4）の目並びに酢酸の項を次のように改める.

㊞� テセロイキン（遺伝子組換え）

確認試験

（2）　本品及び確認試験用テセロイキンの適量をとり，それぞれ1 mL 中にタンパク質約0.6 mg を含む液となるように水を加える. これらの液320 μL に，pH 9.0 の1 mol/L トリス緩衝液及び薄めたテセロイキン用リシルエンドペプチダーゼ（1 → 10000）を40 μL ずつ加え，37℃で2時間反応した後，1 mol/L 塩酸試液40 μL を加えて反応を停止し，試料溶液及び標準溶液とする. 試料溶液及び標準溶液40 μL につき，次の条件で液体クロマトグラフィー〈2.01〉により試験を行い，両者のクロマトグラムを比較するとき，同一の保持時間のところに同様のピークを認める. 注1

試験条件
　　検出器：紫外吸光光度計（測定波長：214 nm）
　　カラム：内径4.6 mm，長さ15 cm のステンレス管に3 μm の液体クロマトグラフィー用オクタデシルシリル化シリカゲルを充塡する.
　　カラム温度：30℃付近の一定温度
　　移動相A：トリフルオロ酢酸試液
　　移動相B：液体クロマトグラフィー用アセトニトリル / 水 / トリフルオロ酢酸混液（950：50：1）
　　移動相の送液：移動相A及び移動相Bの混合比を次のように変えて濃度勾配制御する.

注入後の時間 （分）	移動相A （vol%）	移動相B （vol%）
0 ～ 3	98	2
3 ～ 15	98 → 55	2 → 45
15 ～ 25	55 → 30	45 → 70
25 ～ 35	30	70

　　流量：毎分1.0 mL
システム適合性
　　システムの性能：標準溶液40 μL につき，上記の条件で操作するとき，保持時間3分付近に溶媒のピークを認め，保持時間4分から20分付近までにテセ

ロイキンを構成するペプチドの主要な 9 本のピークを認める．また，6 本目のピークと 7 本目のピークの分離度は 1.5 以上である．

分 子 量 本品 10 μL に，水 45 μL，還元試液 20 μL 及びテセロイキン試料用緩衝液 25 μL を加え，65℃で 10 分間加熱し，試料溶液とする．試料溶液 10 μL 及びテセロイキン用分子量マーカー 10 μL につき，テセロイキン SDS ポリアクリルアミドゲル電気泳動用緩衝液及びテセロイキン用ポリアクリルアミドゲルを用いて電気泳動を行う．泳動後，クーマシーブリリアントブルー G-250 を含む液に浸して染色する．その後，脱色してバンドを検出する．テセロイキン用分子量マーカーから得たバンドの移動距離を求め，分子量 $1.0 \times 10^4 \sim 2.5 \times 10^4$ の範囲で分子量の対数に対して直線回帰し，検量線を作成する．試料溶液から得た主バンドの中心部の相対移動度を求め，検量線より本品の分子量を求めるとき $1.40 \times 10^4 \sim 1.60 \times 10^4$ である．(注2)

純度試験

（1） デスメチオニル体 本品 1 mL にタンパク質約 0.5 mg を含む液となるように水を加え，試料溶液とする．この液 1.2 mL につき，次の条件で液体クロマトグラフィー〈*2.01*〉により試験を行う．テセロイキンのピーク面積 A_2 及びテセロイキンに対する相対保持時間約 0.8 のデスメチオニル体のピーク面積 A_1 を自動積分法により測定し，次式によりデスメチオニル体の量を求めるとき，1.0％以下である．(注3)

$$\text{デスメチオニル体の量（％）} = A_1 \big/ (A_1 + A_2) \times 100$$

試験条件
　検出器：紫外吸光光度計（測定波長：280 nm）
　カラム：内径 7.5 mm，長さ 7.5 cm のステンレス管に 10 μm の液体クロマトグラフィー用ジエチルアミノエチル基を結合した合成高分子を充塡し，そのカラム 2 本を直列に接続する．
　カラム温度：25℃付近の一定温度
　移動相 A：ジエタノールアミン 0.66 g を水 400 mL に混和し，1 mol/L 塩酸試液を加えて pH 9.0 に調整した後，水を加えて 500 mL とする．
　移動相 B：pH 7 ～ 9 用両性担体液 2 mL 及び pH 8 ～ 10.5 用両性担体液 5 mL に水 1500 mL を加え，1 mol/L 塩酸試液を加えて pH 7.0 に調整した後，水を加えて 2000 mL とする．
　移動相の切換え及び試料注入方法：移動相 A を送液しながら試料溶液を注入する．試料溶液は 100 μL ずつ 12 回繰り返し注入する．全量注入後，60 分間移動相 A を送液した後，移動相 B を送液する．試料溶液を測定した後，

C- *48*　　テセロイキン（遺伝子組換え）

カラムの後処理及び洗浄のために，1 mol/L 塩化ナトリウム試液を 10 分間送液した後，移動相 A を送液しながら水酸化ナトリウム試液 100 μL を注入し，55 分後に次の試料溶液の注入を開始する．保持時間は，移動相 B に切り換えた時点から測定する．

流量：毎分 0.8 mL

システム適合性

システムの性能：ウマ心臓由来で等電点が 6.76 及び 7.16 の 2 種ミオグロビンの混合物を水に溶かし，約 0.5 mg/mL の濃度とする．この液 200 μL，本品 200 μL 及び水 2.74 mL を混和する．この液 1.2 mL につき，上記の条件で操作するとき，ミオグロビン，テセロイキンの順に溶出し，その分離度は 1.5 以上である．

(2)　二量体　本品 1 容量に 0.2％ラウリル硫酸ナトリウム試液 1 容量を加え，試料溶液とする．この液 20 μL につき，次の条件で液体クロマトグラフィー〈2.01〉により試験を行う．テセロイキンのピーク面積 A_2 及びテセロイキンに対する相対保持時間 0.8 ～ 0.9 の二量体のピーク面積 A_1 を自動積分法により測定し，次式により二量体の量を求めるとき，1.0％以下である．(注4)

二量体の量（％）＝ $A_1 \big/ (A_1 + A_2) \times 100$

試験条件

検出器：紫外吸光光度計（測定波長：220 nm）

カラム：内径 7.5 mm，長さ 60 cm のステンレス管に 10 μm の液体クロマトグラフィー用グリコールエーテル化シリカゲルを充塡する．

カラム温度：25℃付近の一定温度

移動相：ラウリル硫酸ナトリウム 1.0 g を pH 7.0 の 0.1 mol/L リン酸ナトリウム緩衝液に溶かし，1000 mL とする．

流量：テセロイキンの保持時間が 30 ～ 40 分になるように調整する．

システム適合性

システムの性能：炭酸脱水酵素 1 mg 及び α-ラクトアルブミン 1 mg を水 20 mL に溶かした液 1 容量に，0.2％ラウリル硫酸ナトリウム試液 1 容量を加える．この液 20 μL につき，上記の条件で操作するとき，炭酸脱水酵素，α-ラクトアルブミンの順に溶出し，その分離度は 1.5 以上である．

システムの再現性：試料溶液の適量を正確に量り，移動相を加えて正確に 200 倍に希釈する．この液 20 μL につき，上記の条件で試験を 3 回繰り返すとき，テセロイキンのピーク面積の相対標準偏差は 7％以下である．

(4)　その他の異種タンパク質　本品 5 μL につき，次の条件で液体クロマトグラフ

テセロイキン（遺伝子組換え）　　C–49

ィー〈2.01〉により試験を行い，各々のピーク面積を自動積分法により測定する．面積百分率法によりそれらの量を求めるとき，テセロイキン及び溶媒以外のピークの合計量は 1.0％以下である．（注5）

試験条件

　検出器：紫外吸光光度計（測定波長：220 nm）

　カラム：内径 4.6 mm，長さ 15 cm のステンレス管に 5 μm の液体クロマトグラフィー用オクタデシルシリル化シリカゲルを充塡する．

　カラム温度：25℃付近の一定温度

　移動相A：トリフルオロ酢酸試液

　移動相B：トリフルオロ酢酸の液体クロマトグラフィー用アセトニトリル溶液（1 → 1000）

　移動相の送液：移動相A及び移動相Bの混合比を次のように変えて濃度勾配制御する．

注入後の時間 （分）	移動相A （vol％）	移動相B （vol％）
0 ～ 2	55	45
2 ～ 28	55 → 0	45 → 100
28 ～ 32	0	100

　流量：0.5 mL/分

　面積測定範囲：テセロイキンの保持時間の約 2 倍の範囲

システム適合性

　検出の確認：薄めた酢酸（100）（3 → 1000）990 μL を量り，本品 10 μL を正確に加え，システム適合性試験用原液とする．薄めた酢酸（100）（3 → 1000）800 μL を正確に量り，システム適合性試験用原液 200 μL を正確に加え，システム適合性試験用溶液とする．システム適合性試験用溶液 5 μL から得たテセロイキンのピーク面積が，システム適合性試験用原液のテセロイキンのピーク面積の 10 ～ 30％になることを確認する．

　システムの性能：本品 167.2 μL に水 7.6 μL を加え，更にポリソルベート 80 1 g をとり水を加えて 100 mL とした液 33.2 μL を加え，1 時間以上静置する．この液 5 μL につき，上記の条件で操作するとき，テセロイキンに対する相対保持時間約 0.96 のピークとテセロイキンの分離度は 1.5 以上である．

酢　酸　本品適量を正確に量り，水で正確に 20 倍に希釈し，試料溶液とする．別に酢酸（100）1 mL を正確に量り，水を加えて正確に 100 mL とする．この液 3 mL を正確に量り，水を加えて正確に 200 mL とし，標準溶液とする．試料溶液及び標

C- 50　　テセロイキン（遺伝子組換え）

準溶液 20 μL につき，次の条件で液体クロマトグラフィー〈2.01〉により試験を行い，酢酸のピーク面積 A_T 及び A_S を測定し，次式により本品 1 mL 中の酢酸（C$_2$H$_4$O$_2$）の量を求めるとき，2.85 ～ 3.15 mg である．　注6

$$本品 1 mL 中の酢酸（C_2H_4O_2）の量（mg）= A_T/A_S \times 0.15 \times 1.049 \times 20$$

0.15：標準溶液の酢酸（100）濃度（μL/mL）
1.049：25℃における酢酸（100）の密度（mg/μL）

試験条件
　　検出器：紫外吸光光度計（測定波長：210 nm）
　　カラム：内径 4.6 mm，長さ 15 cm のステンレス管に，5 μm の液体クロマトグラフィー用オクタデシルシリル化シリカゲルを充塡する．
　　カラム温度：40℃ 付近の一定温度
　　移動相：リン酸 0.7 mL に水 900 mL を加え，8 mol/L 水酸化ナトリウム試液を加えて pH 3.0 に調整した後，水を加えて 1000 mL とする．この液 950 mL に液体クロマトグラフィー用メタノール 50 mL を加える．
　　流量：酢酸の保持時間が約 4 分となるように調整する．
システム適合性
　　システムの性能：標準溶液 20 μL につき，上記の条件で操作するとき，酢酸のピークの理論段数及びシンメトリー係数は，それぞれ 3000 段以上，2.0 以下である．
　　システムの再現性：標準溶液 20 μL につき，上記の条件で試験を 6 回繰り返すとき，酢酸のピーク面積の相対標準偏差は 2.0％以下である．

――――――　注・解説　――――――

劇広

注1　第十八改正日本薬局方までの各条では，確認試験（2）においてアミノ酸分析が用いられていたが，第十八改正日本薬局方第二追補において，より簡便で特異性に優れた試験法としてペプチドマップ法に改正された（参考情報〈G3-3-142〉ペプチドマップ法　参照）．リシルエンドペプチダーゼによりリシン残基の C 末端側が切断されることから，本品は 12 か所で切断され，遊離リシン以外に，11 本のペプチドが生じる．

注2　SDS ポリアクリルアミドゲル電気泳動による分子量測定である（参考情報〈G3-8-170〉SDS ポリアクリルアミドゲル電気泳動法　参照）．理論分子量とほぼ同じの約 15,000 の値が得られる．第十八改正日本薬局方第二追補において，試験に用いる分子量マーカーが改正され，試験条件が整備された．

トルバプタン　　C-51

注3　本品の N 末端メチオニン残基が脱離した分子種は不純物となるため，その混在量が規定されている．分離は等電点の差を利用した液体クロマトグラフィーであり，等電点クロマトグラフィー（クロマトフォーカシング）と呼ばれる方法である．第十八改正日本薬局方第二追補において，移動相の調製に用いる試薬の変更に伴う改正が行われた．改正前は pH 6～9 用両性担体液が用いられていたが，改正後は pH 7～9 用両性担体液が使用されている．この変更に伴い，試験条件が整備された．

注4　本品の二量体を不純物と見なし，サイズ排除クロマトグラフィーにより，その混在量を規定している．第十八改正日本薬局方第二追補において，試料溶液の調製方法が改正された．

注5　第十八改正日本薬局方第二追補において，カラムの変更に対応するため，移動相，グラジエント条件，カラム温度，流速，面積測定範囲が改正された．本試験法は，移動相の溶媒比率が 100% 付近となる時点までを面積測定範囲として，不特定の不純物を広く検出する方法である．改正に際して，システムの適合性に検出の確認が追加された．

注6　本品は酢酸緩衝液の溶液であるので，酢酸の量が規定されている．第十八改正日本薬局方までの各条では，酢酸の試験においてガスクロマトグラフィーが用いられていたが，第十八改正日本薬局方第二追補において，汎用性の高い液体クロマトグラフィーを用いる方法に改正された．

医薬品各条の部　　トルナフタート液の条の次に次の二条を加える．

⑲トルバプタン

Tolvaptan

及び鏡像異性体

$C_{26}H_{25}ClN_2O_3$：448.94

N-{4-[(5*RS*)-7-Chloro-5-hydroxy-2,3,4,5-tetrahydro-1*H*-1-benzazepine-1-

C- 52　　トルバプタン

carbonyl]-3-methylphenyl}-2-methylbenzamide
[*150683-30-0*]

　本品を乾燥したものは定量するとき，トルバプタン（$C_{26}H_{25}ClN_2O_3$）98.5 〜 101.5％を含む.

性　状　本品は白色の結晶又は結晶性の粉末である.

　本品はメタノール又はエタノール（99.5）にやや溶けにくく，水にほとんど溶けない.

　本品のメタノール溶液（1 → 50）は旋光性を示さない.

確認試験

（1）　本品のメタノール溶液（1 → 100000）につき，紫外可視吸光度測定法〈*2.24*〉により吸収スペクトルを測定し，本品のスペクトルと本品の参照スペクトル又はトルバプタン標準品について同様に操作して得られたスペクトルを比較するとき，両者のスペクトルは同一波長のところに同様の強度の吸収を認める.

（2）　本品につき，赤外吸収スペクトル測定法〈*2.25*〉の臭化カリウム錠剤法により試験を行い，本品のスペクトルと本品の参照スペクトル又はトルバプタン標準品のスペクトルを比較するとき，両者のスペクトルは同一波数のところに同様の強度の吸収を認める. （注1）

純度試験　類縁物質　本品 40 mg を量り，メタノールに溶かして 100 mL とし，試料溶液とする. 試料溶液 5 μL につき，次の条件で液体クロマトグラフィー〈*2.01*〉により試験を行い，試料溶液の各々のピーク面積を自動積分法により測定し，面積百分率法によりそれらの量を求めるとき，トルバプタン以外のピークの量はそれぞれ 0.10％以下である. また，トルバプタン以外のピークの合計量は 0.20％以下である.

　　試験条件

　　　検出器：紫外吸光光度計（測定波長：254 nm）

　　　カラム：内径 4.6 mm，長さ 10 cm のステンレス管に 3 μm の液体クロマトグラフィー用オクタデシルシリル化シリカゲルを充塡する.

　　　カラム温度：25℃付近の一定温度

　　　移動相A：水 / リン酸混液（1000：1）

　　　移動相B：液体クロマトグラフィー用アセトニトリル / リン酸混液（1000：1）

　　　移動相の送液：移動相A及び移動相Bの混合比を次のように変えて濃度勾配制御する.

トルバプタン　C-53

注入後の時間 （分）	移動相A （vol%）	移動相B （vol%）
0 〜 20	60 → 20	40 → 80
20 〜 25	20	80

流量：毎分 1.0 mL

面積測定範囲：溶媒のピークの後から注入後 25 分まで

システム適合性

　検出の確認：試料溶液 1 mL にメタノールを加えて 100 mL とし，システム適合性試験用溶液とする．システム適合性試験用溶液 1 mL を正確に量り，メタノールを加えて正確に 20 mL とする．この液 5 μL から得たトルバプタンのピーク面積が，システム適合性試験用溶液のトルバプタンのピーク面積の 3.5 〜 6.5 % になることを確認する．(注2)

　システムの性能：パラオキシ安息香酸イソアミル 15 mg をメタノール 50 mL に溶かす．この液 2 mL 及び試料溶液 2 mL にメタノールを加えて 20 mL とする．この液 5 μL につき，上記の条件で操作するとき，トルバプタン，パラオキシ安息香酸イソアミルの順に溶出し，その分離度は 3 以上である．

　システムの再現性：システム適合性試験用溶液 5 μL につき，上記の条件で試験を 6 回繰り返すとき，トルバプタンのピーク面積の相対標準偏差は 2.0 % 以下である．

乾燥減量〈*2.41*〉　1.0 % 以下（1 g，105℃，2 時間）．

強熱残分〈*2.44*〉　0.1 % 以下（1 g）．

定　量　法　本品及びトルバプタン標準品を乾燥し，その約 50 mg ずつを精密に量り，それぞれに内標準溶液 5 mL を正確に加え，メタノールを加えて溶かし，50 mL とする．この液 5 mL ずつをとり，それぞれにメタノールを加えて 50 mL とし，試料溶液及び標準溶液とする．試料溶液及び標準溶液 10 μL につき，次の条件で液体クロマトグラフィー〈*2.01*〉により試験を行い，内標準物質のピーク面積に対するトルバプタンのピーク面積の比 Q_T 及び Q_S を求める．

$$トルバプタン（C_{26}H_{25}ClN_2O_3）の量（mg）= M_S × Q_T / Q_S$$

　　M_S：トルバプタン標準品の秤取量（mg）

内標準溶液　パラオキシ安息香酸ヘキシルのメタノール溶液（3 → 500）

試験条件

　検出器：紫外吸光光度計（測定波長：254 nm）

　カラム：内径 6 mm，長さ 15 cm のステンレス管に 5 μm の液体クロマトグラ

C-54　トルバプタン

フィー用オクタデシルシリル化シリカゲルを充塡する.

カラム温度：25℃付近の一定温度

移動相：液体クロマトグラフィー用アセトニトリル／水／リン酸混液（600：400：1）

流量：トルバプタンの保持時間が約7分になるように調整する.

システム適合性

システムの性能：標準溶液10 μL につき，上記の条件で操作するとき，トルバプタン，内標準物質の順に溶出し，その分離度は15以上である.

システムの再現性：標準溶液10 μL につき，上記の条件で試験を6回繰り返すとき，内標準物質のピーク面積に対するトルバプタンのピーク面積の比の相対標準偏差は1.0％以下である.

貯　法　容器　密閉容器. 注3

──────── 注・解説 ────────

劇

注1　本品の結晶多型は確認されていない.

注2　類縁物質のピークは各0.1％以下の設定から，検出の確認は0.05％の溶液を設定.

注3　ポリエチレン袋の使用も可能である.

本質　2139　V_2-受容体拮抗剤

名称　tolvaptan INN；（±）-4′-[(7-chloro-2,3,4,5-tetrahydro-5-hydroxy-1*H*-1-benzazepine-1-yl)carbonyl]-*o*-tolu-*m*-toluidide

来歴　トルバプタンは大塚製薬株式会社により合成・開発された非ペプチド性のバソプレシンV_2-受容体拮抗薬であり，腎集合管でのバソプレシンによる水再吸収を阻害することにより水利尿作用を示し，塩類排泄を増加させずに更なる利尿を得ることができる薬剤である．心不全及び肝硬変における体液貯留の患者に対する治療薬として開発された.

心不全における体液貯留に対して使用される利尿薬は主に塩類排泄型（ループ利尿薬と抗アルドステロン薬の併用）であり，血液電解質低下や降圧作用の出現により，利尿薬の効果が不十分な場合があり，そのような心不全患者に対して新たな利尿薬が求められていた.

2010年10月にループ利尿薬等の他の利尿薬では効果不十分な心不全における体液貯留に対して，トルバプタンが効能・効果を示し製造販売承認を取得した.

2013年9月にはループ利尿薬等の他の利尿薬で効果不十分な肝硬変における体液貯留に対して，トルバプタンが効能・効果を示すとして追加・承認された.

2014年3月には腎容積が既に増大しており，かつ，腎容積の増大速度が速い常染

色体優性多発性囊胞腎に対して，トルバプタンが進行抑制の効能・効果を示すとして追加・承認された．

2019 年 8 月にはトルバプタンの普通錠と同じサイズの錠剤で口腔内において速やかに崩壊する服用しやすい製剤として，トルバプタン OD 錠の製造販売承認が得られた．

[製法][1]

1) Kondo, K. *et al.* : *Bioorg. Med. Chem.* **7**, 1743 (1999)

[動態・代謝] 健康成人にトルバプタン 15 mg を空腹時単回経口投与したとき，2.0 時間で最高血漿中濃度 135 ± 53 ng/mL に達し，血中消失半減期は 3.3 ± 1.2 時間，AUC は 645 ± 367 ng・hr/mL であった[1]．また，トルバプタン 30 〜 120 mg を空腹時 1 日 1 回 7 日間反復経口投与したとき，トルバプタンの血漿中濃度に累積はみら

C-56 トルバプタン

れなかった．健康成人における経口投与時の絶対的バイオアベイラビリティは56%であった[2]（外国人データ）．ヒト血漿タンパク結合率は98.0%以上であった[3]（*in vitro*）．トルバプタンは，主として CYP3A4 により代謝される（*in vitro*）．健康成人に ^{14}C-トルバプタン 60 mg を空腹時に単回経口投与したとき，糞中及び尿中にそれぞれ投与した放射能の 58.7% 及び 40.2% が排泄された．未変化体の糞中及び尿中の回収率は，それぞれ投与量の 18.7% 及び 1% 未満であった．糞中の累積放射能の約 65% は投与後 72 時間以内に排泄され，尿中の累積放射能の約 80% は投与後 36 時間以内に排泄された（外国人データ）．トルバプタンは P-糖タンパク質の基質であるとともに P-糖タンパク質への阻害作用を有する[4]．阻害作用を有する薬剤と本剤を併用したとき，これらの薬剤が P-糖タンパク質を阻害することにより，本剤の排出が抑制され，血漿中濃度が上昇するおそれがある．

1) Kim, S. R., *et al.*：*Cardiovasc. Drugs Ther.* **25**（Suppl.1），S5-S17（2011）
2) Shoaf, S. E. *et al.*：*Int. J. Clin. Pharmacol. Ther.* **50**，150（2012）
3) Furukawa, M., *et al.*：*Cardiovasc. Drugs Ther.* **25**（Suppl.1），S83-S89（2011）
4) Shoaf, S.E. *et al.*：*J. Clin. Pharmacol.* **51**，761（2011）

[薬効薬理] バソプレシンは 9 個のアミノ酸からなるペプチドホルモンであり，抗利尿ホルモンとも呼ばれるように，腎集合管に存在するバソプレシン V_2-受容体を介して水透過性を調節している．V_2-受容体にバソプレシンが結合すると，Gs-アデニル酸シクラーゼ-cAMP-PKA 経路が活性化され，水チャンネルであるアクアポリン-2（AQP2）の発現亢進と管腔側への移行により水の透過性を亢進して再吸収を促進する．本薬はバソプレシン V_2-受容体拮抗作用により，バソプレシンによる細胞内 cAMP の上昇を抑制し，腎集合管でのバソプレシンによる水再吸収を阻害することにより，選択的に水を排出し，電解質排泄の増加を伴わない利尿作用（水利尿作用）を示す．

[副作用] 重大なものとして，腎不全，血栓塞栓症，高ナトリウム血症，急激な血清ナトリウム濃度上昇，肝障害，ショック，アナフィラキシー，過度の血圧低下，心室細動，心室頻拍，汎血球減少，血小板減少，（肝硬変における体液貯留に使用時）肝性脳症がある．頻度の高いものとしては，頭痛，めまい，口渇，便秘などの消化器症状，血中尿酸上昇，頻尿，多尿，血中クレアチニン上昇，疲労，多飲症などがあり，その他，血清カリウム値上昇，血清ナトリウム値の変動，（肝硬変における体液貯留に使用時）消化管出血などに注意が必要である．

[相互作用] 主として肝代謝酵素 CYP3A4 によって代謝される．また，P-糖タンパク質の基質であるとともに，P-糖タンパク質への阻害作用を有する．［併用注意］(1) CYP3A4 阻害作用を有する薬剤（ケトコナゾール（経口剤：国内未発売），イトラコナゾール，フルコナゾール，クラリスロマイシン等），グレープフルーツジュース：代謝酵素の阻害により，本剤の作用が増強するおそれがあるので，これらの薬剤との併用は避けることが望ましい．（CYP3A4 を阻害し，本剤の血漿中濃度を上昇さ

トルバプタン　C–57

せる.）（2）CYP3A4 誘導作用を有する薬剤（リファンピシン等），セイヨウオトギリソウ（St. John's Wort, セント・ジョーンズ・ワート）含有食品：代謝酵素の誘導により，本剤の作用が減弱するおそれがあるので，本剤投与時はこれらの薬剤及び食品を摂取しないことが望ましい.（CYP3A4 を誘導し，本剤の血漿中濃度を低下させる.）（3）ジゴキシン：本剤によりジゴキシンの作用が増強されるおそれがある.（本剤は P-糖タンパク質を阻害し，ジゴキシンの血漿中濃度を上昇させる.）（4）P-糖タンパク質阻害作用を有する薬剤（シクロスポリン等）：本剤の作用が増強するおそれがある.（これらの薬剤が P-糖タンパク質を阻害することにより，本剤の排出が抑制されるため血漿中濃度が上昇するおそれがある.）（5）カリウム製剤，カリウム保持性利尿薬（スピロノラクトン，トリアムテレン等），抗アルドステロン薬（エプレレノン等），アンジオテンシン変換酵素阻害薬（エナラプリルマレイン酸塩等），アンジオテンシン II 受容体拮抗薬（ロサルタンカリウム等），レニン阻害薬（アリスキレンフマル酸塩等）：これらの薬剤と併用する場合，血清カリウム濃度が上昇するおそれがある.（本剤の水利尿作用により循環血漿量の減少を来し，相対的に血清カリウム濃度が上昇するおそれがある.）（6）バソプレシン誘導体（デスモプレシン酢酸塩水和物等）：本剤によりバソプレシン誘導体の止血作用が減弱するおそれがある.（本剤のバソプレシン V_2-受容体拮抗作用により，血管内皮細胞からの von Willebrand 因子の放出が抑制されるおそれがある.）

適用　ループ利尿薬等の他の利尿薬で効果不十分な心不全における体液貯留に対して，1 日 1 回 15 mg を経口投与する．なお，ループ利尿薬等の他の利尿薬で効果不十分な肝硬変における体液貯留に対しては別途用法用量が設定されている．また，抗利尿ホルモン不適合分泌症候群（SIADH）における低ナトリウム血症の改善，腎容積が既に増大しており，かつ腎容積の増大速度が速い常染色体優性多発性のう胞腎の進行抑制の目的で別途用法用量が設定されている．

服薬指導　（1）妊婦または妊娠している可能性のある婦人には投与禁忌のため，妊娠の有無を確認する.（2）妊娠する可能性のある女性には，適切な避妊を行うよう指導する.（3）失神，意識消失，めまい等があらわれることがあるので，転倒に注意するよう指導する．また，高所作業，自動車の運転等危険を伴う機械を操作する際には注意するよう指導する.（4）重篤な肝障害があらわれることがあるので，症状が見られた場合には速やかに診察を受けるよう指導する．また，本剤服用中は，定期的に肝機能検査が必要であることを説明する.（5）舌の上にのせて唾液を浸潤させると崩壊するため，水なしで服用可能であるが，水で服用することもできることを指導する．なお，口腔内で崩壊するが，口腔粘膜からは吸収されないため，唾液または水で飲み込むように指導する.（6）寝たままの状態では，水なしで服用しないよう指導する.（7）湿気を避けて保存するよう指導する.（8）心不全および肝硬変における体液貯留患者，SIADH における低ナトリウム血症患者には，口渇，脱水などの症状があらわれた場合には，水分補給を行うよう指導する.

C-58　トルバプタン錠

―――――――――――――――

[製剤]　錠剤 劇処，顆粒剤 劇処

劇処トルバプタン錠

Tolvaptan tablets

本品は定量するとき，表示量の 95.0 ～ 105.0 ％に対応するトルバプタン（$C_{26}H_{25}ClN_2O_3$：448.94）を含む.

製　法　本品は「トルバプタン」をとり，錠剤の製法により製する.

確認試験　定量法で得た試料溶液及び標準溶液 10 µL につき，次の条件で液体クロマトグラフィー〈2.01〉により試験を行うとき，試料溶液及び標準溶液から得た主ピークの保持時間は等しい. また，それらのピークの吸収スペクトルは同一波長のところに同様の強度の吸収を認める. 注1

　試験条件
　　カラム，カラム温度，移動相及び流量は定量法の試験条件を準用する.
　　検出器：フォトダイオードアレイ検出器（測定波長：254 nm，スペクトル測定範囲：210 ～ 350 nm）
　システム適合性
　　システムの性能は定量法のシステム適合性を準用する.

製剤均一性〈6.02〉　次の方法により含量均一性試験を行うとき，適合する.

本品 1 個をとり，内標準溶液 $V/6$ mL を正確に加え，1 mL 中にトルバプタン（$C_{26}H_{25}ClN_2O_3$）約 0.5 mg を含む液となるようにメタノールを加えて V mL とし，振り混ぜながら超音波処理し，崩壊させた後，10 分間よく振り混ぜる. この液 2 mL をとり，メタノールを加えて 10 mL とし，孔径 0.5 µm 以下のメンブランフィルターでろ過する. 初めのろ液 1 mL を除き，次のろ液を試料溶液とする. 別にトルバプタン標準品を 105℃で 2 時間乾燥し，約 30 mg を精密に量り，内標準溶液 10 mL を正確に加え，メタノールを加えて 60 mL とする. この液 2 mL をとり，メタノールを加えて 10 mL とし，標準溶液とする. 以下定量法を準用する.

　　　トルバプタン（$C_{26}H_{25}ClN_2O_3$）の量（mg）
　　　　$= M_S \times Q_T/Q_S \times V/60$

　　　M_S：トルバプタン標準品の秤取量（mg）

　内標準溶液　パラオキシ安息香酸ヘキシルのメタノール溶液（9 → 5000）

トルバプタン錠　　C- 59

溶 出 性〈*6.10*〉　試験液にラウリル硫酸ナトリウム溶液（11 → 5000）900 mL を用い，パドル法により，毎分 50 回転で試験を行うとき，本品の 30 分間の *Q* 値は 80 ％である．

　本品 1 個をとり，試験を開始し，規定された時間に溶出液 20 mL 以上をとり，孔径 0.5 μm 以下のメンブランフィルターでろ過する．初めのろ液 10 mL 以上を除き，次のろ液 *V* mL を正確に量り，1 mL 中にトルバプタン（$C_{26}H_{25}ClN_2O_3$）約 8.3 μg を含む溶液となるように試験液を加えて正確に *V'* mL とし，試料溶液とする．別にトルバプタン標準品を 105℃で 2 時間乾燥し，その約 30 mg を精密に量り，メタノールに溶かし，正確に 100 mL とする．この液 2.5 mL を正確に量り，試験液を加えて正確に 100 mL とし，標準溶液とする．試料溶液及び標準溶液につき，試験液を対照とし，紫外可視吸光度測定法〈*2.24*〉により試験を行い，波長 268 nm における吸光度 A_T 及び A_S を測定する．

　　　トルバプタン（$C_{26}H_{25}ClN_2O_3$）の表示量に対する溶出率（％）
　　　　$= M_S \times A_T / A_S \times V' / V \times 1 / C \times 45 / 2$

　　　M_S：トルバプタン標準品の秤取量（mg）
　　　C：1 錠中のトルバプタン（$C_{26}H_{25}ClN_2O_3$）の表示量（mg）

定 量 法　本品 20 個以上をとり，その質量を精密に量り，粉末とする．トルバプタン（$C_{26}H_{25}ClN_2O_3$）約 15 mg に対応する量を精密に量り，内標準溶液 9 mL を正確に加え，メタノールを加えて 30 mL とし，超音波処理により分散させた後，10 分間よく振り混ぜる．この液 2 mL をとり，メタノールを加えて 10 mL とし，孔径 0.5 μm 以下のメンブランフィルターでろ過する．初めのろ液 1 mL を除き，次のろ液を試料溶液とする．別にトルバプタン標準品を 105℃で 2 時間乾燥し，その約 50 mg を精密に量り，メタノールに溶かし，正確に 50 mL とする．この液 15 mL を正確に量り，内標準溶液 9 mL を正確に加え，メタノールを加えて 30 mL とする．この液 2 mL をとり，メタノールを加えて 10 mL とし，標準溶液とする．試料溶液及び標準溶液 10 μL につき，次の条件で液体クロマトグラフィー〈*2.01*〉により試験を行い，内標準物質のピーク面積に対するトルバプタンのピーク面積の比 Q_T 及び Q_S を求める．

　　　トルバプタン（$C_{26}H_{25}ClN_2O_3$）の量（mg）
　　　　$= M_S \times Q_T / Q_S \times 3 / 10$

　　　M_S：トルバプタン標準品の秤取量（mg）

C- 60　　トルバプタン錠

　　内標準溶液　パラオキシ安息香酸ヘキシルのメタノール溶液（1→1000）
　　試験条件
　　「トルバプタン」の定量法の試験条件を準用する．
　　システム適合性
　　　システムの性能：標準溶液 10 µL につき，上記の条件で操作するとき，トルバ
　　　　プタン，内標準物質の順に溶出し，その分離度は 15 以上である．
　　　システムの再現性：標準溶液 10 µL につき，上記の条件で試験を 6 回繰り返
　　　　すとき，内標準物質のピーク面積に対するトルバプタンのピーク面積の比の
　　　　相対標準偏差は 1.0％以下である．
貯　法　容器　気密容器．

──────── 注・解説 ────────

（→　トルバプタン）

劇処

注1　確認試験は通常の UV ではなくフォトダイオードアレイのため，標準溶液
との保持時間及び吸収スペクトルの一致が規定されている．

　医薬品各条の部　トルブタミドの条を削る．

　医薬品各条の部　トルブタミド錠の条を削る．

　医薬品各条の部　白糖の条純度試験の項ヒ素の目を削り，以降を繰り上げる．

　医薬品各条の部　パラフィンの条純度試験の項ヒ素の目を削り，以降を繰り上げ
る．

　医薬品各条の部　流動パラフィンの条純度試験の項ヒ素の目を削り，以降を繰り上
げる．

　医薬品各条の部　軽質流動パラフィンの条純度試験の項ヒ素の目を削り，以降を繰
り上げる．

低置換度ヒドロキシプロピルセルロース　　C-61

医薬品各条の部　低置換度ヒドロキシプロピルセルロースの条定量法の項を次のように改める.

低置換度ヒドロキシプロピルセルロース

定　量　法
（ⅰ）　装置

分解瓶：5 mL の耐圧セラムバイアルで，セプタムは表面がフッ素樹脂で加工されたブチルゴム製で，アルミニウム製のキャップを用いてセラムバイアルに固定して密栓できるもの．又は同様の気密性を有するもの．

加熱器：角型金属アルミニウム製ブロックに穴をあけたもので分解瓶に適合するもの．加熱器はマグネチックスターラーを用いて分解瓶の内容物をかき混ぜる構造を有するか，又は振とう器に取り付けられて，毎分約 100 回の往復振とうができるもの．

（ⅱ）　操作法　本品約 65 mg を精密に量り，分解瓶に入れ，アジピン酸 0.06 ～ 0.10 g，内標準溶液 2.0 mL 及びヨウ化水素酸 2.0 mL を加え，直ちに密栓し，その質量を精密に量る．分解瓶の内容物の温度が 130 ± 2℃になるようにブロックを加熱しながら，加温器に付属したマグネチックスターラー又は振とう器を用いて 60 分間かき混ぜる．マグネチックスターラー又は振とう器が使えない場合には，加熱時間の初めの 30 分間，5 分ごとに手で振り混ぜる．冷後，その質量を精密に量り，減量が 26 mg 未満及び内容物の漏れがないとき，混合物の上層を試料溶液とする．別にアジピン酸 0.06 ～ 0.10 g，内標準溶液 2.0 mL 及びヨウ化水素酸 2.0 mL を分解瓶にとり，直ちに密栓し，その質量を精密に量り，マイクロシリンジを用いセプタムを通して定量用ヨウ化イソプロピル 15 ～ 22 µL を加え，その質量を精密に量る．分解瓶をよく振り混ぜた後，内容物の上層を標準溶液とする．試料溶液及び標準溶液 1 ～ 2 µL につき，次の条件でガスクロマトグラフィー〈2.02〉により試験を行い，内標準物質のピーク面積に対するヨウ化イソプロピルのピーク面積の比 Q_T 及び Q_S を求める．注1

ヒドロキシプロポキシ基（$C_3H_7O_2$）の量（％）
$$= M_S/M \times Q_T/Q_S \times 44.17$$

M_S：定量用ヨウ化イソプロピルの秤取量（mg）
M：乾燥物に換算した本品の秤取量（mg）
44.17：ヒドロキシプロポキシ基の式量／ヨウ化イソプロピルの分子量　× 100

内標準溶液　n-オクタンの o-キシレン溶液（3 → 100）

C- 62 　ヒプロメロース

試験条件
　　検出器：熱伝導度型検出器又は水素炎イオン化検出器.
　　カラム：内径 0.53 mm，長さ 30 m のフューズドシリカ管の内面にガスクロマ
　　　　トグラフィー用ジメチルポリシロキサンを厚さ 3 μm で被覆する. なお，必
　　　　要ならば，ガードカラムを使用する.
　　カラム温度：50℃を 3 分間保持した後，毎分 10℃で 100℃まで昇温し，次に
　　　　毎分 35℃で 250℃まで昇温し，250℃を 8 分間保持する.
　　注入口温度：250℃
　　検出器温度：280℃
　　キャリヤーガス：ヘリウム
　　流量：毎分 4.3 mL（内標準物質の保持時間約 10 分）.
　　スプリット比：1：40
システム適合性
　　システムの性能：標準溶液 1 ～ 2 μL につき，上記の条件で操作するとき，ヨ
　　　　ウ化イソプロピル，内標準物質の順に流出し，その分離度は 5 以上である.
　　システムの再現性：標準溶液 1 ～ 2 μL につき，上記の条件で試験を 6 回繰り
　　　　返すとき，内標準物質のピーク面積に対するヨウ化イソプロピルのピーク面
　　　　積の比の相対標準偏差は 2.0 ％以下である.

―――――― 注・解説 ――――――

注1　国際調和に基づき，定量法の記載が整備された.（→ ヒプロメロース 注1）

医薬品各条の部　ヒプロメロースの条定量法の項を次のように改める.

ヒ プ ロ メ ロ ー ス

定 量 法

（i） 装置
　　分解瓶：5 mL の耐圧セラムバイアルで，セプタムは表面がフッ素樹脂で加工さ
　　　　れたブチルゴム製で，アルミニウム製のキャップを用いてセラムバイアルに固
　　　　定して密栓できるもの. 又は同等の気密性を有するもの.
　　加熱器：角型金属アルミニウム製ブロックに穴をあけたもので，分解瓶に適合す
　　　　るもの. 加熱器はマグネチックスターラーを用いて分解瓶の内容物をかき混ぜ
　　　　る構造を有するか，又は振とう器に取り付けられて，毎分約 100 回の往復振
　　　　とうができるもの.
（ii） 操作法　本品約 65 mg を精密に量り，分解瓶に入れ，アジピン酸 60 ～

ヒプロメロース　　C- 63

100 mg，内標準溶液 2.0 mL 及びヨウ化水素酸 2.0 mL を加え，直ちに密栓し，その質量を精密に量る．分解瓶の内容物の温度が 130 ± 2℃になるようにブロックを加熱しながら，加熱器に付属したマグネチックスターラー又は振とう器を用いて 60 分間かき混ぜる．マグネチックスターラー又は振とう器が使えない場合には，加熱時間の初めの 30 分間，5 分ごとに手で振り混ぜる．冷後，その質量を精密に量り，減量が 26 mg 未満及び内容物の漏れがないとき，混合物の上層を試料溶液とする．別にアジピン酸 60 〜 100 mg，内標準溶液 2.0 mL 及びヨウ化水素酸 2.0 mL を分解瓶にとり，直ちに密栓し，その質量を精密に量り，マイクロシリンジを用いセプタムを通して定量用ヨードメタン 45 μL 及び定量用ヨウ化イソプロピル 15 〜 22 μL を加え，再びそれぞれの質量を精密に量る．分解瓶をよく振り混ぜた後，内容物の上層を標準溶液とする．試料溶液及び標準溶液 1 〜 2 μL につき，次の条件でガスクロマトグラフィー〈2.02〉により試験を行い，内標準物質のピーク面積に対するヨードメタン及びヨウ化イソプロピルのピーク面積の比 Q_{Ta}，Q_{Tb} 及び Q_{Sa}，Q_{Sb} を求める．(注1)

メトキシ基（CH$_3$O）の量（％）＝ $M_{Sa}/M × Q_{Ta}/Q_{Sa} × 21.86$
ヒドロキシプロポキシ基（C$_3$H$_7$O$_2$）の量（％）＝ $M_{Sb}/M × Q_{Tb}/Q_{Sb} × 44.17$

M_{Sa}：定量用ヨードメタンの秤取量（mg）
M_{Sb}：定量用ヨウ化イソプロピルの秤取量（mg）
M：乾燥物に換算した本品の秤取量（mg）
21.86：メトキシ基の式量／ヨードメタンの分子量 × 100
44.17：ヒドロキシプロポキシ基の式量／ヨウ化イソプロピルの分子量 × 100

内標準溶液　n-オクタンの o-キシレン溶液（3 → 100）
試験条件
　検出器：熱伝導度型検出器又は水素炎イオン化検出器
　カラム：内径 0.53 mm，長さ 30 m のフューズドシリカ管の内面にガスクロマトグラフィー用ジメチルポリシロキサンを厚さ 3 μm で被覆する．なお，必要ならば，ガードカラムを使用する．
　カラム温度：50℃を 3 分間保持した後，毎分 10℃で 100℃まで昇温し，次に毎分 35℃で 250℃まで昇温する．その後，250℃を 8 分間保持する．
　注入口温度：250℃
　検出器温度：280℃
　キャリヤーガス：ヘリウム
　流量：毎分 4.3 mL（内標準物質の保持時間約 10 分）
　スプリット比：1：40

C- 64   フェブキソスタット

システム適合性
　　システムの性能：標準溶液 1 ～ 2 μL につき，上記の条件で操作するとき，ヨ
　　　ードメタン，ヨウ化イソプロピル，内標準物質の順に流出し，その分離度は
　　　5 以上である．
　　システムの再現性：標準溶液 1 ～ 2 μL につき，上記の条件で試験を 6 回繰り
　　　返すとき，内標準物質のピーク面積に対するヨードメタン，ヨウ化イソプロ
　　　ピルのピーク面積の比の相対標準偏差はそれぞれ 2.0％以下である．

──────── 注・解説 ────────

注1　国際調和に基づき，装置及び操作法の記載が整備された．密封容器内でアジ
ピン酸を触媒としてヨウ化水素酸により Zeisel 分解を行い，本品のアルコキシル基
をヨウ化アルキルに変換する．生成したヨードメタン及びヨウ化イソプロピルを o-
キシレンで抽出し，1 回の分解で 2 種のアルキル基を同時に測定する方法である．加
熱しながらかき混ぜるのは，生成したヨウ化アルキルのキシレン層へ速やかに移行さ
せ，脱ヨウ素化反応を防ぐためである．
　　加熱前後の質量差の規定を満たす市販の分解瓶としては，Thermo Scientific 社の
Reacti-Vial や DWK Life Science 社の Wheaton NextGen V Vial などがある．

　　医薬品各条の部　　ピロ亜硫酸ナトリウムの条純度試験の項ヒ素の目を削る．

　　医薬品各条の部　　フェノールスルホンフタレイン注射液の条の次に次の二条を加え
る．

フェブキソスタット

Febuxostat

$C_{16}H_{16}N_2O_3S$：316.37

フェブキソスタット　C-65

2-[3-Cyano-4-(2-methylpropoxy)phenyl]-4-methyl-1,3-thiazole-5-carboxylic acid

[144060-53-7]

本品は定量するとき，フェブキソスタット（$C_{16}H_{16}N_2O_3S$）98.0〜102.0％を含む．

性　状　本品は白色の結晶又は結晶性の粉末である．

本品はエタノール（99.5）にやや溶けにくく，アセトニトリルに溶けにくく，水にほとんど溶けない．

融点：約209℃（分解，ただし乾燥後）．

本品は結晶多形が認められる．

確認試験

(1)　本品のエタノール（99.5）溶液（1→100000）につき，紫外可視吸光度測定法〈2.24〉により吸収スペクトルを測定し，本品のスペクトルと本品の参照スペクトル又はフェブキソスタット標準品について同様に操作して得られたスペクトルを比較するとき，両者のスペクトルは同一波長のところに同様の強度の吸収を認める．

(2)　本品につき，赤外吸収スペクトル測定法〈2.25〉の臭化カリウム錠剤法により試験を行い，本品のスペクトルと本品の参照スペクトル又はフェブキソスタット標準品のスペクトルを比較するとき，両者のスペクトルは同一波数のところに同様の強度の吸収を認める．もし，これらのスペクトルに差を認めるときは，別に規定する方法により再結晶し，結晶をろ取し，乾燥したものにつき，同様の試験を行う．（注1）

純度試験　類縁物質

(i)　本品約50 mgを精密に量り，アセトニトリルに溶かし，正確に50 mLとし，試料溶液とする．別にフェブキソスタット標準品約50 mgを精密に量り，アセトニトリルに溶かし，正確に50 mLとする．この液10 mLを正確に量り，アセトニトリルを加えて正確に100 mLとした液をフェブキソスタット原液とする．フェブキソスタット原液10 mLを正確に量り，アセトニトリルを加えて正確に200 mLとし，標準溶液とする．試料溶液及び標準溶液40 μLずつを正確にとり，次の条件で液体クロマトグラフィー〈2.01〉により，試験を行う．試料溶液の類縁物質のピーク面積A_T及び標準溶液のフェブキソスタットのピーク面積A_Sを自動積分法により測定し，次式により，類縁物質の量を求める．ただし，フェブキソスタットに対する相対保持時間約1.2の類縁物質Aのピーク面積は自動積分法で求めた面積に感度係数1.8を乗じた値とする．（注2）

$$類縁物質の量（％）= M_S／M_T × A_T／A_S × 1／2$$

C- 66　　フェブキソスタット

　　M_S：フェブキソスタット標準品の秤取量（mg）
　　M_T：本品の秤取量（mg）

試験条件
　　検出器：紫外吸光光度計（測定波長：217 nm）
　　カラム：内径 4.6 mm，長さ 25 cm のステンレス管に 5 μm の液体クロマトグ
　　　ラフィー用オクタデシルシリル化シリカゲルを充塡する．
　　カラム温度：40℃付近の一定温度
　　移動相A：薄めた酢酸（100）（1 → 5000）
　　移動相B：酢酸（100）の液体クロマトグラフィー用アセトニトリル溶液
　　　（1 → 5000）
　　移動相の送液：移動相 A 及び移動相 B の混合比を次のように変えて濃度勾配
　　　制御する．

注入後の時間 （分）	移動相 A （vol%）	移動相 B （vol%）
0 ～ 40	60 → 0	40 → 100

　　流量：毎分 0.7 mL
　　面積測定範囲：試料溶液注入後 40 分間
システム適合性
　　検出の確認：標準溶液 1 mL を正確に量り，アセトニトリルを加えて正確に
　　　10 mL とする．この液 40 μL から得たフェブキソスタットのピーク面積が，
　　　標準溶液のフェブキソスタットのピーク面積の 7 ～ 13％になることを確認
　　　する．
　　システムの性能：システム適合性試験用フェブキソスタット類縁物質 A 標準
　　　品 1 mg をアセトニトリルに溶かし 100 mL とした液 2 mL 及びフェブキソ
　　　スタット原液 1 mL を正確に量り，アセトニトリルを加えて正確に 20 mL と
　　　する．この液 40 μL につき，上記の条件で操作するとき，フェブキソスタッ
　　　ト，類縁物質 A の順に溶出し，その分離度は 5 以上である．
　　システムの再現性：標準溶液 40 μL につき，上記の条件で試験を 6 回繰り返
　　　すとき，フェブキソスタットのピーク面積の相対標準偏差は 2.0％以下であ
　　　る．
（ⅱ）　本品約 50 mg を精密に量り，アセトニトリルに溶かし，正確に 50 mL とす
る．この液 10 mL を正確に量り，40 mmol/L 酢酸アンモニウム試液を加えて正確
に 100 mL とし，試料溶液とする．別にフェブキソスタット標準品約 50 mg を精密
に量り，アセトニトリルを加えて正確に 50 mL とする．この液 10 mL を正確に量

り，アセトニトリルを加えて正確に 100 mL とし，フェブキソスタット原液とする．この液 10 mL を正確に量り，アセトニトリルを加えて正確に 200 mL とする．更にこの液 10 mL を正確に量り，40 mmol/L 酢酸アンモニウム試液を加えて正確に 100 mL とし，標準溶液とする．試料溶液及び標準溶液 20 µL ずつを正確にとり，次の条件で液体クロマトグラフィー〈2.01〉により，試験を行う．試料溶液のフェブキソスタットに対する相対保持時間約 1.1 の類縁物質 B のピーク面積 A_T 及び標準溶液のフェブキソスタットのピーク面積 A_S を自動積分法により測定し，次式により類縁物質 B の量を求める．（注3）

$$類縁物質 B の量（\%）＝ M_S／M_T × A_T／A_S × 1／2$$

M_S：フェブキソスタット標準品の秤取量（mg）
M_T：本品の秤取量（mg）

試験条件
　検出器：紫外吸光光度計（測定波長：317 nm）
　カラム：内径 4.6 mm，長さ 15 cm のステンレス管に 3 µm の液体クロマトグラフィー用トリアコンチルシリル化シリカゲルを充塡する．
　カラム温度：15℃付近の一定温度
　移動相：薄めたトリフルオロ酢酸（1 → 2000）／トリフルオロ酢酸の液体クロマトグラフィー用アセトニトリル溶液（1 → 2000）混液（11：9）
　流量：フェブキソスタットの保持時間が約 47 分になるように調整する．
システム適合性
　検出の確認：システム適合性試験用フェブキソスタット類縁物質 B 標準品 1 mg を正確に量り，アセトニトリルに溶かし，100 mL とし，類縁物質 B 溶液とする．フェブキソスタット原液 2 mL を正確に量り，アセトニトリルを加えて正確に 20 mL とし，フェブキソスタット 10 倍希釈溶液とする．フェブキソスタット 10 倍希釈溶液 1 mL 及び類縁物質 B 溶液 1 mL を正確に量り，アセトニトリルを加えて正確に 20 mL とする．この液 2 mL を正確に量り，40 mmol/L 酢酸アンモニウム試液を加えて正確に 20 mL とする．この液 20 µL から得たフェブキソスタット及び類縁物質 B のピーク面積が，システムの性能におけるシステム適合性試験用溶液のそれぞれのピーク面積の 7 ～ 13％になることを確認する．
　システムの性能：フェブキソスタット 10 倍希釈溶液 2.5 mL 及び類縁物質 B 溶液 2.5 mL を正確に量り，40 mmol/L 酢酸アンモニウム試液を加えて正確に 50 mL とし，システム適合性試験用溶液とする．この液 20 µL につき，上記の条件で操作するとき，フェブキソスタット，類縁物質 B の順に溶出

C- *68*　フェブキソスタット

し，その分離度は 3 以上である．

　システムの再現性：標準溶液 20 µL につき，上記の条件で試験を 6 回繰り返すとき，フェブキソスタットのピーク面積の相対標準偏差は 2.0％以下である．

（ⅲ）（ⅰ）及び（ⅱ）で求めた類縁物質の個々の量は 0.10％以下であり，類縁物質の合計量は 0.5％以下である．（注4）

乾燥減量〈*2.41*〉　0.5％以下（1 g，105℃，4 時間）．

強熱残分〈*2.44*〉　0.1％以下（1 g）．

定 量 法　本品約 50 mg を精密に量り，アセトニトリルに溶かし，正確に 50 mL とする．この液 10 mL を正確に量り，アセトニトリルを加え，正確に 100 mL とする．この液 25 mL 及び内標準溶液 10 mL を正確に量り，アセトニトリルを加えて 100 mL とし，試料溶液とする．別にフェブキソスタット標準品約 50 mg を精密に量り，アセトニトリルに溶かし，正確に 50 mL とする．以下試料溶液と同様に操作し，標準溶液とする．試料溶液及び標準溶液 20 µL につき，次の条件で液体クロマトグラフィー〈*2.01*〉により試験を行い，内標準物質のピーク面積に対するフェブキソスタットのピーク面積の比 Q_T 及び Q_S を求める．

　　フェブキソスタット（$C_{16}H_{16}N_2O_3S$）の量（mg）
　　　$= M_S \times Q_T / Q_S$

　　M_S：フェブキソスタット標準品の秤取量（mg）

　内標準溶液：ジフェニルのアセトニトリル溶液（1 → 2500）
　試験条件
　　検出器：紫外吸光光度計（測定波長：217 nm）
　　カラム：内径 4.6 mm，長さ 15 cm のステンレス管に 5 µm の液体クロマトグラフィー用オクタデシルシリル化シリカゲルを充塡する．
　　カラム温度：40℃付近の一定温度
　　移動相：酢酸（100）の液体クロマトグラフィー用アセトニトリル溶液（1 → 500）／薄めた酢酸（100）（1 → 500）混液（3：2）
　　流量：フェブキソスタットの保持時間が約 7 分になるように調整する．
　システム適合性
　　システムの性能：標準溶液 20 µL につき，上記の条件で操作するとき，フェブキソスタット，内標準物質の順に溶出し，その分離度は 10 以上である．
　　システムの再現性：標準溶液 20 µL につき，上記の条件で試験を 6 回繰り返すとき，内標準物質のピーク面積に対するフェブキソスタットのピーク面積の比の相対標準偏差は，1.0％以下である．

フェブキソスタット　C-69

貯　法　容器　気密容器.

その他

類縁物質A：

2-[3-Ethoxycarbonyl-4-(2-methylpropoxy)phenyl]-4-methyl-1,3-thiazole-5-carboxylic acid

類縁物質B：

2-(4-Butoxy-3-cyanophenyl)-4-methyl-1,3-thiazole-5-carboxylic acid

─────── 注・解説 ───────

注1　本品には結晶多形が認められることから，スペクトルに差を認める場合は，再結晶を実施する．本試験方法には具体的な試験方法の記載がないことから，必要に応じて，別に製造販売承認書等に規定した方法により実施する．

注2　類縁物質Aのみ感度係数が規定されている．なお，そのピークの溶出位置はフェブキソスタットに対する相対保持時間約1.2との規定があるが，具体的な溶出位置はシステム適合性試験用フェブキソスタット類縁物質A標準品の使用により確認できる．

注3　類縁物質Bのピークの溶出位置は，フェブキソスタットに対する相対保持時間約1.1との規定があるが，具体的な溶出位置はシステム適合性試験用フェブキソスタット類縁物質B標準品の使用により確認できる．

注4　類縁物質（ⅱ）では類縁物質Bのみを対象とし，類縁物質（ⅰ）では類縁

C-70　　フェブキソスタット

物質 B 以外の類縁物質 A 及びその他の類縁物質を対象としている．総量に合算される類縁物質に重複はない．

[本 質]　3949 非プリン型選択的キサンチンオキシダーゼ阻害剤，高尿酸血症治療薬

[名 称]　febuxostat [INN]；2-[3-cyano-4-(2-methylpropoxy)phenyl]-4-methylthiazole-5-carboxylic acid

[来 歴]　フェブキソスタットは帝人株式会社（現　帝人ファーマ株式会社）により発見・開発された，強力な尿酸生成抑制作用を有する非プリン型 XOR（キサンチン酸化還元酵素）阻害薬であり，XOR 選択性が高く，他のプリン代謝酵素にはほとんど影響を与えない．腎障害による影響を受けにくく，中等度の腎機能障害患者にも用量調整なしに使用が可能である．

高尿酸血症は痛風の原因となるだけでなく，尿路結石や腎結石を引き起こし，さらには腎機能の低下から腎不全にも至る．又，高尿酸血症は糖尿病，高脂血症，肥満や高血圧などの生活習慣病と関連することが示唆されており，高尿酸血症に対する治療が注目されている．

高尿酸血症治療薬としては，尿酸生成抑制薬としてアロプリノール，尿酸排泄促進薬としてベンズブロマロンなどが長年にわたり使用されてきたが，副作用や薬物相互作用の点から使用に制限が生じてきた．これらの問題点を解決するために，XOR に対して選択的かつ強力な阻害作用を有するフェブキソスタットが 2011 年 1 月に「痛風，高尿酸血症」の効能・効果を示すとして製造販売承認を得，2011 年 5 月に販売を開始した．

フェブキソスタット　*C*– *71*

製法 [1]

1) Kondo, S. *et al.* : *JP Pat.* 2,725,886（1992）

動態・代謝　健康成人男性にフェブキソスタット 40 mg を絶食下で単回経口投与したとき，1.2 時間で最高血漿中濃度 2270.3 ng/mL に達し，血中消失半減期は 7.3 時間，AUC は 7085.2 ng・hr/mL であった．朝食後に 1 日 1 回 7 日間反復経口投与したとき，血漿中フェブキソスタット濃度は投与開始後 3 日で定常状態に達し，反復投与による蓄積性は認められなかった．また，食後に単回経口投与したとき，空腹時投与に比べて C_{max} 及び AUC_{inf} はそれぞれ 28 及び 18% 低下した．ヒト血漿タンパク結合率は 97.8 ～ 99.0% であり，主にアルブミンに結合した[1]（*in vitro*）．代謝：フェブキソスタットの主な代謝経路はグルクロン酸抱合反応であり，その他に複数の酸化代謝物，それらの硫酸抱合体及びグルクロン酸抱合体に代謝された[2]．フェブキソスタットの CYP2C8 及び CYP2D6 に対する Ki 値はそれぞれ 20 及び 40 μmol/L であった（*in vitro*）．排泄：健康成人男性にフェブキソスタットとして 10，20，40 mg を絶食下単回経口投与したとき，投与後 24 及び 96 時間までの投与量に対するフェブキソスタットの尿中排泄率はそれぞれ 2.1 ～ 3.8% 及び 2.2 ～ 3.9% であり，また，フェブキソスタットのグルクロン酸抱合体の尿中排泄率はそれぞれ 46.7 ～ 49.7% 及び 49.0 ～ 51.6% であった．健康成人男性に ^{14}C-フェブキソスタットとして 80 mg を含有する液剤を，絶食下単回経口投与したとき，投与後 4 時間までの血漿中総放射能に対するフェブキソスタット及びそのグルクロン酸抱合体の割合はそれぞれ 83.8 ～

95.8％及び2.3～6.8％であった．投与後48時間までのフェブキソスタットの尿中排泄率は1.1～3.5％，投与後120時間までの糞中排泄率は7.8～15.8％であった．また，代謝物を含めた総放射能の投与後216時間までの尿及び糞中排泄率はそれぞれ49.1及び44.9％であった[2]（外国人のデータ）．

1) Mukoyoshi, M., *et al.* : *Xenobiotica* **38**, 496（2008）
2) Grabowski, B. A., *et al.* : *J. Clin. Pharmacol.* **51**, 189（2011）

薬効薬理 高尿酸血症では血液中の尿酸の濃度が高い状態にあり，痛風の因子となり，慢性腎臓病などとの関連性も示唆されている．尿酸はヒトにおけるプリン体の最終代謝産物であり，キサンチンオキシダーゼ（XO）の作用により，ヒポキサンチンからキサンチンを経て産生される．XOは主に肝，小腸，腎及び血管内皮等の組織に存在する．XOは基質を代謝（酸化）することで基質結合部位の酸化・還元状態が変化し，酸化型XOから還元型XOになる．還元型XOは，代謝された基質が基質結合部位から離れた後に酸化型XOに再度変化し，新たな基質を代謝することが可能となる．本薬はXOの作用を阻害することにより，尿酸産生を抑制し血中及び尿中尿酸値を低下させる．類薬であるアロプリノールはXOの基質であるキサンチンと類似の分子構造を有するのに対して，本薬はキサンチンと異なる分子構造（非プリン骨格）を有し，XO以外の他の核酸代謝酵素を阻害せず，XOに選択的な阻害活性を示す．なお本薬はXOの基質結合部位のチャネル内に，空間を埋めるようにしてXOと強固に結合する，酵素タンパクの活性中心の構造に基づく阻害剤であることが報告されており，XOの酸化・還元状態に依存せず，酸化型及び還元型XOのどちらにも結合し，阻害作用を示す．

副作用 重大なものとして，肝障害，過敏症がある．頻度の高いものとしては，肝機能検査値の異常，関節痛などがあり，その他，発疹，TSH増加，心電図異常などに注意が必要である．

相互作用 ［併用禁忌］メルカプトプリン水和物（ロイケリン），アザチオプリン（イムラン，アザニン）：骨髄抑制等の副作用を増強する可能性がある．（アザチオプリンの代謝物メルカプトプリンの代謝酵素であるキサンチンオキシダーゼの阻害により，メルカプトプリンの血中濃度が上昇することがアロプリノール（類薬）で知られている．本剤もキサンチンオキシダーゼ阻害作用をもつことから，同様の可能性がある．）［併用注意］(1) ビダラビン：幻覚，振戦，神経障害等のビダラビンの副作用を増強する可能性がある．（ビダラビンの代謝酵素であるキサンチンオキシダーゼの阻害により，ビダラビンの代謝を抑制し，作用を増強させることがアロプリノール（類薬）で知られている．本剤もキサンチンオキシダーゼ阻害作用をもつことから，同様の可能性がある．）(2) ジダノシン：ジダノシンの血中濃度が上昇する可能性がある．本剤と併用する場合は，ジダノシンの投与量に注意する．（ジダノシンの代謝酵素であるキサンチンオキシダーゼの阻害により，健康成人及びHIV患者においてジダノシンのC_{max}及びAUCが上昇することがアロプリノール（類薬）で知られてい

る．本剤もキサンチンオキシダーゼ阻害作用をもつことから，同様の可能性がある．）

(3) ロスバスタチン：ロスバスタチンの血中濃度が上昇する可能性がある．（本剤が BCRP を阻害することにより，ロスバスタチンの AUC が約 1.9 倍，C_{max} が約 2.1 倍上昇[1]．）

1) Lehtisalo, M., *et al.*：*Clin. Transl. Sci.* **13**, 1236（2020）

[適用] 痛風，高尿酸血症に対して，初期量 10 mg，維持量 40 mg を 1 日 1 回経口投与する．ただし，1 日 1 回 60 mg を最高用量とする．なお，小児に対しては別途用法用量が設定されている．また，がん化学療法に伴う高尿酸血症に対しては別途用法用量が設定されている．

[服薬指導] (1) 併用禁忌薬があるため，服用中の薬剤を医師・薬剤師に申し出るよう指導する．［口腔内崩壊錠］(1) 舌の上にのせて唾液を浸潤させると崩壊するため，水なしで服用可能であるが，水で服用することもできることを指導する．なお，口腔内で崩壊するが，口腔粘膜からは吸収されないため，唾液または水で飲み込むように指導する．(2) 寝たままの状態では，水なしで服用しないよう指導する．(3) 湿気を避けて保存するよう指導する．

[製剤] 錠剤 処

処フェブキソスタット錠

Febuxostat Tablets

本品は定量するとき，表示量の 95.0 〜 105.0 ％に対応するフェブキソスタット（$C_{16}H_{16}N_2O_3S$：316.37）を含む．

製　法　本品は「フェブキソスタット」をとり，錠剤の製法により製する．

確認試験　定量法で得た試料溶液及び標準溶液 20 µL につき，次の条件で液体クロマトグラフィー〈*2.01*〉により試験を行うとき，試料溶液及び標準溶液から得た主ピークの保持時間は等しい．また，それらのピークの吸収スペクトルは同一波長のところに同様の強度の吸収を認める．

試験条件
　　カラム，カラム温度，移動相及び流量は，定量法の試験条件を準用する．
　　検出器：フォトダイオードアレイ検出器（測定波長：317 nm，スペクトル測定範囲：210 〜 350 nm）
システム適合性
　　システムの性能は定量法のシステム適合性を準用する．

純度試験　類縁物質　本品 5 個をとり，アセトニトリル／水混液（3：2）$3V/4$ mL

C-74　　フェブキソスタット錠

を加え，完全に崩壊するまで30分間激しく振り混ぜた後，1 mL中にフェブキソスタット（$C_{16}H_{16}N_2O_3S$）約1 mgを含む液となるようにアセトニトリル/水混液（3：2）を加えて正確に V mLとする．この液を遠心分離し，上澄液をろ過し，ろ液を試料溶液とする．この液1 mLを正確に量り，アセトニトリル/水混液（3：2）を加えて正確に100 mLとし，標準溶液とする．試料溶液及び標準溶液40 μLずつを正確にとり，次の条件で液体クロマトグラフィー〈2.01〉により試験を行う．試料溶液のシステム適合性試験用溶液の類縁物質Aに対する相対保持時間約0.4の類縁物質TA及びフェブキソスタット以外のピークは，それぞれ標準溶液のフェブキソスタットのピーク面積の1/5より大きくない．また，試料溶液のフェブキソスタット以外のピークの合計面積は，標準溶液のフェブキソスタットのピーク面積の1/2より大きくない．　注1

　試験条件
　　検出器：紫外吸光光度計（測定波長：217 nm）
　　カラム：内径4.6 mm，長さ25 cmのステンレス管に5 μmの液体クロマトグラフィー用オクタデシルシリル化シリカゲルを充塡する．
　　カラム温度：40℃付近の一定温度
　　移動相A：薄めた酢酸（100）（1 → 5000）
　　移動相B：酢酸（100）の液体クロマトグラフィー用アセトニトリル溶液（1 → 5000）
　　移動相の送液：移動相A及び移動相Bの混合比を次のように変えて濃度勾配制御する．

注入後の時間 （分）	移動相A （vol%）	移動相B （vol%）
0 ～ 40	60 → 0	40 → 100
40 ～ 60	0	100

　　流量：毎分0.7 mL
　　面積測定範囲：試料溶液注入後60分間
　システム適合性
　　検出の確認：標準溶液2 mLを正確に量り，アセトニトリル/水混液（3：2）を加えて正確に10 mLとする．この液40 μLから得たフェブキソスタットのピーク面積が，標準溶液のフェブキソスタットのピーク面積の14 ～ 26％になることを確認する．
　　システムの性能：フェブキソスタット標準品10 mgをとり，アセトニトリル/水混液（3：2）に溶かし100 mLとし，フェブキソスタット溶液とする．別にシステム適合性試験用フェブキソスタット類縁物質A標準品1 mgをアセ

フェブキソスタット錠　C- 75

トニトリル／水混液 (3：2) に溶かし 100 mL とする．この液 2 mL 及びフェブキソスタット溶液 1 mL を正確に量り，アセトニトリル／水混液 (3：2) を加えて正確に 20 mL とし，この液をシステム適合性試験用溶液とする．この液 40 µL につき上記の条件で操作するとき，フェブキソスタット，類縁物質 A の順に溶出し，その分離度は 5 以上である．

システムの再現性：標準溶液 40 µL につき，上記の条件で試験を 6 回繰り返すとき，フェブキソスタットのピーク面積の相対標準偏差は 2.0％以下である．

製剤均一性〈*6.02*〉　次の方法により含量均一性試験を行うとき，適合する．

本品 1 個をとり，アセトニトリル／水混液 (3：2) $3V/4$ mL を加えて錠剤が完全に崩壊するまで 30 分間激しく振り混ぜた後，アセトニトリル／水混液 (3：2) を加えて正確に V mL とする．この液を遠心分離し，フェブキソスタット ($C_{16}H_{16}N_2O_3S$) 約 4 mg に対応する容量の上澄液を正確に量り，アセトニトリル／水混液 (3：2) を加えて正確に 50 mL とする．更にこの液 2.5 mL を正確に量り，アセトニトリル／水混液 (3：2) を加えて正確に 20 mL とした液をろ過し，ろ液を試料溶液とする．以下定量法を準用する．(注2)

フェブキソスタット（$C_{16}H_{16}N_2O_3S$）の量（mg）
$$= M_S \times A_T / A_S \times C / 10$$

M_S：フェブキソスタット標準品の秤取量（mg）
C：1 錠中のフェブキソスタット（$C_{16}H_{16}N_2O_3S$）の表示量（mg）

溶　出　性〈*6.10*〉　試験液に 10 mg 錠及び 20 mg 錠には pH 5.5 のリン酸水素二ナトリウム・クエン酸緩衝液を，40 mg 錠には pH 6.0 の 0.05 mol/L リン酸水素二ナトリウム・クエン酸緩衝液をそれぞれ 900 mL 用い，パドル法により，毎分 50 回転で試験を行うとき，10 mg 錠及び 40 mg 錠の 30 分間の溶出率は 80％以上であり，20 mg 錠の 60 分間の溶出率は 75％以上である．(注3)

本品 1 個をとり，試験を開始し，規定された時間に溶出液 20 mL 以上をとり，孔径 0.45 µm 以下のメンブランフィルターでろ過する．初めのろ液 10 mL 以上を除き，次のろ液 V mL を正確に量り，表示量に従い 1 mL 中にフェブキソスタット（$C_{16}H_{16}N_2O_3S$）約 11 µg を含む液となるように，崩壊試験第 2 液を加えて正確に V' mL とし，試料溶液とする．別にフェブキソスタット標準品約 11 mg を精密に量り，崩壊試験第 2 液に溶かし，正確に 50 mL とする．この液 5 mL を正確に量り，崩壊試験第 2 液を加えて正確に 100 mL とし，標準溶液とする．試料溶液及び標準溶液につき，紫外可視吸光度測定法〈*2.24*〉により試験を行い，波長 317 nm における吸光度 A_T 及び A_S を測定する．

C- 76　　フェブキソスタット錠

フェブキソスタット（$C_{16}H_{16}N_2O_3S$）の表示量に対する溶出率（％）
= $M_S \times A_T / A_S \times V' / V \times 1/C \times 90$

M_S：フェブキソスタット標準品の秤取量（mg）
C：1錠中のフェブキソスタット（$C_{16}H_{16}N_2O_3S$）の表示量（mg）

定 量 法　本品10個をとり，アセトニトリル／水混液（3：2）$3V/4$ mLを加え，完全に崩壊するまで30分間激しく振り混ぜた後，アセトニトリル／水混液（3：2）を加えて正確にV mLとする．この液を遠心分離し，フェブキソスタット（$C_{16}H_{16}N_2O_3S$）約4 mgに対応する容量の上澄液を正確に量り，アセトニトリル／水混液（3：2）を加えて正確に50 mLとする．更にこの液2.5 mLを正確に量り，アセトニトリル／水混液（3：2）を加えて正確に20 mLとした液をろ過し，ろ液を試料溶液とする．別にフェブキソスタット標準品約10 mgを精密に量り，アセトニトリル／水混液（3：2）に溶かし，正確に200 mLとする．この液5 mLを正確に量り，アセトニトリル／水混液（3：2）を加えて正確に25 mLとし，標準溶液とする．試料溶液及び標準溶液20 μLにつき，次の条件で液体クロマトグラフィー〈2.01〉により試験を行い，それぞれの液のフェブキソスタットのピーク面積A_T及びA_Sを測定する．（注4）

本品1個中のフェブキソスタット（$C_{16}H_{16}N_2O_3S$）の量（mg）
= $M_S \times A_T / A_S \times C / 10$

M_S：フェブキソスタット標準品の秤取量（mg）
C：1錠中のフェブキソスタット（$C_{16}H_{16}N_2O_3S$）の表示量（mg）

試験条件
　検出器：紫外吸光光度計（測定波長：317 nm）
　カラム：内径4.6 mm，長さ15 cmのステンレス管に5 μmの液体クロマトグラフィー用オクタデシルシリル化シリカゲルを充塡する．
　カラム温度：40℃付近の一定温度
　移動相：酢酸（100）の液体クロマトグラフィー用アセトニトリル溶液（1 → 500）／薄めた酢酸（100）（1 → 500）混液（3：2）
　流量：フェブキソスタットの保持時間が約6分になるように調整する．
システム適合性
　システムの性能：標準溶液20 μLにつき，上記の条件で操作するとき，フェブキソスタットのピークの理論段数及びシンメトリー係数は，それぞれ1500段以上，0.9 〜 1.4である．

システムの再現性：標準溶液 20 μL につき，上記の条件で試験を 6 回繰り返すとき，フェブキソスタットのピーク面積の相対標準偏差は 1.0 ％以下である．

貯 法 容器 気密容器．

その他

類縁物質 TA：

2-[3-Carbamoyl-4-(2-methylpropoxy)phenyl]-4-methyl-1,3-thiazole-5-carboxylic acid

─────── 注・解説 ───────

(→ フェブキソスタット)

㊡

注1 類縁物質 TA のピークの溶出位置は，フェブキソスタットではなく類縁物質 A に対する相対保持時間により表されていることに留意する．また，規格について，類縁物質 TA 及びその他の個々の類縁物質の量は 0.2 ％以下，それらの総量は 0.5 ％以下として規定されている．

注2 容量 V mL については具体的な濃度が規定されていないことから，次の操作のフェブキソスタット約 4 mg に対応する上澄液を適切に採取できる容量に設定すればよい．

注3 錠剤の表示量によって異なる試験液と規格が設定されていることに留意する．

注4 本試験方法は錠剤 10 個をとり，丸ごと崩壊させる方法が採用されている．容量 V mL については具体的な濃度は規定されていないことから，錠剤 10 個を十分に崩壊することができ，かつ，次の操作のフェブキソスタット約 4 mg に対応する上澄液を適切に採取できる容量に設定すればよい．

医薬品各条の部　ブドウ糖の条純度試験の項ヒ素の目を削り，以降を繰り上げる．

C-78　ベクロメタゾンプロピオン酸エステル

医薬品各条の部　プロピレングリコールの条純度試験の項ヒ素の目を削り，以降を繰り上げる.

医薬品各条の部　ベクロメタゾンプロピオン酸エステルの条性状の項及び純度試験の項（2）の目を次のように改める.

ベクロメタゾンプロピオン酸エステル

性　状　本品は白色～微黄色の粉末である.
　本品は，メタノール又は酢酸エチルにやや溶けやすく，エタノール（99.5）にやや溶けにくく，水にほとんど溶けない.　注1
　融点：約208℃（分解）.
　本品は結晶多形が認められる.

純度試験
（2）　類縁物質　本品20 mgを酢酸エチル5 mLに溶かし，試料溶液とする．この液1 mLを正確に量り，酢酸エチルを加えて正確に50 mLとし，標準溶液とする．これらの液につき，薄層クロマトグラフィー〈2.03〉により試験を行う．試料溶液及び標準溶液5 μLずつを薄層クロマトグラフィー用シリカゲルを用いて調製した薄層板にスポットする．次に酢酸エチル／ペンタン（3：2）を展開溶媒として約15 cm展開した後，薄層板を風乾する．これにアルカリ性ブルーテトラゾリウム試液を均等に噴霧するとき，試料溶液から得た主スポット以外のスポットは，標準溶液から得たスポットより濃くない.　注2

——————— 注・解説 ———————

注1　本品1 gはエタノール（99.5）約35 mL，酢酸エチル約15 mLに溶ける.
性状で使用する溶媒として，クラス3溶媒である酢酸エチルが追加された.
注2　不純物として，17-プロピオン酸ベクロメタゾンと21-プロピオン酸ベクロメタゾンの混在が予想される．試料溶液及び標準溶液のスポット量はそれぞれ20 μg及び0.4 μgであるので，個々の不純物の許容量は2%以下である.
　18局作成方針に従い，有害試薬の可及的な排除を行うためにそれまで試料溶液及び標準溶液の調製で使用されていたクロロホルム／メタノール混液（9：1）から，酢酸エチルへと変更された．また，展開溶媒として1,2-ジクロロエタン／メタノール／水混液（475：25：1）が使用されていたが，それぞれクラス1溶媒である1,2-ジクロロエタン及びクラス2溶媒であるメタノールから，クラス3溶媒である酢酸エチル及びペンタンを使用した組成へと変更された.

ポリスチレンスルホン酸ナトリウム　　C- 79

　　医薬品各条の部　ポリスチレンスルホン酸ナトリウムの条基原の項，性状の項及び
定量法の項を次のように改める．

ポリスチレンスルホン酸ナトリウム

　　本品はスチレンとジビニルベンゼンとの共重合体にスルホン酸基を結合させ，ナ
トリウム型とした陽イオン交換樹脂である．(注1)

　　本品は定量するとき，換算した脱水物に対し，ナトリウム（Na：22.99）9.4 〜
11.5％を含む．(注2)

　　本品の換算した脱水物 1 g は 0.110 〜 0.135 g のカリウム（K：39.10）と交換す
る．

性　状　本品は黄褐色の粉末で，におい及び味はない．

　　本品は水，メタノール，エタノール（99.5）又はアセトンにほとんど溶けない．

　　本品は希塩酸又は水酸化ナトリウム試液にほとんど溶けない．(注3)

定 量 法 (注4)

（1）　ナトリウム　本品の換算した脱水物約 0.75 g を精密に量り，3 mol/L 塩酸試
液 50 mL を正確に加えて，60 分間振り混ぜた後，孔径 0.45 µm 以下のメンブラン
フィルターでろ過する．初めのろ液 10 mL を除き，次のろ液 2 mL を正確に量り，
水を加えて正確に 300 mL とする．この液 10 mL を正確に量り，0.02 mol/L 塩酸
試液を加えて正確に 50 mL とし，試料溶液とする．別に塩化ナトリウム（標準試
薬）を 130℃で 2 時間乾燥し，その 2.542 g を正確に量り，0.02 mol/L 塩酸試液に
溶かし，正確に 1000 mL とし，標準原液とする．この液の適量を正確に量り，
0.02 mol/L 塩酸試液を加えて 1 mL 中にナトリウム（Na：22.99）1 〜 3 µg を含む
ように正確に薄め，標準溶液とする．試料溶液及び標準溶液につき，次の条件で原
子吸光光度法〈2.23〉により試験を行い，標準溶液から得た検量線を用いて，試料
溶液中のナトリウム含量を求める．

　　使用ガス：

　　　可燃性ガス　アセチレン

　　　支燃性ガス　空気

　　ランプ：ナトリウム中空陰極ランプ

　　波長：589.0 nm

（2）　カリウム交換容量　本品の換算した脱水物約 1.5 g を精密に量り，カリウム
標準原液 100 mL を正確に加え，15 分間振り混ぜた後，孔径 0.45 µm 以下のメン
ブランフィルターでろ過する．初めのろ液 10 mL を除き，次のろ液 10 mL を正確
に量り，0.02 mol/L 塩酸試液を加えて正確に 100 mL とする．この液 2 mL を正確
に量り，0.02 mol/L 塩酸試液を加えて正確に 200 mL とし，試料溶液とする．別に

C-80　ポリスチレンスルホン酸ナトリウム

カリウム標準原液適量を正確に量り，0.02 mol/L 塩酸試液を加えて 1 mL 中にカリウム（K：39.10）1〜5 μg を含むように正確に薄め，標準溶液とする．試料溶液及び標準溶液につき，次の条件で原子吸光光度法〈2.23〉により試験を行い，標準溶液から得た検量線を用いて試料溶液 1000 mL 中のカリウム含量 Y（mg）を求める．次式により本品の換算した脱水物 1 g 当たりのカリウム交換量を計算するとき，0.110〜0.135 g である．

本品の換算した脱水物 1 g 当たりのカリウム（K）交換量（mg）
$$= (X - 100Y)/M$$

X：交換前のカリウム標準原液 100 mL 中のカリウム量（mg）
M：脱水物に換算した本品の秤取量（g）

使用ガス：
　可燃性ガス　アセチレン
　支燃性ガス　空気
ランプ：カリウム中空陰極ランプ
波長：766.5 nm

──────── 注・解説 ────────

注1　本品は不規則に入り乱れた複雑な立体構造を有するが，次のような一般構造式〔1〕で示される．

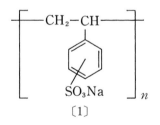

〔1〕

注2　9.4〜11.0% から 9.4〜11.5% に変更された．変更後の規格は USP とは同じであるが，EP では脱水物ではなく乾燥物として 9.4〜11.0% と規定されている．なお，変更に伴い，含量及びカリウム交換容量の規格幅は，いずれも中心値に対して±約 10% の範囲と同様になった．

注3　試験に用いられないジエチルエーテル及びエタノール（95）が削除された．一方で，エタノール（99.5），代表的な酸・アルカリとして希塩酸及び水酸化ナトリウム試液，水分で用いるメタノールが追加された．

注4　定量法（1）ナトリウム及び（2）カリウム交換容量は，従来から原子吸光

メチルセルロース C-81

光度法により規定されていたが，イオン化干渉を抑制する試験方法に変更された．標準溶液に塩酸試液を添加することで，標準溶液と試料溶液の塩酸濃度が統一され，併せてろ過方法も見直された．なお，[USP] や [EP] も原子吸光光度法を用いた測定であるが，調製方法等は異なる．

医薬品各条の部　メグルミンの条純度試験の項ヒ素の目を削り，以降を繰り上げる．

医薬品各条の部　メチルセルロースの条定量法の項を次のように改める．

メ チ ル セ ル ロ ー ス

定 量 法
（ⅰ）装置
　　分解瓶：5 mL の耐圧セラムバイアルで，セプタムは表面がフッ素樹脂で加工されたブチルゴム製で，アルミニウム製のキャップを用いてセラムバイアルに固定して密栓できるもの．又は同等の気密性を有するもの．
　　加熱器：角型金属アルミニウム製ブロックに穴をあけたもので，分解瓶に適合するもの．加熱器はマグネチックスターラーを用いて分解瓶の内容物をかき混ぜる構造を有するか，又は振とう器に取り付けられて，毎分約 100 回の往復振とうができるもの．
（ⅱ）操作法　本品約 65 mg を精密に量り，分解瓶に入れ，アジピン酸 60～100 mg，内標準溶液 2.0 mL 及びヨウ化水素酸 2.0 mL を加え，直ちに密栓し，その質量を精密に量る．分解瓶の内容物の温度が 130 ± 2℃ になるようにブロックを加熱しながら，加熱器に付属したマグネチックスターラー又は振とう器を用いて 60 分間かき混ぜる．マグネチックスターラー又は振とう器が使えない場合には，加熱時間の初めの 30 分間，5 分ごとに手で振り混ぜる．冷後，その質量を精密に量り，減量が 26 mg 未満及び内容物の漏れがないとき，混合物の上層を試料溶液とする．別にアジピン酸 60～100 mg，内標準溶液 2.0 mL 及びヨウ化水素酸 2.0 mL を分解瓶にとり，直ちに密栓し，その質量を精密に量り，マイクロシリンジを用いセプタムを通して定量用ヨードメタン 45 μL を加え，再びその質量を精密に量る．分解瓶を振り混ぜた後，内容物の上層を標準溶液とする．試料溶液及び標準溶液 1～2 μL につき，次の条件でガスクロマトグラフィー〈2.02〉により試験を行い，内標準物質のピーク面積に対するヨードメタンのピーク面積の比 Q_T 及び Q_S を求める．

C- 82　　メチルセルロース

$$\text{メトキシ基 (CH}_3\text{O) の量 (\%)} = M_S/M \times Q_T/Q_S \times 21.86$$

　　M_S：定量用ヨードメタンの秤取量（mg）
　　M：乾燥物に換算した本品の秤取量（mg）
　　21.86：メトキシ基の式量／ヨードメタンの分子量 × 100

内標準溶液　n-オクタンのo-キシレン溶液（3 → 100）
試験条件
　検出器：熱伝導度型検出器又は水素炎イオン化検出器
　カラム：内径 0.53 mm，長さ 30 m のフューズドシリカ管の内面にガスクロマ
　　トグラフィー用ジメチルポリシロキサンを厚さ 3 μm で被覆する．なお，必
　　要ならば，ガードカラムを使用する．
　カラム温度：50℃を 3 分間保持した後，毎分 10℃で 100℃まで昇温し，次に
　　毎分 35℃で 250℃まで昇温する．その後，250℃を 8 分間保持する．
　注入口温度：250℃
　検出器温度：280℃
　キャリヤーガス：ヘリウム
　流量：毎分 4.3 mL（内標準物質の保持時間約 10 分）
　スプリット比：1：40
システム適合性
　システムの性能：標準溶液 1 ～ 2 μL につき，上記の条件で操作するとき，ヨ
　　ードメタン，内標準物質の順に流出し，その分離度は 5 以上である．
　システムの再現性：標準溶液 1 ～ 2 μL につき，上記の条件で試験を 6 回繰り
　　返すとき，内標準物質のピーク面積に対するヨードメタンのピーク面積の比
　　の相対標準偏差は 2.0％以下である．（注1）

――――――― 注・解説 ―――――――

注1　国際調和に基づき，定量法の記載が整備された．（→ ヒプロメロース 注1）

医薬品各条の部　モノステアリン酸アルミニウムの条純度試験の項ヒ素の目を削
る．

医薬品各条の部　ヨウ化ナトリウムの条純度試験の項ヒ素の目を削る．

ロキソプロフェンナトリウム水和物　　C- 83

医薬品各条の部　ロキソプロフェンナトリウム水和物の条性状の項及び純度試験の項（3）の目を次のように改める.

⑱ロキソプロフェンナトリウム水和物

性　状　本品は白色〜帯黄白色の結晶又は結晶性の粉末である.

本品は水又はメタノールに極めて溶けやすく，エタノール（99.5）に溶けやすく，ジエチルエーテルにほとんど溶けない. 注1

本品の水溶液（1→20）は旋光性を示さない.

本品 1.0 g を新たに煮沸して冷却した水 20 mL に溶かした液の pH は 6.5 〜 8.5 である.

純度試験

（3）　類縁物質　本品 1.0 g をエタノール（99.5）10 mL に溶かし，試料溶液とする. この液 1 mL を正確に量り，エタノール（99.5）を加えて正確に 200 mL とし，標準溶液とする. これらの液につき，薄層クロマトグラフィー〈2.03〉により試験を行う. 試料溶液及び標準溶液 10 µL ずつを薄層クロマトグラフィー用シリカゲル（蛍光剤入り）を用いて調製した薄層板にスポットする. 次にペンタン／酢酸エチル／酢酸（100）混液（10：9：1）を展開溶媒として約 15 cm 展開した後，薄層板を風乾する. これに紫外線（主波長 254 nm）を照射するとき，試料溶液から得た主スポット以外のスポットは，標準溶液から得たスポットより濃くない. 注2

────── 注・解説 ──────

⑱

注1　本品 1 g は水 1 mL，メタノール 1 mL，エタノール（99.5）6 mL に溶ける. クロロホルムに溶けにくく，アセトン，酢酸エチル，ベンゼンにほとんど溶けない.

性状で使用する溶媒として，エタノール（95）からエタノール（99.5）へと変更された.

注2　予想される混在物には合成原料である〔1〕，合成中間体である〔2〕などのほかに分解物としての〔3〕などがある. 標準溶液は試料溶液を 200 倍に希釈したものであるので，個々の類縁物質の許容量はロキソプロフェンナトリウムとして 0.5% 以下である.

18 局作成方針に従い，有害試薬の可及的な排除を行うためにそれまで試料溶液及び標準溶液の調製で使用されていたメタノールから，エタノール（99.5）へと変更された. また，展開溶媒として 1,2-ジクロロエタン／酢酸（100）混液（9：1）が使用されていたが，クラス 1 溶媒である 1,2-ジクロロエタンから，クラス 3 溶媒である酢酸エチル及びペンタンを使用した組成へと変更された.

C-84　ロルノキシカム

〔1〕

〔2〕

〔3〕

医薬品各条の部　ロラゼパムの条の次に次の二条を加える．

⑳ロ　ル　ノ　キ　シ　カ　ム

Lornoxicam

$C_{13}H_{10}ClN_3O_4S_2$：371.82

6-Chloro-4-hydroxy-2-methyl-*N*-(pyridin-2-yl)-2*H*-thieno[2,3-*e*][1,2]
thiazine-3-carboxamide 1,1-dioxide

[70374-39-9]

　本品を乾燥したものは定量するとき，ロルノキシカム（$C_{13}H_{10}ClN_3O_4S_2$）98.0～
102.0％を含む．

性　状　本品は黄色の結晶性の粉末である．（注1）

　本品はアセトニトリルに極めて溶けにくく，水，メタノール又はエタノール
（99.5）にほとんど溶けない．（注2）

　融点：約207℃（分解）．

ロルノキシカム　　C-85

本品は結晶多形が認められる.

確認試験

(1)　本品 5 mg を塩酸のメタノール溶液(9 → 10000)1000 mL に溶かした液につき,紫外可視吸光度測定法〈2.24〉により吸収スペクトルを測定し,本品のスペクトルと本品の参照スペクトル又はロルノキシカム標準品について同様に操作して得られたスペクトルを比較するとき,両者のスペクトルは同一波長のところに同様の強度の吸収を認める.

(2)　本品を乾燥し,赤外吸収スペクトル測定法〈2.25〉の臭化カリウム錠剤法により試験を行い,本品のスペクトルと本品の参照スペクトル又は乾燥したロルノキシカム標準品のスペクトルを比較するとき,両者のスペクトルは同一波数のところに同様の強度の吸収を認める.もし,これらのスペクトルに差を認めるときは,本品 0.2 g にメタノール 2 mL を加え,55 ～ 60℃で 1 時間かき混ぜる.室温までかき混ぜながら冷却した後,結晶をろ取し,120℃で 2 時間乾燥したものにつき,同様に試験を行う.(注3)

純度試験　類縁物質　本品 20 mg をアセトニトリル / メタノール混液(1 : 1)100 mL に溶かし,試料溶液とする.この液 2 mL を正確に量り,アセトニトリル / メタノール混液(1 : 1)を加えて正確に 20 mL とする.更にこの液 1 mL を正確に量り,アセトニトリル / メタノール混液(1 : 1)を加えて正確に 20 mL とし,標準溶液とする.試料溶液及び標準溶液 10 μL ずつを正確にとり,次の条件で液体クロマトグラフィー〈2.01〉により試験を行う.それぞれの液の各々のピーク面積を自動積分法により測定するとき,試料溶液のロルノキシカムに対する相対保持時間約 0.3 の類縁物質 A のピーク面積は,標準溶液のロルノキシカムのピーク面積より大きくなく,試料溶液のロルノキシカムに対する相対保持時間約 0.8 の類縁物質 B のピーク面積は,標準溶液のロルノキシカムのピーク面積の 2/25 より大きくなく,試料溶液のロルノキシカムに対する相対保持時間約 1.1 の類縁物質 C のピーク面積は,標準溶液のロルノキシカムのピーク面積の 19/50 より大きくなく,試料溶液のロルノキシカムに対する相対保持時間約 1.4 の類縁物質 D のピーク面積は,標準溶液のロルノキシカムのピーク面積の 3/10 より大きくなく,ロルノキシカム及び上記以外のピーク面積は,標準溶液のロルノキシカムのピーク面積の 1/5 より大きくない.また,ロルノキシカム及び上記以外のピークの合計面積は,標準溶液のロルノキシカムのピーク面積より大きくない.ただし,類縁物質 B,類縁物質 C 及び類縁物質 D のピーク面積は自動積分法で求めた面積にそれぞれ感度係数 0.4,1.9 及び 1.5 を乗じた値とする.(注4)

　試験条件

　　検出器:紫外吸光光度計(測定波長:295 nm)

　　カラム:内径 4 mm,長さ 15 cm のステンレス管に 5 μm の液体クロマトグラフィー用オクタデシルシリル化シリカゲルを充填する.

C- 86   ロルノキシカム

カラム温度：40℃付近の一定温度

移動相A：ラウリル硫酸ナトリウム溶液（1→2500）/リン酸混液（1000：1）

移動相B：ラウリル硫酸ナトリウムのメタノール溶液（1→2500）/リン酸混液（1000：1）

移動相の送液：移動相A及び移動相Bの混合比を次のように変えて濃度勾配制御する．

注入後の時間 （分）	移動相A （vol%）	移動相B （vol%）
0～15	59	41
15～30	59→30	41→70
30～35	30	70

流量：毎分1.0 mL（ロルノキシカムの保持時間約20分）

面積測定範囲：溶媒のピークの後から注入後35分まで

システム適合性

検出の確認：標準溶液2 mLを正確に量り，アセトニトリル/メタノール混液（1：1）を加えて正確に20 mLとする．この液10 μLから得たロルノキシカムのピーク面積が，標準溶液のロルノキシカムのピーク面積の7～13%になることを確認する．

システムの性能：試料溶液2 mLをとり，2-アミノピリジンのアセトニトリル/メタノール混液（1：1）溶液（1→12500）1 mLを加え，更にアセトニトリル/メタノール混液（1：1）を加えて20 mLとする．この液1 mLをとり，アセトニトリル/メタノール混液（1：1）を加え20 mLとする．この液10 μLにつき，上記の条件で操作するとき，2-アミノピリジン，ロルノキシカムの順に溶出し，その分離度は3以上である．

システムの再現性：標準溶液10 μLにつき，上記の条件で試験を6回繰り返すとき，ロルノキシカムのピーク面積の相対標準偏差は2.0%以下である．

乾燥減量〈2.41〉　0.5%以下（1 g，105℃，4時間）．

強熱残分〈2.44〉　0.1%以下（1 g）．

定 量 法　本品及びロルノキシカム標準品を乾燥し，その約20 mgずつを精密に量り，それぞれに内標準溶液1 mLずつを正確に加えた後，アセトニトリルを加えて溶かして100 mLとし，試料溶液及び標準溶液とする．試料溶液及び標準溶液5 μLにつき，次の条件で液体クロマトグラフィー〈2.01〉により試験を行い，内標準物質のピーク面積に対するロルノキシカムのピーク面積の比Q_T及びQ_Sを求める．

ロルノキシカム　　C-87

ロルノキシカム（$C_{13}H_{10}ClN_3O_4S_2$）の量（mg）＝ $M_S \times Q_T / Q_S$

M_S：ロルノキシカム標準品の秤取量（mg）

内標準溶液　ジフェニルアミンのアセトニトリル溶液（1 → 160）
試験条件
　　検出器：紫外吸光光度計（測定波長：295 nm）
　　カラム：内径 4.6 mm，長さ 10 cm のステンレス管に 3 μm の液体クロマトグ
　　　ラフィー用オクタデシルシリル化シリカゲルを充填する．
　　カラム温度：50℃付近の一定温度
　　移動相：メタノール／ラウリル硫酸ナトリウム溶液（2 → 175）／リン酸混液
　　　（650：350：1）
　　流量：ロルノキシカムの保持時間が約 3 分になるように調整する．
　システム適合性
　　システムの性能：標準溶液 5 μL につき，上記の条件で操作するとき，ロルノ
　　　キシカム，内標準物質の順に溶出し，その分離度は 8 以上である．
　　システムの再現性：標準溶液 5 μL につき，上記の条件で試験を 6 回繰り返す
　　　とき，内標準物質のピーク面積に対するロルノキシカムのピーク面積の比の
　　　相対標準偏差は 1.0％以下である．
貯　法　容器　密閉容器．
その他
類縁物質 A：
4-Hydroxy-2-methyl-*N*-(pyridin-2-yl)-2*H*-thieno[2,3-*e*][1,2]thiazine-3-
carboxamide 1,1-dioxide

類縁物質 B：
Pyridin-2-amine

C- *88*　ロルノキシカム

類縁物質 C：
Methyl 6-chloro-4-hydroxy-2*H*-thieno[2,3-*e*][1,2]thiazine-3-carboxylate 1,1-dioxide

類縁物質 D：
Methyl 6-chloro-4-hydroxy-2-methyl-2*H*-thieno[2,3-*e*][1,2]thiazine-3-carboxylate 1,1-dioxide

─────── 注・解説 ───────

劇

注1　本品の味は苦く，においはない．また，吸湿性は認められていない．

注2　本品 1 g はギ酸 4.5 mL，ジメチルスルホキシド 120 mL，アセトニトリル 4200 mL，酢酸（100）1500 mL に溶ける．

注3　本品には溶媒和物が認められることから，加熱による前処理法を規定した．

注4　標準溶液は試料溶液を 200 倍に希釈したものであり，類縁物質 A の許容量は 0.5% 以下，類縁物質 B の許容量は 0.04% 以下，類縁物質 C の許容量は 0.19% 以下，類縁物質 D の許容量は 0.15% 以下，ロルノキシカム及びこれらの類縁物質以外の類縁物質の許容量は 0.1% 以下，ロルノキシカム及びこれらの類縁物質以外の類縁物質の合計の許容量は 0.5% 以下に規定している．

本質　1149 非ステロイド性消炎・鎮痛剤

来歴　ロルノキシカムは 1977 年　Hoffmann-La Roche 社（スイス）にて合成され，1985 年から　Chemie Linz 社（現　Takeda Austria 社：オーストリア）により開発，上市されている．

ロルノキシカム　　C-89

　ロルノキシカムはシクロオキシゲナーゼ（COX-2）活性を阻害してプロスタグランジン生合成を抑制するオキシカム系の非ステロイド性消炎鎮痛剤（NSAIDs）である.

　本邦では 1988 年に大正製薬株式会社により研究開発が開始され，2000 年 12 月に製造販売承認が得られ，2001 年 2 月に販売が開始された.

[製法][1]

Lornoxicam

1）Pfister, R. *et al.* : *DE Pat.* 2,838,851（1979）

[動態・代謝]　健康成人男性にロルノキシカム 4 mg を空腹時単回経口投与したとき，未変化体の平均血漿中濃度は約 0.5 時間で最高値に達し，半減期約 2.5 時間で消失した．未変化体の C_{max} 及び AUC は用量に比例して上昇した[1]．反復投与により C_{max}，$t_{1/2}$ 及び AUC の有意な変動は認められなかった[2]．ヒト血清中におけるロルノキシカムのタンパク結合率は 0.1 ～ 10 mL の範囲で 99.30 ～ 99.35% であり，その結合部位はアルブミンのワルファリンサイトである[3]（*in vitro*）．ロルノキシカムの代謝には主として CYP2C9 が関与する．健康成人男性に経口投与後 24 時間までの尿中に，ロルノキシカムの 5′ 位水酸化体及びそのグルクロン酸抱合体が，それぞれ投与量の 4.9% 及び 5.8%，5-chloro-3-(*N*-methylsulfamoyl)-2-thiophenecarboxylic acid が 0.7% 排泄された．尿中に未変化体は検出されなかった.

　1）東　純一ら：基礎と臨床 **30**, 2587（1996）
　2）東　純一ら：基礎と臨床 **30**, 2603（1996）

C- 90　　ロルノキシカム

3）浦野英俊ら：基礎と臨床 **31**，1415（1997）

【薬効薬理】　本薬はアラキドン酸代謝におけるシクロオキシゲナーゼ活性を阻害することによりプロスタグランジン生合成を抑制し，この作用により消炎・鎮痛効果を示すものと考えられる．*in vitro*，*in vivo*（ラット）の試験において，シクロオキシゲナーゼ活性を阻害することによりプロスタグランジン生合成を抑制することが明らかにされている．

【副作用】　重大なものとして，消化性潰瘍，小腸・大腸潰瘍，ショック，アナフィラキシー，再生不良性貧血，無顆粒球症，血小板減少，皮膚粘膜眼症候群（Stevens-Johnson 症候群），中毒性表皮壊死融解症（Toxic Epidermal Necrolysis：TEN），急性腎障害，ネフローゼ症候群，劇症肝炎，肝障害がある．頻度の高いものとしては，発疹，頭痛，めまい，腹痛，嘔気などの消化器症状，ヘモグロビン減少，肝機能検査値の異常，腎機能検査値の異常，浮腫，倦怠感などがある．

【相互作用】　本剤は，主として CYP2C9 で代謝される．［併用注意］（1）ジゴキシン：併用時，ジゴキシンのクリアランスが 14% 程度低下することが報告されている（外国人データ）．ジゴキシンの強心作用を増強させるおそれがあるので注意し，必要があれば減量する．（機序不明）（2）クマリン系抗凝血剤（ワルファリンカリウム等）：併用後，ロルノキシカムのみを休薬したところ，ワルファリンの血清中濃度は 16% 低下し，プロトロンビン時間は 19% 低下したことが報告されている（外国人データ）．併用により抗凝血作用を増強させるおそれがあるので注意し，必要があれば減量する．（CYP2C9 に対する競合と考えられる．）（3）抗血小板剤（アスピリン，チクロピジン塩酸塩等）：消化管からの出血が助長されるおそれがある．（抗血小板剤による血小板凝集抑制作用のためと考えられる．）（4）スルホニル尿素系血糖降下剤（トルブタミド等）：血糖降下作用を増強させるおそれがあるので注意し，必要があれば減量する．また，グリベンクラミドと併用した場合，グリベンクラミドの体内動態に影響を及ぼすことはなかったが，血漿インスリン濃度（AUC）は増加し，血漿グルコース濃度（AUC）は低下したことが報告されている（外国人データ）．（スルホニル尿素系血糖降下剤は，主に CYP2C9 により代謝されることから，競合によるためと考えられる．）（5）リチウム製剤（炭酸リチウム）：併用時，リチウムの C_{max} が約 20% 増加したことが報告されている（外国人データ）．リチウム血中濃度を上昇させリチウム中毒を起こすおそれがあるので，血中のリチウム濃度に注意し，必要があれば減量する．（本剤の腎におけるプロスタグランジン生合成阻害により，二次的に再吸収が促進され，リチウムの腎排泄が減少するためと考えられている．）（6）メトトレキサート製剤：メトトレキサート併用時，メトトレキサートの血清中濃度（AUC）は 21.9% 上昇したとの報告がある（外国人データ）．メトトレキサートの血中濃度を上昇させるおそれがある．（メトトレキサートの腎尿細管分泌を競合的に阻害することにより腎排泄が遅延するためと考えられる．）（7）ループ利尿剤（フロセミド等）：併用により，フロセミドの利尿作用が減弱したとの報告がある．（本剤の腎

ロルノキシカム錠　　C-91

におけるプロスタグランジン生合成阻害作用により，水，ナトリウムの排泄が減少するためと考えられている．）**(8)** チアジド系利尿剤（ヒドロクロロチアジド等）：他の非ステロイド性消炎鎮痛剤との併用により，利尿作用が減弱したとの報告がある．（本剤の腎におけるプロスタグランジン生合成阻害作用により，水，ナトリウムの排泄が減少するためと考えられている．）**(9)** アンジオテンシン変換酵素阻害剤（エナラプリルマレイン酸塩等）：他の非ステロイド性消炎鎮痛剤との併用により，アンジオテンシン変換酵素阻害剤の効果が減弱したとの報告がある．（本剤のプロスタグランジンの合成阻害作用により，アンジオテンシン変換酵素阻害剤のプロスタグランジン合成による血圧低下作用を減弱させるためと考えられている．）

[適用]　関節リウマチ，変形性関節症，腰痛症，頸肩腕症候群，肩関節周囲炎の消炎・鎮痛の目的で，1回4 mgを1日3回，経口投与する．ただし，1日18 mgを最高用量とする．また，手術後，外傷後および抜歯後の消炎・鎮痛の目的で別途用法用量が設定されている．

[服薬指導]　**(1)** 妊娠後期の女性には投与禁忌のため，妊娠週数を確認する．**(2)** 吸湿性があるため，PTPシートの状態で保存するよう指導する．

[製　剤]　錠剤 ⬚

⬚ ロ ル ノ キ シ カ ム 錠

Lornoxicam Tablets

　　本品は定量するとき，表示量の95.0〜105.0％に対応するロルノキシカム（$C_{13}H_{10}ClN_3O_4S_2$：371.82）を含む．(注1)

製　法　本品は「ロルノキシカム」をとり，錠剤の製法により製する．

確認試験　本品を粉末とし，「ロルノキシカム」4 mgに対応する量をとり，塩酸のメタノール溶液（9→10000）70 mLを加えて超音波処理し，塩酸のメタノール溶液（9→10000）を加えて100 mLとする．この液を遠心分離し，上澄液5 mLをとり，塩酸のメタノール溶液（9→10000）を加えて20 mLとした液につき，塩酸のメタノール溶液（9→10000）を対照とし，紫外可視吸光度測定法〈2.24〉により吸収スペクトルを測定するとき，波長359〜363 nmに吸収の極大を示す．(注2)

純度試験　類縁物質　「ロルノキシカム」4 mgに対応する個数をとり，移動相20 mLを正確に加えて超音波処理を行う．この液を遠心分離し，上澄液を試料溶液とする．別にロルノキシカム標準品を105℃で4時間乾燥し，その約40 mgを精密に量り，アセトニトリルに溶かし，正確に200 mLとする．この液1 mLを正確に量り，移動相を加えて正確に100 mLとし，標準溶液とする．試料溶液及び標準溶液

C-92　ロルノキシカム錠

10 μL ずつを正確にとり，次の条件で液体クロマトグラフィー〈2.01〉により試験を行う．それぞれの液の各々のピーク面積を自動積分法により測定し，次式により類縁物質の量を計算するとき，ロルノキシカムに対する相対保持時間約 0.13 の類縁物質 B は 2.0％以下，相対保持時間約 0.15 の類縁物質 TA は 1.2％以下，相対保持時間約 0.21 の類縁物質 TB は 2.0％以下，相対保持時間約 0.25 の類縁物質 TC は 3.0％以下，相対保持時間約 0.36 の類縁物質 TD は 2.0％以下であり，ロルノキシカム，ロルノキシカムに対する相対保持時間約 0.4 の類縁物質 A 及び上記の類縁物質以外は 2.0％以下である．また，類縁物質の合計量を求めるとき，5.0％以下である．ただし，類縁物質 TA 及び類縁物質 TC のピーク面積は自動積分法で求めた面積に感度係数 0.6 及び 1.5 を乗じた値とする．

$$類縁物質の量（\%）= M_S \times A_T / A_S \times 1 / 40$$

　　M_S：ロルノキシカム標準品の秤取量（mg）
　　A_T：試料溶液の個々の類縁物質のピーク面積
　　A_S：標準溶液のロルノキシカムのピーク面積

試験条件
　検出器：紫外吸光光度計（測定波長：280 nm）
　カラム：内径 4 mm，長さ 15 cm のステンレス管に 5 μm の液体クロマトグラフィー用オクタデシルシリル化シリカゲルを充塡する．
　カラム温度：50℃付近の一定温度
　移動相：臭化テトラ n-ブチルアンモニウム 4.2 g，リン酸水素二ナトリウム十二水和物 4.6 g 及びリン酸二水素カリウム 4.4 g を水 1300 mL に溶かした液に液体クロマトグラフィー用アセトニトリル 700 mL を加える．
　流量：ロルノキシカムの保持時間が約 20 分になるように調整する．
　面積測定範囲：溶媒のピークの後からロルノキシカムの保持時間の約 1.5 倍の範囲
システム適合性
　システムの性能：標準溶液 10 μL につき，上記の条件で操作するとき，ロルノキシカムのピークの理論段数及びシンメトリー係数は，それぞれ 10000 段以上，1.5 以下である．
　システムの再現性：標準溶液 10 μL につき，上記の条件で試験を 6 回繰り返すとき，ロルノキシカムのピーク面積の相対標準偏差は 2.0％以下である．
乾燥減量〈2.41〉　2.0％以下（減圧，酸化リン（Ⅴ），24 時間）．ただし，「ロルノキシカム」24 mg に対応する個数をとり，速やかに粉末とし，試験を行う．注3
製剤均一性〈6.02〉　次の方法により含量均一性試験を行うとき，適合する．

ロルノキシカム錠　C-93

　本品1個をとり，水 $V/10$ mL を加えて超音波処理を行う．次にアセトニトリル／
メタノール混液（1：1）$3V/5$ mL を加え，超音波処理した後，1 mL 中にロルノキ
シカム（$C_{13}H_{10}ClN_3O_4S_2$）約 80 μg を含む液となるようにアセトニトリル／メタノ
ール混液（1：1）を加えて正確に V mL とし，遠心分離する．上澄液 10 mL を正
確に量り，内標準溶液 1 mL を正確に加えた後，移動相を加えて 20 mL とし，試料
溶液とする．別にロルノキシカム標準品を 105℃で 4 時間乾燥し，その約 40 mg
を精密に量り，アセトニトリル／メタノール混液（1：1）に溶かし，正確に
200 mL とする．この液 20 mL を正確に量り，水 5 mL を加え，アセトニトリル／
メタノール混液（1：1）を加えて正確に 50 mL とする．この液 10 mL を正確に量
り，内標準溶液 1 mL を正確に加えた後，移動相を加えて 20 mL とし，標準溶液と
する．試料溶液及び標準溶液 10 μL につき，次の条件で液体クロマトグラフィー
〈2.01〉により試験を行い，内標準物質のピーク面積に対するロルノキシカムのピ
ーク面積の比 Q_T 及び Q_S を求める．

　　ロルノキシカム（$C_{13}H_{10}ClN_3O_4S_2$）の量（mg）
　　　$= M_S × Q_T / Q_S × V / 500$

　　　M_S：ロルノキシカム標準品の秤取量（mg）

　内標準溶液　ジフェニルアミンの移動相溶液（1 → 4000）
　試験条件
　　定量法の試験条件を準用する．
　システム適合性
　　システムの性能：標準溶液 10 μL につき，上記の条件で操作するとき，ロルノ
　　　キシカム，内標準物質の順に溶出し，その分離度は 6 以上である．
　　システムの再現性：標準溶液 10 μL につき，上記の条件で試験を 6 回繰り返
　　　すとき，内標準物質のピーク面積に対するロルノキシカムのピーク面積の比
　　　の相対標準偏差は 1.5％以下である．
溶出性〈6.10〉　試験液に水 900 mL を用い，パドル法により，毎分 75 回転で試験
を行うとき，本品の 10 分間の溶出率は 80％以上である．
　試料溶液の調製は 1 時間以内に行う．本品 1 個をとり，試験を開始し，規定さ
れた時間に溶出液 20 mL 以上をとり，孔径 0.45 μm 以下のメンブランフィルター
でろ過する．初めのろ液 10 mL 以上を除き，次のろ液 V mL を正確に量り，1 mL
中にロルノキシカム（$C_{13}H_{10}ClN_3O_4S_2$）約 1.1 μg を含む液となるように移動相を加
えて V' mL とし，試料溶液とする．別にロルノキシカム標準品を 105℃で 4 時間
乾燥し，その約 40 mg を精密に量り，アセトニトリルに溶かし，正確に 200 mL と
する．この液 2 mL を正確に量り，移動相を加えて正確に 100 mL とする．この液

C-94　ロルノキシカム錠

5 mL を正確に量り，移動相を加えて 20 mL とし，標準溶液とする．試料溶液及び標準溶液 100 µL ずつを正確にとり，次の条件で液体クロマトグラフィー〈2.01〉により試験を行い，それぞれの液のロルノキシカムのピーク面積 A_T 及び A_S を測定する．

ロルノキシカム（$C_{13}H_{10}ClN_3O_4S_2$）の表示量に対する溶出率（％）
$$= M_S × A_T/A_S × V'/V × 1/C × 9/4$$

M_S：ロルノキシカム標準品の秤取量（mg）
C：1 錠中のロルノキシカム（$C_{13}H_{10}ClN_3O_4S_2$）の表示量（mg）

試験条件
　定量法の試験条件を準用する．
システム適合性
　システムの性能：標準溶液 100 µL につき，上記の条件で操作するとき，ロルノキシカムのピークの理論段数及びシンメトリー係数は，それぞれ 1500 段以上，2.0 以下である．
　システムの再現性：標準溶液 100 µL につき，上記の条件で試験を 6 回繰り返すとき，ロルノキシカムのピーク面積の相対標準偏差は 1.5％以下である．

定 量 法　本品 15 個をとり，水 $V/10$ mL を加えて超音波処理を行う．次にアセトニトリル／メタノール混液（1：1）$7V/10$ mL を加えて，超音波処理した後，アセトニトリル／メタノール混液（1：1）を加えて 1 mL 中にロルノキシカム（$C_{13}H_{10}ClN_3O_4S_2$）約 0.12 mg を含む液となるように正確に V mL とし，遠心分離する．上澄液 5 mL を正確に量り，内標準溶液 1 mL を正確に加えた後，移動相を加えて 20 mL とし，試料溶液とする．別にロルノキシカム標準品を 105℃で 4 時間乾燥し，その約 60 mg を精密に量り，アセトニトリル／メタノール混液（1：1）に溶かし，正確に 200 mL とする．この液 20 mL を正確に量り，水 5 mL を加え，アセトニトリル／メタノール混液（1：1）を加えて正確に 50 mL とする．この液 5 mL を正確に量り，内標準溶液 1 mL を正確に加えた後，移動相を加えて 20 mL とし，標準溶液とする．試料溶液及び標準溶液 10 µL につき，次の条件で液体クロマトグラフィー〈2.01〉により試験を行い，内標準物質のピーク面積に対するロルノキシカムのピーク面積の比 Q_T 及び Q_S を求める．　(注4)

本品 1 個中のロルノキシカム（$C_{13}H_{10}ClN_3O_4S_2$）の量（mg）
$$= M_S × Q_T/Q_S × V/7500$$

M_S：ロルノキシカム標準品の秤取量（mg）

ロルノキシカム錠　　C-95

内標準溶液　ジフェニルアミンの移動相溶液（1→5000）

試験条件

　検出器：紫外吸光光度計（測定波長：295 nm）

　カラム：内径 4 mm，長さ 15 cm のステンレス管に 5 μm の液体クロマトグラフィー用オクタデシルシリル化シリカゲルを充塡する.

　カラム温度：50℃付近の一定温度

　移動相：メタノール／ラウリル硫酸ナトリウム溶液（1→90）／リン酸混液（550：450：1）

　流量：ロルノキシカムの保持時間が約 4 分になるように調整する.

システム適合性

　システムの性能：標準溶液 10 μL につき，上記の条件で操作するとき，ロルノキシカム，内標準物質の順に溶出し，その分離度は 6 以上である.

　システムの再現性：標準溶液 10 μL につき，上記の条件で試験を 6 回繰り返すとき，内標準物質のピーク面積に対するロルノキシカムのピーク面積の比の相対標準偏差は 1.5％以下である.

貯　法　容器　気密容器.

その他

　類縁物質 A 及び B は,「ロルノキシカム」のその他を準用する.

　類縁物質 TA：

　(Pyridin-2-yl)oxamic acid

　類縁物質 TB：

　5-Chloro-3-sulfinothiophene-2-carboxylic acid

　類縁物質 TC：

　5-Chloro-3-sulfothiophene-2-carboxylic acid

C-96　　ロルノキシカム錠

(chemical structure: 5-chloro-thiophene with SO₃H, CO₂H)

類縁物質 TD：

5-Chloro-3-(*N*-methylsulfamoyl)thiophene-2-carboxylic acid

(chemical structure: 5-chloro-3-(N-methylsulfamoyl)thiophene-2-carboxylic acid)

——————　注・解説　——————

(→　ロルノキシカム)

劇

注1　本品はフィルムコーティング錠として製造されており，市販品には，ロルノキシカムの配合量 2 mg 及び 4 mg の錠がある．

注2　「ロルノキシカム」の参照紫外可視吸収スペクトルを参照．

注3　粉砕後に吸湿による質量増加が懸念されたため，一定個数を速やかに粉砕し全量を用いる方法が採用された．

注4　本品は粉砕することで吸湿し質量変化が認められたため，粉砕せずに錠剤をそのまま抽出する方法が採用された．

第十八改正日本薬局方第二追補
〔D〕医薬品各条(生薬等)目次

ア

アマチャ ……………………………… 3

イ

インチンコウ …………………………… 3
インヨウカク …………………………… 4

ウ

ウヤク …………………………………… 4
ウワウルシ ……………………………… 5

オ

オウセイ ………………………………… 6

カ

ガイヨウ ………………………………… 6
カッコウ ………………………………… 7
カッコン ………………………………… 8

キ

キクカ …………………………………… 8

ク

クコシ …………………………………… 9

ケ

ゲンチアナ ……………………………… 9
ゲンチアナ末 ………………………… 10

コ

牛車腎気丸エキス …………………… 10

ゴミシ …………………………………… 12

サ

サンシュユ …………………………… 12

シ

ジオウ ………………………………… 12
ショウズク …………………………… 14
辛夷清肺湯エキス …………………… 14
シンギ ………………………………… 20
真武湯エキス ………………………… 20

セ

センナ ………………………………… 22

ソ

ソボク ………………………………… 22
ソヨウ ………………………………… 23

タ

ダイオウ ……………………………… 23
ダイオウ末 …………………………… 24
タイソウ ……………………………… 25
タンジン ……………………………… 25

チ

チョウトウコウ ……………………… 26
チンピ ………………………………… 27

テ

テンモンドウ ………………………… 28

ト

当帰芍薬散エキス ……………… 28
トウジン ……………………… 30

ニ

ニクズク ……………………… 31
ニンドウ ……………………… 31

ハ

バクモンドウ ………………… 32
八味地黄丸エキス …………… 33
ハッカ ………………………… 34

ヒ

ビワヨウ ……………………… 35

フ

ブシ …………………………… 35

ヘ

ベラドンナエキス …………… 37

ホ

防已黄耆湯エキス …………… 37
ボクソク ……………………… 38
ホミカエキス ………………… 39
ホミカエキス散 ……………… 39

ホミカチンキ ………………… 39

マ

マクリ ………………………… 40

モ

モクツウ ……………………… 40

ヤ

ヤクモソウ …………………… 41

ヨ

ヨクイニン …………………… 41
ヨクイニン末 ………………… 42
抑肝散加陳皮半夏エキス …… 43

レ

レンニク ……………………… 44

ロ

ロートエキス ………………… 45
ロートエキス散 ……………… 45
ロートエキス・アネスタミン散 …… 45
ロートエキス・カーボン散 ………… 46
複方ロートエキス・ジアスターゼ散
…………………………………… 46
ローヤルゼリー ……………… 46

医薬品各条（生薬等）改正事項

医薬品各条の部　アマチャの条生薬の性状の項を次のように改める．

ア　マ　チ　ャ

生薬の性状　本品は，通例，しわがよって縮み，暗緑色～暗黄緑色を呈する．水に浸してしわを伸ばすと，ひ針形～鋭頭卵形で，長さ 5 ～ 15 cm，幅 2 ～ 10 cm，辺縁に鋸歯があり，基部はややくさび状である．向軸面及び背軸面に粗毛があり，特に葉脈上に多い．細脈は辺縁に達しないで上方に向かって曲がり，互いに連絡する．葉柄は短く葉身の 1/5 に達しない．

本品は僅かににおいがあり，特異な甘味がある．[注1]

──────── 注・解説 ────────

[注1]　葉の上面，下面の表現を向軸面，背軸面に統一．

医薬品各条の部　インチンコウの条生薬の性状の項を次のように改める．

イ　ン　チ　ン　コ　ウ

生薬の性状　本品は卵形～球形の長さ 1.5 ～ 2 mm，径約 2 mm の頭花を主とし，その柄と糸状の葉からなる．頭花の外面は淡緑色～淡黄褐色，柄の外面は緑褐色～暗褐色，葉の外面は緑色～緑褐色を呈する．頭花をルーペ視するとき，総苞片は 3 ～ 4 列に覆瓦状に並び，外片は卵形で，先端は鈍形，内片は楕円形で外片より長く，長さ 1.5 mm，内片の中央部は竜骨状となり，周辺部は広く薄膜質となる．小花は管状花で，頭花の周辺部のものは雌性花，中央部は両性花である．そう果は倒卵形で，長さ 0.8 mm である．質は軽い．[注1]

本品は特異な弱いにおいがあり，味はやや辛く，僅かに麻痺性である．

日本薬局方の医薬品の適否は，その医薬品各条の規定，通則，生薬総則，製剤総則及び一般試験法の規定によって判定する．（通則 5 参照）

D-4 ウ ヤ ク

——————— 注・解説 ———————

注1 頭花に関する表現を統一．小花柄を削除し，筒状花を管状花に変更．

医薬品各条の部 インヨウカクの条生薬の性状の項を次のように改める．

イ ン ヨ ウ カ ク

生薬の性状 本品は茎及び1～3回三出複葉からなる．小葉は卵形～広卵形又は卵状ひ針形，長さ3～20 cm，幅2～8 cmで，小葉柄は長さ1.5～7 cmである．先端は鋭くとがり，辺縁には長さ0.1～0.2 cmの刺毛がある．基部は心臓形～深心臓形で，三小葉の側葉は非対称である．向軸面は緑色～緑褐色でときに艶があり，背軸面は淡緑色～淡灰緑褐色を呈し，しばしば有毛で，葉脈が顕著である．質は紙質か又は革質である．葉柄及び茎は円柱形で淡黄褐色～帯紫淡緑褐色を呈し，折りやすい．(注1)

　本品は僅かににおいがあり，味は僅かに苦い．

　本品の葉の横切片を鏡検〈5.01〉するとき，主脈部には3～6個の維管束があり，葉肉部は向軸側表皮，1細胞層の柵状組織，海綿状組織，背軸側表皮からなる．葉縁部は円形～楕円形で厚壁組織で埋まる．表皮には多細胞毛がある．葉柄には8～20個，小葉柄には6～15個の維管束が認められる．本品の茎の横切片を鏡検〈5.01〉するとき，下皮は1～数細胞層で，皮層の厚壁細胞層は4～10細胞層である．維管束は13～30個あり，楕円形～倒卵形である．(注2)

——————— 注・解説 ———————

注1 葉の上面，下面の表現を向軸面，背軸面に統一．
注2 葉の向きの表現を，向軸側，背軸側に統一し，細胞の数は細胞層に変更．

医薬品各条の部 ウヤクの条生薬の性状の項を次のように改める．

ウ ヤ ク

生薬の性状 本品は紡錘形又はところどころくびれた連珠状を呈し，長さ10～15 cm，径1～2.5 cmである．外面は黄褐色～褐色を呈し，僅かに細根の跡がある．横切面の皮部は褐色，木部は淡黄褐色を呈し，褐色の同心性の輪及び放射状の線がある．質は緻密で堅い．

ウワウルシ　　D-5

本品は樟脳様のにおいがあり，味は苦い．

本品の横切片を鏡検〈5.01〉するとき，二次皮層が残存するものでは，最外層は数細胞層のコルク層で，コルク細胞の一部はコルク石細胞である．二次皮層には油細胞及び繊維を認めることがある．二次皮層が剥離したものでは，最外層は形成層又は二次木部である．木部は道管及び木部繊維と，放射組織が交互に配列する．二次皮層及び木部の柔細胞中に単粒及び2〜4個の複粒のでんぷん粒を含み，単粒の径は1〜15 μm である．また，シュウ酸カルシウムの結晶は認めないか，又は認めることがあっても，極めて僅かである．　注1

―――――― 注・解説 ――――――

注1　二次皮層が存在する場合と，脱落しているものとに分けて記載されている．

医薬品各条の部　ウワウルシの条生薬の性状の項を次のように改める．

ウ　ワ　ウ　ル　シ

生薬の性状　本品は倒卵形〜へら形を呈し，長さ1〜3 cm，幅0.5〜1.5 cm，向軸面は黄緑色〜暗緑色，背軸面は淡黄緑色である．全縁で先端は鈍形又は円形でときにはくぼみ，基部はくさび形で，葉柄は極めて短い．葉身は厚く，向軸面に特異な網状脈が認められる．折りやすい．　注1

本品は弱いにおいがあり，味は僅かに苦く，収れん性である．

本品の横切片を鏡検〈5.01〉するとき，向軸側及び背軸側表皮は厚いクチクラを有し，柵状組織と海綿状組織の柔細胞の形は類似する．維管束中には1細胞列からなる放射組織が扇骨状に2〜7条走り，維管束部の向軸側及び背軸側の細胞中には，まばらにシュウ酸カルシウムの多角形の単晶及び集晶を含む．他の葉肉組織中には結晶を認めない．　注2

―――――― 注・解説 ――――――

注1　葉の上面，下面の表現を向軸面，背軸面に統一．
注2　葉の向きの表現を，向軸側，背軸側に統一．

D-6　ガ　イ　ヨ　ウ

医薬品各条の部　オウセイの条確認試験の項及び純度試験の項を次のように改める.

オ　ウ　セ　イ

確認試験

(1)　本品の粗切 0.5 g に無水酢酸 2 mL を加えて水浴上で 2 分間加温した後，ろ過する．ろ液 1 mL に硫酸 0.5 mL を穏やかに加えるとき，境界面は赤褐色を呈する．〔注1〕

(2)　本品の粗切 1.0 g に希塩酸 10 mL を加えて 2 分間穏やかに煮沸した後，ろ過し，ろ液に水酸化ナトリウム試液を加えて中和する．この液 3 mL にフェーリング試液 1 mL を加えて加温するとき，赤色の沈殿を生じる．〔注2〕

純度試験

(1)　重金属〈1.07〉　本品の粗切 3.0 g をとり，第 3 法により操作し，試験を行う．比較液には鉛標準液 3.0 mL を加える（10 ppm 以下）．〔注3〕

(2)　ヒ素〈1.11〉　本品の粗切 1.0 g をとり，第 4 法により検液を調製し，試験を行う．ただし，標準色の調製にはヒ素標準液 5.0 mL を用いる（5 ppm 以下）．〔注4〕

―――――― 注・解説 ――――――

〔注1〕　細切にすることが困難であるため粗切する．含有するサポニンについて Liebermann-Burchard 法の変法により確認している．

〔注2〕　細切にすることが困難であるため粗切する．粘液成分を加水分解して生じた還元糖を確認する試験法である．

〔注3〕　粉末にすることが困難であるため粗切する．

〔注4〕　粉末にすることが困難であるため粗切する．

医薬品各条の部　ガイヨウの条生薬の性状の項を次のように改める.

ガ　イ　ヨ　ウ

生薬の性状　本品は縮んだ葉及びその破片からなり，しばしば細い茎を含む．葉の向軸面は暗緑色を呈し，背軸面は灰白色の綿毛を密生する．水に浸してしわを伸ばすと，形の整った葉身は長さ 4～15 cm，幅 4～12 cm，1～2 回羽状中裂又は羽状深裂する．裂片は 2～4 対で，長楕円状ひ針形又は長楕円形で，先端は鋭尖形，ときに鈍形，辺縁は不揃いに切れ込むか全縁である．小型の葉は 3 中裂又は全縁

で，ひ針形を呈する．注1

本品は特異なにおいがあり，味はやや苦い．

本品の横切片を鏡検〈5.01〉するとき，主脈部の向軸側及び背軸側表皮の内側には数細胞層の厚角組織がある．主脈部の中央部には維管束があり，師部と木部に接して繊維束が認められることがある．葉肉部は向軸側表皮，柵状組織，海綿状組織，背軸側表皮からなり，葉肉部の表皮には長柔毛，T字状毛，腺毛が認められる．表皮細胞はタンニン様物質を含み，柔細胞は油状物質，タンニン様物質などを含む．注2

──────── 注・解説 ────────

注1　葉の上面，下面の表現を向軸面，背軸面に統一．
注2　葉の向きの表現を，向軸側，背軸側に統一．

医薬品各条の部　カッコウの条生薬の性状の項を次のように改める．

カッコウ

生薬の性状　本品は茎及びこれに対生した葉からなる．葉はしわがよって縮み，水に浸してしわを伸ばすと，卵形〜卵状長楕円形を呈し，長さ2.5〜10 cm，幅2.5〜7 cm，辺縁に鈍鋸歯があり，基部は広いくさび形で葉柄を付ける．葉の向軸面は暗褐色，背軸面は灰褐色を呈し，両面に密に毛がある．茎は方柱形，中実で，表面は灰緑色を呈し，灰白色〜黄白色の毛があり，髄は大きく，類白色で海綿状を呈する注1．ルーペ視するとき，毛，腺毛及び腺りんを認める．

本品は特異なにおいがあり，味は僅かに苦い．

本品の葉柄の横切片を鏡検〈5.01〉するとき，向軸面中央は大きく突出し，その表皮の内側に厚角細胞が認められる．中央部の維管束は2群に分かれる．葉身主脈部の横切片を鏡検〈5.01〉するとき，主脈の向軸面は大きく突出し，その表皮の内側に厚角細胞が認められる．中央部には扇状に配列した維管束がある．茎の横切片を鏡検〈5.01〉するとき，表皮の内側に数細胞層の厚角組織が認められる．ときに表皮下にコルク層が発達することがある．皮層の内側には並立維管束が環状に配列し，師部の外側に師部繊維群が認められる．皮層の柔細胞中に油滴が，髄の柔細胞中にシュウ酸カルシウムの針晶，単晶又は柱状晶が認められる．

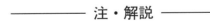

注1　葉の上面，下面の表現を向軸面，背軸面に統一．

D-8 キクカ

医薬品各条の部　カッコンの条生薬の性状の項を次のように改める.

カ ッ コ ン

生薬の性状　本品は，通例，一辺約0.5cmの不正六面体に切断したもの，又は長さ20〜30cm，幅5〜10cm，厚さ約1cmの板状に縦割したもので，外面は淡灰黄色〜灰白色を呈する．横切面には形成層の特殊な発育による同心性の輪層又はその一部が認められる．ルーペ視するとき，師部は淡灰黄色，木部は多数の道管が小点として認められ，放射組織はやや陥没する．縦切面には繊維性の木部と柔組織とが交互に縦紋を形成する．本品は縦に割れやすく，折面は極めて繊維性である． 注1

本品はほとんどにおいがなく，味は僅かに甘く，後にやや苦い．

本品の横切片を鏡検〈5.01〉するとき，師部には結晶細胞を伴う繊維束が，木部には道管及び木部繊維がよく発達し，柔組織には多数のでんぷん粒が認められる．でんぷん粒は多面体の単粒，まれに2〜3個からなる複粒で，径2〜18μm，多くは8〜12μm，中央にへそ又は欠裂を認め，層紋がある．縦切片を鏡検〈5.01〉するとき，師部繊維の周囲の結晶細胞は列をなす． 注2

―――――― 注・解説 ――――――

注1　六面体のものを角（かく）葛根または単に葛根（角切）といい，さいの目に切ったものを表す丁（ちょう）と表現することもある．一方，長切片のものを板（いた）葛根という．

注2　横切片では結晶細胞の列が観察しにくいことから，鏡検項目を横切片と縦切片に分けて記載.

医薬品各条の部　キクカの条生薬の性状の項を次のように改める.

キ ク カ

生薬の性状

1) *Chrysanthemum indicum* に由来　本品は径3〜10mmの頭花で，しばしば柄を伴う．総苞は3〜5列の総苞片からなり，外片は線形〜ひ針形，内片は狭卵形〜卵形を呈し，外面は黄褐色〜褐色を呈する．舌状花は一列で，黄色〜淡黄褐色，管状花は多数で淡黄褐色を呈する．質は軽く，砕きやすい． 注1

本品は特異なにおいがあり，味は僅かに苦い．

2) *Chrysanthemum morifolium* に由来　本品は径15〜40mmの頭花で，しばしば

ゲンチアナ　D-9

柄を伴う．総苞は 3 ～ 4 列の総苞片からなり，外片は線形～ひ針形，内片は狭卵形～卵形を呈し，外面は緑褐色～褐色を呈する．舌状花は多数で，類白色～黄色，管状花は少数で淡黄褐色を呈し，ときに退化して欠くことがある．質は軽く，砕きやすい．(注2)

本品は特異なにおいがあり，味は僅かに苦い．

──────── 注・解説 ────────

注1　頭花に関する表現を統一．
注2　頭花に関する表現を統一．

医薬品各条の部　クコシの条確認試験の項を次のように改める．

ク　コ　シ

確認試験　本品の粗切 1.0 g に酢酸エチル 5 mL を加えて 15 分間振り混ぜた後，ろ過し，ろ液を試料溶液とする．この液につき，薄層クロマトグラフィー〈2.03〉により試験を行う．試料溶液 20 μL を薄層クロマトグラフィー用シリカゲルを用いて調製した薄層板にスポットする．次にヘキサン／酢酸エチル混液（10：1）を展開溶媒として約 7 cm 展開した後，薄層板を風乾するとき，R_f 値 0.6 付近に黄色の主スポットを認める．(注1)

──────── 注・解説 ────────

注1　粉末にすることが困難であるため粗切とし，薄層クロマトグラフィーを用いてフィサリエン（physalien）を確認している．

医薬品各条の部　ゲンチアナの条確認試験の項（1）の目を次のように改める．

ゲ　ン　チ　ア　ナ

確認試験
（1）　本品の粉末 0.1 g をスライドガラス上にとり，内径，高さ各 10 mm のガラスリングをのせ，更にスライドガラスで覆い，注意して徐々に加熱するとき，上のスライドガラスに淡黄色の結晶が昇華する．この結晶は水又はエタノール（95）に溶けないが，水酸化カリウム試液に溶ける．(注1)

D- *10*　牛車腎気丸エキス

────── 注・解説 ──────

注1　試験結果に影響がないため，粉末試料の乾燥操作を削除.

医薬品各条の部　ゲンチアナ末の条確認試験の項（1）の目を次のように改める.

ゲ ン チ ア ナ 末

確認試験

（1）　本品 0.1 g をスライドガラス上にとり，内径，高さ各 10 mm のガラスリングをのせ，更にスライドガラスで覆い，注意して徐々に加熱するとき，上のスライドガラスに淡黄色の結晶が昇華する．この結晶は水又はエタノール（95）に溶けないが，水酸化カリウム試液に溶ける．注1

────── 注・解説 ──────

注1　試験結果に影響がないため，粉末試料の乾燥操作を削除.

医薬品各条の部　牛車腎気丸エキスの条定量法の項（3）の目を次のように改める.

牛 車 腎 気 丸 エ キ ス

定 量 法

（3）　総アルカロイド（ベンゾイルメサコニン塩酸塩及び 14-アニソイルアコニン塩酸塩，又はベンゾイルメサコニン塩酸塩及びベンゾイルヒパコニン塩酸塩）　乾燥エキス約 1 g（軟エキスは乾燥物として約 1 g に対応する量）を精密に量り，ジエチルエーテル 20 mL を加えて振り混ぜた後，0.1 mol/L 塩酸試液 3.0 mL を加えて 10 分間振り混ぜ，遠心分離し，ジエチルエーテル層を除いた後，ジエチルエーテル 20 mL を加えて同様に操作し，ジエチルエーテル層を除く．水層にアンモニア試液 1.0 mL 及びジエチルエーテル 20 mL を加えて 30 分間振り混ぜた後，遠心分離し，ジエチルエーテル層を分取する．水層にアンモニア試液 1.0 mL 及びジエチルエーテル 20 mL を加えて同様に操作し，これを 2 回繰り返す．全抽出液を合わせ，低圧（真空）で溶媒を留去した後，残留物をブシ用リン酸塩緩衝液 / アセトニトリル混液（1：1）に溶かして正確に 10 mL とし，この液を遠心分離し，上澄液を試料溶液とする．別に定量用安息香酸約 10 mg を精密に量り，ブシ用リン酸

牛車腎気丸エキス　　D-11

塩緩衝液／アセトニトリル混液（1：1）に溶かし，正確に 100 mL とする．この液 10 mL を正確に量り，ブシ用リン酸塩緩衝液／アセトニトリル混液（1：1）を加えて正確に 100 mL とし，標準溶液とする．試料溶液及び標準溶液 20 μL ずつを正確にとり，次の条件で液体クロマトグラフィー〈2.01〉により試験を行う．試料溶液のベンゾイルメサコニン，ベンゾイルヒパコニン及び 14-アニソイルアコニンのピーク面積 A_M，A_H 及び A_A 並びに標準溶液の安息香酸のピーク面積 A_S を測定する．(注1)

ベンゾイルメサコニン塩酸塩の量（mg）＝ $M_S × A_M / A_S × 1/100 × 4.19$
ベンゾイルヒパコニン塩酸塩の量（mg）＝ $M_S × A_H / A_S × 1/100 × 4.06$
14-アニソイルアコニン塩酸塩の量（mg）＝ $M_S × A_A / A_S × 1/100 × 3.69$

M_S：qNMR で含量換算した定量用安息香酸の秤取量（mg）

試験条件
　　検出器：紫外吸光光度計（測定波長：ベンゾイルヒパコニン，ベンゾイルメサコニン及び安息香酸は 231 nm，14-アニソイルアコニンは 254 nm）
　　カラム：内径 4.6 mm，長さ 15 cm のステンレス管に 5 μm の液体クロマトグラフィー用オクタデシルシリル化シリカゲルを充塡する．
　　カラム温度：40℃付近の一定温度
　　移動相：ブシ用リン酸塩緩衝液／テトラヒドロフラン混液（183：17）
　　流量：毎分 1.0 mL
システム適合性
　　システムの性能：分離確認用ブシモノエステルアルカロイド混合標準試液 20 μL につき，上記の条件で操作するとき，ベンゾイルメサコニン，ベンゾイルヒパコニン，14-アニソイルアコニンの順に溶出し，ベンゾイルメサコニンのピークの理論段数及びシンメトリー係数は，それぞれ 5000 段以上，1.5 以下である．
　　システムの再現性：標準溶液 20 μL につき，上記の条件で試験を 6 回繰り返すとき，安息香酸のピーク面積の相対標準偏差は 1.5％以下である．

──────── 注・解説 ────────

注1　総アルカロイド（ベンゾイルメサコニン塩酸塩，ベンゾイルヒパコニン塩酸塩及び 14-アニソイルアコニン塩酸塩）を，定量用安息香酸を標準物質とし，分離確認用ブシモノエステルアルカロイド混合標準試液の液体クロマトグラフィーで，定量．NMR（qNMR）を利用した相対モル感度の算出（RMS 法）により定量．

D-*12*　ジオウ

医薬品各条の部　ゴミシの条確認試験の項を次のように改める.

ゴ　ミ　シ

確認試験　本品の粗切1.0 g にメタノール 10 mL を加えて水浴上で3分間振り混ぜながら加温し，冷後，ろ過し，ろ液を試料溶液とする.　別に薄層クロマトグラフィー用シザンドリン 1 mg をメタノール 1 mL に溶かし，標準溶液とする.　これらの液につき，薄層クロマトグラフィー〈*2.03*〉により試験を行う.　試料溶液及び標準溶液 5 μL ずつを薄層クロマトグラフィー用シリカゲル（蛍光剤入り）を用いて調製した薄層板にスポットする.　次に酢酸エチル/ヘキサン/酢酸（100）混液（10：10：1）を展開溶媒として約7 cm 展開した後，薄層板を風乾する.　これに紫外線（主波長 254 nm）を照射するとき，試料溶液から得た数個のスポットのうち1個のスポットは，標準溶液から得たスポットと色調及び R_f 値が等しい. 注1

─────── 注・解説 ───────

注1　粉末にすることが困難であるため粗切する.　シザンドリンを薄層クロマトグラフィーにより青紫色のスポットとして確認する.

医薬品各条の部　サンシュユの条純度試験の項（2）の目を次のように改める.

サ　ン　シ　ュ　ユ

純度試験

（2）　総 BHC の量及び総 DDT の量〈*5.01*〉　各々 0.2 ppm 以下（分析用試料は細切とする）. 注1

─────── 注・解説 ───────

注1　粉末にすることが困難であるため細切する.

医薬品各条の部　ジオウの条確認試験の項及び純度試験の項を次のように改める.

ジ　オ　ウ

確認試験

1）　乾ジオウ　本品の粗切 0.5 g に水 5 mL を加えて振り混ぜた後，メタノール

ジオウ　D- 13

20 mL を加えて 10 分間振り混ぜ，遠心分離し，上澄液を試料溶液とする．別に薄層クロマトグラフィー用スタキオース 2 mg を水 / メタノール混液（1：1）1 mL に溶かして標準溶液とする．これらの液につき，薄層クロマトグラフィー〈2.03〉により試験を行う．試料溶液及び標準溶液 2 μL ずつを薄層クロマトグラフィー用シリカゲルを用いて調製した薄層板にスポットする．次に 2-プロパノール / 水 / メタノール混液（3：2：2）を展開溶媒として約 7 cm 展開した後，薄層板を風乾する．これに 1,3-ナフタレンジオール試液を均等に噴霧し，105℃で 5 分間加熱するとき，試料溶液から得た数個のスポットのうち 1 個のスポットは，標準溶液から得たスポットと色調及び R_f 値が等しい．また，これを更に 5 分間以上加熱するとき，上記のスポットのすぐ下に青色のスポットを認めないか，認めても僅かである．（注1）

2)　熟ジオウ　本品の粗切 0.5 g に水 5 mL を加えて振り混ぜた後，メタノール 20 mL を加えて 10 分間振り混ぜ，遠心分離し，上澄液を試料溶液とする．別に薄層クロマトグラフィー用果糖 2 mg を水 / メタノール混液（1：1）1 mL に溶かして標準溶液（1）とする．また，薄層クロマトグラフィー用マンニノトリオース 3 mg を水 / メタノール混液（1：1）1 mL に溶かして標準溶液（2）とする．これらの液につき，薄層クロマトグラフィー〈2.03〉により試験を行う．試料溶液，標準溶液（1）及び標準溶液（2）2 μL ずつを薄層クロマトグラフィー用シリカゲルを用いて調製した薄層板にスポットする．次に 2-プロパノール / 水 / メタノール混液（3：2：2）を展開溶媒として約 7 cm 展開した後，薄層板を風乾する．これに 1,3-ナフタレンジオール試液を均等に噴霧し，105℃で 10 分間加熱するとき，試料溶液から得た主スポットは，標準溶液（1）から得たスポットと色調及び R_f 値が等しい．また，試料溶液から得た数個のスポットのうち 1 個のスポットは，標準溶液（2）から得た青色のスポットと色調及び R_f 値が等しい．（注2）

純度試験

(1)　重金属〈1.07〉　本品の粗切 3.0 g をとり，第 3 法により操作し，試験を行う．比較液には鉛標準液 3.0 mL を加える（10 ppm 以下）．（注3）

(2)　ヒ素〈1.11〉　本品の粗切 1.0 g をとり，第 4 法により検液を調製し，試験を行う．ただし，標準色の調製にはヒ素標準液 5.0 mL を用いる（5 ppm 以下）．（注4）

──────── 注・解説 ────────

注1　細切にすることが困難であるため粗切する．
注2　細切にすることが困難であるため粗切する．
注3　粉末にすることが困難であるため粗切する．
注4　粉末にすることが困難であるため粗切する．

D-14　辛夷清肺湯エキス

医薬品各条の部　ショウズクの条日本名別名の項を次のように改める.

ショウズク

小　豆　蔻

小　豆　蔻

医薬品各条の部　シンイの条の次に次の一条を加える.

辛 夷 清 肺 湯 エ キ ス 注1

Shin'iseihaito Extract 注2

　本品は定量するとき，製法の項に規定した分量で製したエキス当たり，マンギフェリン 5～20 mg，バイカリン（$C_{21}H_{18}O_{11}$：446.36）80～240 mg，ゲニポシド 23～69 mg（サンシシ 1.5 g の処方），45～135 mg（サンシシ 3 g の処方）を含む. 注3

製　法

	1)	2)
シンイ	3 g	2 g
チモ	3 g	3 g
ビャクゴウ	3 g	3 g
オウゴン	3 g	3 g
サンシシ	1.5 g	3 g
バクモンドウ	6 g	5 g
セッコウ	6 g	5 g
ショウマ	1.5 g	1 g
ビワヨウ	1 g	2 g

　1）又は 2）の処方に従い生薬をとり，エキス剤の製法により乾燥エキスとする. 注4

性　状　本品は帯赤黄色～黄赤色の粉末で，僅かににおいがあり，味はやや苦く，僅かに酸味があり，僅かに甘い. 注5

辛夷清肺湯エキス　D-15

確認試験

(1)　本品 1.0 g に水 10 mL を加えて振り混ぜた後，ジエチルエーテル 25 mL を加えて振り混ぜる．ジエチルエーテル層を分取し，低圧（真空）で溶媒を留去した後，残留物にジエチルエーテル 2 mL を加えて試料溶液とする．別にシンイの粉末 1 g にメタノール 10 mL を加えて振り混ぜた後，遠心分離し，上澄液を標準溶液とする．これらの液につき，薄層クロマトグラフィー〈2.03〉により試験を行う．試料溶液 5 μL 及び標準溶液 10 μL を薄層クロマトグラフィー用シリカゲルを用いて調製した薄層板にスポットする．次に酢酸エチル／ヘキサン混液（3：1）を展開溶媒として約 7 cm 展開した後，薄層板を風乾する．これに希硫酸を均等に噴霧し，105℃で 5 分間加熱するとき，試料溶液から得た数個のスポットのうち 1 個のスポットは，標準溶液から得た暗赤褐色～褐色のスポット（R_f 値 0.4 付近）と色調及び R_f 値が等しい（シンイ）．(注6)

(2)　本品 2.0 g に水酸化ナトリウム試液 10 mL を加えて振り混ぜた後，1-ブタノール 5 mL を加えて振り混ぜ，遠心分離し，1-ブタノール層を試料溶液とする．別にチモの粉末 1 g に水 10 mL を加えて振り混ぜた後，1-ブタノール 10 mL を加えて振り混ぜ，遠心分離し，1-ブタノール層を標準溶液とする．これらの液につき，薄層クロマトグラフィー〈2.03〉により試験を行う．試料溶液 5 μL 及び標準溶液 1 μL を薄層クロマトグラフィー用シリカゲルを用いて調製した薄層板にスポットする．次に酢酸エチル／1-プロパノール／水／酢酸（100）混液（7：5：4：1）を展開溶媒として約 7 cm 展開した後，薄層板を風乾する．これに噴霧用 4-ジメチルアミノベンズアルデヒド試液を均等に噴霧し，105℃で 2 分間加熱した後，放冷するとき，試料溶液から得た数個のスポットのうち 1 個のスポットは，標準溶液から得た黄みの赤色～暗赤色のスポット（R_f 値 0.3 付近）と色調及び R_f 値が等しい（チモ）．(注7)

(3)　本品 1.0 g に水 10 mL を加えて振り混ぜた後，ジエチルエーテル 25 mL を加えて振り混ぜる．ジエチルエーテル層を分取し，低圧（真空）で溶媒を留去した後，残留物にジエチルエーテル 2 mL を加えて試料溶液とする．別に薄層クロマトグラフィー用オウゴニン 1 mg をメタノール 1 mL に溶かし，標準溶液とする．これらの液につき，薄層クロマトグラフィー〈2.03〉により試験を行う．試料溶液 20 μL 及び標準溶液 2 μL を薄層クロマトグラフィー用シリカゲルを用いて調製した薄層板にスポットする．次にヘキサン／アセトン混液（7：5）を展開溶媒として約 7 cm 展開した後，薄層板を風乾する．これに塩化鉄（Ⅲ）・メタノール試液を均等に噴霧するとき，試料溶液から得た数個のスポットのうち 1 個のスポットは，標準溶液から得た黄褐色～灰褐色のスポットと色調及び R_f 値が等しい（オウゴン）．(注8)

(4)　本品 1.0 g に水 10 mL を加えて振り混ぜた後，1-ブタノール 10 mL を加えて振り混ぜ，遠心分離し，1-ブタノール層を試料溶液とする．別に薄層クロマトグ

D- *16*　辛夷清肺湯エキス

ラフィー用ゲニポシド1mgをメタノール1mLに溶かし，標準溶液とする．これ
らの液につき，薄層クロマトグラフィー〈*2.03*〉により試験を行う．試料溶液
10μL及び標準溶液5μLを薄層クロマトグラフィー用シリカゲルを用いて調製し
た薄層板にスポットする．次に酢酸エチル／メタノール／アンモニア水（28）混
液（6：3：2）を展開溶媒として約7cm展開した後，薄層板を風乾する．これに
4-メトキシベンズアルデヒド・硫酸試液を均等に噴霧し，105℃で1分間加熱する
とき，試料溶液から得た数個のスポットのうち1個のスポットは，標準溶液から
得た赤紫色〜暗紫色のスポットと色調及びR_f値が等しい（サンシシ）．(注9)

(5)　本品2.0gをるつぼにとり，500〜550℃で強熱し，灰化する．残留物に水
60mLを加えて振り混ぜた後，遠心分離し，上澄液を試料溶液とする．試料溶液に
シュウ酸アンモニウム試液を加えるとき，白色の沈殿を生じる．これに希酢酸を加
えても溶けないが，希塩酸を追加するとき，溶ける（セッコウ）．(注10)

(6)　本品1.0gに水10mLを加えて振り混ぜた後，1-ブタノール10mLを加えて
振り混ぜ，遠心分離し，1-ブタノール層を試料溶液とする．薄層クロマトグラフ
ィー用（*E*）-イソフェルラ酸・（*E*）-フェルラ酸混合試液を標準溶液とする．これら
の液につき，薄層クロマトグラフィー〈*2.03*〉により試験を行う．試料溶液10μL
及び標準溶液2μLを薄層クロマトグラフィー用シリカゲルを用いて調製した薄層
板にスポットする．次に酢酸エチル／アセトン／水混液（20：12：3）を展開溶媒
として約7cm展開した後，薄層板を風乾する．これに硫酸を均等に噴霧し，105
℃で5分間加熱した後，紫外線（主波長365nm）を照射するとき，試料溶液から
得た数個のスポットのうち1個のスポットは，標準溶液から得た淡黄白色〜黄緑
色の蛍光を発するスポットと色調及びR_f値が等しい（ショウマ）．(注11)

純度試験

(1)　重金属〈*1.07*〉　本品1.0gをとり，エキス剤（4）に従い検液を調製し，試
験を行う（30ppm以下）．(注12)

(2)　ヒ素〈*1.11*〉　本品0.67gをとり，第3法により検液を調製し，試験を行う
（3ppm以下）．

乾燥減量〈*2.41*〉　9.0％以下（1g，105℃，5時間）．

灰　分〈*5.01*〉　14.0％以下．

定 量 法

(1)　マンギフェリン　本品約0.5gを精密に量り，薄めたメタノール（1→2）
50mLを正確に加えて15分間振り混ぜた後，遠心分離し，上澄液を試料溶液とす
る．別に定量用マンギフェリン約10mgを精密に量り，薄めたメタノール
（1→2）に溶かして正確に200mLとし，標準溶液とする．試料溶液及び標準溶液
10μLずつを正確にとり，次の条件で液体クロマトグラフィー〈*2.01*〉により試験
を行い，それぞれの液のマンギフェリンのピーク面積A_T及びA_Sを測定する．
(注13)

辛夷清肺湯エキス　　D- *17*

マンギフェリンの量（mg）＝ $M_S \times A_T / A_S \times 1/4$

　　M_S：qNMR で含量換算した定量用マンギフェリンの秤取量（mg）

試験条件
　検出器：紫外吸光光度計（測定波長：367 nm）
　カラム：内径 4.6 mm，長さ 15 cm のステンレス管に 5 μm の液体クロマトグ
　　ラフィー用オクタデシルシリル化シリカゲルを充填する．
　カラム温度：40℃付近の一定温度
　移動相：水／アセトニトリル／リン酸混液（1780：220：1）
　流量：毎分 1.0 mL
システム適合性
　システムの性能：標準溶液 10 μL につき，上記の条件で操作するとき，マンギ
　　フェリンのピークの理論段数及びシンメトリー係数は，それぞれ 5000 段以
　　上，1.5 以下である．
　システムの再現性：標準溶液 10 μL につき，上記の条件で試験を 6 回繰り返
　　すとき，マンギフェリンのピーク面積の相対標準偏差は 1.5％以下である．

（2）　バイカリン　本品約 0.1 g を精密に量り，薄めたメタノール（7→10）50 mL
を正確に加えて 15 分間振り混ぜた後，ろ過し，ろ液を試料溶液とする．別にバイ
カリン標準品（別途 10 mg につき，電量滴定法により水分〈*2.48*〉を測定してお
く）約 10 mg を精密に量り，メタノールに溶かし，正確に 100 mL とする．この液
5 mL を正確に量り，薄めたメタノール（7→10）を加えて正確に 10 mL とし，標
準溶液とする．試料溶液及び標準溶液 10 μL ずつを正確にとり，次の条件で液体ク
ロマトグラフィー〈*2.01*〉により試験を行い，それぞれの液のバイカリンのピーク
面積 A_T 及び A_S を測定する．（注14）

　　バイカリン（$C_{21}H_{18}O_{11}$）の量（mg）＝ $M_S \times A_T / A_S \times 1/4$

　　M_S：脱水物に換算したバイカリン標準品の秤取量（mg）

試験条件
　検出器：紫外吸光光度計（測定波長：277 nm）
　カラム：内径 4.6 mm，長さ 15 cm のステンレス管に 5 μm の液体クロマトグ
　　ラフィー用オクタデシルシリル化シリカゲルを充填する．
　カラム温度：40℃付近の一定温度
　移動相：薄めたリン酸（1→200）／アセトニトリル混液（19：6）
　流量：毎分 1.0 mL

D- *18*　　辛夷清肺湯エキス

システム適合性

システムの性能：標準溶液 10 μL につき，上記の条件で操作するとき，バイカ
リンのピークの理論段数及びシンメトリー係数は，それぞれ 5000 段以上，
1.5 以下である．

システムの再現性：標準溶液 10 μL につき，上記の条件で試験を 6 回繰り返
すとき，バイカリンのピーク面積の相対標準偏差は 1.5％以下である．

(3)　ゲニポシド　本品約 0.5 g を精密に量り，薄めたメタノール（1 → 2）50 mL
を正確に加えて 15 分間振り混ぜた後，遠心分離し，上澄液を試料溶液とする．別
に定量用ゲニポシド約 10 mg を精密に量り，薄めたメタノール（1 → 2）に溶かし
て正確に 100 mL とし，標準溶液とする．試料溶液及び標準溶液 10 μL ずつを正確
にとり，次の条件で液体クロマトグラフィー〈*2.01*〉により試験を行い，それぞれ
の液のゲニポシドのピーク面積 A_T 及び A_S を測定する．(注15)

$$\text{ゲニポシドの量 (mg)} = M_S \times A_T / A_S \times 1／2$$

M_S：qNMR で含量換算した定量用ゲニポシドの秤取量（mg）

試験条件

検出器：紫外吸光光度計（測定波長：240 nm）

カラム：内径 4.6 mm，長さ 15 cm のステンレス管に 5 μm の液体クロマトグ
ラフィー用オクタデシルシリル化シリカゲルを充塡する．

カラム温度：40℃付近の一定温度

移動相：水 / アセトニトリル / リン酸混液（900：100：1）

流量：毎分 1.0 mL

システム適合性

システムの性能：標準溶液 10 μL につき，上記の条件で操作するとき，ゲニポ
シドのピークの理論段数及びシンメトリー係数は，それぞれ 5000 段以上，
1.5 以下である．

システムの再現性：標準溶液 10 μL につき，上記の条件で試験を 6 回繰り返
すとき，ゲニポシドのピーク面積の相対標準偏差は 1.5％以下である．

貯　法　容器　気密容器．

──────── 注・解説 ────────

注1　漢方処方に収載されている辛夷清肺湯を，製剤法に従い製した乾燥エキス．

注2　英名は漢字の読み方をヘボン式の英文表記に統一．

注3　定量値は，チモのマンギフェリン，オウゴンのバイカリン及びサンシシのゲ
ニポシドを規定．

辛夷清肺湯エキス　　D- 19

注4　配合生薬の「シンイ」,「サンシシ」,「バクモンドウ」,「セッコウ」,「ショウマ」及び「ビワヨウ」の配合量により2種類の組み合わせが規定.

注5　国内に流通しているエキス製剤を参考にして，色，におい，味を，日本薬局方調査委員及び日本漢方生薬製剤協会技術委員会委員と吟味し決定.

注6　試料の水抽出液をジエチルエーテルと振り混ぜ，ジエチルエーテル層中のオイデスミン，マグノリン，ヤンガビン及びエピマグノリンAを，薄層クロマトグラフィーで確認することで，「シンイ」の含有を確認. 展開距離は7 cm. 試料採取量は1.0 g. 標準品を確保することが困難なため,「シンイ」の抽出液を標準溶液としている.

注7　試料の塩基性水抽出液を1-ブタノールと振り混ぜ，1-ブタノール層中のチモサポニンBⅡを，薄層クロマトグラフィーで確認することで,「チモ」の含有を確認. 展開距離は7 cm. 試料採取量は2.0 g.

注8　試料の水抽出液をジエチルエーテルと振り混ぜ，ジエチルエーテル層中のオウゴニンを，薄層クロマトグラフィーで確認することで,「オウゴン」の含有を確認. 展開距離は7 cm. 試料採取量は1.0 g.

注9　試料の水抽出液を1-ブタノールと振り混ぜ，1-ブタノール層中のゲニポシドを薄層クロマトグラフィーで確認することで,「サンシシ」の含有を確認. 展開距離は7 cm. 試料採取量は1.0 g.

注10　試料のカルシウム塩の定性反応により硫酸カルシウムを確認することで,「セッコウ」の含有を確認. 試料採取量は2.0 g.

注11　試料の水抽出液を1-ブタノールと振り混ぜ，1-ブタノール層中の (E)-イソフェルラ酸及び (E)-フェルラ酸を，薄層クロマトグラフィーで確認することで,「ショウマ」の含有を確認. 展開距離は7 cm. 試料採取量は1.0 g.

注12　製剤総則エキス剤の重金属の項を用いる.

注13　マンギフェリンを，定量用マンギフェリンの液体クロマトグラフィーで定量.

注14　バイカリンを，バイカリン標準品の液体クロマトグラフィーで定量.

注15　ゲニポシドを，定量用ゲニポシドの液体クロマトグラフィーで定量.

本質　鼻炎薬
名称　辛夷清肺湯エキス　Shin'iseihaito Extract
来歴　外科正宗
しばり　体力中等度以上で，濃い鼻汁が出て，ときに熱感を伴うもの.
適応症　鼻づまり，慢性鼻炎，蓄膿症
処方構成　処方名は清肺湯に似るが，共通生薬は黄芩，山梔子および麦門冬の3つで，他の構成生薬は大きく異なる.

D-20 真武湯エキス

医薬品各条の部 シンギの条生薬の性状の項を次のように改める.

シ　ン　ギ

生薬の性状 本品はほぼ円柱形を呈し，長さ 20 ～ 100 cm，径 0.5 ～ 2.5 cm，外面は黄褐色～赤褐色で，不規則な縦じわがあり，しばしば横長の皮目及び側根の跡がある．外皮は剥がれやすく，剥がれた跡は淡黄褐色～淡赤褐色を呈する．質は柔軟で折りにくく，折面は繊維性で，粉質である．横切面は皮部が類白色，形成層付近はやや褐色を帯び，木部は淡黄褐色を呈し，放射組織が明瞭である．（注1）

　本品は僅かに特異なにおいがあり，味は僅かに甘い．

　本品の横切片を鏡検〈5.01〉するとき，コルク層は 6 ～ 8 細胞層で，その内側に 2 ～ 4 細胞層のやや厚壁化した柔細胞がある．二次皮層は放射組織が明瞭で，しばしば外側に裂隙が認められる．師部には師部繊維束が階段状に認められる．木部は放射組織が明瞭で，道管の周囲に木部繊維が認められる．師部繊維束及び木部繊維束の外辺にシュウ酸カルシウムの単晶を含む薄壁性の結晶細胞があり，単晶の径は 7 ～ 20 μm である．柔組織中に認められるでんぷん粒は単粒及び 2 ～ 8 個の複粒である．縦切片を鏡検〈5.01〉するとき，道管は網紋，階紋，有縁孔紋及びらせん紋道管で，師部繊維束及び木部繊維束の周囲の結晶細胞は列をなす．（注2）

———— 注・解説 ————

（注1）　外部形態は類似しているオウギと比べると，外面がオウギは淡灰黄色から淡黄褐色であるのに，シンギは黄褐色から赤褐色であることと，折るときともに折りにくく繊維性であるが後者は粉性であること及び木部は前者が淡黄色に対して後者は淡黄褐色である違いがある．

（注2）　シンギの内部形態では繊維束の周囲にシュウ酸カルシウムの単晶を含む結晶細胞の列が見られるが，オウギでは認められない．なお，横切片では道管の種類や結晶細胞の列が観察しにくいことから，鏡検項目を横切片と縦切片に分けて記載．

医薬品各条の部 真武湯エキスの条定量法の項 (3) の目を次のように改める.

真　武　湯　エ　キ　ス

定 量 法

(3)　総アルカロイド（ベンゾイルメサコニン塩酸塩及び 14-アニソイルアコニン塩酸塩，又はベンゾイルメサコニン塩酸塩及びベンゾイルヒパコニン塩酸塩）　本品約 1 g を精密に量り，ジエチルエーテル 20 mL を加えて振り混ぜた後，0.1 mol/L

真武湯エキス　　D- 21

塩酸試液 3.0 mL を加えて 10 分間振り混ぜ，遠心分離し，ジエチルエーテル層を除いた後，ジエチルエーテル 20 mL を加えて同様に操作し，ジエチルエーテル層を除く．水層にアンモニア試液 1.0 mL 及びジエチルエーテル 20 mL を加えて 30 分間振り混ぜた後，遠心分離し，ジエチルエーテル層を分取する．水層にアンモニア試液 1.0 mL 及びジエチルエーテル 20 mL を加えて同様に操作し，これを 2 回繰り返す．全抽出液を合わせ，低圧（真空）で溶媒を留去した後，残留物をブシ用リン酸塩緩衝液／アセトニトリル混液（1：1）に溶かして正確に 10 mL とし，この液を遠心分離し，上澄液を試料溶液とする．別に定量用安息香酸約 10 mg を精密に量り，ブシ用リン酸塩緩衝液／アセトニトリル混液（1：1）に溶かし，正確に 100 mL とする．この液 10 mL を正確に量り，ブシ用リン酸塩緩衝液／アセトニトリル混液（1：1）を加えて正確に 100 mL とし，標準溶液とする．試料溶液及び標準溶液 20 μL ずつを正確にとり，次の条件で液体クロマトグラフィー〈2.01〉により試験を行う．試料溶液のベンゾイルメサコニン，ベンゾイルヒパコニン及び 14-アニソイルアコニンのピーク面積 A_M，A_H 及び A_A 並びに標準溶液の安息香酸のピーク面積 A_S を測定する．（注1）

ベンゾイルメサコニン塩酸塩の量（mg）＝ $M_S × A_M / A_S × 1/100 × 4.19$

ベンゾイルヒパコニン塩酸塩の量（mg）＝ $M_S × A_H / A_S × 1/100 × 4.06$

14-アニソイルアコニン塩酸塩の量（mg）＝ $M_S × A_A / A_S × 1/100 × 3.69$

M_S：qNMR で含量換算した定量用安息香酸の秤取量（mg）

試験条件
　　検出器：紫外吸光光度計（測定波長：ベンゾイルヒパコニン，ベンゾイルメサコニン及び安息香酸は 231 nm，14-アニソイルアコニンは 254 nm）
　　カラム：内径 4.6 mm，長さ 15 cm のステンレス管に 5 μm の液体クロマトグラフィー用オクタデシルシリル化シリカゲルを充塡する．
　　カラム温度：40℃付近の一定温度
　　移動相：ブシ用リン酸塩緩衝液／テトラヒドロフラン混液（183：17）
　　流量：毎分 1.0 mL
システム適合性
　　システムの性能：分離確認用ブシモノエステルアルカロイド混合標準試液 20 μL につき，上記の条件で操作するとき，ベンゾイルメサコニン，ベンゾイルヒパコニン，14-アニソイルアコニンの順に溶出し，ベンゾイルメサコニンのピークの理論段数及びシンメトリー係数は，それぞれ 5000 段以上，1.5 以下である．
　　システムの再現性：標準溶液 20 μL につき，上記の条件で試験を 6 回繰り返

D- 22 ソ ボ ク

すとき，安息香酸のピーク面積の相対標準偏差は1.5％以下である．

———————— 注・解説 ————————

注1 総アルカロイド（ベンゾイルメサコニン塩酸塩，ベンゾイルヒパコニン塩酸塩及び14-アニソイルアコニン塩酸塩）を，定量用安息香酸を標準物質とし，分離確認用ブシモノエステルアルカロイド混合標準試液の液体クロマトグラフィーで，定量．NMR（qNMR）を利用した相対モル感度の算出（RMS法）により定量．

医薬品各条の部　センナの条生薬の性状の項を次のように改める．

セ ン ナ

生薬の性状　本品はひ針形～狭ひ針形を呈し，長さ1.5～5 cm，幅0.5～1.5 cm，淡灰黄色～淡灰黄緑色である．全縁で先端はとがり，基部は非相称，小葉柄は短い．ルーペ視するとき，葉脈は浮き出て，一次側脈は辺縁に沿って上昇し，直上の側脈に合一する．背軸面は僅かに毛がある．注1

本品は弱いにおいがあり，味は苦い．

本品の横切片を鏡検〈5.01〉するとき，向軸側及び背軸側表皮は厚いクチクラを有し，多数の気孔及び厚壁で表面に粒状突起のある単細胞毛がある．表皮細胞はしばしば葉面に平行な隔壁によって2層に分かれ，内層に粘液を含む．葉肉部では，向軸側及び背軸側表皮下に1細胞層の柵状組織，その間に3～4細胞層の海綿状組織があり，それぞれの組織はシュウ酸カルシウムの集晶を含む．葉脈部では，維管束に隣接してシュウ酸カルシウムの単晶を含む結晶細胞が認められる．縦切片を鏡検〈5.01〉するとき，維管束の周囲の結晶細胞は列をなす．注2

———————— 注・解説 ————————

注1 葉の下面の表現を背軸面に統一．
注2 葉の向きの表現を，向軸側，背軸側に統一．

医薬品各条の部　ソボクの条確認試験の項を次のように改める．

ソ ボ ク

確認試験　本品の細切1 gにメタノール10 mLを加えて5分間振り混ぜた後，ろ過し，ろ液を試料溶液とする．この液につき，薄層クロマトグラフィー〈2.03〉によ

り試験を行う．試料溶液 5 μL を薄層クロマトグラフィー用シリカゲルを用いて調製した薄層板にスポットする．次に酢酸エチル/水/ギ酸/2-プロパノール混液（20：1：1：1）を展開溶媒として約 7 cm 展開した後，薄層板を風乾する．これに炭酸ナトリウム試液を均等に噴霧し，薄層板を風乾するとき，R_f 値 0.7 付近に赤紫色のスポットを認める．(注1)

────── 注・解説 ──────

(注1) 粉末にすることが困難であるため細切する．ブラジリンを薄層クロマトグラフィーで確認，展開距離は 7 cm.

医薬品各条の部　ソヨウの条生薬の性状の項を次のように改める．

ソ　ヨ　ウ

生薬の性状　本品は，通例，しわがよって縮んだ葉からなり，しばしば細い茎を含む．葉は向軸面及び背軸面とも帯褐紫色，又は向軸面は灰緑色～帯褐緑色で背軸面は帯褐紫色を呈する．水に浸してしわを伸ばすと，葉身は広卵形～倒心臓形で，長さ 5 ～ 12 cm，幅 5 ～ 8 cm，先端はややとがり，辺縁に鋸歯があり，基部は広いくさび状を呈する．葉柄は長さ 3 ～ 5 cm である．茎及び葉柄の横切面は方形である．葉をルーペ視するとき，向軸面及び背軸面に毛を認め，毛は葉脈上に多く，他はまばらである．背軸面には細かい腺毛を認める．(注1)
　本品は特異なにおいがあり，味は僅かに苦い．(注2)

────── 注・解説 ──────

(注1) 葉の上面，下面の表現を向軸面，背軸面に統一．
(注2) 本条規定のソヨウはシソ特有のにおいがあるもので，形態がシソ，チリメンジソなどであっても，エゴマのような異臭のあるもの及びにおいの弱いものは本条規定のものとはならない．

医薬品各条の部　ダイオウの条確認試験の項を次のように改める．

ダ　イ　オ　ウ

確認試験　本品の粉末 1.0 g に水 10 mL を加えて振り混ぜた後，ジエチルエーテル 10 mL を加えて 10 分間振り混ぜ，遠心分離し，ジエチルエーテル層を試料溶液と

D-24 ダイオウ末

する．別に薄層クロマトグラフィー用レイン 1 mg をアセトン 10 mL に溶かし，標準溶液とする．これらの液につき，薄層クロマトグラフィー〈2.03〉により試験を行う．試料溶液及び標準溶液 5 μL ずつを薄層クロマトグラフィー用シリカゲルを用いて調製した薄層板にスポットする．次に酢酸エチル／メタノール／水混液（20：3：2）を展開溶媒として約 7 cm 展開した後，薄層板を風乾するとき，試料溶液から得た数個のスポットのうち 1 個のスポットは，標準溶液から得たスポットと色調及び R_f 値が等しい．また，このスポットは，炭酸ナトリウム試液を均等に噴霧するとき，赤色を呈する．（注1）

──────── 注・解説 ────────

注1 抽出時間を規定．10 分間振り混ぜることで，確実にレインをジエチルエーテル層に移行させ，薄層クロマトグラフィーで赤色のスポットとして確認する．

医薬品各条の部 ダイオウ末の条確認試験の項を次のように改める．

ダ イ オ ウ 末

確認試験 本品 1.0 g に水 10 mL を加えて振り混ぜた後，ジエチルエーテル 10 mL を加えて 10 分間振り混ぜ，遠心分離し，ジエチルエーテル層を試料溶液とする．別に薄層クロマトグラフィー用レイン 1 mg をアセトン 10 mL に溶かし，標準溶液とする．これらの液につき，薄層クロマトグラフィー〈2.03〉により試験を行う．試料溶液及び標準溶液 5 μL ずつを薄層クロマトグラフィー用シリカゲルを用いて調製した薄層板にスポットする．次に酢酸エチル／メタノール／水混液（20：3：2）を展開溶媒として約 7 cm 展開した後，薄層板を風乾するとき，試料溶液から得た数個のスポットのうち 1 個のスポットは，標準溶液から得たスポットと色調及び R_f 値が等しい．また，このスポットは，炭酸ナトリウム試液を均等に噴霧するとき，赤色を呈する．（注1）

──────── 注・解説 ────────

注1 抽出時間を規定．10 分間振り混ぜることで，確実にレインをジエチルエーテル層に移行させ，薄層クロマトグラフィーで赤色のスポットとして確認する．

タンジン　D-25

医薬品各条の部　タイソウの条純度試験の項（2）の目を次のように改める．

タ イ ソ ウ

純度試験

(2)　総 BHC の量及び総 DDT の量〈5.01〉　各々 0.2 ppm 以下（分析用試料は細切とする）．注1

———— 注・解説 ————

注1　粉末にすることが困難であるため細切する．

医薬品各条の部　タンジンの条生薬の性状の項を次のように改める．

タ ン ジ ン

生薬の性状　本品はほぼ円柱形で，長さ 5 ～ 25 cm，径 0.3 ～ 1.5 cm，やや湾曲し，しばしば側根を付ける．外面は赤褐色，暗赤褐色又は黒褐色で，不規則な粗い縦じわがある．質は堅く折りやすい．折面は緻密であるか又は粗く裂隙があり，皮部は灰黄白色又は赤褐色，木部は淡黄白色又は黒褐色を呈する．注1

本品は僅かににおいがあり，味は初め甘く，後に僅かに苦く渋い．

本品の横切片を鏡検〈5.01〉するとき，最外層は通常コルク層で，まれにその外側に柔組織又は内皮がある．二次皮層中に厚壁細胞が数個散在するか又は認められない．形成層は明瞭である．二次木部の道管は放射状に配列し，しばしば中心部に向かって合一する．道管周囲に木部繊維が認められる．一次木部は 2 ～ 3 部分に分かれる．縦切片を鏡検〈5.01〉するとき，二次木部の道管は主に孔紋及び網紋道管である．注2

———— 注・解説 ————

注1　外面の色は赤褐色，暗赤褐色又は黒褐色であるが，断面の皮部は灰黄白色又は赤褐色で赤みを帯びている．

注2　横切片では道管の種類が観察しにくいことから，鏡検項目を横切片と縦切片に分けて記載．

D- *26* 　チョウトウコウ

医薬品各条の部　チョウトウコウの条定量法の項を次のように改める.

チョウトウコウ

定 量 法　本品の中末約 0.2 g を精密に量り，共栓遠心沈殿管にとり，メタノール/希酢酸混液（7：3）30 mL を加えて 30 分間振り混ぜた後，遠心分離し，上澄液を分取する．残留物にメタノール/希酢酸混液（7：3）10 mL を加えて更に 2 回，同様に操作する．全抽出液を合わせ，メタノール/希酢酸混液（7：3）を加えて正確に 50 mL とし，試料溶液とする．別に定量用リンコフィリン約 5 mg を精密に量り，メタノール/希酢酸混液（7：3）に溶かして正確に 100 mL とする．この液 1 mL を正確に量り，メタノール/希酢酸混液（7：3）を加えて正確に 10 mL とし，標準溶液（1）とする．別にヒルスチン 1 mg をメタノール/希酢酸混液（7：3）100 mL に溶かし，標準溶液（2）とする．試料溶液，標準溶液（1）及び標準溶液（2）20 μL ずつを正確にとり，次の条件で液体クロマトグラフィー〈2.01〉により試験を行う．試料溶液のリンコフィリン及びヒルスチンのピーク面積 A_{Ta} 及び A_{Tb} 並びに標準溶液（1）のリンコフィリンのピーク面積 A_S を測定する．

総アルカロイド（リンコフィリン及びヒルスチン）の量（mg）
$$= M_S \times (A_{Ta} + 1.23A_{Tb})/A_S \times 1/20 \text{（注1）}$$

M_S：定量用リンコフィリンの秤取量（mg）

試験条件

検出器：紫外吸光光度計（測定波長：245 nm）

カラム：内径 4.6 mm，長さ 25 cm のステンレス管に 5 μm の液体クロマトグラフィー用オクタデシルシリル化シリカゲルを充塡する.

カラム温度：40℃付近の一定温度

移動相：酢酸アンモニウム 3.85 g を水 200 mL に溶かし，酢酸（100）10 mL を加え，水を加えて 1000 mL とする．この液にアセトニトリル 350 mL を加える.

流量：リンコフィリンの保持時間が約 17 分になるように調整する.

システム適合性

システムの性能：定量用リンコフィリン 5 mg をメタノール/希酢酸混液（7：3）100 mL に溶かす．この液 5 mL にアンモニア水（28）1 mL を加えて 50℃で 2 時間加熱，又は還流冷却器を付けて 10 分間加熱する．冷後，反応液 1 mL を量り，メタノール/希酢酸混液（7：3）を加えて 5 mL とする．この液 20 μL につき，上記の条件で操作するとき，リンコフィリン以外にイソ

チ ン ピ　　D- 27

リンコフィリンのピークを認め，リンコフィリンとイソリンコフィリンの分
離度は 1.5 以上である．

システムの再現性：標準溶液（1）20 μL につき，上記の条件で試験を 6 回繰
り返すとき，リンコフィリンのピーク面積の相対標準偏差は 1.5％以下であ
る．

──────── 注・解説 ────────

注1　qNMR 純度規定を導入した結果，係数を変更．

医薬品各条の部　チンピの条定量法の項を次のように改める．

チ　ン　ピ

定 量 法　本品の粉末約 0.1 g を精密に量り，メタノール 30 mL を加え，還流冷却器
を付けて 15 分間加熱し，冷後，遠心分離し，上澄液を分取する．残留物にメタノ
ール 20 mL を加えて同様に操作する．全抽出液を合わせ，メタノールを加えて正
確に 50 mL とする．この液 5 mL を正確に量り，薄めたメタノール（1→2）を加
えて正確に 10 mL とし，試料溶液とする．別に定量用ヘスペリジンをデシケーター
（シリカゲル）で 24 時間以上乾燥し，その約 10 mg を精密に量り，メタノールに
溶かして正確に 100 mL とする．この液 5 mL を正確に量り，薄めたメタノール
（1→2）を加えて正確に 10 mL とし，標準溶液とする．試料溶液及び標準溶液
10 μL ずつを正確にとり，次の条件で液体クロマトグラフィー〈2.01〉により試験
を行い，それぞれの液のヘスペリジンのピーク面積 A_T 及び A_S を測定する． 注1

$$ヘスペリジンの量（mg）= M_S × A_T / A_S × 1/2$$

M_S：定量用ヘスペリジンの秤取量（mg）

試験条件
　検出器：紫外吸光光度計（測定波長：285 nm）
　カラム：内径 4.6 mm，長さ 15 cm のステンレス管に 5 μm の液体クロマトグ
　　ラフィー用オクタデシルシリル化シリカゲルを充塡する．
　カラム温度：40℃付近の一定温度
　移動相：水 / アセトニトリル / 酢酸（100）混液（82：18：1）
　流量：毎分 1.0 mL（ヘスペリジンの保持時間約 15 分）
システム適合性

システムの性能：定量用ヘスペリジン及び薄層クロマトグラフィー用ナリンギ
ン1mgずつをメタノール10 mLに溶かし，水を加えて20 mLとする．こ
の液10 μLにつき，上記の条件で操作するとき，ナリンギン，ヘスペリジン
の順に溶出し，その分離度は1.5以上である．
システムの再現性：標準溶液10 μLにつき，上記の条件で試験を6回繰り返
すとき，ヘスペリジンのピーク面積の相対標準偏差は1.5％以下である．

──────── 注・解説 ────────

注1 ヘスペリジンを液体クロマトグラフィーで定量．水を加えると泡が発生し正
確に希釈できないため，薄めたメタノールに変更．

医薬品各条の部　テンモンドウの条純度試験の項を次のように改める．

テ ン モ ン ド ウ

純度試験

(1)　重金属〈1.07〉　本品の粗切3.0 gをとり，第3法により操作し，試験を行
う．比較液には鉛標準液3.0 mLを加える（10 ppm以下）．注1

(2)　ヒ素〈1.11〉　本品の粗切1.0 gをとり，第4法により検液を調製し，試験を
行う．ただし，標準色の調製にはヒ素標準液5.0 mLを用いる（5 ppm以下）．
注2

──────── 注・解説 ────────

注1 粉末にすることが困難であるため粗切する．
注2 粉末にすることが困難であるため粗切する．

医薬品各条の部　当帰芍薬散エキスの条定量法の項（1）及び（3）の目を次のよ
うに改める．

当 帰 芍 薬 散 エ キ ス

定 量 法

(1)　(*E*)-フェルラ酸　本操作は光を避け，遮光した容器を用いて行う．乾燥エキ
ス約0.5 g（軟エキスは乾燥物として約0.5 gに対応する量）を精密に量り，薄め
たメタノール（1→2）50 mLを正確に加えて15分間振り混ぜた後，ろ過し，ろ

当帰芍薬散エキス　　D-29

液を試料溶液とする．別に定量用(E)-フェルラ酸約10 mgを精密に量り，薄めたメタノール（1→2）に溶かして正確に100 mLとする．この液2 mLを正確に量り，薄めたメタノール（1→2）を加えて正確に50 mLとし，標準溶液とする．試料溶液及び標準溶液10 μLずつを正確にとり，次の条件で液体クロマトグラフィー〈2.01〉により試験を行い，それぞれの液の (E)-フェルラ酸のピーク面積 A_T 及び A_S を測定する． (注1)

$$(E)\text{-フェルラ酸の量（mg）} = M_S \times A_T / A_S \times 1/50$$

M_S：qNMRで含量換算した定量用(E)-フェルラ酸の秤取量（mg）

試験条件
　検出器：紫外吸光光度計（測定波長：320 nm）
　カラム：内径4.6 mm，長さ15 cmのステンレス管に5 μmの液体クロマトグラフィー用オクタデシルシリル化シリカゲルを充塡する．
　カラム温度：40℃付近の一定温度
　移動相：リン酸二水素ナトリウム二水和物7.8 gを水1000 mLに溶かし，リン酸2 mLを加える．この液850 mLにアセトニトリル150 mLを加える．
　流量：毎分1.0 mL（(E)-フェルラ酸の保持時間約10分）
システム適合性
　システムの性能：標準溶液10 μLにつき，上記の条件で操作するとき，(E)-フェルラ酸のピークの理論段数及びシンメトリー係数は，それぞれ5000段以上，1.5以下である．
　システムの再現性：標準溶液10 μLにつき，上記の条件で試験を6回繰り返すとき，(E)-フェルラ酸のピーク面積の相対標準偏差は1.5％以下である．

(3)　アトラクチレノリドⅢ　乾燥エキス約0.5 g（軟エキスは乾燥物として約0.5 gに対応する量）を精密に量り，薄めたメタノール（1→2）50 mLを正確に加えて15分間振り混ぜた後，ろ過し，ろ液を試料溶液とする．別に定量用アトラクチレノリドⅢ約10 mgを精密に量り，メタノールに溶かし，正確に100 mLとする．この液5 mLを正確に量り，薄めたメタノール（1→2）を加えて正確に100 mLとし，標準溶液とする．試料溶液及び標準溶液10 μLずつを正確にとり，次の条件で液体クロマトグラフィー〈2.01〉により試験を行い，それぞれの液のアトラクチレノリドⅢのピーク面積 A_T 及び A_S を測定する． (注2)

$$\text{アトラクチレノリドⅢの量（mg）} = M_S \times A_T / A_S \times 1/40$$

D-30 トウジン
───────────

M_S：定量用アトラクチレノリド Ⅲ の秤取量（mg）

試験条件
　　検出器：紫外吸光光度計（測定波長：210 nm）
　　カラム：内径 4.6 mm，長さ 15 cm のステンレス管に 5 μm の液体クロマトグ
　　　ラフィー用オクタデシルシリル化シリカゲルを充塡する．
　　カラム温度：40℃付近の一定温度
　　移動相：水 / アセトニトリル / リン酸混液（550：450：1）
　　流量：毎分 1.0 mL（アトラクチレノリド Ⅲ の保持時間約 10 分）
　システム適合性
　　システムの性能：標準溶液 10 μL につき，上記の条件で操作するとき，アトラ
　　　クチレノリド Ⅲ のピークの理論段数及びシンメトリー係数は，それぞれ
　　　5000 段以上，1.5 以下である．
　　システムの再現性：標準溶液 10 μL につき，上記の条件で試験を 6 回繰り返
　　　すとき，アトラクチレノリド Ⅲ のピーク面積の相対標準偏差は 1.5％以下で
　　　ある．

─────── 注・解説 ───────

注1　定量用(*E*)-フェルラ酸に qNMR 純度規定を導入．(*E*)-フェルラ酸を液体ク
ロマトグラフィーで定量．
注2　定量用アトラクチレノリド Ⅲ に qNMR 純度規定を導入．アトラクチレノリ
ド Ⅲ を液体クロマトグラフィーで定量．

医薬品各条の部　トウジンの条確認試験の項及び純度試験の項を次のように改め
る．

ト　ウ　ジ　ン

確認試験　本品の粗切 2.0 g に水 50 mL を加えて水浴中で 1 時間加熱する．冷後，ろ
過し，ろ液を酢酸エチル 20 mL ずつで 2 回洗浄する．水層を分取し，水飽和 1-ブ
タノール 30 mL ずつを用い 2 回抽出する．水飽和 1-ブタノール層を合わせ，水浴
中で低圧（真空）で溶媒を留去する．残留物にメタノール 1 mL を加えて試料溶液
とする．この液につき，薄層クロマトグラフィー〈*2.03*〉により試験を行う．試料
溶液 5 μL を薄層クロマトグラフィー用シリカゲルを用いて調製した薄層板にスポッ
トする．次に 1-プロパノール / 水 / 酢酸エチル混液（6：5：2）を展開溶媒とし
て約 10 cm 展開した後，薄層板を風乾する．これにナフトレゾルシン・リン酸試

液を均等に噴霧し，105℃で10分間加熱するとき，R_f 値 0.5 付近に橙色〜赤紫色のスポットを認める．(注1)

純度試験

(1) 重金属〈*1.07*〉 本品の粗切 3.0 g をとり，第 3 法により操作し，試験を行う．比較液には鉛標準液 3.0 mL を加える（10 ppm 以下）．(注2)

(2) ヒ素〈*1.11*〉 本品の粗切 1.0 g をとり，第 4 法により検液を調製し，試験を行う．ただし，標準色の調製にはヒ素標準液 5.0 mL を用いる（5 ppm 以下）．(注3)

──────── 注・解説 ────────

(注1) 粉末にすることが困難であるため細切する．薄層クロマトグラフィーで，サポニン類を確認．

(注2) 粉末にすることが困難であるため粗切する．

(注3) 粉末にすることが困難であるため粗切する．

医薬品各条の部　ニクズクの条日本名別名の項を次のように改める．

ニ　ク　ズ　ク

肉　豆　蔲

肉　豆　蔲

医薬品各条の部　ニンドウの条生薬の性状の項を次のように改める．

ニ　ン　ド　ウ

生薬の性状　本品は茎及びこれに対生した葉からなる．葉は短い葉柄を付け，楕円形で全縁，長さ 3 〜 7 cm，幅 1 〜 3 cm，向軸面は緑褐色，背軸面は淡灰緑色を呈し，ルーペ視するとき，両面に軟毛をまばらに認める．茎は径 1 〜 4 mm，外面は灰黄褐色〜帯紫褐色で，横切面は円形，中空である．(注1)

　本品はほとんどにおいがなく，味は収れん性で，後僅かに苦い．

　本品の葉の横切片を鏡検〈*5.01*〉するとき，最外層は向軸側，背軸側とも表皮からなり，表皮には単細胞性の非腺毛と多細胞性の腺毛が認められる．主脈部では，表皮の内側数細胞層は厚角組織からなり，中央部には維管束がある．葉肉部では向

D-32 バクモンドウ

軸側表皮に接して柵状組織があり，背軸側表皮に接して海綿状組織がある．腺毛には褐色の分泌物が含まれ，柔細胞中にはシュウ酸カルシウムの集晶を含み，でんぷん粒が認められることがある．(注2)

──────── 注・解説 ────────

注1 葉の上面，下面の表現を向軸面，背軸面に統一．
注2 葉の向きの表現を，向軸側，背軸側に統一．

医薬品各条の部 バクモンドウの条生薬の性状の項の次に次を加える．

バ ク モ ン ド ウ

確認試験 本品の中切5gに水15mL及び酢酸エチル25mLを加えて10分間振り混ぜた後，遠心分離し，酢酸エチル層を分取する．この液10mLをとり，低圧（真空）で溶媒を留去した後，残留物をアセトン0.5mLに溶かし，試料溶液とする．別に薄層クロマトグラフィー用メチルオフィオポゴナノンA 1mgをメタノール1mLに溶かし，標準溶液とする．これらの液につき，薄層クロマトグラフィー⟨2.03⟩により試験を行う．試料溶液20μL及び標準溶液10μLを薄層クロマトグラフィー用シリカゲルを用いて調製した薄層板にスポットする．次にヘキサン／酢酸エチル／酢酸（100）混液（30：10：1）を展開溶媒として約7cm展開した後，薄層板を風乾する．これに塩化鉄(Ⅲ)・メタノール試液を均等に噴霧するとき，試料溶液から得た数個のスポットのうち1個のスポットは，標準溶液から得たスポットと色調及びR_f値が等しい．(注1)

同条純度試験の項を次のように改める．

純度試験

(1) 重金属⟨1.07⟩ 本品の中切3.0gをとり，第3法により操作し，試験を行う．比較液には鉛標準液3.0mLを加える（10ppm以下）．(注2)
(2) ヒ素⟨1.11⟩ 本品の中切1.0gをとり，第4法により検液を調製し，試験を行う．ただし，標準色の調製にはヒ素標準液5.0mLを用いる（5ppm以下）．(注3)

──────── 注・解説 ────────

注1 薄層クロマトグラフィーで，メチルオフィオポゴナノンAを確認．
注2 粉末にすることが困難であるため中切する．

八味地黄丸エキス　　D- 33

注3　粉末にすることが困難であるため中切する.

　医薬品各条の部　八味地黄丸エキスの条定量法の項（3）の目を次のように改める.

八 味 地 黄 丸 エ キ ス

定 量 法

（3）　総アルカロイド（ベンゾイルメサコニン塩酸塩及び 14-アニソイルアコニン塩酸塩，又はベンゾイルメサコニン塩酸塩及びベンゾイルヒパコニン塩酸塩）　乾燥エキス約 1 g（軟エキスは乾燥物として約 1 g に対応する量）を精密に量り，ジエチルエーテル 20 mL を加えて振り混ぜた後，0.1 mol/L 塩酸試液 3.0 mL を加えて 10 分間振り混ぜ，遠心分離し，ジエチルエーテル層を除いた後，ジエチルエーテル 20 mL を加えて同様に操作し，ジエチルエーテル層を除く．水層にアンモニア試液 1.0 mL 及びジエチルエーテル 20 mL を加えて 30 分間振り混ぜた後，遠心分離し，ジエチルエーテル層を分取する．水層にアンモニア試液 1.0 mL 及びジエチルエーテル 20 mL を加えて同様に操作し，これを 2 回繰り返す．全抽出液を合わせ，低圧（真空）で溶媒を留去した後，残留物をブシ用リン酸塩緩衝液 / アセトニトリル混液（1：1）に溶かして正確に 10 mL とし，この液を遠心分離し，上澄液を試料溶液とする．別に定量用安息香酸約 10 mg を精密に量り，ブシ用リン酸塩緩衝液 / アセトニトリル混液（1：1）に溶かし，正確に 100 mL とする．この液 10 mL を正確に量り，ブシ用リン酸塩緩衝液 / アセトニトリル混液（1：1）を加えて正確に 100 mL とし，標準溶液とする．試料溶液及び標準溶液 20 μL ずつを正確にとり，次の条件で液体クロマトグラフィー〈2.01〉により試験を行う．試料溶液のベンゾイルメサコニン，ベンゾイルヒパコニン及び 14-アニソイルアコニンのピーク面積 A_M, A_H 及び A_A 並びに標準溶液の安息香酸のピーク面積 A_S を測定する．注1

$$\text{ベンゾイルメサコニン塩酸塩の量（mg）} = M_S \times A_M/A_S \times 1/100 \times 4.19$$
$$\text{ベンゾイルヒパコニン塩酸塩の量（mg）} = M_S \times A_H/A_S \times 1/100 \times 4.06$$
$$\text{14-アニソイルアコニン塩酸塩の量（mg）} = M_S \times A_A/A_S \times 1/100 \times 3.69$$

　　　M_S：qNMR で含量換算した定量用安息香酸の秤取量（mg）

　試験条件
　　検出器：紫外吸光光度計（測定波長：ベンゾイルヒパコニン，ベンゾイルメサ

D-34 ハッカ

コニン及び安息香酸は 231 nm，14-アニソイルアコニンは 254 nm）

カラム：内径 4.6 mm，長さ 15 cm のステンレス管に 5 μm の液体クロマトグラフィー用オクタデシルシリル化シリカゲルを充塡する．

カラム温度：40℃付近の一定温度

移動相：ブシ用リン酸塩緩衝液／テトラヒドロフラン混液（183：17）

流量：毎分 1.0 mL

システム適合性

システムの性能：分離確認用ブシモノエステルアルカロイド混合標準試液 20 μL につき，上記の条件で操作するとき，ベンゾイルメサコニン，ベンゾイルヒパコニン，14-アニソイルアコニンの順に溶出し，ベンゾイルメサコニンのピークの理論段数及びシンメトリー係数は，それぞれ 5000 段以上，1.5 以下である．

システムの再現性：標準溶液 20 μL につき，上記の条件で試験を 6 回繰り返すとき，安息香酸のピーク面積の相対標準偏差は 1.5％以下である．

──────── 注・解説 ────────

注1 総アルカロイド（ベンゾイルメサコニン塩酸塩，ベンゾイルヒパコニン塩酸塩及び 14-アニソイルアコニン塩酸塩）を，定量用安息香酸を標準物質とし，分離確認用ブシモノエステルアルカロイド混合標準試液の液体クロマトグラフィーで，定量．NMR（qNMR）を利用した相対モル感度の算出（RMS 法）により定量．

医薬品各条の部　ハッカの条生薬の性状の項を次のように改める．

ハ　ッ　カ

生薬の性状　本品は茎及びこれに対生した葉からなり，茎は方柱形で淡褐色〜赤紫色を呈し，細毛がある．水に浸してしわを伸ばすと，葉は卵円形〜長楕円形で，両端はとがり，長さ 2 〜 8 cm，幅 1 〜 2.5 cm，辺縁に不ぞろいの鋸歯があり，向軸面は淡褐黄色〜淡緑黄色，背軸面は淡緑色〜淡緑黄色を呈する．注1

葉柄は長さ 0.3 〜 1 cm である．ルーペ視するとき，毛，腺毛及び腺りんを認める．

本品は特異な芳香があり，口に含むと清涼感がある．

──────── 注・解説 ────────

注1 葉の上面，下面の表現を向軸面，背軸面に統一．

ブ　シ　　D-35

医薬品各条の部　　ビワヨウの条生薬の性状の項を次のように改める.

ビ　ワ　ヨ　ウ

生薬の性状　本品は長楕円形～広ひ針形で，長さ 12～30 cm，幅 4～9 cm，先端は
とがり，基部はくさび形で，短い葉柄を付け，辺縁には粗い鋸歯がある. ときに，
短径 0.5～1 cm，長径数 cm の短冊状に切裁されている. 向軸面は緑色～緑褐色を
呈し，背軸面は淡緑褐色で，淡褐色の綿毛を残存する. 葉脈部は淡黄褐色を呈し，
背軸面に突出している. (注1)

　本品は僅かににおいがあり，味はほとんどない.

　本品の横切片を鏡検〈5.01〉するとき，向軸側及び背軸側表皮は厚いクチクラを
有し，柵状組織はおおむね 4～5 細胞層で，ところどころに葉緑体を欠く大型の
細胞を認める. 主脈部では並立維管束は木部側の基本組織の湾入によって一部切断
されたほぼ環状を呈し，師部に接する繊維群を認める. 葉肉部の組織中にはシュウ
酸カルシウムの単晶及び集晶を認める. 綿毛は単細胞性で湾曲し，太さ約 25 μm，
長さ 1.5 mm に達する. (注2)

────────── 注・解説 ──────────

注1　葉の上面，下面の表現を向軸面，背軸面に統一.
注2　葉の向きの表現を，向軸側，背軸側に統一し，細胞の数は細胞層に変更.

医薬品各条の部　　ブシの条生薬の性状の項を次のように改める.

ⓧブ　　シ

生薬の性状

1)　ブシ 1　本品は径 10 mm 以下の不整な多角形に破砕されている. 外面は暗灰
褐色～黒褐色を呈する. 質は堅く，切面は平らで，淡褐色～暗褐色を呈し，通常角
質で光沢がある.

　本品は弱い特異なにおいがある.

　本品の切片を鏡検〈5.01〉するとき，道管は孔紋，階紋，網紋又はらせん紋道管
である. 柔細胞中のでんぷん粒は通例糊化しているが，ときにでんぷん粒が認めら
れるものもある. でんぷん粒は円形若しくは楕円形で径 2～25 μm，単粒又は 2～
10 数個の複粒として認められる. でんぷん粒のへそは明らかである. (注1)

2)　ブシ 2　本品はほぼ倒円錐形で，長さ 15～30 mm，径 12～16 mm，又は縦
ときに横に切断され，長さ 20～60 mm，幅 15～40 mm，厚さ 0.2～0.7 mm，又

D-36　ブ　シ

は径 12 mm 以下の不整な多角形に破砕されている．外面は淡褐色～暗褐色又は黄褐色を呈する．擬上皮を除いたものでは，外面が黄白色～黄褐色である．質は堅く，通例，しわはなく，切面は平らで，淡褐色～暗褐色又は黄白色～淡黄褐色を呈し，通常角質，半透明で光沢がある．（注2）

　本品は弱い特異なにおいがある．

　本品の横切片を鏡検〈5.01〉するとき，外側から擬上皮，一次皮層，内皮，二次皮層，形成層，木部が認められる．擬上皮を除いたものでは，擬上皮に加えて，一次皮層及び内皮の一部を欠くものがある．一次皮層には楕円形～楕円状四角形で，短径 30 ～ 75 μm，長径 60 ～ 150 μm の厚壁細胞がある．内皮は接線方向に長い 1 細胞層の細胞からなっている．形成層輪は星形又は不整の多角形～円形であり，木部の道管群は V 字形を呈する．

　二次皮層及び髄中に独立した形成層輪が認められるものもある．柔細胞中のでんぷん粒は糊化している．縦切片を鏡検〈5.01〉するとき，道管は孔紋，階紋，網紋又はらせん紋道管である．（注3）

3)　ブシ 3　本品は径 5 mm 以下の不整な多角形に破砕されている．外面は灰褐色を呈する．質は堅く，切面は平らで，淡灰褐色～灰白色を呈し，光沢がない．

　本品は弱い特異なにおいがある．

　本品の切片を鏡検〈5.01〉するとき，道管は孔紋，階紋，網紋又はらせん紋道管である．柔細胞中のでんぷん粒は円形若しくは楕円形で径 2 ～ 25 μm，単粒又は 2 ～ 10 数個の複粒として認められる．でんぷん粒のへそは明らかである．（注4）

─────── 注・解説 ───────

劇：注射剤以外の製剤であって，1 個中アコニチンとして 0.01 mg 以下を含有するものを除く．

注1　不整な多角形の破片では横切片，縦切片の特定が不明なため，鏡検項目を単に切片に改正．なお，生薬試験法 5.01 鏡検も対応し，特徴が観察できる任意の方向の切片に改正．

注2　擬上皮が残っているものと除かれているものがあり，書き分けている．

注3　横切片では道管の種類の観察しにくいことから，鏡検項目を横切片と縦切片に分けて記載．

注4　不整な多角形の破片では横切片，縦切片の特定が不明なため，鏡検項目を単に切片に改正．なお，生薬試験法 5.01 鏡検も対応し，特徴が観察できる任意の方向の切片に改正．

防已黄耆湯エキス　　D-37

医薬品各条の部　ベラドンナエキスの条性状の項を次のように改める.

⑱ ベ ラ ド ン ナ エ キ ス

性　状　本品は暗褐色で，特異なにおいがある.　注1

──────── 注・解説 ────────

⑱：ベラドンナ総アルカロイドとして0.02％以下で，1容器中0.35 mg以下の外用
剤を除く.
注1　劇薬のため，試験実施者の安全を考慮して味に関する項目は削除.

医薬品各条の部　防已黄耆湯エキスの条定量法の項（1）の目を次のように改める.

防 已 黄 耆 湯 エ キ ス

定 量 法
（1）　シノメニン　乾燥エキス約0.5 g（軟エキスは乾燥物として約0.5 gに対応する量）を精密に量り，ジエチルエーテル20 mLを加えて振り混ぜた後，0.1 mol/L塩酸試液5.0 mLを加えて10分間振り混ぜ，遠心分離し，ジエチルエーテル層を除く．水層にジエチルエーテル20 mLを加えて同様に操作する．水層に薄めた水酸化ナトリウム試液（1→10）5.0 mL及びメタノール10 mLを加えて15分間振り混ぜた後，遠心分離し，上澄液を分取する．残留物に薄めたメタノール（1→2）20 mLを加えて15分間振り混ぜた後，遠心分離し，上澄液を分取する．先の上澄液と合わせ，薄めたメタノール（1→2）を加えて正確に50 mLとし，試料溶液とする．別に定量用シノメニン約5 mgを精密に量り，薄めたメタノール（1→2）に溶かして正確に100 mLとし，標準溶液とする．試料溶液及び標準溶液10 μLずつを正確にとり，次の条件で液体クロマトグラフィー〈2.01〉により試験を行い，それぞれの液のシノメニンのピーク面積A_T及びA_Sを測定する.　注1

$$シノメニンの量（mg）= M_S \times A_T / A_S \times 1/2$$

M_S：qNMRで含量換算した定量用シノメニンの秤取量（mg）

試験条件
検出器：紫外吸光光度計（測定波長：254 nm）

D-38 ボクソク

　　カラム：内径 4.6 mm，長さ 15 cm のステンレス管に 5 μm の液体クロマトグ
　　　ラフィー用オクタデシルシリル化シリカゲルを充填する．
　　カラム温度：30℃付近の一定温度
　　移動相：ラウリル硫酸ナトリウム 3 g にアセトニトリル 350 mL を加えて振り
　　　混ぜた後，水 650 mL 及びリン酸 1 mL を加えて溶かす．
　　流量：毎分 1.0 mL（シノメニンの保持時間約 18 分）
　システム適合性
　　システムの性能：試料溶液，シノメニン標準溶液及び定量法（2）のグリチル
　　　リチン酸標準溶液 10 μL につき，上記の条件で操作するとき，試料溶液にシ
　　　ノメニン及びグリチルリチン酸のピークを認め，グリチルリチン酸，シノメ
　　　ニンの順に溶出し，その分離度は 4.5 以上である．また，グリチルリチン酸
　　　のピーク以外にシノメニンのピークの前後に明瞭なピークを認め，シノメニ
　　　ンとそれぞれのピークとの分離度は 1.5 以上である．
　　システムの再現性：標準溶液 10 μL につき，上記の条件で試験を 6 回繰り返
　　　すとき，シノメニンのピーク面積の相対標準偏差は 1.5％以下である．

────────── 注・解説 ──────────

注1 定量用シノメニンに qNMR 純度規定を導入．シノメニンを液体クロマトグ
ラフィーで定量．

医薬品各条の部　ボクソクの条生薬の性状の項を次のように改める．

ボ　ク　ソ　ク

生薬の性状　本品は板状又は半管状の皮片で，厚さ 5 ～ 15 mm，外面は灰褐色～暗
　褐色を呈し，内面は褐色～淡褐色を呈する．外面は厚い周皮を付け，縦に粗い裂け
　目があり，内面には縦の隆起線がある．横切面は褐色～淡褐色を呈し，ところどこ
　ろに石細胞群による白色の細点を認める．
　　本品はにおい及び味はほとんどない．
　　本品の横切片を鏡検〈5.01〉するとき，コルク層にはコルク石細胞が散在し，二
　次皮層には師部繊維群がほぼ階段状に並び，大きな石細胞群が不規則に配列する．
　柔組織中にシュウ酸カルシウムの集晶が散在する．石細胞や師部繊維に隣接してシ
　ュウ酸カルシウムの単晶を含む結晶細胞が認められる．縦切片を鏡検〈5.01〉する
　とき，繊維細胞に接する結晶細胞は列をなす．注1

ホミカチンキ　　D- 39

—————— 注・解説 ——————

注1　結晶細胞の列を確認するため，鏡検項目を横切片と縦切片に分けて記載.

医薬品各条の部　　ホミカエキスの条性状の項を次のように改める.

⓭ホ　ミ　カ　エ　キ　ス

性　状　本品は黄褐色〜褐色の粉末で，弱いにおいがある.　注1

—————— 注・解説 ——————

⓭
注1　劇薬のため，試験実施者の安全を考慮して味に関する項目は削除.

医薬品各条の部　　ホミカエキス散の条性状の項を次のように改める.

⓭ホ　ミ　カ　エ　キ　ス　散

性　状　本品は黄褐色〜灰褐色の粉末で，僅かに弱いにおいがある.　注1

—————— 注・解説 ——————

⓭
注1　劇薬のため，試験実施者の安全を考慮して味に関する項目は削除.

医薬品各条の部　　ホミカチンキの条性状の項を次のように改める.

⓭ホ　ミ　カ　チ　ン　キ

性　状　本品は黄褐色の液である.　注1
比　重　d_{20}^{20}：約 0.90

—————— 注・解説 ——————

⓭
注1　保存中に濁ることがあるのは含有脂肪が析出するためである. 特に夏期に製

D-40 モクツウ

造したものは冬期に濁りやすい．これはろ過して用いても差し支えない．劇薬のため，試験実施者の安全を考慮して味に関する項目は削除．

医薬品各条の部　マクリの条確認試験の項を次のように改める．

マ　ク　リ

確認試験　本品の粗切 2 g に希エタノール 10 mL を加えて 15 分間振り混ぜた後，ろ過し，ろ液を試料溶液とする．別にカイニン酸 5 mg を希エタノール 10 mL に溶かし，標準溶液とする．これらの液につき，薄層クロマトグラフィー〈2.03〉により試験を行う．試料溶液及び標準溶液 5 μL ずつを薄層クロマトグラフィー用シリカゲルを用いて調製した薄層板にスポットする．次にギ酸エチル / 水 / ギ酸混液（5：1：1）を展開溶媒として約 7 cm 展開した後，薄層板を風乾する．これに噴霧用ニンヒドリン・エタノール試液を均等に噴霧し，105℃で 5 分間加熱するとき，試料溶液から得た数個のスポットのうち 1 個のスポットは，標準溶液から得たスポットと色調及び R_f 値が等しい．注1

―――――― 注・解説 ――――――

注1　粉末にすることが困難であるため粗切する．カイニン酸を薄層クロマトグラフィーでの確認．カイニン酸標準溶液の黄赤色のスポットと比較．

医薬品各条の部　モクツウの条生薬の性状の項を次のように改める．

モ　ク　ツ　ウ

生薬の性状　本品は円形又は楕円形の切片で厚さ 0.2 〜 0.3 cm，径 1 〜 3 cm である．切面の皮部は暗灰褐色を呈し，木部は淡褐色の道管部と灰白色の放射組織とが交互に放射状に配列する．髄は淡灰黄色で，明らかである．側面は灰褐色で，円形又は横に長い楕円形の皮目がある．

本品はほとんどにおいがなく，味は僅かにえぐい．

本品の横切片を鏡検〈5.01〉するとき，主として結晶細胞を伴う繊維束と石細胞群とからなる輪層が師部の外辺を弧状に囲んでいる．二次皮層の放射組織は単晶を含む厚壁細胞からなる．形成層付近は明らかで，髄周辺の細胞は極めて厚壁である．木部放射組織及び髄周辺の柔細胞にはシュウ酸カルシウムの単晶及びでんぷん粒を含む．でんぷん粒の径は 8 μm 以下である　注1．縦切片を鏡検〈5.01〉する

とき，繊維束の周囲の結晶細胞は列をなす．

─────── 注・解説 ───────

注1　横切片では結晶細胞の列が観察し難いことから，鏡検項目を横切片と縦切片に分けて記載．

医薬品各条の部　ヤクモソウの条生薬の性状の項を次のように改める．

ヤ　ク　モ　ソ　ウ

生薬の性状　本品は茎，葉及び花からなり，通例，横切したものである．茎は方柱形で，径0.2～3 cm，黄緑色～緑褐色を呈し，白色の短毛を密生する．髄は白色で切面中央部の多くを占める．質は軽い．葉は対生し，有柄で3全裂～3深裂し，裂片は羽状に裂け，終裂片は線状ひ針形で先端は鋭形，又は鋭尖形，向軸面は淡緑色を呈し，背軸面は白色の短毛を密生し，灰緑色を呈する．花は輪生し，がくは筒状で上端は針状に5裂し，淡緑色～淡緑褐色，花冠は唇形で淡赤紫色～淡褐色を呈する．注1

　本品は僅かににおいがあり，味は僅かに苦く，収れん性である．

　本品の茎の横切片を鏡検〈5.01〉するとき，四稜を認め，*Leonurus sibiricus* の稜は一部がこぶ状に突出する．表皮には，1～3細胞からなる非腺毛，頭部が1～4細胞からなる腺毛及び8細胞からなる腺りんが認められる．稜部では表皮下に厚角組織が発達し，木部繊維の発達が著しい．皮層は数細胞層の柔細胞からなる．維管束は並立維管束で，ほぼ環状に配列する．師部の外側には師部繊維を認める．皮層及び髄の柔細胞中にシュウ酸カルシウムの針晶又は板状晶が認められる．

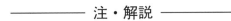

注1　葉の上面，下面の表現を向軸面，背軸面に統一．

医薬品各条の部　ヨクイニンの条確認試験の項を次のように改める．

ヨ　ク　イ　ニ　ン

確認試験　本品を横切し，薄めたヨウ素試液（1→10）に5秒間浸漬した後，取り出し，余分な試液を拭き取り，切面を観察するとき，内乳は暗赤褐色を呈する．注1

D-42　　ヨクイニン末

──────── 注・解説 ────────

注1　10 倍に薄めたヨウ素試液に浸漬することで，ヨウ素でんぷん反応による色の発色を明確にし，糯（もち）性，粳（うるち）性の判定を行う．アミロース含有が少ない糯性でんぷん粒が帯赤褐色に，アミロース含有が多い粳性でんぷん粒が青紫色に染まる．日本薬局方外生薬規格 2022 ハトムギに使用されるヨウ素試液の濃度に統一．

　医薬品各条の部　ヨクイニン末の条確認試験の項及び純度試験の項を次のように改める．

ヨ ク イ ニ ン 末

確認試験　本品の少量をスライドガラス上にとり，薄めたヨウ素試液（1 → 10）を滴下して鏡検〈5.01〉するとき，通例，径 10 ～ 20 μm，ほぼ等径性で鈍多角形の単粒及び複粒のでんぷん粒は帯赤褐色を呈し，脂肪油，アリューロン粒と共存して柔細胞中に含まれる小球形のでんぷん粒は青紫色を呈する．注1

純度試験　異物　本品を鏡検〈5.01〉するとき，ケイ酸化した細胞壁を持つ組織の破片，石細胞その他厚壁木化した細胞，網紋道管，階紋道管，孔紋道管，繊維及び毛の破片を認めない．また，薄めたヨウ素試液（1 → 10）で青紫色を呈する径 20 μm を超える大型でんぷん粒は認めないか，又は認めることがあっても僅かである．注2

──────── 注・解説 ────────

注1　10 倍に薄めたヨウ素試液に浸漬することで，ヨウ素でんぷん反応による発色を明確にし，糯（もち）性，粳（うるち）性の判定を行う．アミロース含有が少ない糯性でんぷん粒が帯赤褐色に，アミロース含有が多い粳性でんぷん粒が青紫色に染まる．日本薬局方外生薬規格 2022 ハトムギに使用されるヨウ素試液の濃度に統一．

注2　果皮などを付けたまま粉末としたもの，他のでんぷんを主とした植物組織の粉末の混入を規制．ジュズダマは，径 20 μm を超える大型の粳性でんぷん粒も含むことから混入を確認できる．

抑肝散加陳皮半夏エキス　　D-43

医薬品各条の部　抑肝散加陳皮半夏エキスの条基原の項を次のように改める.

抑 肝 散 加 陳 皮 半 夏 エ キ ス

　本品は定量するとき，製法の項に規定した分量で製したエキス当たり，サイコサポニン b_2 0.6 〜 2.4 mg，グリチルリチン酸（$C_{42}H_{62}O_{16}$：822.93）10 〜 30 mg，ヘスペリジン 18 〜 72 mg 及び総アルカロイド（リンコフィリン及びヒルスチン）0.15 mg 以上を含む. （注1）

同条定量法の項（3）の目の次に次を加える.

定 量 法

（4）　総アルカロイド（リンコフィリン及びヒルスチン）　乾燥エキス約1g（軟エキスは乾燥物として約1gに対応する量）を精密に量り，ジエチルエーテル 20 mL を加えて振り混ぜた後，1 mol/L 塩酸試液 3 mL 及び水 7 mL を加えて 10 分間振り混ぜ，遠心分離し，ジエチルエーテル層を除く. 水層にジエチルエーテル 20 mL を加えて同様に操作する. 水層に水酸化ナトリウム試液 10 mL 及びジエチルエーテル 20 mL を加えて 10 分間振り混ぜた後，遠心分離し，ジエチルエーテル層を分取する. 水層にジエチルエーテル 20 mL を加えて同様に操作し，これを 2 回繰り返す. 全抽出液を合わせ，40℃以下，低圧（真空）で溶媒を留去した後，残留物を移動相に溶かして正確に 10 mL とし，試料溶液とする. 別に定量用リンコフィリン及び定量用ヒルスチン約 5 mg ずつを精密に量り，メタノール／希酢酸混液（7：3）に溶かし，正確に 100 mL とする. この液 10 mL を正確に量り，メタノール／希酢酸混液（7：3）を加えて正確に 50 mL とし，標準溶液とする. 試料溶液及び標準溶液 10 µL ずつを正確にとり，次の条件で液体クロマトグラフィー〈2.01〉により試験を行い，それぞれの液のリンコフィリン及びヒルスチンのピーク面積 A_{TR} 及び A_{TH} 並びに A_{SR} 及び A_{SH} を測定する. （注2）

　　　　総アルカロイド（リンコフィリン及びヒルスチン）の量（mg）
　　　　　$= (M_{SR} \times A_{TR} / A_{SR} + M_{SH} \times A_{TH} / A_{SH}) \times 1／50$

　　　　M_{SR}：定量用リンコフィリンの秤取量（mg）
　　　　M_{SH}：定量用ヒルスチンの秤取量（mg）

　　試験条件
　　　検出器：紫外吸光光度計（測定波長：245 nm）
　　　カラム：内径 4.6 mm，長さ 15 cm のステンレス管に 5 µm の液体クロマトグ

D-44　レンニク

ラフィー用オクタデシルシリル化シリカゲルを充塡する.

カラム温度：40℃付近の一定温度

移動相：ラウリル硫酸ナトリウム 1 g にメタノール 600 mL を加えて振り混ぜた後，水 400 mL 及び酢酸（100）5 mL を加えて溶かす.

流量：毎分 1.0 mL

システム適合性

システムの性能：標準溶液 10 μL につき，上記の条件で操作するとき，リンコフィリン及びヒルスチンのピークの理論段数及びシンメトリー係数は，それぞれ 5000 段以上，1.5 以下である.

システムの再現性：標準溶液 10 μL につき，上記の条件で試験を 6 回繰り返すとき，リンコフィリン及びヒルスチンのピーク面積の相対標準偏差はそれぞれ 1.5％以下である.

──────── 注・解説 ────────

注1　定量値は，サイコのサイコサポニン b_2，カンゾウのグリチルリチン酸，チンピのヘスペリジン及び総アルカロイド（リンコフィリン及びヒルスチン）を規定.

注2　総アルカロイド（リンコフィリン及びヒルスチン）を，定量用リンコフィリン及び定量用ヒルスチンの液体クロマトグラフィーで定量.

医薬品各条の部　レンニクの条生薬の性状の項を次のように改める.

レ　ン　ニ　ク

生薬の性状　本品は卵形体～楕円体で，一端には乳頭状の突起があり，その周辺はへこんでいる.　長さ 1.0 ～ 1.7 cm，幅 0.5 ～ 1.2 cm，外面は淡赤褐色～淡黄褐色を呈し，突起部は暗赤褐色を呈する.　内果皮は艶がなく，剝離しにくい.　内部は黄白色の子葉からなり，中央部にある胚は緑色である.　注1

本品はほとんどにおいがなく，味は僅かに甘く，やや油様で，胚は極めて苦い.

本品中央部の横切片を鏡検〈5.01〉するとき，内果皮は柔組織からなり，ときに脱落して見られないことがある.　種皮は表皮と圧縮された柔細胞からなる柔組織で形成され，柔組織中に維管束が散在する.　種皮の内側には子葉が見られる.　残存する内果皮中にはシュウ酸カルシウムの集晶及びタンニン様物質を，種皮の柔細胞中にはタンニン様物質を，子葉の柔組織中にはでんぷん粒を含む.　注2

──────── 注・解説 ────────

注1　胚乳の用語を子葉に変更.

注2 内乳の用語を子葉に変更.

医薬品各条の部 ロートエキスの条性状の項を次のように改める.

劇 ロ ー ト エ キ ス

性 状 本品は褐色～暗褐色で，特異なにおいがある．本品は水に僅かに混濁して溶ける．注1

──────── 注・解説 ────────

劇

注1 劇薬のため，試験実施者の安全を考慮して味に関する項目は削除.

医薬品各条の部 ロートエキス散の条性状の項を次のように改める.

劇 ロ ー ト エ キ ス 散

性 状 本品は帯褐黄色～灰黄褐色の粉末で，僅かに弱いにおいがある．注1

──────── 注・解説 ────────

劇

注1 劇薬のため，試験実施者の安全を考慮して味に関する項目は削除.

医薬品各条の部 ロートエキス・アネスタミン散の条性状の項を次のように改める.

劇 ロ ー ト エ キ ス ・ ア ネ ス タ ミ ン 散

性 状 本品は僅かに褐色を帯びた白色の粉末である．注1

──────── 注・解説 ────────

劇

注1 劇薬のため，試験実施者の安全を考慮して味に関する項目は削除.

D-46　ローヤルゼリー

医薬品各条の部　ロートエキス・カーボン散の条性状の項を次のように改める.

⃝劇ロートエキス・カーボン散

性　状　本品は黒色の飛散しやすい粉末である.　(注1)

──────── 注・解説 ────────

⃝劇

注1　劇薬のため，試験実施者の安全を考慮して味に関する項目は削除.

医薬品各条の部　複方ロートエキス・ジアスターゼ散の条性状の項を次のように改める.

⃝劇複方ロートエキス・ジアスターゼ散

性　状　本品は淡黄色の粉末である.　(注1)

──────── 注・解説 ────────

⃝劇

注1　劇薬のため，試験実施者の安全を考慮して味に関する項目は削除.

医薬品各条の部　ローヤルゼリーの条定量法の項を次のように改める.

ローヤルゼリー

定 量 法　本品の乾燥物0.2 gに対応する量を精密に量り，メタノール20 mLを加え，30分間超音波処理して分散させた後，メタノールを加えて正確に50 mLとする. この液を遠心分離し，上澄液2 mLを正確に量り，内標準溶液2 mLを正確に加え，水25 mL及びメタノールを加えて50 mLとし，試料溶液とする. 別に定量用10-ヒドロキシ-2-(E)-デセン酸約10 mgを精密に量り，メタノールに溶かし，正確に100 mLとする. この液3 mLを正確に量り，内標準溶液2 mLを正確に加え，水25 mL及びメタノールを加えて50 mLとし，標準溶液とする. 試料溶液及び標準溶液10 µLずつを正確にとり，次の条件で液体クロマトグラフィー〈2.01〉により試験を行い，内標準物質のピーク面積に対する10-ヒドロキシ-2-(E)-デセン酸のピーク面積の比 Q_T 及び Q_S を求める.　(注1)

10-ヒドロキシ-2-(E)-デセン酸の量（mg）＝ $M_S \times Q_T / Q_S \times 3 / 4$

M_S：qNMR で含量換算した定量用 10-ヒドロキシ-2-(E)-デセン酸の秤取量（mg）

内標準溶液　パラオキシ安息香酸プロピルのメタノール溶液（1 → 5000）
試験条件
　　検出器：紫外吸光光度計（測定波長：215 nm）
　　カラム：内径 4.6 mm，長さ 15 cm のステンレス管に 5 μm の液体クロマトグ
　　　ラフィー用オクタデシルシリル化シリカゲルを充填する．
　　カラム温度：50℃付近の一定温度
　　移動相：水／液体クロマトグラフィー用メタノール／リン酸混液（550：450：
　　　1）
　　流量：10-ヒドロキシ-2-(E)-デセン酸の保持時間が約 10 分になるように調整
　　　する．
システム適合性
　　システムの性能：標準溶液 10 μL につき，上記の条件で操作するとき，10-ヒ
　　　ドロキシ-2-(E)-デセン酸，内標準物質の順に溶出し，その分離度は 6 以上
　　　である．
　　システムの再現性：標準溶液 10 μL につき，上記の条件で試験を 6 回繰り返
　　　すとき，内標準物質のピーク面積に対する 10-ヒドロキシ-2-(E)-デセン酸
　　　のピーク面積の比の相対標準偏差は 1.0％以下である．

──────── 注・解説 ────────

注1　定量用 10-ヒドロキシ-2-(E)-デセン酸に qNMR 純度規定を導入．10-ヒド
ロキシ-2-(E)-デセン酸を液体クロマトグラフィーで定量．

参照紫外可視吸収スペクトル

参照紫外可視吸収スペクトル　改正事項

参照紫外可視吸収スペクトルの部に次の五条を加える.

日本薬局方の医薬品の適否は，その医薬品各条の規定，通則，生薬総則，製剤総則及び一般試験法の規定によって判定する.（通則5参照）

参照紫外可視吸収スペクトル　　E-5

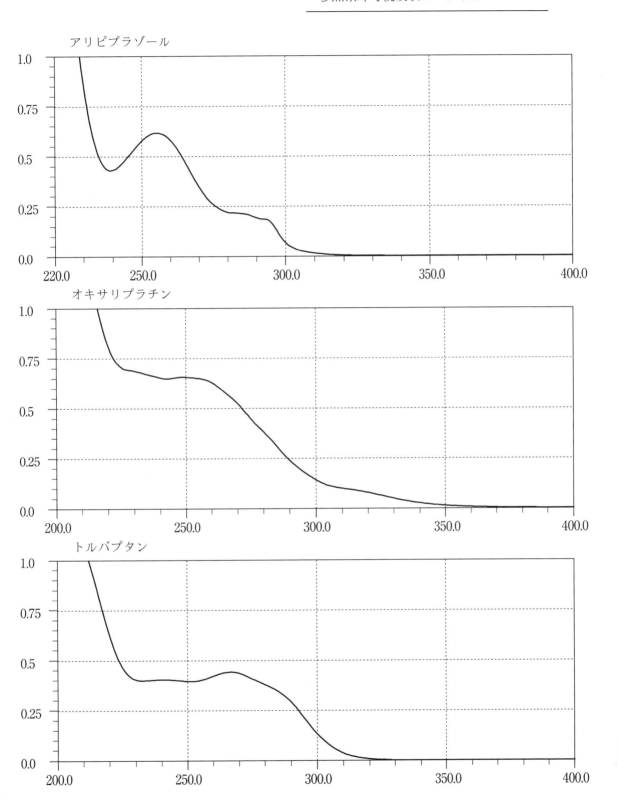

E-6　参照紫外可視吸収スペクトル

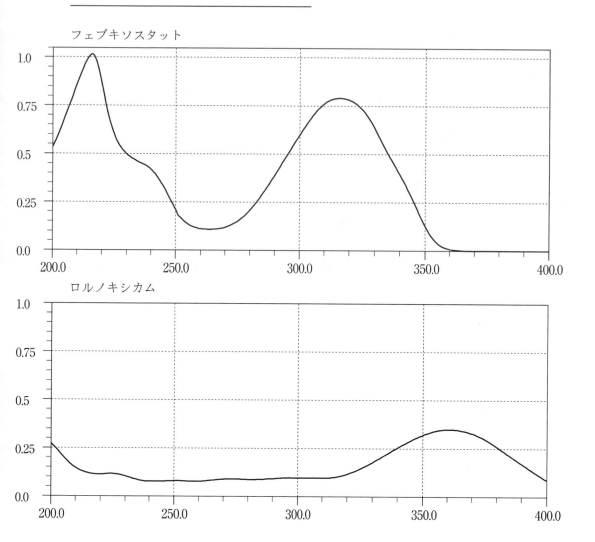

参照赤外吸収スペクトル

参照赤外吸収スペクトル　改正事項

　参照赤外吸収スペクトル　クリンダマイシンリン酸エステルの条を削り，同部に次の七条を加える．

日本薬局方の医薬品の適否は，その医薬品各条の規定，通則，生薬総則，製剤総則及び一般試験法の規定によって判定する．（通則 5 参照）

参照赤外吸収スペクトル　E-11

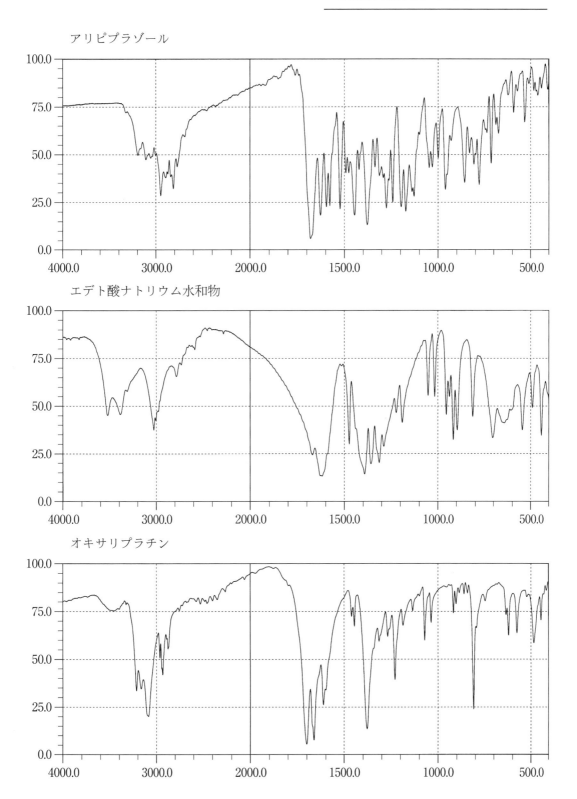

アリピプラゾール

エデト酸ナトリウム水和物

オキサリプラチン

E-12　参照赤外吸収スペクトル

シクロホスファミド水和物

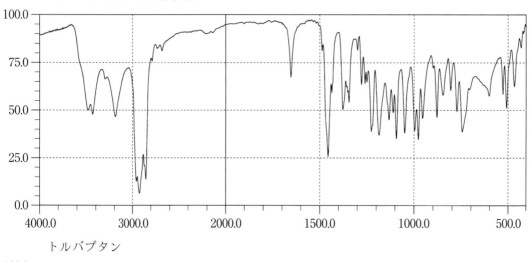

トルバプタン

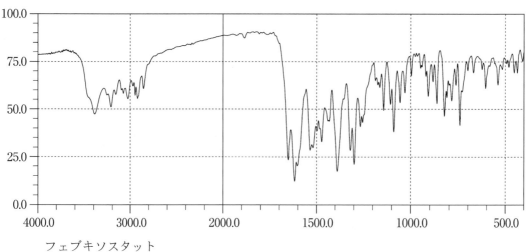

フェブキソスタット

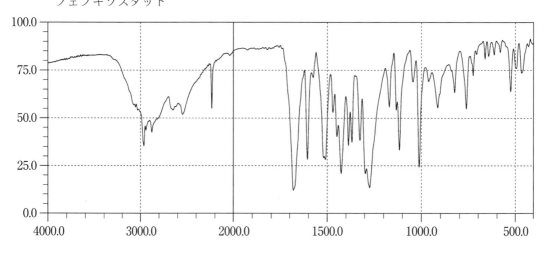

参照赤外吸収スペクトル　　E-13

ロルノキシカム

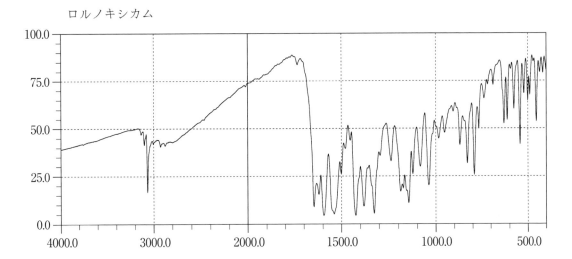

参考情報

〔F〕参 考 情 報

═ 目 次 ═

G1. 理化学試験関連
原子間力顕微鏡によるナノ粒子のサイズ及び形態解析法〈G1-9-182〉 ············· 7
日本薬局方における秤量の考え方〈G1-6-182〉 ··························· 13
はかり（天秤）の校正，点検と分銅〈G1-7-182〉 ······················· 16
はかり（天秤）の設置環境，基本的な取扱い方法と秤量時の留意点〈G1-8-182〉
·· 18

G2. 物性関連
固体又は粉体の密度〈G2-1-182〉 ······································· 20
粉体の流動性〈G2-3-182〉 ·· 22
動的光散乱法による液体中の粒子径測定法〈G2-4-161〉 ················· 28

G3. 生物薬品関連
ペプチドマップ法〈G3-3-182〉 ··· 28
フローサイトメトリー〈G3-16-182〉 ····································· 40
フローイメージング法によるバイオテクノロジー応用医薬品（バイオ医薬品）
　原薬／製剤中の不溶性微粒子の評価法〈G3-17-182〉 ················· 45

G5. 生薬関連
日本薬局方収載生薬の学名表記について〈G5-1-182〉 ··················· 49
生薬及び生薬製剤の薄層クロマトグラフィー〈G5-3-182〉 ··············· 69

参 考 情 報

　参考情報は，医薬品の品質確保の上で必要な参考事項及び参考となる試験法を記載し，日本薬局方に付したものである．したがって，医薬品，医療機器等の品質，有効性及び安全性の確保等に関する法律に基づく承認の際に規定された場合を除き，医薬品の適否の判断を示すものではないが，日本薬局方を補足する重要情報として位置付けられている．参考情報を日本薬局方と一体として運用することにより，日本薬局方の質的向上や利用者の利便性の向上に資することができる．

　参考情報はその内容により以下のカテゴリーに分類し，それぞれに固有の番号を付している．固有番号は三つのブロックで構成され，左ブロックはカテゴリー番号，中央ブロックはカテゴリー内での番号を示す．右ブロックの数字は，左から2桁で直近改正（改正のない場合は新規作成）時の日局を示し，3桁目は大改正を0，第一追補を1，第二追補を2，一部改正を3とする．参考情報間で引用を行う場合は，該当する参考情報の番号を〈　〉を付して示す．

　　G0．医薬品品質に関する基本的事項
　　G1．理化学試験関連
　　G2．物性関連
　　G3．生物薬品関連
　　G4．微生物関連
　　G5．生薬関連
　　G6．製剤関連
　　G7．容器・包装関連
　　G8．標準品関連
　　G9．医薬品添加剤関連
　　GZ．その他

　本改正の要旨は次のとおりである．
1．新たに作成したものは次のとおりである．
　(1)　原子間力顕微鏡によるナノ粒子のサイズ及び形態解析法〈G1-9-182〉
　(2)　日本薬局方における秤量の考え方〈G1-6-182〉

F-6 参考情報

   (3)　はかり（天秤）の校正，点検と分銅〈*G1-7-182*〉

   (4)　はかり（天秤）の設置環境，基本的な取扱い方法と秤量時の留意点〈*G1-8-182*〉

   (5)　フローサイトメトリー〈*G3-16-182*〉

   (6)　フローイメージング法によるバイオテクノロジー応用医薬品（バイオ医薬品）原薬／製剤中の不溶性微粒子の評価法〈*G3-17-182*〉

2.　改正したものは次のとおりである．
   (1)　固体又は粉体の密度〈*G2-1-182*〉

   (2)　粉体の流動性〈*G2-3-182*〉

   (3)　ペプチドマップ法〈*G3-3-182*〉

   (4)　日本薬局方収載生薬の学名表記について〈*G5-1-182*〉

   (5)　生薬及び生薬製剤の薄層クロマトグラフィー〈*G5-3-182*〉

3.　廃止したものは次のとおりである．
   (1)　動的光散乱法による液体中の粒子径測定法〈*G2-4-161*〉

参考情報　改正事項　　F-7

参考情報　改正事項

参考情報　G1. 理化学試験関連　に原子間力顕微鏡によるナノ粒子のサイズ及び形態解析法，日本薬局方における秤量の考え方，はかり（天秤）の校正，点検と分銅，並びにはかり（天秤）の設置環境，基本的な取扱い方法と秤量時の留意点　を加える．

原子間力顕微鏡によるナノ粒子のサイズ及び形態解析法
〈G1-9-182〉

原子間力顕微鏡法（AFM：Atomic Force Microscopy）は，カンチレバーに装着されたナノメートルオーダーの曲率半径を持つ微小な探針（図1）と試料表面の原子間に働く力を検出することでナノ粒子の画像を取得し，そのサイズや形態，表面形状を解析する分析手法である．大気中及び液中で実施することが可能である．また，ナノ粒子の剛性などの力学的特性を測定することも可能である．AFMはナノテクノロジーを応用した医薬品の特性解析に利用されている．

1. 装置及び動作原理
1.1. AFM装置
AFMは，半導体レーザー，AFMヘッド（カンチレバーが装着される機器の構成部分），探針の付いたカンチレバー，試料ステージ，分割フォトダイオード受光部などから構成され，カンチレバーに照射するレーザーのアラインメントを適切に実施できるよう，光学顕微鏡及び荷電結合素子（Charge Coupled Device：CCD）カメラを搭載したものを用いる（図1）．このAFMシステムは除振台に設置し，測定に影響を及ぼす振動を防止する．

1.2. AFM動作原理
AFMの動作原理の一般的な概要は以下のとおりである（図1）．
1) 半導体レーザーがカンチレバーの背面に照射され，反射されたレーザー光は分割フォトダイオード受光部で常にモニターされている．
2) カンチレバーが試料の表面近傍に近づくと，表面間力（引力又は斥力）により生じる曲げモーメントに応じてカンチレバーがたわむ．このたわみは分割フォトダイオード受光部におけるレーザー検出位置の上下変位として計測される．

3) カンチレバーのたわみが一定となるように，試料ステージ又はAFMヘッドに付随しているピエゾ駆動装置によってカンチレバー－試料表面間のz軸方向での距離を制御しながら，試料のx, y方向に対してカンチレバーが走査される．

以上の1)～3)の動作原理に基づき，ピクセルごとに高さ情報が保存されたAFM画像が得られる．実際の画像取得では，測定対象のナノ粒子は平らな固体基板上に固定されており，粒子の高さは基板表面から測定された値になる．ナノ粒子のサイズ測定において，対象粒子が球状であると仮定すると，AFMで測定される高さは，粒子の直径に相当することになる．さらに校正用標準試料を利用することにより，AFM画像におけるz軸方向の高さ情報は高い真度と精度を有する．一方，AFM画像の側方次元（x, y）情報は，校正の困難さや探針の形状による影響を考慮する必要がある．

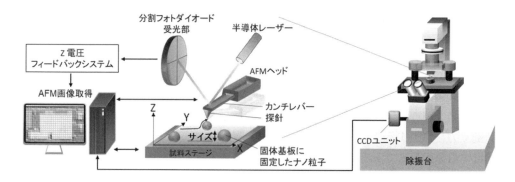

図1 代表的な原子間力顕微鏡システムと画像取得用PCの概略図[1]

1.3. その他の装置

防音ボックス：外部音による振動の影響を避けるために，原子間力顕微鏡システムを収容する防音ボックスを利用する場合がある．

UV照射洗浄装置：カンチレバーを洗浄する場合に利用できる．

温度制御装置：温度を一定に保つ必要がある試料測定に利用できる．

2. 測定

AFMによるナノ粒子のサイズ測定は，一般に以下の手順で実施される．

2.1. 測定試料の調製

測定対象のナノ粒子を適当な溶媒に適切な濃度となるように分散させた試料を調製する．溶媒・濃度はナノ粒子が安定に分散状態を保持するよう設定する．

2.2. ナノ粒子を固定するための基板の準備

AFMにより画像を取得する上で，観察対象試料の固体基板への固定は必須である．観察対象試料の物理的化学的特性により適切な基板を選択することは，観測粒子数や形態など，最適な条件を検討する際の重要な要素である．

高さ測定において安定したベースラインを確保するために，基板の表面粗さは測定対象の粒子に比較して十分に平らでなければならない．測定対象の粒子サイズの5％以下の表面粗さ（表面の凹凸について，中心線からの偏差の絶対値平均である算術平均粗さ）であることが望ましい．また，ナノ粒子を容易に固定するために基板表面の物性が比較的均一であることが重要である．

　一般に，安定に分散しているナノ粒子の表面は正又は負に帯電しており，それら粒子の固体基板への固定は，静電的相互作用によることが多い．例えば，負荷電のポリスチレン標準ナノ粒子は，正に帯電した固体基板表面へ容易に固定できる．粒子と基板間の表面間力がファンデルワールス相互作用や疎水性相互作用に依存する，固定する対象粒子が柔らかく基板との相互作用により変形・崩壊が生じるなど，特に相互作用が複雑になる場合には，固体基板の選択に多くの検討が必要になる．代表的な基板として，市販されているAFM測定用の高品質マイカ（muscovite mica），金（111）蒸着マイカ，単結晶性シリコンなどが挙げられる．これらの基板は原子レベルで平坦であり，基板表面の荷電状態を制御するための表面処理が可能である．例えば，負に帯電したナノ粒子を固定する場合には，0.3 vol％の3-アミノプロピルトリエトキシシラン（3-aminopropyltriethoxysilane，APTES）水溶液で正に帯電するように表面処理を行うことが可能である．その他，表面粗さが約5 nm以下の比較的平坦なカバーガラスが市販されており，測定対象の粒子サイズが約100 nm以上の場合には基板として用いることができる．使用する基板の表面粗さを把握するために，あらかじめAFMにより画像を取得しておくことが望ましい．

2.3. ナノ粒子の固体基板への固定

　適切な基板にナノ粒子の液体試料を滴下し，粒子が基板に固定されるのに十分な時間，インキュベーションを行う．空気中で画像の取得を行う場合には，インキュベーション後に基板を超純水でリンスして塩などの余分な成分を除き乾燥させる．

2.4. AFM画像の取得

2.4.1. 測定モードの選択

　ナノ粒子は，静電的相互作用やファンデルワールス相互作用などの弱い分子間相互作用により基板に固定されている．そのため，AFMの測定モードによって側方次元にかかる力を最小限に抑えることが重要である．この要件に適した測定モードの一つに，インターミッテントコンタクトモード（ダイナミックモード，タッピングモード，ダイナミックフォースモード，振幅変調モードとも呼ばれる）が挙げられ，市販されているほとんどのAFMで利用可能である．一方，近年，カンチレバーを加振しない非共振の測定モード（フォースカーブマッピング）が，特に柔らかい試料の観察や力学的特性（硬さなど）の測定に用いられることもある．

　インターミッテントコンタクトモードでは，カンチレバーホルダーに取り付けられた小さなピエゾ素子によってカンチレバーを共振周波数付近の振動数で上下に振動させる．振動振幅は，探針－試料間距離に極めて敏感であり，探針が試料表面に接触す

ると，カンチレバーの運動エネルギーは試料側に散逸し，急激に振動振幅が小さくなる．この振動振幅が一定になるように探針－試料間距離をフィードバック制御しながら絶えず上下振動させて試料中の粒子表面を走査するために，側方次元にかかる力がほとんど生じないという利点がある．そのため，動きやすい試料，凹凸のある試料，柔らかな試料，表面への吸着がある試料などにも有効な測定モードである．ナノ粒子のサイズ測定は，空気中及び液中のいずれの環境でもインターミッテントコンタクトモードによって可能である．以降は，インターミッテントコンタクトモードによる画像取得方法を述べる．

2.4.2. カンチレバーの選択

カンチレバー及びその先端に取り付けられている探針の特性及び形状は，AFM の感度と解像度を決定する重要な因子である．留意すべき点を以下に挙げる．

AFM で得られる画像には，探針形状と試料粒子形状の両者に由来する要因が含まれる．つまり，探針の形状は高さ測定に影響を与えないが，x，y 方向での形状表示に影響を与えるため，ナノ粒子の x，y 方向でのサイズ情報の扱いには注意が必要であり，探針形状によるアーチファクトを最小化するために，10 nm 以下の先端半径をもった探針の使用が推奨される．

安定したカンチレバーの励起振動は，インターミッテントコンタクトモードによる試料表面の画像化に重要な要素であり，探針－試料粒子間の付着力（例えば，毛管力，ファンデルワールス力，静電力）を克服することができる大きな剛性（高いバネ定数）をもつカンチレバーの使用が望ましい．一方で，カンチレバーの接触による力で粒子が変形する可能性があるため，測定対象粒子の剛性に比較して小さい剛性（低いバネ定数）のカンチレバーを用いることが望ましい．共振周波数の高いカンチレバーを使用すると，走査の感度が良くなり測定時間を短縮できるが，通常その剛性（バネ定数）は大きいために測定対象粒子へのダメージに留意が必要である．また，大気中観察及び液中観察で，カンチレバー剛性の使い分けが必要なことがある．これらの点を考慮して，カンチレバーの選択を行い，必要に応じてカンチレバーの最適化を行う．

2.4.3. AFM 画像の取得

調製した試料を AFM の試料ステージにセットし，AFM 画像を取得する．AFM 画像は x y 平面座標と垂直 z 座標の情報を持つ．画像の取得及び解析の際には，x y 平面のデータポイント数，すなわちピクセル数を考慮する必要がある．例えば，一辺 200 ピクセルの 10 μm × 10 μm 画像を得た場合，1 ピクセル当たりのサイズは 50 nm × 50 nm となる．この設定条件では，50 nm 以下の粒子を識別することができない．したがって，測定対象の物質のサイズを考慮してスキャンサイズを設定する．測定の際，一般的には 1 粒子当たり 10 ピクセル以上となるようにスキャンサイズを設定することが望ましい．AFM による粒子の平均サイズと粒度分布の解析では，代表的な粒子を無作為に抽出していることを保証することが重要になる．一般的に，少なくと

も 100 個程度のナノ粒子のサイズを測定することや，また，単一の視野での測定の作為性を避けるために，視野を変えて画像を取得することが推奨される．画像取得中に画像の質が突然悪くなった場合には，カンチレバーが汚染されたり磨耗したりしていることが原因であることが多いので，カンチレバーを洗浄又は交換することを検討する．

ナノ粒子を固定していない基板を用意し，同じ条件で AFM 画像の取得を行う．これにより，測定対象とするナノ粒子と誤って判断してしまう可能性のあるアーチファクト又は異物が，計測作業や基板そのものから混入していないことを保証することができる．

3. 画像解析とナノ粒子のサイズ（高さ）計測

取得した AFM 画像は，AFM 機器メーカーにより提供されているソフトウェアを用いて，試料の設置や装置の熱ドリフトなどに由来する画像上の高さの傾きを補正した後，解析を行う（他の開発者による AFM 画像解析ソフトウェアも利用可能である）．ナノ粒子のサイズ測定において，必須となるデータ解析の操作について述べる．

3.1. 断面形状解析によるサイズ測定

ソフトウェアの断面形状解析ツールを用いると，画像中の任意の部分に引いた線に沿った垂直方向の断面形状プロファイルを取得することができ，水平・垂直方向の距離の測定が可能である．断面形状プロファイルを取得すれば，ナノ粒子の高さだけでなく，ナノ粒子の凝集性も知ることができる．また，ナノ粒子周辺の基板部分における傾き補正の適切性に関する情報を得ることができる．画像中の各ナノ粒子について断面形状解析を行い，粒子の高さを測定する．高さ測定の基準点は，全データの最下点を基準に取る方法，走査方向に対して粒子形状の立ち上がりの際を基準点とする方法，測定者が任意に基準を設定する方法などがある．いずれを採用する場合でも同じ条件で一連の測定を行う．試料調製に伴うアーチファクトの影響を避けるために，明らかな異物粒子や粒子同士を区別できない大きな凝集物は粒子サイズの平均値を算出する際に除外する．

3.2. 自動粒子解析によるサイズ測定

ソフトウェアを用いて粒子を自動で認識し，粒子サイズ測定を一括して短時間で行うことが可能である．粒子の認識は，ユーザーが設定する高さの閾値に基づき行われる．すなわち，設定値以上の高さを持つ粒子は解析に含まれ，設定値以下の高さの粒子は解析から除外される．また，明らかな異物の粒子や粒子同士を区別できない大きな凝集物はソフトウェア上で選択し解析対象から除外できる．以上の操作後，基板の高さを基準とした個々の粒子における最大高さが自動的に測定される．自動粒子解析を行う際には，解析対象となる画像の傾き補正が適切に行われた状態でなければ，結果に人為的な影響が出てしまうので注意する．自動粒子解析を行う際，結果が正しく出力されているかを断面形状解析による結果と照らし合わせて妥当性を確認しておくようにする．自動解析ソフトによるナノ粒子の平均高さは，断面形状解析による平均

高さよりも大きくなる傾向にある．なお，ソフトウェアには，画像中における粒子個々の占有面積から粒子サイズを解析するものもある．この場合，粒子サイズは面積相当直径として解析される．

3.3. 真球以外の形状を有するナノ粒子の解析

粒子サイズを評価するにあたり，粒子が基板に固定されたときに変形が起きる場合や，対象となる粒子の形状が球形でない場合には，高さとは別に，粒子解析ソフトを利用しながら他のパラメーターの追加解析を検討することも重要であろう．例えば，粒子が基板に固定されたときに変形が起きる場合には，基板への固定前後で体積が一定であると仮定し，体積相当直径がサイズ評価パラメーターとして利用できるであろう（図2A）．加えて，面積相当直径や，高さ／面積相当直径比によって対象粒子の変形した形状についての情報を得ることもできる（図2A）．また，対象粒子が楕円形状である場合には，粒子が楕円に相当すると仮定した場合の長径及び短径を測定することが可能であり，更に短径／長径比を用いることで粒子の扁平率から形状について評価することもできる（図2B）．側方（$x\ y$）次元の情報が入り込む粒子が球形でない場合の解析においては，カンチレバーの先端曲率の影響を大きく受けるため，校正用格子を用いたカンチレバー先端形状の評価などを行い，十分注意する．

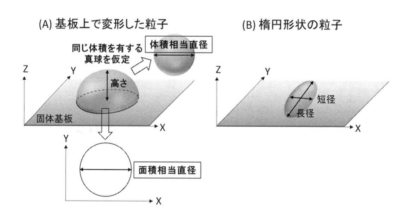

図2　基板上で変形した粒子（A）及び（B）における形状評価[1]

3.4. サイズデータの報告

測定されたナノ粒子のサイズ（高さ）分布と，その平均値及び標準偏差を報告する．測定に関わる因子はナノ粒子のサイズ測定結果に影響を与えるため，ナノ粒子の固定化方法，カンチレバー，測定モード，測定環境が空気中か液中か，測定したナノ粒子の個数及びサイズの解析方法に関する情報を記載すべきである．

4. AFMの性能確認

AFMでは，カンチレバーのz位置を，ピエゾ素子の伸縮によって距離制御している．その伸縮は印加した電圧に対して非線形性やヒステリシスなどの性質を有してい

参考情報　改正事項　　F－13

る．従来の AFM では，ピエゾ素子に印加した電圧から高さ z を求めている．しかし，上記の性質のために，高さが保証された実際の試料を測って検量線などを作成し「高さ補正」をする必要がある．例えば，測定するナノ粒子の高さに近いステップ高さの校正用格子を選択し，鋭い探針を使って少なくとも三つの異なる場所で測定したステップ高さの平均値を，校正用格子で保証されている高さの値と比較する．

　測定された平均値が保証された値と大きく異なる場合，製造業者などによるピエゾ駆動装置の z 変位の再校正について検討する必要がある．

　一方，近年の AFM でピエゾ素子に測長センサーを付随させた装置では，ピエゾ素子がどれだけ伸縮したかを精密に測ることができるため，高さ z は常に測定されている．つまり，常に高さ補正・変位補正を続けている制御方法を有する装置も存在する．

参考資料

1）加藤くみ子ら，医薬品医療機器レギュラトリーサイエンス，50，634-640（2019）.

2）ASTM E2859-11：2017, Standard Guide for Size Measurement of Nanoparticles using Atomic Force microscopy.

日本薬局方における秤量の考え方〈G1-6-182〉

　日本薬局方一般試験法「計量器・用器〈9.62〉」のはかり（天秤）及び分銅の項において，日本薬局方におけるはかり（天秤）及び分銅は，国際単位系（SI）へのトレーサビリティが確保された校正を実施しておくことが要求されている．

　計量計測におけるトレーサビリティとは，「個々の校正が，測定不確かさに寄与する，文書化された切れ目のない校正の連鎖を通して，測定結果を計量参照に関連付けることができる測定結果の性質」[1] と定義されている．計量計測トレーサビリティの源として最も上位のものは，メートル（長さ），キログラム（質量），秒（時間），アンペア（電流），ケルビン（熱力学的温度），カンデラ（光度），モル（物質量）の国際単位系（SI）基本単位であるが，はかり（天秤）の場合，質量に関してトレーサビリティが保証される校正が実施されていることが基本となる．トレーサビリティの要素には，a）切れ目のない比較の連鎖，b）測定不確かさ，c）文書化，d）技術能力，e）国際単位系（SI）への参照，f）校正があるが，本項では，この f）を要求している．また，日本薬局方で使用されるはかり（天秤）には，繰返し性（併行精度）の要件，正確さ（真度）の要件とともに，国際単位系（SI）へのトレーサビリティが確保された校正の実施が規定されており，これらを満たすことで，秤量結果が，国際単位系（SI）トレーサブルな結果になり得る．

　一方，日本薬局方における計量では，常に国際単位系（SI）トレーサブルな結果を

F-14 参考情報 改正事項

求めているわけではない．これは，日本薬局方に使用する標準品，標準物質のほとんどが，国際単位系（SI）トレーサブルでないマスバランス法による計量により値付けされていることから明らかである．日本薬局方における分析は，決められた規則に従って実行し，規格（値）を満たすかどうか判断するために実施するものである．

すなわち，医薬品各条での定量規格が99.0％以上とされていれば，医薬品各条に定められた定量法に従って分析するとき，有効数字を考慮して，その分析値が98.95％以上であれば，日本薬局方に適合となることから，有効数字4桁目まで正確に秤量可能であることが重要となる．通常，10 μgの桁まで表示されるセミミクロ化学はかり（セミミクロ化学天秤）では，上記の規則に従って校正されていたとしても，読取限度桁では，130％以上の誤差（±13 μg以上の誤差）があることが知られている[2]．したがって，そのセミミクロ化学はかり（セミミクロ化学天秤）が，例えば定量法の実施時に，試料や標準品などを約0.1 g秤量する際，風袋も合わせて50.65432 gと表示したとすると，100 μgの桁である3は，ほぼ正確であると考えられることから，十分に定量法に使用する試料や標準品などの秤量に使用可能となる．日本薬局方における多くの定量法では，必要とする有効数字は最大4桁であるが，例えば0.10％の水分含量や4.0％の乾燥減量であれば，算出に必要とする有効数字は3桁，0.1％の強熱残分であれば2桁となる．そのため，分析を実施する際に使用するはかり（天秤）は，これらの有効数字を満たすものを使用することが必要となる．言い換えれば，日本薬局方においては，目的に応じた考え方（fit for purpose）に沿って計量を実施することが重要となる．したがって，確認試験や純度試験としての呈色反応に使用する0.2 gの医薬品を秤量する際には，使用するはかり（天秤）の有効数字は2桁あれば十分である．一方で，ウルトラミクロ化学はかり（ウルトラミクロ化学天秤）を使用して定量NMRで純度規定を行う試薬について5 mg程度秤量する場合，風袋も合わせて例えば25.2345 mgと表示したとすると，1 μgの桁である4は，ほぼ正確であると考えられる．純度の算出に使用する有効数字は3桁であることから，風袋の重さが20 mg程度であったとしても，試薬の秤量値としては4桁目がほぼ正確となり，十分使用可能となる．また，もし，ミクロ化学はかり（ミクロ化学天秤）しか保有していない場合でも，試薬を10 mg以上秤量すれば，有効数字4桁目までほぼ正確であると考えられる．

他方，秤量する際には，どのような誤差が生じているかの理解が重要となる．適切に校正されたはかり（天秤）では，秤量時の誤差を生じる要因として，感度変化，繰返し性，直線性，偏置などがある．感度変化は，その場所に加わる重力加速度の変化や温度ドリフトなどにより生じる．はかり（天秤）を移設した場合には，その場所に加わる重力加速度が異なるため，感度調整が必要な場合がある．特に，電子式はかり（天秤）は，電磁力と自由落下の加速度（重力）との釣り合いで補正され，質量が表示されるため，移設する前の場所で感度調整されたはかり（天秤）は，移設先の環境が違うと，実際とは異なった質量を表示する．また，環境の変化によっても表示値は

参考情報　改正事項　　F-15

変化するため，はかり（天秤）の内部分銅や，外部分銅を用いて感度調整を行う必要がある．

　繰返し性は，同一試料をはかり（天秤）の計量皿へ複数回はかり取った際の表示値のまとまり度合いで，10 μg 以下の桁まで読み取れる高い表示分解能を有するはかり（天秤）の性能評価に必須な特性である．

　日本薬局方一般試験法「計量器・用器〈9.62〉」のはかり（天秤）及び分銅の項に示された繰返し性（併行精度）の要件により得られる結果から，そのはかり（天秤）のそのときの最小計量値が推定される．国際単位系（SI）トレーサブルな秤量とするためには，そのはかり（天秤）において，最小計量値より大きな質量のはかり取りを行うことが目安となる．

　最小計量値は，そのはかり（天秤）の設置環境（設置場所の振動の有無など），秤量時の温度変化などの影響を受けるため，経常的に最小計量値を記録しておくことは，正確な秤量にとって重要となる．なお，最小計量値とは，風袋を含めない，はかり（天秤）の精確さを確保するための秤量の下限を示す推定値であり，繰返し性（併行精度）の要件によって得られた標準偏差を用いて，最小はかり取り量の精密さを確保するために繰返し性（併行精度）が 0.10 ％以下であることを要求している．すなわち，国際単位系（SI）トレーサブルな秤量を行う場合，最小計量値以上のはかり取りを行う必要がある．はかり（天秤）における繰返し性（併行精度）に影響を与える可能性のある要因は次のとおりである．

1) 最小計量値は，はかり（天秤）の性能であり，この値は環境の変化や時間の経過とともに変化する可能性がある．
2) 測定者が異なれば，はかり取りの方法も異なる場合がある．つまり，測定者ごとに決定される最小計量値が異なる場合がある．
3) 有限回数の繰返しの標準偏差は，真の標準偏差の推定値であり，現実には特定できないことに留意する．
4) 最小計量値の決定は，既定の試験法に完全には合致しない場合がある．
5) 使用する風袋容器が環境によって質量に影響を与える場合には，最小計量値に影響を与える可能性がある．

　これらの要因から，多くの場合，最小計量値よりも大きな値ではかり取りを行う必要がある．つまり，はかり（天秤）を使用した現実的な最小はかり取り量は，最小計量値よりもある程度大きく設定すべきである．

　直線性誤差は，ゼロ点から最大秤量点までをほぼ等しく分割した各点における理想直線からの偏りの程度である．感度誤差は，直線性誤差も考慮したゼロ点からの直線の傾きの度合いであり，一般にゼロ点から最大秤量点に近づくほど誤差は相対的に大きくなり，環境変化に連動して顕著である．したがって，正確さ（真度）の要件では，許容される感度誤差を確認するため，はかり取りを行う範囲の上限付近，あるいははかり（天秤）の最大秤量値を若干下回る程度の質量の分銅を用いる．偏置誤差

F- *16* 　参考情報　改正事項

は，はかり（天秤）の中心から，離れた場所に荷重を加えた際の表示値の変化の程度であり，試料や採取容器が特殊な形状でなければ，配慮する必要性は低い．通常の環境における正確さ（真度）の評価には，感度，直線性及び偏置の三つの誤差が含まれるが，誤差の伝播則（二乗和の平方根）により合否基準0.10％は，次の式[2]を満たすことになる．

$$0.10\% \fallingdotseq \sqrt{\text{感度誤差}\,0.05\%^2 + \text{直線性誤差}\,0.05\%^2 + \text{偏置誤差}\,0.05\%^2}$$

　したがって，正確さ（真度）の要件では，1回の分銅ののせ降ろしにより得られたはかり（天秤）の表示値と分銅の質量値の差として0.05％以下を要求している．言い換えれば，感度誤差に0.05％，直線性誤差に0.05％を配分しているといえる．

　上記の誤差を考慮すると，はかり（天秤）の点検としては，少なくとも，はかり（天秤）の最大秤量値の5％付近に対する精密さと，最大秤量値付近（又は使用範囲の最大値付近）に対する正確さ（真度）を確認する目的で，繰返し性（併行精度）の要件と，感度誤差（正確さ（真度））の要件を実施することが求められている．なお，繰返し性（併行精度）の確認には，質量変化のない分銅を使用し，正確さ（真度）の確認には国際単位系（SI）トレーサブルな校正証明書付きの分銅を使用する．正確さ（真度）の要件を満たさない場合には，そのはかり（天秤）について不確かさ[3]の値が得られるトレーサビリティが確保された校正を行う必要性が生じる．

参考資料

1) ISO/IEC Guide 99: 2007，国際計量計測用語－基本及び一般概念並びに関連用語（VIM）．
2) Reichmuth. A and Fritsch. K, Pharmaceutical Engineering 29 (6), 46-58 (2009).
3) ISO/IEC Guide 98-3: 2008，測定の不確かさ－第3部：測定における不確かさの表現の手引（GUM:1995）．

はかり（天秤）の校正，点検と分銅 〈*G1-7-182*〉

　使用するはかり（天秤）が要求される性能を満たすことを評価するための定期的な（機器導入据付時を含む）校正では，国際単位系（SI）へのトレーサビリティを確保することを目的として，質量の標準として使用する分銅と測定機器として用いるはかり（天秤）について，不確かさが付随した校正結果の取得が必要となる．校正結果の妥当性の確保のためには，校正が国際的技術ガイドライン（ISO/IEC 17025など）に準じて行われていることが必要で，それに伴い適正に文書化された校正証明書を取

参考情報　改正事項　　F−17

得することまでが推奨される.

　分銅は日本産業規格（JIS B 7609)[1]に準拠して，はかり（天秤）の要求を満たす公称値や精度等級を有するものを選択する．合否判定基準によっては，点検用分銅の公称値のみを使用すれば十分な場合があるが，点検用分銅の公称値のみを使用する場合，分銅の表示量と精度等級で決定される最大許容誤差がはかり（天秤）の正確さ（真度）の合否判定基準の3分の1を超えてはならない．又は点検用分銅の協定質量値（温度20℃における分銅の密度を $8000\,\mathrm{kg/m^3}$，空気の密度を $1.2\,\mathrm{kg/m^3}$ とみなした場合の質量値）を考慮する場合，その校正の拡張不確かさは合否判定基準の3分の1を超えてはならない．点検に複数の分銅を使用する場合，分銅の校正の不確かさを総和する必要があり，その合計が合否判定基準の3分の1を超えてはならない．なお，偏置や繰返し性の点検では，校正された分銅の使用は任意であるが，点検中に分銅の質量が変化しないことを確実にすること．

　外部分銅を使用した点検は，はかり（天秤）が要求仕様を満たしていることを確実にする．はかり（天秤）の点検は個々の標準操作手順に基づいて行われ，点検の頻度及び間隔は，試験法や秤量に伴うリスクによって異なる．内部分銅を使用した自動又は手動で操作される感度誤差の調整は，外部分銅を使用した点検を部分的に置き換えることができる．

　以下の表にはかり（天秤）に関して，機器特性ごとの確認事項，求め方及び合否判定基準を示す．

特性	確認事項	求め方	合否判定基準
感度誤差	分銅の質量値と表示値の偏差	最大秤量値付近の分銅の質量値と表示値の差を分銅の質量値で除した値	0.05％以下
直線性誤差	仕様範囲全体における質量値と表示値の偏差	仕様範囲（ゼロ点から最大秤量点）の3〜6点に分割された各点の分銅の質量値と表示値の偏差の最大値	0.05％以下
偏置誤差	計量皿の中心から偏心した位置で秤量した際の質量値と表示値の偏差	中心へ分銅を置いた際の表示値と計量皿の四方へ分銅を置いた際の分銅の表示値の偏差の最大値．その際，分銅は最大秤量値の30％以上の質量値であること．	0.05％以下
繰返し性	同じ条件（手順，測定者，場所など）及び短時間で同一試料を繰返しはかり取った際の，表示値のまとまり度合い	100 mg 以上で，最大秤量値の5％程度の質量値である分銅を10回以上のせ降ろすことにより得られた表示値の標準偏差から計算する．	0.10％以下

　なお，取引証明に使用するはかり（天秤）のうち特定計量器の検定及び検査に使用

F-18　　参考情報　改正事項

する基準分銅は，基準分銅の検査において，校正結果の値付け及び不確かさを含めた結果の評価を実施していない点で，国際単位系（SI）トレーサブルな分銅ではなく，局方で使用するはかり（天秤）の正確さ（真度）の確認には使用できない．

参考資料

1）国際勧告 OIML R111-1:2004；日本規格協会，JIS B 7609:2008，分銅

はかり（天秤）の設置環境，基本的な取扱い方法と秤量時の留意点 〈*G1-8-182*〉

はかり取る質量は通常，最小計量値より大きい質量を目安とし，はかり取りを行う前に，秤量に使用する器具類の準備及び整理整頓（清掃）を行い，はかり（天秤）の感度調整を行う．以下に，はかり（天秤）の設置環境，基本的な取扱い方法及び秤量時の留意点を記す．

1. はかり（天秤）の設置環境

はかり（天秤）は広すぎない部屋で，振動源，通風箇所，室内電灯の放射熱及び直射日光を受ける壁面を避けた，常時，周囲の環境が変化しない場所に設置することが望ましい．また，振動の影響が小さいとされる部屋の隅又は大きな柱の傍で使用することが理想的であり，はかり（天秤）が据付けされる計量台（除振台，防振台など）はそれ自身に十分な質量があり，計量台へ重量物などの負荷を加えても上下のひずみがなく堅ろうで，磁性及び帯電性に配慮されていることが望ましい．特に，読取り限度桁が 0.1 mg 以下のはかり（天秤）は，ヒトの感覚では感じることができない微振動の試料自身への伝搬や，微振動にはかり（天秤）の計量センサーが反応することで，表示値に不安定性を起こすため，設置又は移設する際には注意を払うことが必要となる．保全管理の面においても，はかり（天秤）の機器部品の劣化を避けるため，結露の要因となる急激な温度変化がない環境が必要となる．また，電子機器であるはかり（天秤）の設置環境は温度 5 ～ 40℃，かつ相対湿度 20 ～ 80%，静電気などの影響を考慮する場合は相対湿度 45% 以上が望ましい．

2. はかり（天秤）の使用前の動作確認

はかり（天秤）を使用する前には，次に示す事項について確認を行う．

2.1. 予熱待機時間の確保

電源供給後，検出器の内部温度を安定化させるために予熱待機時間を確保する．予熱待機時間は，読取り限度桁が 10 mg 以上の場合は 30 分間以上，1 mg の場合は 1 時間以上，0.1 mg の場合は 2 時間以上，0.01 mg 以下の場合は半日以上を確保することが望ましい．

2.2. 据付状態の確認

はかり（天秤）に装備されている水平器の気泡が中心位置にあるなど，水平器にて

水平であることを確認する．水平調整の際には，はかり（天秤）が不安定でないかの確認及び計量台と接しているはかり（天秤）の足と設置面に隙間がないか目視確認することが望ましい．

2.3. 感度調整の実施

感度調整機能を備えた（調整用内部分銅が装備された）はかり（天秤）の場合，表示器のゼロ点及び最大秤量値付近について周辺温度の状態に応じて適切な感度調整を行うことが可能である．分解能が高いほど感度変化の影響は大きくなり，感度変化による測定誤差は，一般的にゼロ点から秤量する質量付近まで相対的に大きくなる．感度調整機能を備えていない機器については，最大秤量値付近の分銅を用いて，感度調整を手動で実施することが望ましい．

3. 清掃

目的物以外のはかり取りを避けるため，清掃を定期的に行う．はかり（天秤）の構造を理解し，簡易的に分解して清掃が可能な場合は，ガラスクリーナー，毛羽立ちのない布などを用いて各部をこまめに清掃し，計量皿及び計量室内は清浄な状態を保つ．

4. 計量結果に影響する外的要因の排除

計量結果に影響を及ぼす外的要因は，可能な限り排除する．吸湿，吸着，揮発又は蒸発しやすい試料の場合は，秤量値に偏りが生じないように試料の特性に応じた対策をとる必要がある．例えば，吸湿性のある試料を秤量する場合には，はかり（天秤）を恒温恒湿ボックス内に設置し，事前に試料を一定の温湿度条件になじませた後に秤量すると，再現性の良い秤量が可能となる．試料そのものの性質以外に計量結果に影響を与える外的要因について以下に記す．

4.1. 計量皿周辺と試料（採取容器を含む）間の温度差

試料の冷蔵保管，異なる温度の室外からの持ち込み，熱処理，体温による熱伝導などによって，計量皿周辺と試料間に温度差が生じる．試料及び採取容器が計量室内の温度よりも高い場合は，計量皿付近に上向きの微量な風（対流）が発生し，その現象が試料及び採取容器を押し上げる力となり表示値の減少又は不安定性を生じさせる．温度関係が逆の場合は，相対して逆の傾向が表れる．これらの現象は計量皿周辺に起こる物理的現象であるため，はかり（天秤）に風防が備えられていたとしても避けられない．したがって，はかり（天秤）の計量室内と試料，採取容器の温度が，可能な限り同等な条件ではかり取りを行う．

4.2. 空調などによる風

空調機から吹き出す風，計量室への人の出入り，及測定者のはかり取り操作に伴って生じる空気の流れが計量皿に当たると，表示値が不安定になる．このような風の影響を抑えるには，風防を設けて，風が計量皿に直接当たらないようにする．あるいは，風が当たらないような場所に移設する．風が直接的にはかり（天秤）に吹き当たるような状態で開閉ドアを備えているはかり（天秤）を使用する際は，必要以上に開

F–20　　参考情報　改正事項

閉ドアを大きく開けないことが重要である.

4.3.　静電気

　摩擦によって帯電しやすい粉体などの試料及び採取容器を用いる場合，又は計量室内が相対湿度40%以下の低湿度状態である場合では，はかり（天秤）との電荷の力の作用によって表示値が上方又は下方に変動するため計量結果に影響を与える．このような静電気への対策として，計量室の湿度を45%以上に保つ，蓄積された静電気の消散を待つ，採取容器を帯電防止加工に変更するなどが挙げられる．これらの対策が取れない場合には，イオナイザーなどの帯電した電荷を中和させる，又は消散を促進する器具を用いて可能な限り除電を行った後に，測定を行うことを推奨する．ただし，除電の際，表示値の不安定性を起こす風を計量皿に直接吹きかけるような器具の使用は避ける.

　　参考情報　G2.　物性関連　固体又は粉体の密度　を次のように改める.

固体又は粉体の密度〈G2-1-182〉

　集合体としての固体又は粉体の密度は，粒子間及び粒子内部に存在する微細な空隙部分の体積の評価方法により，異なる定義がなされ，それぞれ異なる数値が与えられ，かつ実用上の意味も異なる．通常，固体又は粉体の密度は三つのレベルで定義される.

(1) 結晶密度　空隙のない均一系とみなされ，真密度とも称される.

(2) 粒子密度　開孔部のない空隙，又は気体により置換されない粒子内細孔も固体又は粉体の体積として評価される.

(3) かさ密度　粉体層内に形成される空隙部分も固体又は粉体の体積として評価されることから，みかけ密度とも称される．通常，疎充塡時の粉体の密度は疎充塡かさ密度，タップ充塡時の密度はタップ充塡かさ密度と定義される.

　一般に，液体や気体の密度は温度と圧力のみに依存するが，固体又は粉体の密度は分子又は粒子の集合状態に依存する．したがって，固体又は粉体の密度は，当該物質の結晶構造，結晶化度によって変化することはもちろんであるが，試料が非晶質であるか，その一部が非晶質である場合，試料の調製法又は処理法によって変化する．したがって，二つの固体又は粉体が化学的には同一物質であっても，それらの固体構造が違えば，異なる密度を与える．固体又は粉体粒子の密度は，粉末状医薬品及び医薬品原料の重要な物理的特性であることから，日本薬局方では，粒子密度は「3.03　粉体の粒子密度測定法」，かさ密度は「3.01　かさ密度測定法」として，それぞれの密

度測定法を規定している.

固体又は粉体の密度は,単位体積当たりの質量(kg/m³)であり,通例,g/cm³で表す(1 g/cm³ = 1000 kg/m³).

結晶密度(Crystal Density)

ある物質の結晶密度とは,分子の充塡配列(molecular packing arrangement)の基本部分(fundamental part)に属さない,全ての空隙を除いた単位体積当たりの平均質量である.これはその物質の特定の結晶構造に固有な特性であり,測定法に依存しない.結晶密度は,計算又は簡単な測定によって求めることができる.

A. 計算による結晶密度は,例えば,単結晶のX線回折データ又は粉末X線回折データの指標化によって得られる結晶学的データ(単位格子の体積と組成)から与えられる.

B. 測定による結晶密度は,単結晶の質量と体積の測定により,その比(質量/体積)として与えられる.

粒子密度(Particle Density)

粒子密度は,結晶密度に加えて粒子内の空隙(粒子内部の閉じた空隙及び開孔部はあるが気体が浸入できない空隙)も粒子体積の一部と評価して求められる密度である.すなわち,粒子密度は測定された体積に依存し,体積の評価は測定法に依存する.粒子密度の測定は,日本薬局方では「3.03　粉体の粒子密度測定法」として,ピクノメーター法を規定している.

ピクノメーター法による密度は,気体置換型ピクノメーターを用いて,質量既知の粉体の体積を置換された気体の体積に等しいものと評価することにより求める.ピクノメーター法による密度の測定においては,気体の浸入が可能な開孔部のある空隙は粉体の体積とみなされないが,気体が浸入できない密閉状態にある空隙は粉体の体積の一部とみなされる.ヘリウムは拡散性が高く,開孔部のあるほとんどの空隙に浸入できるため,粒子密度測定用気体として推奨される.したがって,細かく粉砕された粉体のピクノメーター法による粒子密度は,一般には結晶密度とあまり違わない.このため,この方法による粒子密度は,非晶質又は部分的に結晶性である試料の真密度の最良の推定値とみなされ,製造工程中にある医薬品粉末の製造管理に広く役立てることができる.

かさ密度(Bulk Density)

粉体のかさ密度は,粒子間の空隙も粉体体積の一部と評価して求められる.したがって,かさ密度は粉体の粒子密度と粉体層中での粒子の空間配列に依存する.

また,粉体のかさ密度は粉体層の僅かな揺動によっても,その空間配列が変化するため,再現性よくかさ密度を測定することは極めて難しい.したがって,かさ密度の測定値を示す場合,測定条件と共に,どのように測定したかを明記することが重要である.

日本薬局方では「3.01　かさ密度測定法」を規定している.

A. 疎充塡かさ密度は，ふるいを通してメスシリンダー中へ注入した質量既知の粉体の体積（疎充塡体積）を測定することにより求められる（定質量法）．別に日本薬局方では，一定容量（疎充塡体積）の粉体の質量を測定することにより，疎充塡かさ密度を求める方法（定容量法）も規定している．

B. タップ充塡かさ密度は，粉体を入れたメスシリンダーを機械的にタップすることにより求められる．初期の疎充塡体積を測定した後，メスシリンダーを一定の測定条件（タップ速度及び落下高さ）で機械的に規定の回数タップし，連続する2回の測定間で体積変化が許容範囲内となるまで測定を繰り返す（定質量法）．別に日本薬局方では，タップ充塡された一定容量の粉体の質量を測定することにより，タップ充塡かさ密度を求める方法（定容量法）も規定している．

参考情報　G2.　物性関連　粉体の流動性　を次のように改める．

粉体の流動性 〈*G2-3-182*〉

本試験法は，三薬局方での調和合意に基づき規定した試験法である．
　三薬局方の調和合意に関する情報については，独立行政法人医薬品医療機器総合機構のウェブサイトに掲載している．

　医薬品では幅広く粉体が利用されることから，粉体の流動性を評価するための種々の方法が考案されてきた．製剤に関する文献中には，粉体の流動性に関する種々の測定値を製造特性と関係づけようとする多数の論文が出されている．このような種々の試験法が開発されているのは当然である．なぜならば，粉体の挙動は多面的であるので，これが粉体の流動性を評価しようとする努力を面倒にしているからである．本項では，医薬品に最も多く用いられる粉体の流動性の評価法について記述する．医薬品粉体の流動性を適切に評価できる単純で簡便な測定法はないが，本項では，幾つかの試験法の標準化を提案している．粉体の流動性評価に広く用いられている四つの試験項目及び測定法，すなわち，「1. 安息角」，「2. 圧縮度又は Hausner 比」，「3. オリフィスからの流出」，及び「4. せん断セル法」である．
　一般に，いかなる粉体の流動性測定法であっても，実用的かつ有用であり，更に再現性があって感度が良く，意味のある結果が得られなければならない．これらいずれの手法を用いた測定でも，複数回の測定が望ましい．繰返しになるが，ある一つの流動性測定法では，製薬用途で遭遇する広範囲な流動性を適切に又は完全に評価できない．製剤研究者や技術者の必要性に応じて，種々の見地から粉体の流動性を評価する

ために，多数の標準化された試験法をうまく利用することが適切な評価につながる．

1. 安息角

安息角は，粉体の流動性を評価するために幾つかの科学分野で用いられてきている．安息角は，粒子間摩擦，又は粒子間の運動に対する抵抗性に関係する特性値である．安息角の試験結果は，測定法に大きく依存する．本測定法では円錐形成時の粉体の分離・偏析や圧密又はエアレーションのために，実験上に困難を生じる．これらの難点があるにもかかわらず，本測定法は製薬工業において利用され続けており，製造面での諸問題を予測する際の価値を示す多数の例が文献中に見られる．

安息角は，次項で述べる方法のいかんにかかわらず，形成される堆積体が円錐状であると仮定した際の水平面に対する三次元的角度である．

1.1. 安息角測定法

多数の安息角測定法が提案されているが，静的安息角を測定するための最も一般的な方法は，二つの重要な実験的変数の扱いにより次のように分類される．

（ⅰ）粉体を流下させる漏斗の高さを基底板に対して固定しておくか，又は堆積体が形成されるにつれて漏斗の高さを変える．

（ⅱ）堆積体が形成される基底板の直径を一定とする（すなわち，堆積体の直径は既知である）か，又は堆積体の形成に応じて基底板の直径を変える．

上記の基本的な測定法に加えて，以下のような変法も用いられている．

（ⅰ）排出安息角：一定の直径を持つ円板上にある過剰量の粉体を容器から排出させることによって測定する．円板上に形成された円錐から，排出安息角を測定する．

（ⅱ）動的安息角：片面が透明で平らな面を持つ円筒内に粉体を入れ，これを一定速度で回転させる．動的安息角は円筒内で流動している粉体層の斜面が水平面との間で形成する角度として測定される．内部運動摩擦角は粉体の最上層を流下する粒子と粗い表面仕上げとされている円筒と一緒に回転している粒子を分離している面によって定義される．

1.2. 安息角に関する流動性の程度

安息角を用いて粉体の流動性を定性的に説明する際に多少の違いはあるが，Carr[1] による分類（表1）は有用である．処方設計において 40 ～ 50° の安息角を持つ試料であっても良好な結果が得られることもあるが，安息角が 50° を超えると，製造に適さないことが多い．

F- 24　　参考情報　改正事項

表1　流動性の程度と対応する安息角[1]

流動性の程度	安息角（°）
極めて良好	25 ～ 30
良好	31 ～ 35
やや良好（架橋防止対策不要）	36 ～ 40
普通（架橋の限界点あり）	41 ～ 45
やや不良（攪拌や振とうが必要）	46 ～ 55
不良	56 ～ 65
極めて不良	＞ 66

1.3.　測定に関して留意すべき点

　安息角は個々の粉体に固有な物性値ではない．すなわち，粉体の円錐を形成させるために用いた方法に大きく依存する．この点に関して，次のような重要な点が挙げられている．

（ⅰ）上方から落下してくる粉体の衝撃によって円錐の頂点がゆがむ．円錐を注意深く形成させることによって，衝撃によるゆがみは軽減される．

（ⅱ）円錐が形成される円板の性質が安息角に影響する．粉体層の上に円錐を形成させることができる"共通の基底部"を用いて円錐を形成させるとよい．これは，円錐を形成させる粉体層を保持するための外縁部を用いることによって可能となる．

1.4.　推奨される測定手順

　粉体層を保持するための保持縁を持つ，固定された円板上に安息角を形成させる．円板は振動しないようにする．対称性のある円錐を注意深く形成させるために，円錐の高さに応じて漏斗の高さを変えると良い．この場合，漏斗が動くので，振動しないように注意する．円錐の先端部に落下する粉体の衝撃を最小限にするために，漏斗脚部下端の高さは堆積体の頂点から約2～4cmの位置に保つ．対称性のある円錐を首尾よく又は再現性よく形成させることができない場合には，本法は適切ではない．円錐の高さを測定することによって，次式から安息角 α を求める．

$$\tan\alpha＝高さ／(0.5 \times 円板の直径)$$

2.　圧縮度及び Hausner 比

　圧縮度とこれに密接に関係する Hausner 比は，粉体の粒子サイズや粒子形状，真密度，表面積，含水率，付着性などに影響されるため，粉体の流動特性を予測することができる．圧縮度及び Hausner 比は，粉体の疎充塡体積とタップ充塡体積から算出される．詳細はかさ密度測定法〈3.01〉を参照すること．

2.1.　圧縮度及び Hausner 比測定法

　圧縮度と Hausner 比の測定法はやや異なるが，基本的な手順は，同一の粉体試料について疎充塡体積 V_0 と，これ以上の体積変化が生じなくなるまで試料をタップし

た後の最終タップ充塡体積 V_f を測定することである．次式により圧縮度と Hausner 比を計算する．

$$圧縮度 ＝（V_0 － V_f）／ V_0 × 100$$
$$Hausner 比 ＝ V_0 ／ V_f$$

圧縮度と Hausner 比は，疎充塡かさ密度（$\rho_{untapped}$）とタップ充塡かさ密度（ρ_{tapped}）の測定値を用いて，次式により求めることもできる．

$$圧縮度 ＝（\rho_{tapped} － \rho_{untapped}）／ \rho_{tapped} × 100$$
$$Hausner 比 ＝ \rho_{tapped} ／ \rho_{untapped}$$

これらの変法として，タップ中に生じるかさ体積変化に代わって，圧密率が測定されることもある．圧縮度と Hausner 比について，広く報告されている流動性の程度を表2に示す．

表2　流動性の程度と対応する圧縮度及び Hausner 比

圧縮度（％）	流動性の程度	Hausner 比
$\leqq 10$	極めて良好	$1.00 \sim 1.11$
$11 \sim 15$	良好	$1.12 \sim 1.18$
$16 \sim 20$	やや良好	$1.19 \sim 1.25$
$21 \sim 25$	普通	$1.26 \sim 1.34$
$26 \sim 31$	やや不良	$1.35 \sim 1.45$
$32 \sim 37$	不良	$1.46 \sim 1.59$
> 38	極めて不良	> 1.60

圧縮度と Hausner 比は粉体に固有な特性値ではなく，用いた測定法に依存する．疎充塡体積 V_0，最終タップ充塡体積 V_f，疎充塡かさ密度 $\rho_{untapped}$，及びタップ充塡かさ密度 ρ_{tapped} の測定に影響するため考慮すべき重要な点は以下のとおりである．
（ⅰ）用いたメスシリンダーとホルダーの直径と質量
（ⅱ）タップ充塡かさ密度を得るための粉体のタップ回数
（ⅲ）タップの高さ
（ⅳ）試験に用いた粉体の質量
（ⅴ）タップ中のメスシリンダー内における粉体試料の回転

3. オリフィスからの流出

粉体の流出は多くの因子に依存するが，そのうちの幾つかは粒子自体の特性に関係しており，また他の幾つかは測定法に関係する．粉体の流動度の測定には，（粉体がアーチングを生じ，それ以上流出することができなくなるオリフィス径である"アー

チング径"を評価することにより）オリフィスからの粉体の流出性とその流出速度を観測する方法が使用されてきた．ここで特に重要なことは，自由流動性のある粉体であっても脈動型の流動パターンが観察されるので，流出を連続的にモニターすることが有用であるということである．また，容器が空になる際も流出速度の変化が見られる．これまでにオリフィス径，粒子径及び粒子密度に対する流出速度に関係する幾つかの実験式が提案されている．粉体のアーチング径の評価は，粉体が凝集性を有する場合も自由流動性を有する場合も適用できるが，オリフィスからの流出速度の測定は，自由流動性を有する粉体にのみ適用可能である．

オリフィスからの流出速度は，一般には多種類の容器（円筒状容器，ファネル，ホッパー）のいずれにおいても，これらから流出する試料の単位時間当たりの質量として測定される．流出速度の測定は間けつ的又は連続的に行うことができる．

3.1. オリフィスからの流出試験法

オリフィスからの流出速度を測定する際に最も共通する問題点は，三つの重要な実験的変数に基づいて次のように分類できる．

（1）粉体を入れた容器の種類　一般的な容器は円筒状容器，ファネル又はホッパーである．

（2）用いたオリフィスの大きさと形状　オリフィス径とその形状は，粉体の流出速度を測定する際の重要な因子である．

（3）流出速度の測定法　流出速度は，ある種の記録装置が付属した電子天秤を用いて連続的に測定することができる．また，流出速度は，不連続な試料についても個別的に測定することができる（例えば，100 g の粉体がオリフィスを通過するのに要する 0.1 秒単位までの時間，又は 10 秒間にオリフィスを通過する 0.1 g 単位までの粉体の質量）．

3.2. オリフィスからの流出試験法の変法

質量基準又はかさ体積基準のいずれの流出速度も測定することができる．質量基準速度の方が測定しやすいが，高密度の粉体では大きな測定値が得られる．錠剤機の臼中への粉体の充填はかさ体積基準であるので，この場合にはかさ体積基準の流出速度を測定することが望ましい．容器から粉体が流出しやすくするためにバイブレーターを取り付けることもあるが，これは結果の解析を複雑にする．ロータリー式錠剤機の運転条件をより精密に再現するための振動式オリフィス装置が提案されている．粉体が流出する最小オリフィス径も確認することができる．

流出速度は用いた測定法に極めて大きく依存するので，一般的な尺度はない．また文献の結果を比較することも困難である．

3.3. 測定に関して留意すべき点

オリフィスからの流出は，個々の粉体に固有な物性値ではない．これは用いた方法に極めて大きく依存する．これらの方法に影響する，次のような幾つかの重要な点が指摘されている．

（ⅰ）オリフィス径と形状

（ⅱ）容器の材質（金属，ガラス，プラスチック）

（ⅲ）容器内での粉体層の直径と高さ

3.4. 推奨される測定手順

オリフィスからの流出速度測定は，ある程度の流動性を持つ粉体のみに用いることができる．したがって，付着性粉体には用いることができない．粉体層の高さがオリフィス径より十分に大きければ，流出速度は実質的には粉体層の高さには関係しない．円筒状容器は流出にほとんど影響しないので，容器としてこれを用いる．この形状では容器の壁面に沿った粉体ではなく，粉体層内での粉体の運動による流速を測定していることになる．粉体層の高さが円筒状容器の直径の2倍未満の場合には，粉体の流出速度はしばしば増加する．オリフィスの形状は円形とし，円筒状容器は防振状態とする．円筒状容器の寸法に関する一般的な指標は次のとおりである．

（ⅰ）オリフィス径＞粒子径の6倍

（ⅱ）円筒状容器の直径＞オリフィス径の2倍

容器としてホッパーを用いるのは適切であり，製造に際しての流出をよく表している．また，ファネル，特に軸管を持つものについては，流出速度は軸管と粉体間の摩擦と同様に，軸管の直径と長さによって決まるので，これを用いるのは得策ではない．円錐の先端を切断したものも良いが，流出は粉体－壁面間の摩擦係数に影響されるので，適切な材質を選択することが重要である．

円筒状容器内のオリフィスについては，粉体層内での流動パターンをより確実にするために，口径を変えられるような機能を持つ平面状の底板を用いる．流出速度は間けつ的又は連続的に測定できる．電子天秤を用いた連続測定は，瞬間的な流出速度の変動をより効果的に検出することができる．

4. せん断セル法

より基本的な原理に基づいた粉体の流動性研究やホッパーの設計を進めようとする際，粉体の流動性をより完全かつ正確に定義した評価ができる，種々の粉体せん断試験装置や方法が開発されている．せん断セル法は，医薬品粉体の研究において広範囲に用いられている．本法によれば，粉体層が横滑りし始める直前のせん断応力と垂直応力の関係を表す破壊包絡線，内部摩擦角，非限界降伏力，粉体の凝集，フローファンクションのような種々の関連するパラメーターを含む広範囲パラメーターが得られる．また，本法では実験上のパラメーターをより正確に制御することができるので，流動特性は圧密荷重，時間，その他の環境条件の関数として測定することもできる．これらの方法を用いることにより，ホッパーや貯槽用容器の限界寸法を適切に求めることができる．

4.1. 測定法

せん断セルの第一のタイプは，上下に二分割できる固定セルと可動セルとの境にせん断面を形成させる並進せん断セルに相当する．この方法では，所定の手順に従って

F-28 参考情報 改正事項

せん断セル内の粉体層を圧密した後，粉体層をせん断するのに要する力を測定する．並進せん断セルは円筒型又は矩形状の箱型である．

　第二のタイプのせん断セルは，回転せん断セルに相当する．これには，円筒型のものと環状型のものがある．これらは，試料量が少なくて済むなど，並進せん断セルを上回る幾つかの利点がある．しかし，設計上，回転せん断セルの周囲に近い試料の方が，より内側にある試料より多くせん断されるので，粉体層が均一にせん断されないという欠点がある．

　いずれのせん断セル法も利点と欠点を持っているが，詳細については本項では触れない．粉体の流動性を評価する他の方法については，文献中で多くの変法が述べられている．一般にせん断セル法の大きな利点は，実験的により制御しやすいことである．

4.2. 推奨される事項

　多種類のせん断セル装置や試験法からは豊富なデータが得られ，粉体の流動性を評価するのに極めて効果的に利用することができる．これらはホッパーや貯槽用容器のような装置を設計する際にも有用である．本法では利用できる装置や実験操作は多種多様であるので，特に標準的な方法はない．せん断セル法を用いた流動性の評価の結果には，用いた装置と方法を全て記載しておく．

5. 参考資料

1) Carr, R.L., Chem. Eng. 72, 163-168 (1965).

　参考情報　G2.　物性関連　動的光散乱法による液体中の粒子径測定法　を削る．

　参考情報　G3.　生物薬品関連　ペプチドマップ法　を次のように改める．

ペプチドマップ法 〈G3-3-182〉

本試験法は，三薬局方での調和合意に基づき規定した試験法である．
　三薬局方の調和合意に関する情報については，独立行政法人医薬品医療機器総合機構のウェブサイトに掲載している．

1. はじめに

　タンパク質は，大きく複雑な構造を有しており，不適切な会合，分解又は翻訳後修飾により一次構造の不均一性を示す分子もある．タンパク質は分子量が大きく複雑であるため，一つの分析手法を用いてタンパク質のまま化学的に同定することは非常に困難である．試料タンパク質を，十分な質量分解能で同定可能なより小さな断片に切

断することにより，タンパク質の一次構造を決定することが可能である．この手順は，ペプチドマップ法として一般に知られているタンパク質同定技術の原理である．ペプチドマップ技術には，タンパク質中の特定のアミノ酸残基間のアミド結合を選択的に切断し，一連の予測されたペプチドを得るための酵素消化ステップが含まれる．ペプチド混合物のクロマトグラフィー分析法による分離，検出及び同定により，タンパク質の一次構造に関する情報を明らかにし，タンパク質の同定が可能である．ペプチドマップ法は，相対比較の手法である．つまり試料タンパク質より得られた結果は，同様に処理した標準品／標準物質の結果と比較して，試料タンパク質を同定する．この比較による同定では，試料タンパク質の一次構造が同様に処理した標準品／標準物質（参照タンパク質）の一次構造と一致することを確認する．

　本参考情報では詳細に記載していないが，ペプチドマップ法は一次構造の全体的な変化を検出することが可能であり，タンパク質の品質の決定のために広く応用されている．アミノ酸の誤取込みやジスルフィド結合のかけ違い，翻訳後修飾及び分解などに起因する試料タンパク質の純度は，定量的なペプチドマップ法を用いて決定することができる．スケールアップや製造工程変更時のペプチドマップ法による比較は，プロセスの恒常性に関する検討を裏付けることができる．さらに，ペプチドマップ法は，糖鎖付加や意図的修飾（例：PEG 化）のような修飾の程度と特定のアミノ酸修飾部位を決定するのに用いることができる．本参考情報は，タンパク質医薬品の化学的な同定におけるペプチドマップ法の使用に焦点を当てており，特異性が分析法の主要な特性である．

2.　ペプチドマップ法を用いた確認試験の開発における留意事項

　確認試験の手順を開発する前に，同一施設で製造される他のタンパク質医薬品と試料タンパク質を区別するために要求される適用方法や特異性のレベルについて理解することが重要である．場合により，構造的に関連するタンパク質試料を区別するために複数の異なる手法が必要となる．それぞれのタンパク質は固有の特徴を有しているため，それをよく理解し，科学的にアプローチすることにより，十分な特異性を有するバリデートされた分析手順の開発が可能となる．分析に適した長さのペプチドを得るための前処理及び切断条件を選択するためには，試料タンパク質のアミノ酸配列を評価すべきである．目的によるが，開発段階ではタンパク質の変化に関する予備的知識がほとんどないことから，配列カバー率を十分に確保することが重要である．ペプチドマップ法の分析技術の開発において，次の事項を考慮すべきである．また，これらの要素を図 1 に示す．

3.　前処理

　原薬，製剤又は標準品／標準物質を分析する際，分析の妨害となる添加剤やキャリアタンパク質を含む場合は分離・精製が必要なことがある．残存する妨害物質は，酵素的切断の効率やペプチドマップの見た目に影響を与える場合がある．残存する物質や試料精製過程が最終的なペプチドマップに及ぼす影響は，開発過程において評価す

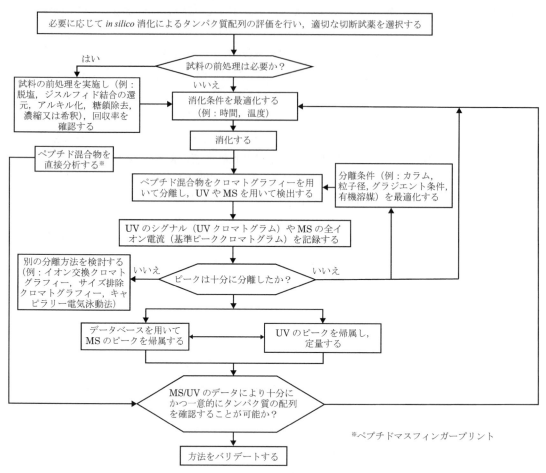

図1　ペプチドマップ法における分析手順と目標性能パラメーターの確定

る必要がある．

　タンパク質の三次構造により，切断酵素が全ての切断部位に完全に作用するのを妨げられることにより，配列カバー率が不十分となることがある．タンパク質のカオトロピック試薬（例：塩化グアニジニウム，尿素）及び界面活性剤（例：ドデシル硫酸ナトリウム）による処理は消化前にタンパク質の折りたたみをほどくために使用される．変性試薬は酵素活性に影響を及ぼしうるため，追加の精製（例：透析ろ過）や希釈操作が消化前に必要になる場合がある．酵素が切断部位に完全に作用できるように，消化前にジスルフィド結合の還元及びアルキル化が必要なこともある．しかし，システイン－システイン結合の情報はその際に失われてしまう．ジスルフィド結合の還元に一般的に使用される試薬には，ジチオスレイトール及びトリス（2-カルボキシエチル）ホスフィンのようなトリアルキルホスフィン化合物がある．還元されたシステインをアルキル化する試薬には，ヨードアセトアミド，ヨード酢酸及び4-ビニルピリジンがある．アルキル化試薬の使用によりペプチドへの付加体が生じる可能性

があり，影響を受けたペプチドはクロマトグラフィーの分離に影響を与え，分子量が変化する．

　ペプチドマップ法は相対比較の手法であるため，試料タンパク質に対して行われるいかなる精製や前処理ステップも，標準品／標準物質に対しても同様に実施する必要がある．残存する物質，精製手順，又はタンパク質の前処理が分析法の特異性及び精度に及ぼす影響は，開発段階で精査し，分析法バリデーションにおいて実施される頑健性の検討に組み入れることを考慮すべきである．

4.　消化

　切断技術の選択は，タンパク質により異なる．酵素的及び化学的手法において汎用される切断試薬とその特異性を表1に示す．必要な場合には，他の切断試薬を使用す

表1　切断試薬の例

種類	試薬	特異性
酵素的手法	トリプシン（EC 3.4.21.4）	アルギニン及びリシン残基のC末端側
	キモトリプシン（EC 3.4.21.1）	疎水性アミノ酸残基（例：ロイシン，メチオニン，アラニン，芳香族アミノ酸）のC末端側
	ペプシンA（ペプシン）（EC 3.4.23.1）	特異性の低い消化
	リシルエンドペプチダーゼ（Lys-Cエンドペプチダーゼ）（EC 3.4.21.50）	リシン残基のC末端側
	グルタミルエンドペプチダーゼ（Glu-CエンドプロテアーゼV8プロテアーゼ）（*S. aureus* V8株由来）（EC 3.4.21.19）	グルタミン酸及びアスパラギン酸残基のC末端側
	ペプチジル–Asp メタロエンドペプチダーゼ（Asp-Nエンドプロテアーゼ）（EC 3.4.24.33）	アスパラギン酸残基のN末端側
	クロストリパイン（Arg–Cエンドペプチダーゼ）（EC 3.4.22.8）	アルギニン残基のC末端側
化学的手法	臭化シアン	メチオニン残基のC末端側
	2–ニトロ–5–チオシアノ安息香酸	システイン残基のN末端側
	O–ヨードソ安息香酸	トリプトファン及びチロシン残基のC末端側
	希酸	アスパラギン酸及びプロリン残基
	3–ブロモ–3–メチル–2–（2–ニトロフェニルチオ–3*H*–インドール（BNPS–スカトール）	トリプトファン残基

F-32　　参考情報　改正事項

ることや方法を組み合わせることもある.

　タンパク質消化の効率及び再現性に影響を与える因子には，pH，消化用緩衝液，温度，時間及びタンパク質に対する酵素／試薬の比率などが含まれる.

　最適な消化混合液の pH は，一般に酵素又は試薬により決定される. 選択されたpH でのアミノ酸の側鎖及びタンパク質の修飾を含むペプチドの化学的安定性を考慮しなければならない. 例えば，臭化シアンを切断試薬として用いる場合は，強酸性条件（例：pH 2，ギ酸）が必要である. 一方，トリプシンを切断試薬として用いる場合は，弱アルカリ性条件（pH 8）が適切である.

　適切な温度は，切断試薬により異なる. 例えば，ほとんどの酵素は 25 ～ 37℃の範囲内に最適な活性を持つ. 温度は，酵素の特異性をある程度決定することがある. このような場合，温度を調整することによりある種のタンパク質に対する消化条件を最適化することができる. 理想的には，脱アミドのような試料に関連する化学的副反応やタンパク質凝集を最小化し，一方で，切断試薬の活性を維持しつつ試料タンパク質の消化に対する感受性を最大化するように消化温度を設定する.

　消化の変動を避けるために，消化時間は意図した用途に十分であることを確認することが必要である. 不完全な消化によるペプチド断片が最小限となるような十分な消化を確保するために，消化の経時変化に関する簡単な検討を実施すべきである. 消化時間を分から日の単位で変化させ，単一反応溶液から一定量ずつとり適切に安定化し，分析を行うことで，タンパク質の完全な消化に必要な時間を決定する.

　実用的な時間内（例：2 ～ 20 時間）で望ましいレベルの消化が得られるように十分な切断試薬を用いるべきであるが，試薬がペプチドマップに影響を与えることを避けるため切断試薬の量は最小限にする. 酵素消化においては，タンパク質とプロテアーゼの質量比は 20：1 から 200：1 が一般的である. 切断試薬が不安定な場合，複数回に分けて切断試薬を添加することにより切断効率が改善されるかもしれない. 酵素は，固相支持体に結合させることで，相対的に多量のプロテアーゼを用いることができ，更に，酵素の自己消化物の混入及び酵素断片のペプチドマップへの影響を避けることができる. 化学的な切断試薬は，通常，大過剰で用いられ，消化終了時に除去する必要がある.

　消化中の試料タンパク質の最適な濃度は，経験的に決定される. タンパク質及び部分消化されたタンパク質の凝集が起こらないよう濃度は低くすべきであるが，続くクロマトグラフィー分離及び選択した検出法において，十分な検出感度で検出されなければならない. 試料の希釈又は遠心ろ過のような技術による試料の濃縮が必要な場合もある. 試料タンパク質に行われる希釈又は濃縮ステップは，タンパク質医薬品の標準品／標準物質にも同様に実施しなければならない. タンパク質の回収率はどんな濃縮ステップにおいても評価する必要があり，希釈又は濃縮の分析法の特異性及び精度に及ぼす影響は，開発段階で精査し，分析法バリデーションにおいて実施される頑健性の検討に組み入れることを考慮すべきである.

消化ステップにおいて，非特異的切断，脱アミド化，ジスルフィド結合の異性化，メチオニン残基の酸化，リシン残基のカルバモイル化又はペプチドの N 末端におけるグルタミンの脱アミド化により生じたピログルタミル基の形成のような副反応の結果，ペプチドマップが不明瞭になる可能性がある．自己消化は，タンパク質消化酵素が酵素自体を消化することにより生じた無関係なピークをもたらす．自己消化により生じたペプチドのピーク強度は，基質に対する酵素の比率及び使用した酵素の修飾と品質によって異なる．自己消化を避けるため，タンパク質消化酵素試液は，酵素活性を抑制する pH で調製するか，使用直前に調製する．自己消化を防ぐようにプロテアーゼを改変した修飾酵素が使用されることもある．酵素のリシン残基をメチル化又はアセチル化して自己消化部位の数を減少させた，市販のトリプシン試薬（しばしばプロテオミクスグレードと呼ばれる）も利用可能である．消化により生じたアーティファクトを同定するために，試料タンパク質以外の全ての試薬を用いたブランクの消化試料を用いて空試験を行う．

5. 分離

消化ステップにより得られたペプチド混合物のクロマトグラフィー分離は，その複雑さを解明し，データの適切な解釈が有意義で再現性のあるものとなるようにしなければならない．ペプチドマップの複雑さにより，最終的に，最適なクロマトグラフィー条件，カラム及び移動相の組み合わせが求められる．分析法の最適化実験は，最も質が高く再現性のあるクロマトグラムを得るために必要となる．試料タンパク質の分子量もまた，マップの複雑さと最適な分離に影響を及ぼす．

多くの技術（例：イオン交換高速液体クロマトグラフィー［HPLC］，疎水性相互作用 HPLC，及びキャピラリー電気泳動）はこれまでペプチドマップ分析におけるペプチド分離に用いられてきたが，本参考情報ではペプチドマップ法の分離ステップにおいて最も一般的に用いられている方法である逆相 HPLC（RP-HPLC）に重点を置く．

クロマトグラフィーにおけるカラムは，それぞれのタンパク質に応じて経験的に選択される．シリカ，ポリマー又はハイブリッド担体を基にした種々の孔径（8〜100 nm）又は無細孔のカラムは，十分な分離を与えることが示されてきた．粒子径が 2 μm 未満のカラムが利用でき，一般的に 3〜5 μm の粒子径のカラムよりも分離効率がよい．一般に，オクチル又はオクタデシルシリル基を結合させた固定相がペプチドには最適である．30 nm 又はそれより小さな細孔を持つオクタデシルシラン（C18）がペプチドマップの分離ステップで最もよく利用される結合相である．

ペプチドの RP-HPLC 分離に最も一般的な移動相は，有機溶媒としてアセトニトリルを含む水である．しかし，メタノール，2-プロパノール，又は 1-プロパノールなどの他の有機溶媒も用いることができる．移動相にプロパノールなどの溶媒を用いることは，疎水性の高いペプチドを多く含む試料の分離に有用である．しかし，親水性又は短いペプチドはカラムのボイド容量を示す時間に溶出する可能性があることに留

F- 34 　参考情報　改正事項

意する．酸，塩基，緩衝塩及びイオンペア試薬のような移動相の添加剤は，一般に，ペプチドの良好なクロマトグラフィー分離のために必要である．最も一般的な移動相の添加剤はトリフルオロ酢酸（TFA）であり，一般的には 0.05 ～ 0.2% の濃度で用いられる．添加剤としてリン酸の使用はあまり一般的ではないが，紫外（UV）検出器を用いる場合に有用である．揮発性の酸や塩は，質量分析計による検出との親和性を改善するために移動相に用いることができる．TFA はペプチドの分離の質に非常に良い影響を及ぼすが，質量分析計による検出の感度は，イオンサプレッション効果により悪影響を受ける．ギ酸，酢酸又はこれらを TFA と共に用いると，イオンサプレッションを抑制することにより質量分析計の感度を向上することができる．クロマトグラフィーカラムの温度調節は，良好な再現性を得るために必要である．逆相カラムにおいて分離は一般に温度の上昇と共に向上するため，カラム温度は，ペプチド分離の最適化やある種のペプチドの保持や溶出を改善するために用いられることがある．

6.　検出

　RP-HPLC は，確認試験としてのペプチドマップ法で用いられる最も一般的な分離方法であり，最も一般的な検出方法は，214 nm での UV 光吸収である．タンパク質の消化により生じたペプチドは，より長波長（例：280 nm）の光を吸収する芳香族側鎖を持つアミノ酸を含まない場合があるので，タンパク質の配列カバー率を確保するには，移動相によるバックグラウンドを最小化するように注意し，214 nm（ペプチド結合が吸収する光の波長）での検出が不可欠である．また，その他の検出方法も適切である．

　UV 検出の限界は，ペプチドの構造に関する情報が得られないことである．質量分析は，ペプチドが同時に溶出した場合の選択性に加えて，ペプチドの同定に役立つ質量情報を提供する有用な検出方法である．ほとんどの分析目的において，RP-HPLC からの溶出液は，移動相が質量分析計に適している場合には，直接質量分析計に導入することができる．移動相に特有の留意事項は，選択したイオン化方法による．エレクトロスプレーイオン化法（ESI）は，タンパク質やペプチドを質量分析計に導入する最も一般的な方法であり，揮発性の水溶媒混合液を用いた際に最もよいイオン化効率が得られる．ESI-MS を用いたペプチドマップ法では，ポジティブイオンモードが用いられることが多い．pH を下げ，それによりペプチドのプロトン化を促進する目的で，一般にギ酸や酢酸が移動相に添加される．緩衝液や塩は，シグナルを減少させることに加え，不揮発性の塩がイオン源に付着するため，使用は最小限にすべきである．前述のように，TFA は，マトリックス干渉の一種であるイオンサプレッションを引き起こし，特に ESI を用いた場合にペプチドのシグナルを抑制する可能性があるため，避けるべきである．また，イオンサプレッションは糖ペプチドのイオン化効率を抑制し，感度を低下させる．したがって，UV と MS の両方において最適な結果を得るためには，条件を最適化することが重要である．

7. データ解析

ペプチドマップ法は相対比較の手法である．試料タンパク質が意図するタンパク質であるかを確認するために，試料タンパク質のペプチドマップを標準品／標準物質を同様な前処理，分離及び検出方法を用いて得られたペプチドマップと比較しなければならない．保持時間，ピークレスポンス（ピーク面積又はピーク高さ），ピーク数及び全体的な溶出パターンの視覚的な比較は，手順の最初のステップである．重要なピークのピークレスポンス比及びピークの保持時間について，更に客観的解析を行うことが最良の方法である．もし試料タンパク質消化物及び標準品／標準物質の消化物の全ての重要なピークが同じ保持時間及びピークレスポンス比を示したなら，試料タンパク質の同一性が確認される．例えば，モノクローナル抗体試料は，共通の Fc ペプチドを含んでおり，ペプチドマップ試験の際には参照ピークとして用いられている．参照ペプチドを試料消化物に添加し，重要なピークのピークレスポンス比と保持時間をあらかじめ設定された判定基準と比較することが可能である．選択される比較方法は，得られるペプチドマップの複雑さと個々の確認試験の目的（例：同一施設で製造される別のタンパク質医薬品との区別や同じタンパク質医薬品の変異体との区別）において求められる特異性によって異なる．

高い特異性が求められる場合，質量分析を日常的な分析において用いることで，ペプチドの修飾，切断，切断ミス，不純物及び分離されずに一つのピークとして共溶出したピークに関する知見を得ることができる．

8. バリデーション実施前の留意事項

ペプチドマップ法の手順の開発の間に，システム適合性の基準及び分析法バリデーションの判定基準の選択につながる知識や経験が得られる．バリデーション実施前の最終レビューにより，手順がバリデーションの準備ができていることを確認し，基準を満たさないリスクを減らすことができる．一般的な手順として，ペプチドマップ法は，広範囲な試験デザイン，試験目的及び性能に関する要求を含んでいる．したがって，一般的な文書にて，特定のシステム適合性やバリデーション基準を規定することは不可能である．バリデーション開始前に次の要素について評価することが推奨される．

ペプチドマップ法の日常的な測定における質量分析の利用は本参考情報には記載していないが，ペプチドマップ法の開発段階におけるペプチドの構造同定に質量分析を適用することは最良の方法である．質量分析による検出は，性能に関する以下のパラメーターを評価するために利用される．

8.1. 配列カバー率

配列カバー率は，目的のタンパク質配列について，ペプチドマップ法を用いて同定されたアミノ酸配列の割合を指す．全ての分析目的に対応する特定の数値は存在しないが，多くの場合 95％程度の配列カバー率がペプチドマップ法において許容できる性能の目標である．

8.2. 特異的な結合切断

選択した酵素又は化学的消化手順により切断される特異的結合は，同定し，記録する．

8.3. 主なピーク

特異的な結合の切断により回収された主なペプチドは，同定し，記録する．

8.4. 部分的切断

部分的又は不完全な切断を生じやすいペプチド結合及び関連するクロマトグラム上のピークやシグナルは同定する必要がある．

8.5. マイナー／非特異的切断

非特異的な結合の切断の程度は同定し，制限又は管理する必要がある．

8.6. プロテアーゼ由来のピーク

プロテアーゼが試料タンパク質の消化に用いられる場合は，バックグラウンドに認められるプロテアーゼ由来のピークを同定し，必要に応じて制限する必要がある．

8.7. 未消化の「コア」タンパク質

未消化又は部分的に消化されたタンパク質（しばしば「コア」と呼ばれる）は同定し，制限する必要がある．

8.8. 平均ペプチド長

選択したプロテアーゼ又は化学的切断試薬と試料タンパク質の組み合わせにより生成する一連のペプチドを記述する．小さなペプチドと大きなペプチドはトレードオフの関係にある．小さなペプチドは，ペプチドマップ法において高い構造選択性を示すが，多くのピークを示す複雑なマップとなる．一方で，長いペプチドは構造変異体を分離する能力は低くなるが単純なマップが得られる．全ての分析目的に適切な特定のペプチド長は存在しないが，一般的には平均ペプチド長は 10 ～ 20 残基が適切と考えられる．

8.9. 分解能

分解能は，プロテアーゼ又は化学的切断試薬により生成した一連のペプチドを分離するシステムの能力のことをいう．例えば，消化により 30 種類のペプチドを生じるが共溶出又は非回収により 20 個のピークしか検出されないかもしれない．不十分な分離を同定し，適切なクロマトグラフィー手順により解決する必要がある．必要に応じて，ペプチド標準品／標準物質の使用や，若しくはシステム性能の基準により管理する．

8.10. システム適合性の基準の選択

システム適合性の基準は，試料タンパク質の消化，分離及び検出の手順が，分析目的に応じて求められるレベルの構造同定が可能な能力を有することを確認できるように設定すべきである．確認試験として日常的な分析で評価されるシステム適合性の基準については，一般的に参照タンパク質消化物のクロマトグラムの評価が実施されることに加え，次のような性能特性が評価されることもある．

参考情報　改正事項　F-37

(1) 参照クロマトグラムとの定性的な類似性
(2) 消化の程度
(3) 部分的な切断
(4) 非特異的な切断
(5) ピーク高さ／シグナルノイズ比
(6) ピーク形状
(7) ピークの保持時間
(8) 特定のピークの分解能

　試料の分離，精製又は濃縮を必要とする試験方法の手順に対しては，試料の回収率の基準を設定すべきであり，システム適合性の評価の一部として設定するべきである．消化により生じたアーティファクトが認められる場合には，妨害のないことを実証するためにブランク消化試料を評価することが必要となる．

9. バリデーション

　ペプチドマップ法の手順のバリデーションを実施する前に，試験操作手順は最終化しシステム適合性の基準と一緒に文書化すべきである．試験を行うたびに，結果をシステム適合性の基準で評価し，過去の試験結果と一致する再現性のある結果が得られているかを判断する．最終化する前は，判定基準がシステム適合性の基準によってしばしば変化することがある．分析バリデーションにおけるプロトコールの要素は次のとおりである．

9.1. 特異性

　分析性能の要件は，確認試験の目的により異なり，リスクアセスメントを行うことにより同一施設で製造されるタンパク質医薬品と試料タンパク質を区別するためにどの程度の特異性が必要かを理解する必要がある．ペプチドマップ法は，試料の一次構造が参照タンパク質と一致することを確認する相対比較の手法である．特異性は適切な標準品／標準物質と構造の類似したタンパク質試料のペプチドマップと比較することにより確認される．比較試料は，同一施設で製造される他のタンパク質医薬品に関するリスクアセスメントに基づき選択し，バリデーションのプロトコールとして文書化するべきである．試験の本質的なばらつきを最小化するために，試験時には標準品／標準物質及び試料タンパク質に対して試験操作を実施する．特異性のバリデーション試験として試料タンパク質消化物，標準品／標準物質の消化物及び検体並びに標準品／標準物質の消化物の1：1（v/v）混合液を分析することはペプチドマップ法の試験デザインとして有用といえる．試料タンパク質のペプチドマップにおける試料タンパク質のピークと，標準品／標準物質の対応するピークの保持時間が僅かに異なることにより，分析者がピークは同一ではないと判断することがある．特異性のバリデーション試験において，混合物試料を試験しペプチドマップで共溶出することにより二つのピークが同一であることを実証できれば，同一性を確認することができる．化学的に修飾された標準品／標準物質は，pHや温度の条件や一次構造に変化を起こすこ

とが知られる化学試薬への曝露により作成できる．これらの変化として，アスパラギン及びグルタミン残基の脱アミド化，メチオニン，ヒスチジン又はトリプトファン残基の酸化，並びに酸触媒によるペプチド結合の切断などが挙げられる．化学的に修飾された標準品／標準物質及び標準品／標準物質のペプチドマップをあらかじめ決めておいた判定基準に基づいて比較することにより，アミノ酸の側鎖の修飾がペプチドマップ法の特異性に影響を及ぼすか否かを示すことができる．

9.2. 精度

ペプチドマップ法の手順の精度（併行精度，室内再現精度）の測定を容易にするために，経験的に用いられているピークレスポンス（ピーク面積又はピーク高さ）及びピーク保持係数の数値化の方法を手順に含むべきである．一つのアプローチとしては，ピークレスポンス及びピーク保持時間を，同一のクロマトグラム内の再現性の高い参照ピークとの相対値として比較することが挙げられる．分析手順のバリデーションで得られた精度の結果は，報告の上，バリデーションの判定基準を満たすか確認を行う．精度の結果が判定基準を満たさなかった場合，分析者は手順中の消化や分離ステップの再評価を行う．

9.3. 頑健性

頑健性は分析手順の開発段階で評価する．繰り返して実施する必要はないが，バリデーション手順に組み込むこともある．移動相の組成，プロテアーゼの品質又は化学試薬の純度，カラムのばらつき及び劣化，消化温度並びに消化物の安定性は全体的な試験の性能と再現性に影響を及ぼしやすい．試験が日常的なロットリリースの目的に使用される場合は，それぞれの重要なパラメーターの許容範囲を評価し，基準値を定める．タンパク質試料の精製，前処理，希釈又は濃縮手順の僅かな変動が回収率や試験システム及びクロマトグラムに影響を及ぼすため，その影響を試験法開発の時点で同定し管理する必要がある．試料調製後に残存する物質の分析法の特異性及び精度に及ぼす影響を考慮しなければならない．開発の際に特定された重要パラメーターは，分析法バリデーションにおいて実施される頑健性の検討に含めるべきである．

多くのタンパク質の断片化方法では，タンパク質切断酵素が用いられる．結果としてペプチドマップ法の操作における消化手順は本質的に試験パラメーターの僅かな変動に影響を受けやすい．これらのパラメーターとして，消化pH，緩衝液，緩衝液濃度，イオン強度，消化温度，消化の反応速度，試料タンパク質濃度，プロテアーゼの量，プロテアーゼの品質及び消化物の安定性が挙げられる．実験計画法アプローチを用いて同定された重要パラメーターは，その分析におけるばらつきに及ぼす影響を理解するために体系的に検討される．消化手順において，僅かな変動がペプチドマップ手順の精度に影響を与えることが示されたパラメーターは，これらの検討により確立されてバリデートされた操作範囲内で注意深く管理すべきである．

プロテアーゼの品質や化学試薬の純度を評価するため，標準品／標準物質の試料を準備し，異なるロットの切断試薬で消化する．それぞれの消化物に対するクロマトグ

ラムは，ピーク面積，ピーク形状及びピーク数の観点から比較する．その他の重要な化学物質や，試料調製に用いられる還元剤及びS-カルボキシメチル化試薬などの前処理手順にも同様の手順を適用することができる．

分離ステップに進む前に消化物を保管する時間や消化物を分離前に保管する条件も評価する．単一の消化物を分注し異なる保存条件で保管した後にクロマトグラフィー法で分離する．これらのマップに有意な違いがないか評価する．

分離ステップにおいて，カラム間のばらつきは，単一のカラムロット内でさえもペプチドマップ法の手順の性能に影響を与える．カラムのロット差を評価するため，対象タンパク質の標準品／標準物質を消化し，消化物を単一製造業者からの異なるロットのカラムを用いて分析する．得られたペプチドマップは，全体的な溶出プロファイル，保持時間及び分離度の観点からあらかじめ決めておいた判定基準に従い評価する．

頑健性の観点からカラムの寿命を評価するため，標準品／標準物質の単一の消化物を注入回数歴（例：カラム当たり 10 ～ 250 注入）の異なるカラムを用い，ペプチドマップ法の手順に従い分析する．得られたペプチドマップについて，ピークの広がりや全体的な分離に有意な違いがないか比較する．カラムが劣化するにつれて背圧が増加し，ペプチドマップに影響を与える可能性がある．システム適合性や試験の妥当性の基準は，カラムの劣化やその他のペプチドマップ試験の結果に影響を与える事象の診断に用いられる．

10. まとめ

ペプチドマップの分析手順は，タンパク質の分離，変性，必要に応じて化学的修飾（例：スルフヒドリル基のブロッキング），タンパク質消化，ペプチドの分離及び検出，並びにデータ解析を含む複数のステップからなる．それぞれのステップを開発段階で最適化することにより，ペプチドマップ法を用いた確認試験として適切な分析手順を開発することができる．システム適合性の基準は，適切な標準品／標準物質と組み合わせることにより手順中の全てのステップが適切に実施され，分析手順のバリデーションと一貫性のあるペプチドマップが得られるかを評価できるように選択すべきである．ペプチドマップの分析手順が適切に開発され，バリデーションされ，実施されていれば，タンパク質医薬品の重要品質特性である試料タンパク質の確認に用いることが可能である．

参考情報　G3.　生物薬品関連　にフローサイトメトリー　を加える.

フローサイトメトリー 〈G3-16-182〉

　フローサイトメトリーは，液中に分散させた細胞や粒子を流路系によって整列させ，個々の光学的特性を分析する測定手法である．散乱光を用いた細胞の大きさや内部構造の複雑性に関する形態パラメーターのほか，蛍光標識した抗体や蛍光色素などを用いて細胞を染色することにより，細胞表面や細胞内のタンパク質発現，核酸量等に関する情報を，単一細胞レベルで定量的に取得することが可能である．また，異なる蛍光プローブを組み合わせることで同時に複数のパラメーターに関する情報を取得することができる．生物薬品（バイオテクノロジー応用医薬品／生物起源由来医薬品）の特性解析や規格及び試験方法においては，目的物質の標的細胞への結合活性の評価や，細胞応答の評価，生物活性試験に用いる培養細胞の適格性評価等に用いられる．

1. 装置と測定の原理

　フローサイトメトリーに使用される装置（フローサイトメーター）は一般に，流路系，光源，光学検出系，電子処理系（電気パルス処理系），データ処理系からなる（図1）．

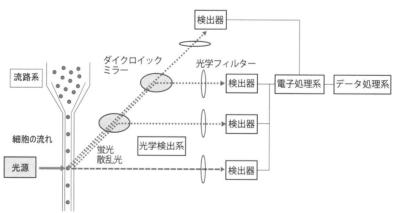

図1　フローサイトメーターの構成

　多くのフローサイトメーターでは，細胞懸濁液は流路系によってフローセルまで運ばれ，シース液による流体力学的絞り込み（ハイドロダイナミックフォーカシング）によって細胞が一列に並んだ細い流束が形成され，細胞が1個ずつ観察ポイント（レーザー照射点）を通過する．光源としては，アルゴンレーザー（488 nm），ヘリウム－ネオンレーザー（633 nm）のほか，種々の波長のダイオードレーザー等が複数組み

合わせて搭載されることが一般的であり，検出しようとする蛍光に適した光源が選択される．細胞がレーザー照射点を通過すると細胞の物理的構造によって様々な方向への散乱光が生じるほか，蛍光色素が励起されることで固有の蛍光が放出される．

　レーザーの光軸の前方（通常は 20° 以内の角度）への散乱は前方散乱光（FSC：Forward Scatter）と呼ばれ，細胞が大きいほど強くなるため，FSC を測定することにより細胞の相対的な大きさを推定することができる．レーザーの光軸に対して 90°方向への散乱を側方散乱光（SSC：Side Scatter）と呼ぶ．SSC の強度は細胞内の顆粒の量や種類，核や細胞膜の形態等の影響を受けるため，細胞構造の複雑性の指標となる（細胞の内部構造の複雑性が高いほど SSC 強度は高くなる）．

　蛍光シグナルは光源の種類に依存して，細胞内に含まれる蛍光物質や特定の解析を目的として使用した蛍光プローブ（蛍光色素，蛍光標識タンパク質，蛍光タンパク質等）から生じる．細胞から放出された蛍光は，光学系によって分離されて個別のチャネルで検出される．光学フィルターには，特定の波長以上を通過させるロングパスフィルター，特定の波長以下を通過させるショートパスフィルター，特定の狭い波長範囲のみを通過させるバンドパスフィルターがあり，入射光に対して一定の角度で設置したダイクロイックミラーと組み合わせることで，特定の波長をもつ蛍光が目的のチャネルに振り分けられる．検出の特異性は光学系の設定に依存するため，検出しようとする蛍光に適した組み合わせとする必要がある．

　光学フィルターによって振り分けられた散乱光及び蛍光は光電子増倍管（PMT：Photomultiplier Tube）やフォトダイオードによって検出され，電圧パルスに変換される．PMT で検出される電圧パルスは検出器に電圧を加えることで増幅することができる．増幅の方法には線形（Linear）と対数（Log）の 2 種類があり，一般に細胞の散乱光（FSC，SSC）には線形増幅が，蛍光の測定には対数増幅が使用されることが多い．試料に含まれる微粒子（細胞片等の夾雑物）に由来するシグナルなどの実験データとは無関係なデータの取得を防ぐため，通常は FSC に閾値を設定する．閾値を超えないシグナルは全ての検出器で無視される．電圧パルスはアナログ値であり，現在使用されるフローサイトメーターの多くでは，アナログ－デジタル変換によりコンピュータ上での処理が可能なデジタル値に変換される．

　細胞の染色に 2 種類以上の蛍光色素を同時に使用する場合，各色素の蛍光スペクトルの一部が重なることがあり，この場合，各蛍光検出器は意図した蛍光色素に由来する特異的な蛍光に加えて他の色素が発した蛍光を検出する．このような蛍光の漏れ込みの問題を解決するため，蛍光補正（コンペンセーション）を実施する．試験に使用するそれぞれの蛍光色素について単独で染色した試料などを用いることで，各蛍光色素の他の検出器への漏れ込みを計算し，干渉するシグナルを選択的に差し引いたデータを取得することができる．上記のプロセスを経て個々の細胞について得られた増幅・補正済みの各パラメーター（FSC，SSC，蛍光）に関するデータが解析に使用される．

2. データ解析
2.1. データの表示

フローサイトメトリーで得られたデータは様々な方法で表示・解析することができる（図2）．一般的な表示方法の一つがヒストグラムであり，X軸に一つの測定パラメーターのシグナル強度を，Y軸に細胞数を表示する．ヒストグラムは特定のマーカー分子の発現量や発現割合の評価に有用である．また，X軸とY軸にそれぞれ異なるパラメーターのシグナル強度をプロットしたドットプロットは2種類の細胞表面マーカーを組み合わせた細胞集団の特定や，その割合の評価等に用いられる．

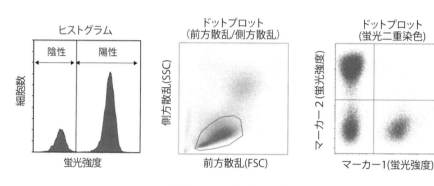

図2 データ表示の例

2.2. ゲーティング

取得したデータの中には解析に不要な死細胞や細胞片などの夾雑物，解析対象ではない細胞集団由来のシグナルが含まれることがあり，目的とする細胞集団に限定した解析を行うためにゲーティングを行う．通常，最初にFSCとSSCによる細胞の形態学的特性に基づいたゲーティングを実施する．例えば，生細胞よりもFSCが小さくSSCが大きい死細胞や細胞片は，FSC/SSCプロットにおけるゲーティングにより解析対象から除外することができる．また，血液サンプルの解析では，細胞の大きさと複雑性の違いに基づき，FSC/SSCプロットを用いてリンパ球と顆粒球を区別してゲーティングすることができる．細胞表面マーカーに対する蛍光標識抗体を用いた測定では，特定のマーカー分子（例えば，T細胞におけるCD3，B細胞におけるCD19など）を発現する細胞集団をゲーティングして解析することができる．解析ソフトウェアを用いて，段階的な複数のゲーティングを設定することが可能である．ゲーティングにより絞り込まれた解析対象とする細胞集団について，試験に用いた蛍光標識物質が結合する細胞の割合（例えば，蛍光標識抗体が認識するマーカー分子が発現する細胞の割合），結合量の指標となる平均蛍光強度などを算出する．

3. 測定時の留意事項
3.1. 装置の校正

信頼性と再現性の高いデータ取得のため，定期的に装置の校正を実施する．多くの

フローサイトメーターでは，装置の製造業者から機器校正用のソフトウェアと試薬（通常は蛍光ビーズ）が提供されており，これを用いて装置の校正を実施し，機器の性能のモニタリング状況（標準ビーズから得られる蛍光強度のばらつき，検出感度の設定など）を記録する．

3.2. コントロールサンプルの使用

バックグラウンドシグナルや非特異的なシグナルの特定と適切な測定条件の設定のためにコントロールサンプルを使用する．また，コントロールサンプルは日常的な試験の適格性評価（システム適合性の判定など）にも用いられる．

未染色コントロール：解析対象とする細胞集団のゲーティング，細胞の自家蛍光によるバックグラウンドを踏まえた検出器の調整と陰性領域の設定のため，未染色のサンプルを使用する．

アイソタイプコントロール：蛍光標識抗体を用いる場合，観察された染色が目的抗原への特異的な結合によるものであることを確認するため，使用する抗体と同一のイムノグロブリンサブクラスで，解析対象とする細胞には存在しない抗原に対する抗体で染色したコントロールを用いる．アイソタイプコントロールに用いる抗体は試験に用いる抗体と同じ蛍光色素が同程度の割合で標識されていることが求められる．アイソタイプコントロールは抗体や蛍光色素の細胞への非特異的結合や，単球やマクロファージ等の免疫細胞上に存在する Fc 受容体への抗体結合のようなバックグラウンドの評価に用いられる．

単一染色コントロール：複数種類の蛍光色素を用いた試験を実施する際には，異なる蛍光色素間の漏れ込みを評価して蛍光補正を行うため，試験に用いる各蛍光色素について，単独で染色したコントロールを使用する．

FMO（Fluorescence Minus One）コントロール：FMO コントロールは，染色に用いる全ての蛍光色素から一つの蛍光色素だけを除いたコントロールである．欠けている蛍光色素のチャンネルへの他の蛍光色素の漏れ込みから，蛍光補正が正しく行われていることを確認する．陰性／陽性画分を判定するゲーティングの設定にも使用できる．

生物学的コントロール（アッセイコントロール）：上記の染色に関するコントロールとは別に，実施する試験に対応する陽性コントロール及び陰性コントロールとなる試料を調製する．例えば，細胞応答に伴うマーカー分子の発現量の変化を測定する試験では，未処理／未刺激のサンプルや確実に細胞応答が生じることが既知の処理を施したサンプルをコントロールとして使用する．これらのアッセイコントロールの測定データはシステム適合性の判定に用いることができる．

3.3. 測定条件の設定

試料測定の際には，検出しようとする蛍光に適した光学系を選択し，コントロールサンプルを用いて検出器の感度，ゲーティング，蛍光補正を設定する．通常，最初に FSC/SSC プロットにおいて解析対象とする細胞集団が適切に表示されるように FSC

と SSC の検出感度を調整し，解析対象の細胞集団をゲーティングする．次に検出しようとする蛍光パラメーターについてヒストグラムやドットプロットを展開し，未染色コントロールや陽性・陰性コントロールにおいて検出される蛍光が測定範囲内に含まれるように検出器の感度を調整する．検出される蛍光強度の値はレーザーの出力等によって変動する相対的な値であり，コントロールサンプルの蛍光強度があらかじめ定めた一定の範囲内になるように検出器の感度を設定することは，再現性を担保する上で有用である．複数の蛍光色素を用いた多重染色サンプルを分析する場合は，単一染色コントロールや FMO コントロールを用いてそれぞれの蛍光の他の検出器への漏れ込みを評価し，解析結果に影響しないように蛍光補正を設定する．陽性画分の割合（マーカー分子の発現割合等）を算出する場合には，コントロールサンプルの蛍光強度を指標として，陽性・陰性画分を区別できるようにゲーティングを設定する．アッセイコントロール等を用いたシステム適合性を設定し，日常的な試験における測定条件が適切であることを確認する．

3.4. 細胞と試薬の管理

　使用する細胞や染色に用いる蛍光標識抗体などは試験の性能や結果に影響を及ぼす重要試薬であるため，適格性を評価するための項目と判定基準を定め，適切な方法で管理する．細胞は培養経過により形質の変化が生じる可能性があるため，セルバンクシステムを構築し，培養方法や継代回数の上限，試験時の細胞の状態に関する規定（細胞生存率など）を定めて使用する．特定の受容体等を標的とする試験に用いる場合には，標的受容体の発現量を規格として定めて管理する．試験実施時には，アッセイコントロールを用いて，使用した細胞が期待される細胞応答を示すことを試験ごとに確認することも重要である．染色に用いる蛍光標識抗体や細胞の刺激に用いるサイトカイン等は用途への適合性を確認した上で使用する．タンパク質試薬は市販品であってもロットごとに比活性が異なることがあるため，ロット更新時には新旧ロットの比較を行い，必要に応じて添加濃度を調整して試験に使用する．

4. 生物薬品の試験における使用例

4.1. 目的物質の標的細胞への結合活性の評価

　目的物質が細胞表面に存在する標的タンパク質と結合して薬理作用を発揮する場合（細胞膜タンパク質を標的とする抗体，ホルモン・サイトカイン類など），フローサイトメトリーにより標的分子を発現する細胞に対する目的物質の結合活性を評価することができる．細胞を用いた結合試験は，より生理的な条件下で細胞膜上に存在する標的タンパク質に対する結合活性を評価できるという利点を有しており，組換えタンパク質の精製が困難な複数回膜貫通タンパク質に対する結合試験にも有用である．一方で，試験に用いた細胞に存在する本来の標的以外の分子への非特異的結合が生じる可能性もあり，検出される結合の特異性について留意する必要がある．

　測定方法としては，他の原理の結合試験と同様に非競合法あるいは競合法が使用される．非競合法では，目的物質に対する蛍光標識抗体（例えば，抗体医薬品に対する

蛍光標識抗ヒト IgG 抗体）を用いて，標的細胞への目的物質の結合を検出する．競合法では，蛍光標識した標準物質等と試料を混合して標的細胞に添加し，蛍光標識体の標的細胞への結合に対する試料の阻害活性を測定する．適切な希釈倍数で調製した試料の希釈系列について試験を行って得られたシグナル（平均蛍光強度）から用量反応曲線を作成し，最大反応の 50% に相当するシグナルを与える用量（非競合法では EC_{50}，競合法では IC_{50}）を算出する．標準物質に対する相対活性を求める場合には，標準物質と試料についてそれぞれ用量反応曲線を作成し，EC_{50} あるいは IC_{50} の比を算出する．

4.2. 細胞応答の評価

細胞刺激に伴う細胞応答として細胞表面マーカー分子の発現量の増加や減少が認められる場合，フローサイトメトリーによって定量的に発現変動を解析することができる．受容体を介した細胞応答を誘導するホルモン・サイトカイン類のほか，細胞応答を促す液性因子やその受容体を標的とする中和抗体の生物活性評価にも使用される．試料を添加して一定時間培養する等の処理を施した細胞をマーカー分子に対する蛍光標識抗体を用いて染色し，マーカー分子の発現する細胞の割合や，発現量を測定する．

4.3. 生物活性試験に用いる培養細胞の適格性評価

フローサイトメトリーは，生物活性試験に用いる細胞における受容体などの標的タンパク質の発現確認のための有用な手法の一つである．培養細胞はクローン化された株化細胞であっても不均一な遺伝子発現パターンを示すことがあり，培養期間の経過により形質が変化する可能性がある．また，標的タンパク質を発現させるために遺伝子導入により作製した細胞株では，導入遺伝子の欠落やサイレンシングによる標的タンパク質の発現の消失や低下が生じる可能性について考慮する必要がある．標的タンパク質に対する蛍光標識抗体を用いた染色により，標的タンパク質の発現割合や発現量を測定し，あらかじめ定めた基準に適合することを確認する．

参考情報　G3. 生物薬品関連　にフローイメージング法によるバイオテクノロジー応用医薬品（バイオ医薬品）原薬／製剤中の不溶性微粒子の評価法　を加える．

フローイメージング法によるバイオテクノロジー応用医薬品（バイオ医薬品）原薬／製剤中の不溶性微粒子の評価法 〈G3-17-182〉

バイオテクノロジー応用医薬品（以下「バイオ医薬品」という.）には，外来性の物質，製造工程に由来する物質及び処方成分や一次容器からの溶出物に加えて，タンパク質それ自身が凝集してできたタンパク質凝集体などの不溶性微粒子が含まれる可

F- 46　　参考情報　改正事項

能性がある．注射剤に含まれる微粒子を評価・管理することは，最終製品の品質を確保する上で重要であるが，タンパク質凝集体については，タンパク質製剤の免疫原性に影響する可能性が懸念されており，より厳密な評価・管理が求められる．

　フローイメージング法は，試料溶液をフローセルに導入し，連続的に画像を撮影し，得られたデジタル画像を数値情報に変換して解析することにより，溶液に含まれる微粒子の計数，粒子径分布の測定，形状及び光学的特性の評価を行う手法である．光遮蔽粒子計数法では屈折率の高いポリスチレン標準粒子を用いて得られた粒径応答曲線により粒子径が算出されるため，水との屈折率の差が小さいタンパク質凝集体は検出されないか小さく検出される恐れがある．一方でフローイメージング法は光遮蔽粒子計数法と比較して，溶媒と粒子との屈折率差の影響を受けづらいことが示されている．また，形状及び光学的特性を評価することにより，タンパク質凝集体，シリコーン油，気泡及びその他の不溶性微粒子を区別できる場合もある．フローイメージング法による粒子数の定量的評価や含まれる粒子の特性解析は，タンパク質医薬品の不溶性微粒子の評価方法として有用と考えられる．本参考情報では主に，タンパク質医薬品注射剤などバイオ医薬品に含まれる不溶性微粒子の評価法について記載する．

1.　測定の原理

　装置は，一般に，試料導入部，画像を取得する領域であるフローセル，各部位をつなぐ流路，ポンプ（チューブポンプやシリンジポンプ），光源を含む光学系，撮像装置であるカメラ及び取得した画像を解析する画像解析装置などからなる．フローセルに流れてきた試料溶液に光源より光が照射され，撮像装置により画像が取得される．測定可能な粒子径はフローセルの厚さと対物レンズの倍率，カメラの性能などにより規定され，多くの場合，測定範囲は約 2 ～ 100 μm 程度である．粒子画像データは画像解析装置によって処理され，例えば画像の背景部分と粒子部分の濃淡に基づいて画像中の粒子の境界が認識され，粒子個々の形状及び光学的特性の評価が行われる．微粒子の計数値を測定体積で除することで粒子濃度が求められる．

2.　測定

2.1.　装置

　測定は，一般に次の手順で行われる．対物レンズの倍率は測定する粒子の大きさに応じたものを使用し，通常，4 ～ 20 倍の対物レンズが使用される．測定前に，フローセルを洗浄し，フローセル内にとどまっている粒子がないことを確認する．なお，セルの洗浄には微粒子を含まない水の他，必要に応じて洗剤や薄めた水酸化ナトリウム溶液，エタノールなどを使用できる．その後，装置の使用手順に定められた方法にて焦点を適切に合わせる．装置ごとに必要な測定条件（流量，測定容量，画像取得頻度，背景から粒子を区別するための閾値など）を設定する．フローセルに導入された溶液のうち実際に画像解析された割合を画像取得効率という．画像取得効率を設定できる装置の場合，画像取得効率は，測定容量，流量，画像取得頻度から算出され［画像取得効率＝画像取得頻度（frames/s）×画像一枚当たりの測定容量（mL/frame）／

参考情報　改正事項　　F- 47

流量（mL/s）× 100（％）］，同じ粒子が複数回計数されないように，また，実際に測定される容量が十分となるよう，適切に設定する．測定領域を設定できる場合，計数の正確性は，計数標準粒子を測定することにより確認できる．さらに，測定の原理上，粒子の一部が測定領域に収まらず，一部が欠けた粒子画像が得られることが想定される．部分的に撮像された粒子の取扱いについては事前に設定しておく．

2.2.　操作法

　試験は外部から微粒子が混入しない条件下，できれば層流等により清浄度の保たれたキャビネット中で行う．試料は，含まれる粒子が均一になるように，例えば容器をゆっくりと旋回させるなど，穏やかに十分に振り混ぜる．容器を開封する際には，必要に応じて容器開口部の外表面を微粒子試験用水で洗浄し，内部が汚染されないよう注意して栓を開ける．溶液中に存在する微粒子を測定するにあたり，操作中に気泡や新たな凝集を引き起こさないように注意が必要である．必要に応じて，気泡を除くために，容器を大気圧下にしばらく放置する，又は減圧して放置する．超音波処理はタンパク質を凝集，変性させるおそれがあることから，適切ではない．装置に導入する試料の液量は，測定容量と風袋容量を考慮して決定する．測定容量は，試料の特性，画像取得効率及び求める分析法の精度等を考慮して十分な容量とする．試料の粘度が高い，粒子数が多いなど，必要な場合は，希釈直線性を確認し，試料を希釈することも可能である．測定回数は装置の性能及び試料の特性を考慮し適切に設定する．

　閾値は，分析結果に大きな影響を及ぼすので，閾値を個別に設定できる装置を使用する場合は，事前に粒子境界が適切に認識されていることを確認する．その際，実試料若しくは実試料を劣化させた試料，又はタンパク質凝集体を模して作製された標準粒子などを使って，粒子の形状が正しく評価されていること，ノイズを粒子として認識していないことも確認することが望ましい．なお，異なる閾値で取得したデータを比較する際は，閾値の差が測定結果に与える影響を十分に考慮する必要がある．

3.　画像解析

　検出した粒子の粒子径は，円相当径（粒子の投影面積と等しい面積をもつ円の直径）にて示されることが多い．円相当径のほかに，球相当径やフェレー径などが使用できるため，粒子径の比較には注意する必要がある．

　本参考情報はフローイメージング法による微粒子の計数を主な対象にしているが，粒子の画像から由来を推定することや，画像の特徴に応じて粒子を分類できる場合もある．画像解析の結果得られる，粒子の特性を表すパラメーターの主なものには，粒子径の他，面積，粒子周囲長，アスペクト比，円形度などの形状に関するパラメーターの他，明暗度や粒子内での明暗度の標準偏差といった光学的なパラメーターがある．これらのパラメーターを使って，例えば，試料に含まれる粒子を，容器に由来するシリコーン油滴など由来ごとに分類することも可能である．シリコーン油滴との区別には，アスペクト比，真円度，周囲長，長さ，明暗度の平均値や標準偏差などが用いられる．各パラメーターを組み合わせ，最適な閾値を設定し，段階的にふるい分け

F- 48　　参考情報　改正事項

る. 蓄積した十分な画像データを使って分類モデルを構築し, 同じ装置で取得した画像データに適用することで, 検出された粒子を由来ごとに分類することも可能と考えられる. ただし, これらのパラメーターは撮像装置や解析ソフトに組み込まれた定義式, 画像解析装置のシステム及び測定条件に依存し, 解像度や画素数, 焦点の合わせ方によって測定値が異なる可能性のあること, 由来の特定には顕微ラマン分光法など分子構造や組成情報の得られる適切な他の技術による分析が必要なことに留意する.

4. 分析法バリデーション

分析法バリデーションでは一般に, 真度, 精度, 特異性（選択性）などで表現される分析能パラメーターが, 事前に定めた基準を満たしていることを実証することにより, 分析法の妥当性が示される. 評価すべき分析能パラメーターは, 分析法が用いられる試験法の目的によって異なる. 医薬品中の不溶性微粒子を計数する試験法の場合は, 実試料を反映した真度既知の分析対象がなく, 真度既知の分析法を使った評価が難しいこと, また製剤や原薬など実試料に含まれ得る微粒子は粒子径分布が広く均質ではないため, 通常の定量試験と同様に分析法バリデーションを行うことは難しい. したがって, 例えば, 平均粒子径が値付けされたポリスチレン標準粒子や, 粒子径と粒子濃度が値付けされたポリスチレン計数標準粒子を使って以下のバリデーション手順例に示す分析能パラメーターを評価することで妥当性が示される. 用いる標準粒子及び計数標準粒子の粒子濃度や粒子径は, 実試料に含まれる粒子濃度や粒子径分布, 規格値などを考慮して適切に設定する. 粒子径の異なる複数の標準粒子を使うことも, 分析法の性能を評価するのに有効である. なお, 適切な機関により認証され, 粒子径分布若しくは粒子数が保証されている標準粒子を用いる. この他, 屈折率が低いシリカ粒子やポリメチルメタクリレート粒子は, タンパク質凝集体のモデル粒子として適切な場合もあると考えられ, 処方成分が試験対象試料と同様の溶液に添加した試料は, 粒子と溶液の屈折率の差が小さいことで計測される粒子径が変動するか確認するのに有用と考えられる.

フローイメージング法により微粒子数を計数する場合のバリデーション手順例

真度：5, 10 及び 25 μm ポリスチレン計数標準粒子を測定し, 認証された粒子径及び粒子濃度の範囲内であることを確認する.

精度：併行精度及び室内再現精度を評価する. 併行精度は, 微粒子を含まない水又は処方成分が試験対象試料と同様の溶液に, 3 水準の粒子濃度となるよう 5, 10 及び 25 μm の標準粒子を添加した試料について各々 3 回測定を繰り返すことにより求める. 室内再現精度については, 同様に調製した試料について, 少なくとも試験日と試験者を変更した条件で測定を行って算出する.

直線性：微粒子を含まない水又は処方成分が試験対象試料と同様の溶液に 5, 10 及び 25 μm の標準粒子を添加し, 例えば 5 水準の粒子濃度について直線性を評価する.

参考情報　改正事項　F- 49

　特異性：モデルを使って粒子を分類するなどが必要な場合，実試料を劣化させた試料及び目的とする分析対象物を実試料に添加し，適切に分類できていることを確認する．

5. 装置性能の管理

5.1. 校正

　フローイメージング法で算出される粒子径や粒子数は，標準粒子の測定値から算出される相対的な値ではなく，測定の原理に基づいた絶対的な値であるが，計数標準粒子を使って装置が正しく稼働していることを確認し，必要に応じて装置側の設定を調節する必要がある．光学系の確認は必須であり，焦点が正しく合っていること，光源の明るさが適切であることなどを確認する．また，ポンプの性能も測定結果に影響し得るため，流量の調節と流量確認を実施する．なお，装置校正には，適切な機関により認証され，絶対的な方法により粒子径分布及び粒子数が保証されているポリスチレン計数標準粒子及びポリスチレン標準粒子を用いる．

5.2. システム適合性

　測定実施前に装置の稼働状態が適切であること，適切に洗浄されていることを確認するため，以下のようなシステム適合性を設定することが推奨される．

　適切な標準粒子の測定値（粒子径及び粒子数）があらかじめ定めた範囲内にあることを確認する．フィルターを通した水（用時調製）で，粒子数が規定した値以下であることを確認する．粒子径の範囲は，目的に応じて適切な範囲とする．粒子数が適切な範囲内でなかった場合は，使用する水の調製及び装置の洗浄を繰り返し，再測定する．

　参考情報　G5.　生薬関連　日本薬局方収載生薬の学名表記について　を次のように改める．

日本薬局方収載生薬の学名表記について 〈*G5-1-182*〉

　日本薬局方収載生薬の基原植物，藻類，真菌類及び基原動物の学名表記法は，論文等で使用される分類学的に用いられる学名表記と若干異なっている．これは，日局が学術書ではなく法令であるために生じる問題である．日局での学名表記と，分類学的に通常使用される学名表記との不一致について，日局利用者の誤解を避けるため，本表に，日局で表記した学名と分類学的に通常使用される学名表記との関係を示す．また，日局に記載されている植物の科名は，新エングラーの分類体系に基づくものが採用されている．1998 年に，DNA の塩基配列情報に基づく APG の分類体系が発表さ

F- 50 　　**参考情報　改正事項**

れて以降，数度の改訂を経て，植物分類学では現在，主にAPGの分類体系が用いられていることから，新エングラーとAPGの分類体系における科名の関係を併記する.

なお，APGの分類体系の対象外である裸子植物，藻類，真菌類及び動物については，米倉[1]及びGBIF[2]に従った.

日本薬局方の学名表記と分類学的に用いられる学名表記

生薬名	日本薬局方の学名表記 ＝分類学的に用いられている学名表記[3,4] --- 日本薬局方の学名表記とは異なるが分類学的に同一あるいは同一とみなされることがあるもの及び収載種に含まれる代表的な下位分類群. *印のあるものは，日本薬局方で併記されているもの.	科名 日本薬局方の表記	科名 APG Ⅳ など[1,2,5,6]
アカメガシワ	アカメガシワ *Mallotus japonicus* Müller Argoviensis ＝*Mallotus japonicus*（Thunb.）Müll. Arg.	*Euphorbiaceae*	*Euphorbiaceae*
アセンヤク	*Uncaria gambir* Roxburgh ＝*Uncaria gambir*（Hunter）Roxb.	*Rubiaceae*	*Rubiaceae*
アヘン末	ケシ *Papaver somniferum* Linné ＝*Papaver somniferum* L.	*Papaveraceae*	*Papaveraceae*
アマチャ	アマチャ *Hydrangea macrophylla* Seringe var. *thunbergii* Makino ＝*Hydrangea macrophylla*（Thunb.）Ser. var. *thunbergii*（Siebold）Makino	*Saxifragaceae*	*Hydrangeaceae*
アラビアゴム	*Acacia senegal* Willdenow ＝*Acacia senegal*（L.）Willd. --- その他同属植物	*Leguminosae*	*Leguminosae/Fabaceae*
アロエ	*Aloe ferox* Miller ＝*Aloe ferox* Mill. --- *Aloe ferox* Miller と *Aloe africana* Miller との種間雑種 　*Aloe africana* Miller 　　＝*Aloe africana* Mill. --- *Aloe ferox* Miller と *Aloe spicata* Baker との種間雑種	*Liliaceae*	*Asphodelaceae*
アンソッコウ	*Styrax benzoin* Dryander ＝*Styrax benzoin* Dryand. --- その他同属植物	*Styracaceae*	*Styracaceae*

参考情報　改正事項　　F- 51

イレイセン	*Clematis mandshurica* Ruprecht =*Clematis mandshurica* Rupr.	*Ranunculaceae*	*Ranunculaceae*
	サキシマボタンヅル *Clematis chinensis* Osbeck		
	Clematis hexapetala Pallas =*Clematis hexapetala* Pall.		
インチンコウ	カワラヨモギ *Artemisia capillaris* Thunberg =*Artemisia capillaris* Thunb.	*Compositae*	*Compositae/* *Asteraceae*
インヨウカク	キバナイカリソウ *Epimedium koreanum* Nakai	*Berberidaceae*	*Berberidaceae*
	イカリソウ *Epimedium grandiflorum* Morren var. *thunbergianum* Nakai =*Epimedium grandiflorum* Morr. var. *thunbergianum*（Miq.）Nakai		
	Epimedium pubescens Maximowicz =*Epimedium pubescens* Maxim.		
	Epimedium brevicornu Maximowicz =*Epimedium brevicornu* Maxim.		
	Epimedium wushanense T. S. Ying		
	ホザキイカリソウ *Epimedium sagittatum* Maximowicz =*Epimedium sagittatum*（Siebold & Zucc.） Maxim.		
	トキワイカリソウ *Epimedium sempervirens* Nakai		
ウイキョウ	ウイキョウ *Foeniculum vulgare* Miller =*Foeniculum vulgare* Mill.	*Umbelliferae*	*Umbelliferae/* *Apiaceae*
ウイキョウ油	ウイキョウ *Foeniculum vulgare* Miller =*Foeniculum vulgare* Mill.	*Umbelliferae*	*Umbelliferae/* *Apiaceae*
	Illicium verum Hooker filius =*Illicium verum* Hook. f.	*Illiciaceae*	*Schisandraceae*
ウコン	ウコン *Curcuma longa* Linné =*Curcuma longa* L.	*Zingiberaceae*	*Zingiberaceae*
ウヤク	テンダイウヤク *Lindera strychnifolia* Fernandez-Villar =*Lindera strychnifolia*（Siebold & Zucc.） Fern.-Vill.	*Lauraceae*	*Lauraceae*
	Lindera aggregata（Sims）Kosterm.		
ウワウルシ	クマコケモモ *Arctostaphylos uva-ursi* Sprengel =*Arctostaphylos uva-ursi*（L.）Spreng.	*Ericaceae*	*Ericaceae*
エイジツ	ノイバラ *Rosa multiflora* Thunberg =*Rosa multiflora* Thunb.	*Rosaceae*	*Rosaceae*

F- 52　　**参考情報　改正事項**

エンゴサク	*Corydalis turtschaninovii* Besser forma *yanhusuo* Y. H. Chou et C. C. Hsu =*Corydalis turtschaninovii* Besser f. *yanhusuo* (W. T. Wang) Y. H. Chou & C. C. Hsu --- *Corydalis yanhusuo* W. T. Wang	*Papaveraceae*	*Papaveraceae*
オウギ	*Astragalus mongholicus* Bunge --- *Astragalus membranaceus*（Fisch.）Bunge var. *mongholicus*（Bunge）Hsiao キバナオウギ *Astragalus membranaceus* Bunge =*Astragalus membranaceus*（Fisch.）Bunge	*Leguminosae*	*Leguminosae/ Fabaceae*
オウゴン	コガネバナ *Scutellaria baicalensis* Georgi	*Labiatae*	*Labiatae/ Lamiaceae*
オウセイ	*Polygonatum kingianum* Collett et Hemsley =*Polygonatum kingianum* Collett & Hemsl. カギクルマバナルコユリ *Polygonatum sibiricum* Redouté *Polygonatum cyrtonema* Hua ナルコユリ *Polygonatum falcatum* A. Gray	*Liliaceae*	*Asparagaceae*
オウバク	キハダ *Phellodendron amurense* Ruprecht =*Phellodendron amurense* Rupr. --- ヒロハキハダ *Phellodendron amurense* Rupr. var. *sachalinense* F. Schmidt オオバノキハダ *Phellodendron amurense* Rupr. var. *japonicum*（Maxim.）Ohwi ミヤマキハダ *Phellodendron amurense* Rupr. var. *lavallei*（Dode）Sprague *Phellodendron chinense* Schneider =*Phellodendron chinense* C. K. Schneid.	*Rutaceae*	*Rutaceae*
オウヒ	ヤマザクラ *Prunus jamasakura* Siebold ex Koidzumi =*Prunus jamasakura* Siebold ex Koidz. カスミザクラ *Prunus verecunda* Koehne =*Prunus verecunda*（Koidz.）Koehne	*Rosaceae*	*Rosaceae*

参考情報　改正事項　　F-53

オウレン	オウレン *Coptis japonica* Makino ＝*Coptis japonica*（Thunb.）Makino	*Ranunculaceae*	*Ranunculaceae*
	セリバオウレン *Coptis japonica*（Thunb.） Makino var. *dissecta*（Yatabe）Nakai キクバオウレン *Coptis japonica*（Thunb.） Makino var. *japonica* コセリバオウレン *Coptis japonica*（Thunb.） Makino var. *major*（Miq.）Satake		
	Coptis chinensis Franchet ＝*Coptis chinensis* Franch.		
	Coptis deltoidea C. Y. Cheng et Hsiao		
	Coptis teeta Wallich ＝*Coptis teeta* Wall.		
オリブ油	*Olea europaea* Linné ＝*Olea europaea* L.	*Oleaceae*	*Oleaceae*
オレンジ油	*Citrus* 属諸種植物	*Rutaceae*	*Rutaceae*
オンジ	イトヒメハギ *Polygala tenuifolia* Willdenow ＝*Polygala tenuifolia* Willd.	*Polygalaceae*	*Polygalaceae*
ガイヨウ	ヨモギ *Artemisia princeps* Pampanini ＝*Artemisia princeps* Pamp.	*Compositae*	*Compositae/* *Asteraceae*
	オオヨモギ *Artemisia montana* Pampanini ＝*Artemisia montana*（Nakai）Pamp.		
カカオ脂	カカオ *Theobroma cacao* Linné ＝*Theobroma cacao* L.	*Sterculiaceae*	*Malvaceae*
カゴソウ	ウツボグサ *Prunella vulgaris* Linné var. *lilacina* Nakai ＝*Prunella vulgaris* L. var. *lilacina* Nakai	*Labiatae*	*Labiatae/* *Lamiaceae*
カシュウ	ツルドクダミ *Polygonum multiflorum* Thunberg ＝*Polygonum multiflorum* Thunb.	*Polygonaceae*	*Polygonaceae*
ガジュツ	ガジュツ *Curcuma zedoaria* Roscoe	*Zingiberaceae*	*Zingiberaceae*
	Curcuma phaeocaulis Valeton		
	Curcuma kwangsiensis S. G. Lee et C. F. Liang		
カッコウ	*Pogostemon cablin* Bentham ＝*Pogostemon cablin*（Blanco）Benth.	*Labiatae*	*Labiatae/* *Lamiaceae*
カッコン	クズ *Pueraria lobata* Ohwi ＝*Pueraria lobata*（Willd.）Ohwi	*Leguminosae*	*Leguminosae/* *Fabaceae*

F- 54　参考情報　改正事項

カノコソウ	カノコソウ *Valeriana fauriei* Briquet ＝*Valeriana fauriei* Briq. エゾカノコソウ *Valeriana fauriei* Briq. f. *yezoensis* Hara	*Valerianaceae*	*Caprifoliaceae*
カルナウバロウ	カルナウバヤシ *Copernicia cerifera* Martius ＝*Copernicia cerifera* Mart.	*Palmae*	*Palmae/ Arecaeae*
カロコン	*Trichosanthes kirilowii* Maximowicz ＝*Trichosanthes kirilowii* Maxim. キカラスウリ *Trichosanthes kirilowii* Maximowicz var. *japonica* Kitamura ＝*Trichosanthes kirilowii* Maxim. var. *japonica* (Miq.) Kitam. オオカラスウリ *Trichosanthes bracteata* Voigt ＝*Trichosanthes bracteata* (Lam.) Voigt	*Cucurbitaceae*	*Cucurbitaceae*
カンキョウ	ショウガ *Zingiber officinale* Roscoe	*Zingiberaceae*	*Zingiberaceae*
カンゾウ	*Glycyrrhiza uralensis* Fischer ＝*Glycyrrhiza uralensis* Fisch. *Glycyrrhiza glabra* Linné ＝*Glycyrrhiza glabra* L.	*Leguminosae*	*Leguminosae/ Fabaceae*
カンテン	マクサ (テングサ) *Gelidium elegans* Kuetzing その他同属植物 諸種紅藻類	*Gelidiaceae*	*Gelidiaceae*#
キキョウ	キキョウ *Platycodon grandiflorus* A. De Candolle ＝*Platycodon grandiflorus* (Jacq.) A. DC.	*Campanulaceae*	*Campanulaceae*
キクカ	シマカンギク *Chrysanthemum indicum* Linné ＝*Chrysanthemum indicum* L. キク *Chrysanthemum morifolium* Ramatuelle ＝*Chrysanthemum morifolium* Ramat.	*Compositae*	*Compositae/ Asteraceae*
キササゲ	キササゲ *Catalpa ovata* G. Don *Catalpa bungei* C. A. Meyer ＝*Catalpa bungei* C. A. Mey.	*Bignoniaceae*	*Bignoniaceae*

参考情報　改正事項　　F-55

キジツ	ダイダイ *Citrus aurantium* Linné var. *daidai* Makino =*Citrus aurantium* L. var. *daidai* Makino	*Rutaceae*	*Rutaceae*
	Citrus aurantium L. 'Daidai'		
	ナツミカン *Citrus natsudaidai* Hayata		
	Citrus aurantium Linné =*Citrus aurantium* L.		
	ハッサク *Citrus aurantium* L. subsp. *hassaku* (Tanaka) Hiroe *Citrus hassaku* hort. ex Tanaka		
牛脂	ウシ *Bos taurus* Linné var. *domesticus* Gmelin =*Bos taurus* L. var. *domesticus* Gmelin	*Bovidae*	*Bovidae*[#]
キョウカツ	*Notopterygium incisum* Ting ex H. T. Chang	*Umbelliferae*	*Umbelliferae/ Apiaceae*
	Notopterygium forbesii Boissieu		
キョウニン	ホンアンズ *Prunus armeniaca* Linné =*Prunus armeniaca* L.	*Rosaceae*	*Rosaceae*
	アンズ *Prunus armeniaca* Linné var. *ansu* Maximowicz =*Prunus armeniaca* L. var. *ansu* Maxim.		
	Prunus sibirica Linné =*Prunus sibirica* L.		
クコシ	クコ *Lycium chinense* Miller =*Lycium chinense* Mill.	*Solanaceae*	*Solanaceae*
	Lycium barbarum Linné =*Lycium barbarum* L.		
クジン	クララ *Sophora flavescens* Aiton	*Leguminosae*	*Leguminosae/ Fabaceae*
木クレオソート	*Pinus* 属諸種植物	*Pinaceae*	*Pinaceae*[#]
	Cryptomeria 属諸種植物	*Taxodiaceae*	*Cupressaceae*[#]
	Fagus 属諸種植物	*Fagaceae*	*Fagaceae*
	Afzelia 属植物（*Intsia* 属植物）	*Leguminosae*	*Leguminosae/ Fabaceae*
	Shorea 属植物	*Dipterocarpaceae*	*Dipterocarpaceae*
	Tectona 属植物	*Verbenaceae*	*Labiatae/ Lamiaceae*
ケイガイ	ケイガイ *Schizonepeta tenuifolia* Briquet =*Schizonepeta tenuifolia* Briq.	*Labiatae*	*Labiatae/ Lamiaceae*
ケイヒ	*Cinnamomum cassia* J. Presl =*Cinnamomum cassia*（L.）J. Presl	*Lauraceae*	*Lauraceae*

F-56　参考情報　改正事項

ケイヒ油	*Cinnamomum cassia* J. Presl =*Cinnamomum cassia*（L.）J. Presl	*Lauraceae*	*Lauraceae*
	Cinnamomum zeylanicum Nees		
ケツメイシ	エビスグサ *Cassia obtusifolia* Linné =*Cassia obtusifolia* L.	*Leguminosae*	*Leguminosae/* *Fabaceae*
	Cassia tora Linné =*Cassia tora* L.		
ケンゴシ	アサガオ *Pharbitis nil* Choisy =*Pharbitis nil*（L.）Choisy	*Convolvulaceae*	*Convolvulaceae*
ゲンチアナ	*Gentiana lutea* Linné =*Gentiana lutea* L.	*Gentianaceae*	*Gentianaceae*
ゲンノショウコ	ゲンノショウコ *Geranium thunbergii* Siebold et Zuccarini =*Geranium thunbergii* Siebold & Zucc.	*Geraniaceae*	*Geraniaceae*
コウイ	トウモロコシ *Zea mays* Linné =*Zea mays* L.	*Gramineae*	*Gramineae/* *Poaceae*
	キャッサバ *Manihot esculenta* Crantz	*Euphorbiaceae*	*Euphorbiaceae*
	ジャガイモ *Solanum tuberosum* Linné =*Solanum tuberosum* L.	*Solanaceae*	*Solanaceae*
	サツマイモ *Ipomoea batatas* Poiret =*Ipomoea batatas*（L.）Poir.	*Convolvulaceae*	*Convolvulaceae*
	Ipomoea batatas（L.）Lam.		
	イネ *Oryza sativa* Linné =*Oryza sativa* L.	*Gramineae*	*Gramineae/* *Poaceae*
コウカ	ベニバナ *Carthamus tinctorius* Linné =*Carthamus tinctorius* L.	*Compositae*	*Compositae/* *Asteraceae*
コウジン	オタネニンジン *Panax ginseng* C. A. Meyer =*Panax ginseng* C. A. Mey.	*Araliaceae*	*Araliaceae*
	Panax schinseng Nees		
コウブシ	ハマスゲ *Cyperus rotundus* Linné =*Cyperus rotundus* L.	*Cyperaceae*	*Cyperaceae*
コウベイ	イネ *Oryza sativa* Linné =*Oryza sativa* L.	*Gramineae*	*Gramineae/* *Poaceae*
コウボク	ホオノキ *Magnolia obovata* Thunberg =*Magnolia obovata* Thunb.	*Magnoliaceae*	*Magnoliaceae*
	Magnolia hypoleuca Siebold et Zuccarini =*Magnolia hypoleuca* Siebold & Zucc.		
	Magnolia officinalis Rehder et E. H. Wilson		
	Magnolia officinalis Rehder et E. H. Wilson var. *biloba* Rehder et E. H. Wilson		

参考情報　改正事項　　F- 57

ゴオウ	ウシ *Bos taurus* Linné var. *domesticus* Gmelin =*Bos taurus* L. var. *domesticus* Gmelin	*Bovidae*	*Bovidae*[#]
ゴシツ	*Achyranthes bidentata* Blume	*Amaranthaceae*	*Amaranthaceae*
	ヒナタイノコズチ *Achyranthes fauriei* H. Léveillé et Vaniot =*Achyranthes fauriei* H. Lev. & Vaniot		
ゴシュユ	*Euodia officinalis* Dode	*Rutaceae*	*Rutaceae*
	**Evodia officinalis* Dode *Evodia rutaecarpa* (A. juss.) Benth. var. *officinalis* (Dode) Huang		
	Euodia bodinieri Dode		
	*Evodia bodinieri Dode *Evodia rutaecarpa* (A. Juss.) Benth. var. *bodinieri* (Dode) Huang		
	ゴシュユ *Euodia ruticarpa* Hooker filius et Thomson =*Euodia ruticarpa* (A. Juss.) Hook. f. & Thomson		
	**Evodia rutaecarpa* Bentham =*Evodia rutaecarpa* (A. Juss.) Benth. *Tetradium ruticarpum* (A. Juss.) T.G. Hartley		
ゴボウシ	ゴボウ *Arctium lappa* Linné =*Arctium lappa* L.	*Compositae*	*Compositae/ Asteraceae*
ゴマ ゴマ油	ゴマ *Sesamum indicum* Linné =*Sesamum indicum* L.	*Pedaliaceae*	*Pedaliaceae*
ゴミシ	チョウセンゴミシ *Schisandra chinensis* Baillon =*Schisandra chinensis* (Turcz.) Baill.	*Schisandraceae*	*Schisandraceae*
コロンボ	*Jateorhiza columba* Miers	*Menispermaceae*	*Menispermaceae*
コンズランゴ	*Marsdenia cundurango* Reichenbach filius =*Marsdenia cundurango* Rchb. f.	*Asclepiadaceae*	*Apocynaceae*
サイコ	ミシマサイコ *Bupleurum falcatum* Linné =*Bupleurum falcatum* L.	*Umbelliferae*	*Umbelliferae/ Apiaceae*
	Bupleurum chinense DC. *Bupleurum scorzonerifolium* Willd.		

サイシン	ケイリンサイシン *Asiasarum heterotropoides* F. Maekawa var. *mandshuricum* F. Maekawa =*Asiasarum heterotropoides* (F. Schmidt) F. Maek. var. *mandshuricum* (Maxim.) F. Maek. --- *Asarum heterotropoides* F. Schmidt var. *mandshuricum* (Maxim.) Kitag. ウスバサイシン *Asiasarum sieboldii* F. Maekawa =*Asiasarum sieboldii* (Miq.) F. Maek. --- *Asarum sieboldii* Miq. ウスゲサイシン *Asarum sieboldii* Miq. var. *seoulense* Nakai	*Aristolochiaceae*	*Aristolochiaceae*
サフラン	サフラン *Crocus sativus* Linné =*Crocus sativus* L.	*Iridaceae*	*Iridaceae*
サンキライ	*Smilax glabra* Roxburgh =*Smilax glabra* Roxb.	*Liliaceae*	*Smilacaceae*
サンザシ	サンザシ *Crataegus cuneata* Siebold et Zuccarini =*Crataegus cuneata* Siebold & Zucc. オオミサンザシ *Crataegus pinnatifida* Bunge var. *major* N. E. Brown =*Crataegus pinnatifida* Bunge var. *major* N. E. Br.	*Rosaceae*	*Rosaceae*
サンシシ	クチナシ *Gardenia jasminoides* J. Ellis --- *Gardenia jasminoides* J. Ellis f. *longicarpa* Z. W. Xie & M. Okada	*Rubiaceae*	*Rubiaceae*
サンシュユ	サンシュユ *Cornus officinalis* Siebold et Zuccarini =*Cornus officinalis* Siebold & Zucc.	*Cornaceae*	*Cornaceae*
サンショウ	サンショウ *Zanthoxylum piperitum* De Candolle =*Zanthoxylum piperitum* (L.) DC. --- アサクラザンショウ *Zanthoxylum piperitum* (L.) DC. f. *inerme* Makino	*Rutaceae*	*Rutaceae*
サンソウニン	サネブトナツメ *Ziziphus jujuba* Miller var. *spinosa* Hu ex H. F. Chow =*Ziziphus jujuba* Mill. var. *spinosa* (Bunge) Hu ex H. F. Chow	*Rhamnaceae*	*Rhamnaceae*

参考情報　改正事項　　F－59

サンヤク	ヤマノイモ *Dioscorea japonica* Thunberg =*Dioscorea japonica* Thunb. ナガイモ *Dioscorea batatas* Decaisne =*Dioscorea batatas* Decne. *Dioscorea opposita* Thunb.	*Dioscoreaceae*	*Dioscoreaceae*
ジオウ	アカヤジオウ *Rehmannia glutinosa* Liboschitz var. *purpurea* Makino =*Rehmannia glutinosa* Libosch. var. *purpurea* Makino *Rehmannia glutinosa* Liboschitz =*Rehmannia glutinosa* Libosch.	*Scrophulariaceae*	*Orobanchaceae*
シゴカ	エゾウコギ *Eleutherococcus senticosus* Maximowicz =*Eleutherococcus senticosus*（Rupr. & Maxim.）Maxim. *＊Acanthopanax senticosus* Harms =*Acanthopanax senticosus*（Rupr. & Maxim.）Harms	*Araliaceae*	*Araliaceae*
ジコッピ	クコ *Lycium chinense* Miller =*Lycium chinense* Mill. *Lycium barbarum* Linné =*Lycium barbarum* L.	*Solanaceae*	*Solanaceae*
シコン	ムラサキ *Lithospermum erythrorhizon* Siebold et Zuccarini =*Lithospermum erythrorhizon* Siebold & Zucc.	*Boraginaceae*	*Boraginaceae*
シツリシ	ハマビシ *Tribulus terrestris* Linné =*Tribulus terrestris* L.	*Zygophyllaceae*	*Zygophyllaceae*
シャカンゾウ	*Glycyrrhiza uralensis* Fischer =*Glycyrrhiza uralensis* Fisch. *Glycyrrhiza glabra* Linné =*Glycyrrhiza glabra* L.	*Leguminosae*	*Leguminosae/ Fabaceae*
シャクヤク	シャクヤク *Paeonia lactiflora* Pallas =*Paeonia lactiflora* Pall.	*Paeoniaceae*	*Paeoniaceae*
ジャショウシ	*Cnidium monnieri* Cusson =*Cnidium monnieri*（L.）Cusson	*Umbelliferae*	*Umbelliferae/ Apiaceae*
シャゼンシ	オオバコ *Plantago asiatica* Linné =*Plantago asiatica* L.	*Plantaginaceae*	*Plantaginaceae*
シャゼンソウ	オオバコ *Plantago asiatica* Linné =*Plantago asiatica* L.	*Plantaginaceae*	*Plantaginaceae*
ジュウヤク	ドクダミ *Houttuynia cordata* Thunberg =*Houttuynia cordata* Thunb.	*Saururaceae*	*Saururaceae*

F- 60　　**参考情報　改正事項**

シュクシャ	*Amomum villosum* Loureiro var. *xanthioides* T. L. Wu et S. J. Chen =*Amomum villosum* Lour. var. *xanthioides* (Wall. ex Baker) T. L. Wu & S. J. Chen	*Zingiberaceae*	*Zingiberaceae*
	Amomum xanthioides Wallich =*Amomum xanthioides* Wall. ex Baker		
	Amomum villosum Lour. var. *nanum* H. T. Tsai & S. W. Zhao		
	Amomum villosum Loureiro var. *villosum* =*Amomum villosum* Lour. var. *villosum*		
	Amomum villosum Lour.		
	Amomum longiligulare T. L. Wu		
ショウキョウ	ショウガ *Zingiber officinale* Roscoe	*Zingiberaceae*	*Zingiberaceae*
ショウズク	*Elettaria cardamomum* Maton	*Zingiberaceae*	*Zingiberaceae*
ショウマ	*Cimicifuga dahurica* Maximowicz =*Cimicifuga dahurica* (Turcz.) Maxim.	*Ranunculaceae*	*Ranunculaceae*
	Cimicifuga heracleifolia Komarov =*Cimicifuga heracleifolia* Kom.		
	Cimicifuga foetida Linné =*Cimicifuga foetida* L.		
	サラシナショウマ *Cimicifuga simplex* Turczaninow =*Cimicifuga simplex* (DC.) Turcz.		
シンイ	*Magnolia biondii* Pampanini =*Magnolia biondii* Pamp.	*Magnoliaceae*	*Magnoliaceae*
	ハクモクレン *Magnolia heptapeta* Dandy =*Magnolia heptapeta* (Buchoz) Dandy		
	*Magnolia denudata Desrousseaux =*Magnolia denudata* Desr.		
	Magnolia sprengeri Pampanini =*Magnolia sprengeri* Pamp.		
	タムシバ *Magnolia salicifolia* Maximowicz =*Magnolia salicifolia* (Siebold & Zucc.) Maxim.		
	コブシ *Magnolia kobus* De Candolle =*Magnolia kobus* DC.		
シンギ	*Hedysarum polybotrys* Handel-Mazzetti =*Hedysarum polybotrys* Hand.-Mazz.	*Leguminosae*	*Leguminosae/ Fabaceae*

参考情報　改正事項　　F-61

セネガ	セネガ *Polygala senega* Linné =*Polygala senega* L.	*Polygalaceae*	*Polygalaceae*
	ヒロハセネガ *Polygala senega* Linné var. *latifolia* Torrey et Gray =*Polygala senega* L. var. *latifolia* Torr. & A. Gray		
センキュウ	センキュウ *Cnidium officinale* Makino	*Umbelliferae*	*Umbelliferae/ Apiaceae*
ゼンコ	*Peucedanum praeruptorum* Dunn	*Umbelliferae*	*Umbelliferae/ Apiaceae*
	ノダケ *Angelica decursiva* Franchet et Savatier =*Angelica decursiva*（Miq.）Franch. & Sav.		
	**Peucedanum decursivum* Maximowicz =*Peucedanum decursivum*（Miq.）Maxim.		
センコツ	コウホネ *Nuphar japonica* De Candolle =*Nuphar japonica* DC.	*Nymphaeaceae*	*Nymphaeaceae*
	ネムロコウホネ *Nuphar pumila* De Candolle =*Nuphar pumila*（Timm）DC.		
	上記種の種間雑種		
センソ	アジアヒキガエル *Bufo gargarizans* Cantor =*Bufo bufo gargarizans* Cantor	*Bufonidae*	*Bufonidae*[#]
	Bufo melanostictus Schneider =*Duttaphrynus melanostictus* Schneider		
センナ	*Cassia angustifolia* Vahl	*Leguminosae*	*Leguminosae/ Fabaceae*
	Cassia acutifolia Delile		
センブリ	センブリ *Swertia japonica* Makino =*Swertia japonica*（Shult.）Makino	*Gentianaceae*	*Gentianaceae*
ソウジュツ	ホソバオケラ *Atractylodes lancea* De Candolle =*Atractylodes lancea*（Thunb.）DC.	*Compositae*	*Compositae/ Asteraceae*
	シナオケラ *Atractylodes chinensis* Koidzumi =*Atractylodes chinensis*（Bunge）Koidz.		
	上記種の種間雑種		
ソウハクヒ	マグワ *Morus alba* Linné =*Morus alba* L.	*Moraceae*	*Moraceae*
ソボク	*Caesalpinia sappan* Linné =*Caesalpinia sappan* L.	*Leguminosae*	*Leguminosae/ Fabaceae*
ソヨウ	シソ *Perilla frutescens* Britton var. *crispa* W. Deane =*Perilla frutescens*（L.）Britton var. *crispa*（Thunb.）W. Deane	*Labiatae*	*Labiatae/ Lamiaceae*

ダイオウ	*Rheum palmatum* Linné =*Rheum palmatum* L.	*Polygonaceae*	*Polygonaceae*
	Rheum tanguticum Maximowicz =*Rheum tanguticum* Maxim.		
	Rheum officinale Baillon =*Rheum officinale* Baill.		
	Rheum coreanum Nakai		
	上記種の種間雑種		
ダイズ油	ダイズ *Glycine max* Merrill =*Glycine max*（L.）Merr.	*Leguminosae*	*Leguminosae/ Fabaceae*
タイソウ	ナツメ *Ziziphus jujuba* Miller var. *inermis* Rehder =*Ziziphus jujuba* Mill. var. *inermis*（Bunge）Rehder	*Rhamnaceae*	*Rhamnaceae*
タクシャ	サジオモダカ *Alisma orientale* Juzepczuk =*Alisma orientale*（Sam.）Juz. *Alisma plantago-aquatica* L. var. *orientale* Sam.	*Alismataceae*	*Alismataceae*
タンジン	タンジン *Salvia miltiorrhiza* Bunge	*Labiatae*	*Labiatae/ Lamiaceae*
チクセツ ニンジン	トチバニンジン *Panax japonicus* C. A. Meyer =*Panax japonicus* C. A. Mey.	*Araliaceae*	*Araliaceae*
チモ	ハナスゲ *Anemarrhena asphodeloides* Bunge	*Liliaceae*	*Asparagaceae*
チョウジ チョウジ 油	チョウジ *Syzygium aromaticum* Merrill et L. M. Perry =*Syzygium aromaticum*（L.）Merr. & L. M. Perry *Eugenia caryophyllata* Thunberg =*Eugenia caryophyllata* Thunb. *Eugenia caryophyllus*（Spreng.）Bullock & S. G. Harrison	*Myrtaceae*	*Myrtaceae*
チョウト ウコウ	カギカズラ *Uncaria rhynchophylla* Miquel =*Uncaria rhynchophylla*（Miq.）Miq. *Uncaria sinensis* Haviland =*Uncaria sinensis*（Oliv.）Havil. *Uncaria macrophylla* Wallich =*Uncaria macrophylla* Wall.	*Rubiaceae*	*Rubiaceae*
チョレイ	チョレイマイタケ *Polyporus umbellatus* Fries =*Polyporus umbellatus*（Pers.）Fries	*Polyporaceae*	*Polyporaceae*[#]

参考情報　改正事項　F-63

チンピ	ウンシュウミカン *Citrus unshiu* Marcowicz =*Citrus unshiu*（Swingle）Marcow.	*Rutaceae*	*Rutaceae*
	Citrus reticulata Blanco 'Unshiu'		
	Citrus reticulata Blanco		
ツバキ油	ヤブツバキ（ツバキ）*Camellia japonica* Linné =*Camellia japonica* L.	*Theaceae*	*Theaceae*
テレビン油	*Pinus* 属諸種植物	*Pinaceae*	*Pinaceae*[#]
テンマ	オニノヤガラ *Gastrodia elata* Blume	*Orchidaceae*	*Orchidaceae*
テンモンドウ	クサスギカズラ *Asparagus cochinchinensis* Merrill =*Asparagus cochinchinensis*（Lour.）Merr.	*Liliaceae*	*Asparagaceae*
トウガシ	トウガン *Benincasa cerifera* Savi	*Cucurbitaceae*	*Cucurbitaceae*
	Benincasa hispida（Thunb.）Cogn.		
	Benincasa cerifera Savi forma *emarginata* K. Kimura et Sugiyama =*Benincasa cerifera* Savi f. *emarginata* K. Kimura & Sugiyama		
トウガラシ	トウガラシ *Capsicum annuum* Linné =*Capsicum annuum* L.	*Solanaceae*	*Solanaceae*
トウキ	トウキ *Angelica acutiloba* Kitagawa =*Angelica acutiloba*（Siebold & Zucc.）Kitag.	*Umbelliferae*	*Umbelliferae/ Apiaceae*
	ホッカイトウキ *Angelica acutiloba* Kitagawa var. *sugiyamae* Hikino =*Angelica acutiloba*（Siebold & Zucc.）Kitag. var. *sugiyamae* Hikino		
トウジン	ヒカゲツルニンジン *Codonopsis pilosula* Nannfeldt =*Codonopsis pilosula* Nannf.	*Campanulaceae*	*Campanulaceae*
	Codonopsis tangshen Oliver =*Codonopsis tangshen* Oliv.		
トウニン	モモ *Prunus persica* Batsch =*Prunus persica*（L.）Batsch	*Rosaceae*	*Rosaceae*
	Prunus persica Batsch var. *davidiana* Maximowicz =*Prunus persica*（L.）Batsch var. *davidiana*（Carrière）Maxim.		
	Prunus davidiana（Carrière）Franch.		

F- 64　　**参考情報　改正事項**

トウヒ	*Citrus aurantium* Linné =*Citrus aurantium* L.	*Rutaceae*	*Rutaceae*
	ダイダイ *Citrus aurantium* Linné var. *daidai* Makino = *Citrus aurantium* L. var. *daidai* Makino		
	Citrus aurantium L. 'Daidai'		
トウモロコシ油	トウモロコシ *Zea mays* Linné =*Zea mays* L.	*Gramineae*	*Gramineae/ Poaceae*
ドクカツ	ウド *Aralia cordata* Thunberg =*Aralia cordata* Thunb.	*Araliaceae*	*Araliaceae*
トコン	*Cephaelis ipecacuanha* A. Richard =*Cephaelis ipecacuanha*（Brot.）A. Rich.	*Rubiaceae*	*Rubiaceae*
	Cephaelis acuminata Karsten =*Cephaelis acuminata* H. Karst.		
トチュウ	トチュウ *Eucommia ulmoides* Oliver =*Eucommia ulmoides* Oliv.	*Eucommiaceae*	*Eucommiaceae*
トラガント	*Astragalus gummifer* Labillardiére =*Astragalus gummifer* Labill.	*Leguminosae*	*Leguminosae/ Fabaceae*
豚脂	ブタ *Sus scrofa* Linné var. *domesticus* Gray =*Sus scrofa* L. var. *domesticus* Gray	*Suidae*	*Suidae*[#]
ナタネ油	セイヨウアブラナ *Brassica napus* Linné =*Brassica napus* L.	*Cruciferae*	*Cruciferae/ Brassicaceae*
	アブラナ *Brassica rapa* Linné var. *oleifera* De Candolle =*Brassica rapa* L. var. *oleifera* DC.		
ニガキ	ニガキ *Picrasma quassioides* Bennet =*Picrasma quassioides*（D. Don）Benn.	*Simaroubaceae*	*Simaroubaceae*
ニクジュヨウ	*Cistanche salsa* G. Beck =*Cistanche salsa*（C. A. Mey.）Beck	*Orobanchaceae*	*Orobanchaceae*
	Cistanche deserticola Y. C. Ma =*Cistanche deserticola* Ma		
	Cistanche tubulosa Wight		
ニクズク	ニクズク *Myristica fragrans* Houttuyn =*Myristica fragrans* Houtt.	*Myristicaceae*	*Myristicaceae*
ニンジン	オタネニンジン *Panax ginseng* C. A. Meyer =*Panax ginseng* C. A. Mey.	*Araliaceae*	*Araliaceae*
	*Panax schinseng Nees		
ニンドウ	スイカズラ *Lonicera japonica* Thunberg =*Lonicera japonica* Thunb.	*Caprifoliaceae*	*Caprifoliaceae*

参考情報　改正事項　　F- 65

バイモ	アミガサユリ *Fritillaria verticillata* Willdenow var. *thunbergii* Baker =*Fritillaria verticillata* Willd. var. *thunbergii* (Miq.) Baker ---- *Fritillaria thunbergii* Miq.	*Liliaceae*	*Liliaceae*
バクガ	オオムギ *Hordeum vulgare* Linné =*Hordeum vulgare* L.	*Gramineae*	*Gramineae/ Poaceae*
バクモンドウ	ジャノヒゲ *Ophiopogon japonicus* Ker-Gawler =*Ophiopogon japonicus* (L. f.) Ker Gawl.	*Liliaceae*	*Asparagaceae*
ハチミツ	ヨーロッパミツバチ *Apis mellifera* Linné =*Apis mellifera* L. ---- トウヨウミツバチ *Apis cerana* Fabricius	*Apidae*	*Apidae*[#]
ハッカ ハッカ油	ハッカ *Mentha arvensis* Linné var. *piperascens* Malinvaud =*Mentha arvensis* L. var. *piperascens* Malinv. ---- *Mentha haplocalyx* Briq. ---- ハッカ *Mentha arvensis* L. var. *piperascens* Malinv. を母種とする交配種	*Labiatae*	*Labiatae/ Lamiaceae*
ハマボウフウ	ハマボウフウ *Glehnia littoralis* F. Schmidt ex Miquel =*Glehnia littoralis* F. Schmidt ex Miq.	*Umbelliferae*	*Umbelliferae/ Apiaceae*
ハンゲ	カラスビシャク *Pinellia ternata* Breitenbach =*Pinellia ternata* (Thunb.) Breitenb.	*Araceae*	*Araceae*
ヒマシ油	トウゴマ *Ricinus communis* Linné =*Ricinus communis* L.	*Euphorbiaceae*	*Euphorbiaceae*
ビャクゴウ	オニユリ *Lilium lancifolium* Thunberg =*Lilium lancifolium* Thunb. ---- ハカタユリ *Lilium brownii* F. E. Brown var. *colchesteri* Wilson =*Lilium brownii* F. E. Br. var. *colchesteri* (Van Houtte) E. H. Wilson ex Elwes ---- *Lilium brownii* F. E. Brown var. *viridulum* Baker ---- *Lilium brownii* F. E. Brown =*Lilium brownii* F. E. Br. ---- *Lilium pumilum* De Candolle =*Lilium pumilum* DC.	*Liliaceae*	*Liliaceae*
ビャクシ	ヨロイグサ *Angelica dahurica* Bentham et Hooker filius ex Franchet et Savatier =*Angelica dahurica* (Hoffm.) Benth. & Hook. f. ex Franch. & Sav.	*Umbelliferae*	*Umbelliferae/ Apiaceae*

F- 66　　**参考情報　改正事項**

ビャクジュツ	オケラ *Atractylodes japonica* Koidzumi ex Kitamura =*Atractylodes japonica* Koidz. ex Kitam. オオバナオケラ *Atractylodes macrocephala* Koidzumi =*Atractylodes macrocephala* Koidz. **Atractylodes ovata* De Candolle =*Atractylodes ovata*（Thunb.）DC.	*Compositae*	*Compositae/ Asteraceae*
ビワヨウ	ビワ *Eriobotrya japonica* Lindley =*Eriobotrya japonica*（Thunb.）Lindl.	*Rosaceae*	*Rosaceae*
ビンロウジ	ビンロウ *Areca catechu* Linné =*Areca catechu* L.	*Palmae*	*Palmae/ Arecaceae*
ブクリョウ	マツホド *Wolfiporia cocos* Ryvarden et Gilbertson =*Wolfiporia cocos*（Schw.）Ryv. & Gilbn. **Poria cocos* Wolf =*Poria cocos*（Schw.）Wolf	*Polyporaceae*	*Polyporaceae*#
ブシ	ハナトリカブト *Aconitum carmichaeli* Debeaux オクトリカブト *Aconitum japonicum* Thunberg =*Aconitum japonicum* Thunb.	*Ranunculaceae*	*Ranunculaceae*
ベラドンナコン	ベラドンナ *Atropa belladonna* Linné =*Atropa belladonna* L.	*Solanaceae*	*Solanaceae*
ヘンズ	フジマメ *Dolichos lablab* Linné =*Dolichos lablab* L.	*Leguminosae*	*Leguminosae/ Fabaceae*
ボウイ	オオツヅラフジ *Sinomenium acutum* Rehder et E. H. Wilson =*Sinomenium acutum*（Thunb.）Rehder & E. H. Wilson	*Menispermaceae*	*Menispermaceae*
ボウコン	チガヤ *Imperata cylindrica* Beauvois =*Imperata cylindrica*（L.）P. Beauv. *Imperata cylindrica*（L.）P. Beauv. var. *major*（Nees）C. E. Hubb.	*Gramineae*	*Gramineae/ Poaceae*
ボウフウ	*Saposhnikovia divaricata* Schischkin =*Saposhnikovia divaricata*（Turcz.）Schischk.	*Umbelliferae*	*Umbelliferae/ Apiaceae*

ボクソク	クヌギ *Quercus acutissima* Carruthers =*Quercus acutissima* Carruth.	*Fagaceae*	*Fagaceae*
	コナラ *Quercus serrata* Murray		
	ミズナラ *Quercus mongholica* Fischer ex Ledebour var. *crispula* Ohashi =*Quercus mongholica* Fisch. ex Ledeb. var. *crispula*（Blume）Ohashi		
	アベマキ *Quercus variabilis* Blume		
ボタンピ	ボタン *Paeonia suffruticosa* Andrews **Paeonia moutan* Sims	*Paeoniaceae*	*Paeoniaceae*
ホミカ	*Strychnos nux-vomica* Linné =*Strychnos nux-vomica* L.	*Loganiaceae*	*Loganiaceae*
ボレイ	カキ *Ostrea gigas* Thunberg =*Ostrea gigas* Thunb.	*Ostreidae*	*Ostreidae*[#]
マオウ	*Ephedra sinica* Stapf	*Ephedraceae*	*Ephedraceae*[#]
	Ephedra intermedia Schrenk et C. A. Meyer =*Ephedra intermedia* Schrenk & C. A. Mey.		
	Ephedra equisetina Bunge		
マクリ	マクリ *Digenea simplex* C. Agardh =*Digenea simplex*（Wulfen）C. Agardh	*Rhodomelaceae*	*Rhodomelaceae*[#]
マシニン	アサ *Cannabis sativa* Linné =*Cannabis sativa* L.	*Moraceae*	*Cannabaceae*
ミツロウ	ヨーロッパミツバチ *Apis mellifera* Linné =*Apis mellifera* L.	*Apidae*	*Apidae*[#]
	トウヨウミツバチ *Apis cerana* Fabricius		
モクツウ	アケビ *Akebia quinata* Decaisne =*Akebia quinata*（Thunb. ex Houtt.）Decne.	*Lardizabalaceae*	*Lardizabalaceae*
	ミツバアケビ *Akebia trifoliata* Koidzumi =*Akebia trifoliata*（Thunb.）Koidz.		
	上記種の種間雑種		
モッコウ	*Saussurea lappa* Clarke =*Saussurea lappa*（Decne.）C. B. Clarke	*Compositae*	*Compositae/ Asteraceae*
	Aucklandia lappa Decne.		
ヤクチ	*Alpinia oxyphylla* Miquel =*Alpinia oxyphylla* Miq.	*Zingiberaceae*	*Zingiberaceae*
ヤクモソウ	メハジキ *Leonurus japonicus* Houttuyn =*Leonurus japonicus* Houtt.	*Labiatae*	*Labiatae/ Lamiaceae*
	Leonurus sibiricus Linné =*Leonurus sibiricus* L.		

F-68 　参考情報　改正事項

ヤシ油	ココヤシ *Cocos nucifera* Linné =*Cocos nucifera* L.	*Palmae*	*Palmae/ Arecaceae*
ユウタン	*Ursus arctos* Linné =*Ursus arctos* L.	*Ursidae*	*Ursidae*[#]
	その他近縁動物		
ユーカリ油	ユーカリノキ *Eucalyptus globulus* Labillardiere =*Eucalyptus globulus* Labill.	*Myrtaceae*	*Myrtaceae*
	近縁植物		
ヨクイニン	ハトムギ *Coix lacryma-jobi* Linné var. *mayuen* Stapf =*Coix lacryma-jobi* L. var. *mayuen*（Rom. Caill.）Stapf	*Gramineae*	*Gramineae/ Poaceae*
ラッカセイ油	ラッカセイ *Arachis hypogaea* Linné =*Arachis hypogaea* L.	*Leguminosae*	*Leguminosae/ Fabaceae*
精製ラノリン	ヒツジ *Ovis aries* Linné =*Ovis aries* L.	*Bovidae*	*Bovidae*[#]
リュウガンニク	リュウガン *Euphoria longana* Lamarck =*Euphoria longana* Lam.	*Sapindaceae*	*Sapindaceae*
	Dimocarpus longan Lour.		
リュウタン	トウリンドウ *Gentiana scabra* Bunge	*Gentianaceae*	*Gentianaceae*
	リンドウ *Gentiana scabra* Bunge var. *buergeri*（Miq.）Maxim.		
	Gentiana manshurica Kitagawa =*Gentiana manshurica* Kitag.		
	Gentiana triflora Pallas =*Gentiana triflora* Pall.		
	エゾリンドウ *Gentiana triflora* Pall. var. *japonica* Hara		
リョウキョウ	*Alpinia officinarum* Hance	*Zingiberaceae*	*Zingiberaceae*
レンギョウ	レンギョウ *Forsythia suspensa* Vahl =*Forsythia suspensa*（Thunb.）Vahl	*Oleaceae*	*Oleaceae*
レンニク	ハス *Nelumbo nucifera* Gaertner =*Nelumbo nucifera* Gaertn.	*Nymphaeaceae*	*Nelumbonaceae*
ロジン	*Pinus* 属諸種植物	*Pinaceae*	*Pinaceae*[#]

ロートコン	ハシリドコロ *Scopolia japonica* Maximowicz ＝*Scopolia japonica* Maxim.	*Solanaceae*	*Solanaceae*
	Scopolia carniolica Jacquin ＝*Scopolia carniolica* Jacq.		
	Scopolia parviflora Nakai ＝*Scopolia parviflora*（Dunn）Nakai		
ローヤルゼリー	ヨーロッパミツバチ *Apis mellifera* Linné ＝*Apis mellifera* L.	*Apidae*	*Apidae*[#]
	トウヨウミツバチ *Apis cerana* Fabricius		

1）米倉浩司，新維管束植物分類表，北隆館，東京，2019，ISBN 978-4-8326-1008-8.

2）Global Biodiversity Information Facility, https://www.gbif.org.（Accessed April 15, 2022）.

3）寺林進ら，医薬品医療機器レギュラトリーサイエンス，41, 407-418（2010）.

4）基原植物に「その他同属植物」などが含まれる場合は，学名の表記はないが本表に記載している.

5）髙野昭人ら，医薬品医療機器レギュラトリーサイエンス，52, 291-302（2021）.

6）APG IV の対象外である裸子植物，藻類，真菌類及び動物には，[#]印を付している.

参考情報　G5．生薬関連　生薬及び生薬製剤の薄層クロマトグラフィー　を次のように改める.

生薬及び生薬製剤の薄層クロマトグラフィー〈*G5-3-182*〉

　生薬及び生薬を主たる原料とする製剤（生薬製剤）の薄層クロマトグラフィーは，生薬及び漢方処方エキスに配合される生薬の特徴的な成分又は成分群の含有の有無を確認することなどに用いられる．本参考情報では，生薬及び生薬製剤について薄層クロマトグラフィーの試験を実施する際に，薄層クロマトグラフィー〈*2.03*〉を補完する事項を以下に記載する.

1．器具及び装置

　薄層クロマトグラフィー〈*2.03*〉を準用する．ただし，薄層板については，多成分系である生薬及び生薬製剤においては，より精密な成分分離を要求されることがあるため，一般試験法〈*9.42*〉に規定される薄層クロマトグラフィー用担体のシリカゲル

F- *70* **参考情報 改正事項**

より粒径が小さいクロマトグラフィー用シリカゲル（5〜7 μm）を塗布した高性能薄層板（HPTLC板）を用いることもできる．なお，検出装置の光源の適合性の確認は，ランプ，照射システムの仕様を変更した場合，又は，各条に規定される線光源の波長の照射により，規定されるスポットが認められない場合等に行う．

2. 操作方法

薄層クロマトグラフィー〈*2.03*〉を準用する．

3. 確認及び純度の試験

薄層クロマトグラフィー〈*2.03*〉を準用する．薄層クロマトグラフィーによる生薬及び生薬製剤の確認及び純度試験には，一般的に標準品，被検成分の試薬，試薬としての生薬又は各条品を標準物質として使用するが，多成分系の試料溶液においては，被検成分が単一のスポットとして認められ，特徴的な蛍光や発色などを示し，明瞭に確認することが可能な場合は，標準物質を使用せず，スポットの色調及び R_f 値で判定する試験法を設定することもできる．また，生薬及び生薬製剤は天産物由来であるため，成分パターンが複雑であることから，薄層クロマトグラフィー〈*2.03*〉に分光学的測定法（紫外可視吸光度測定法〈*2.24*〉，核磁気共鳴スペクトル測定法〈*2.21*〉など）や質量分析法〈*2.62*〉を組み合わせることで，確認又は純度試験の更なる信頼性向上が期待できる．

4. 確認試験の試験条件の変更に関する留意事項

薄層クロマトグラフィー〈*2.03*〉を準用する．また，標準物質を規定しない試験法が設定されている場合であっても，標準物質を用いて色調及び R_f 値の一致により確認する方法へ変更することができる．

5. 用語

クロマトグラフィー総論〈*2.00*〉の定義を準用する．

6. その他

薄層クロマトグラフィーで定量を行う際は，自動化された試料のスポット装置及びデンシトメトリーなどを用いることにより定量的に測定することが可能となる．それらの薄層クロマトグラフィー用走査装置を用いる際のシステム適合性については，必要に応じ，液体クロマトグラフィー〈*2.01*〉のシステム適合性の規定を準用する．

索引

日本名索引　　I -3

日 本 名 索 引

　下線のない数字は「第十八改正日本薬局方解説書」，下線＿＿は「第一追補解説書」，下線〰〰は「第二追補解説書」の頁を，それぞれ示している.

ア

ICP 分析用水　B - 921
ICP 分析用パラジウム標準液　B - 915
アウリントリカルボン酸アンモニウム　B - 921
亜鉛　B - 921
0.1 mol/L 亜鉛液　B - 849
亜鉛華　C - 2101
亜鉛華デンプン　C - 29
亜鉛華軟膏　C - 30
亜鉛，ヒ素分析用　B - 921
亜鉛標準液　B - 915
亜鉛標準液，原子吸光光度用　B - 915
亜鉛標準原液　B - 915
亜鉛 (標準試薬)　B - 921
亜鉛粉末　B - 921
亜鉛末　B - 921
亜鉛，無ヒ素　B - 921
アカメガシワ　D - 5
アクチノマイシン D　C - 32
アクチノマイシン D (参照紫外可視吸収スペクトル)　E - 3
アクテオシド，薄層クロマトグラフィー用　B - 922
アクラルビシン塩酸塩　C - 36, C - 3

アクラルビシン塩酸塩 (参照紫外可視吸収スペクトル)　E - 3
アクラルビシン塩酸塩 (参照赤外吸収スペクトル)　E - 195
アクリノール　B - 922
アクリノール・亜鉛華軟膏　C - 45
アクリノール酸化亜鉛軟膏　C - 45
アクリノール水和物　B - 922, C - 41, C - 3
アクリノール水和物 (参照紫外可視吸収スペクトル)　E - 3
アクリノール水和物 (参照赤外吸収スペクトル)　E - 195
アクリノール・チンク油　C - 46
アクリルアミド　B - 922
アコニチン，純度試験用　B - 922
アザチオプリン　C - 50, C - 3
アザチオプリン (参照紫外可視吸収スペクトル)　E - 4
アザチオプリン錠　C - 54
アサリニン，薄層クロマトグラフィー用　B - 923
(E)-アサロン　B - 923
亜酸化窒素　B - 924,

C - 57
亜ジチオン酸ナトリウム　B - 924
アジ化ナトリウム　B - 924
アジ化ナトリウム・リン酸塩緩衝塩化ナトリウム試液　B - 924
アシクロビル　C - 62, C - 3
アシクロビル顆粒　C - 70
アシクロビル眼軟膏　C - 79
アシクロビル (参照紫外可視吸収スペクトル)　E - 4
アシクロビル (参照赤外吸収スペクトル)　E - 196
アシクロビル錠　C - 68
アシクロビルシロップ　C - 72
アシクロビル注射液　C - 76
アシクロビル軟膏　C - 80
アジスロマイシン水和物　C - 82, C - 3
アジスロマイシン水和物 (参照赤外吸収スペクトル)　E - 196
2,2'-アジノビス (3-エチルベンゾチアゾリン-6-スルホン酸) 二アンモニウム　B - 924

I-4 日本名索引

2,2′-アジノビス (3-エチル
　ベンゾチアゾリン-6-ス
　ルホン酸) 二アンモニウ
　ム試液　B-924
アジピン酸　B-924
アジマリン　C-86
アジマリン錠　C-89
アジマリン, 定量用
　B-925
亜硝酸アミル　C-91
亜硝酸アミル (参照赤外吸
　収スペクトル)
　E-196
亜硝酸カリウム　B-925
亜硝酸ナトリウム
　B-925
0.1 mol/L 亜硝酸ナトリウ
　ム液　B-849
亜硝酸ナトリウム試液
　B-925
アスコルビン酸
　B-925, C-95,
　C-3
L-アスコルビン酸
　B-925
アスコルビン酸・塩酸試
　液, 0.012 g/dL
　B-925
L-アスコルビン酸・塩酸
　試液, 0.012 g/dL
　B-925
アスコルビン酸・塩酸試
　液, 0.02 g/dL　B-925
L-アスコルビン酸・塩酸
　試液, 0.02 g/dL
　B-925
アスコルビン酸・塩酸試
　液, 0.05 g/dL　B-925
L-アスコルビン酸・塩酸
　試液, 0.05 g/dL
　B-925
アスコルビン酸散
　C-100
アスコルビン酸注射液
　C-103

アスコルビン酸, 鉄試験用
　B-925
アスコルビン酸・パントテ
　ン酸カルシウム錠
　C-104
アストラガロシドIV, 薄層
　クロマトグラフィー用
　B-925
アズトレオナム
　C-109, C-3
アズトレオナム (参照紫外
　可視吸収スペクトル)
　E-4
L-アスパラギン一水和物
　B-925
アスパラギン酸　B-925
DL-アスパラギン酸
　B-926
L-アスパラギン酸
　B-926, C-116,
　C-3
L-アスパラギン酸 (参照
　赤外吸収スペクトル)
　E-197
アスピリン　B-926,
　C-119, C-3
アスピリンアルミニウム
　C-126
アスピリン錠　C-124
アスポキシシリン水和物
　C-130, C-3
アスポキシシリン水和物
　(参照紫外可視吸収スペ
　クトル)　E-5
アスポキシシリン水和物
　(参照赤外吸収スペクト
　ル)　E-197
アセタゾラミド
　C-134, C-3
アセタール　B-926
アセチルアセトン
　B-926
アセチルアセトン試液
　B-926
N-アセチルガラクトサミ

ン　B-926
アセチルサリチル酸
　C-119
アセチルサリチル酸アルミ
　ニウム　C-126
アセチルサリチル酸錠
　C-124
アセチルシステイン
　C-142, C-3
アセチルシステイン (参照
　赤外吸収スペクトル)
　E-198
N-アセチルノイラミン酸
　B-926
N-アセチルノイラミン酸,
　エポエチンアルファ用
　B-927
N-アセチルノイラミン酸
　試液, 0.4 mmol/L
　B-927
アセチレン　B-927
o-アセトアニシジド
　B-927
p-アセトアニシジド
　B-927
アセトアニリド　B-928
アセトアミノフェン
　B-928, C-146,
　C-3
アセトアミノフェン (参照
　赤外吸収スペクトル)
　E-198
アセトアルデヒド
　B-928
アセトアルデヒドアンモニ
　アトリマー三水和物
　B-928
アセトアルデヒド, ガスク
　ロマトグラフィー用
　B-928
アセトアルデヒド, 定量用
　B-928
アセトニトリル　B-928
アセトニトリル, 液体クロ
　マトグラフィー用

日本名索引　I-5

B-928

アセトヘキサミド
C-150, C-3

アセトヘキサミド1（参照
紫外可視吸収スペクト
ル）　E-5

アセトヘキサミド2（参照
紫外可視吸収スペクト
ル）　E-5

アセトヘキサミド（参照赤
外吸収スペクトル）
E-198

アセトリゾン酸　B-928

アセトン　B-928

アセトン，生薬純度試験用
B-928

アセトン，非水滴定用
B-929

アセナフテン　B-929

アセブトロール塩酸塩
C-156, C-3

アセブトロール塩酸塩（参
照紫外可視吸収スペクト
ル）　E-6

アセブトロール塩酸塩（参
照赤外吸収スペクトル）
E-199

アセメタシン　B-930,
C-160, C-3

アセメタシンカプセル
C-167

アセメタシン（参照紫外可
視吸収スペクトル）
E-6

アセメタシン（参照赤外吸
収スペクトル）
E-199

アセメタシン錠　C-164

アセメタシン，定量用
B-930

アゼラスチン塩酸塩
C-169, C-3

アゼラスチン塩酸塩顆粒
C-173

アゼラスチン塩酸塩（参照

紫外可視吸収スペクト
ル）　E-6

アゼラスチン塩酸塩（参照
赤外吸収スペクトル）
E-199

アゼラスチン塩酸塩，定量
用　B-930

アゼルニジピン
C-175, C-3

アゼルニジピン（参照紫外
可視吸収スペクトル）
E-7

アゼルニジピン（参照赤外
吸収スペクトル）
E-200

アゼルニジピン錠
C-180

アゼルニジピン，定量用
B-931

亜セレン酸　B-931

亜セレン酸ナトリウム
B-931

亜セレン酸・硫酸試液
B-931

アセンヤク　D-7

阿仙薬　D-7

アセンヤク末　D-10

阿仙薬末　D-10

アゾセミド　C-184,
C-3

アゾセミド（参照紫外可視
吸収スペクトル）
E-7

アゾセミド（参照赤外吸収
スペクトル）　E-200

アゾセミド錠　C-188

アゾセミド，定量用
B-931

アテノロール　C-191,
C-3

アテノロール（参照紫外可
視吸収スペクトル）
E-7

アテノロール（参照赤外吸
収スペクトル）

E-200

亜テルル酸カリウム
B-931

アトラクチレノリドⅢ，定
量用　B-931, B-57

アトラクチレノリドⅢ，薄
層クロマトグラフィー用
B-932

アトラクチロジン試液，定
量用　B-934, B-62

アトラクチロジン，定量用
B-933, B-59

アトルバスタチンカルシウ
ム錠　C-201

アトルバスタチンカルシウ
ム水和物　C-195,
C-3

アトルバスタチンカルシウ
ム水和物（参照紫外可視
吸収スペクトル）
E-8

アトルバスタチンカルシウ
ム水和物（参照赤外吸収
スペクトル）　E-201

アドレナリン　C-204,
C-3

アドレナリン液　C-209

アドレナリン（参照紫外可
視吸収スペクトル）
E-8

アドレナリン（参照赤外吸
収スペクトル）
E-201

アドレナリン注射液
C-211

アトロピン硫酸塩水和物
C-214

アトロピン硫酸塩注射液
C-220

アトロピン硫酸塩水和物
B-934

アトロピン硫酸塩水和物，
定量用　B-934

アトロピン硫酸塩水和物，
薄層クロマトグラフィー

用　B-934
アナストロゾール
　C-23
アナストロゾール（参照紫
　外可視吸収スペクトル）
　E-5
アナストロゾール（参照赤
　外吸収スペクトル）
　E-11
アナストロゾール錠
　C-28
アナストロゾール標準品
　B-106
p-アニスアルデヒド
　B-934
p-アニスアルデヒド・酢
　酸試液　B-934
p-アニスアルデヒド・硫
　酸試液　B-934
14-アニソイルアコニン塩
　酸塩　B-67
14-アニソイルアコニン塩
　酸塩，定量用　B-934
アニソール　B-935
アニリン　B-935
アニリン硫酸塩　B-935
アネスタミン　C-286
亜ヒ酸パスタ　C-222
アビジン・ビオチン試液
　B-935
アプリンジン塩酸塩
　C-224，C-3
アプリンジン塩酸塩カプセ
　ル　C-228
アプリンジン塩酸塩（参照
　紫外可視吸収スペクト
　ル）　E-8
アプリンジン塩酸塩（参照
　赤外吸収スペクトル）
　E-201
アプリンジン塩酸塩，定量
　用　B-935
アフロクアロン
　C-231，C-3
アフロクアロン（参照紫外

可視吸収スペクトル）
　E-9
アフロクアロン（参照赤外
　吸収スペクトル）
　E-202
アプロチニン　B-935
アプロチニン試液
　B-937
アヘンアルカロイド・アト
　ロピン注射液　C-240
アヘンアルカロイド塩酸塩
　C-235
アヘンアルカロイド塩酸塩
　注射液　C-239
アヘンアルカロイド・スコ
　ポラミン注射液
　C-245
アヘン散　D-16
アヘンチンキ　D-18
アヘン・トコン散
　D-20
アヘン末　D-11
α-アポオキシテトラサイ
　クリン　B-937
β-アポオキシテトラサイ
　クリン　B-937
アマチャ　D-22，D-3
甘茶　D-22
アマチャジヒドロイソクマ
　リン，薄層クロマトグラ
　フィー用　B-937
アマチャ末　D-25
甘茶末　D-25
アマンタジン塩酸塩
　C-252，C-3
アマンタジン塩酸塩（参照
　赤外吸収スペクトル）
　E-202
アミオダロン塩酸塩
　C-256，C-3
アミオダロン塩酸塩（参照
　紫外可視吸収スペクト
　ル）　E-9
アミオダロン塩酸塩（参照
　赤外吸収スペクトル）

E-202
アミオダロン塩酸塩錠
　C-263
アミオダロン塩酸塩，定量
　用　B-937
アミカシン硫酸塩
　C-266，C-3
アミカシン硫酸塩（参照赤
　外吸収スペクトル）
　E-203
アミカシン硫酸塩注射液
　C-270
アミカシン硫酸塩標準品
　B-107
アミグダリン，成分含量測
　定用　B-937
アミグダリン，定量法
　B-937，B-107
アミグダリン，薄層クロマ
　トグラフィー用
　B-938
6-アミジノ-2-ナフトール
　メタンスルホン酸塩
　B-938
アミドトリゾ酸
　C-273，C-3
アミドトリゾ酸（参照赤外
　吸収スペクトル）
　E-203
アミドトリゾ酸，定量用
　B-938
アミドトリゾ酸ナトリウム
　メグルミン注射液
　C-276
アミトリプチリン塩酸塩
　C-280，C-3
アミトリプチリン塩酸塩
　（参照紫外可視吸収スペ
　クトル）　E-9
アミトリプチリン塩酸塩錠
　C-283
アミド硫酸アンモニウム
　B-938
アミド硫酸アンモニウム試
　液　B-938

日本名索引　Ｉ-7

アミド硫酸（標準試薬）
　B-938
4-アミノアセトフェノン
　B-939
p-アミノアセトフェノン
　B-939
4-アミノアセトフェノン
　試液　B-939
p-アミノアセトフェノン
　試液　B-939
n-アミルアルコール
　B-943
t-アミルアルコール
　B-943
アミルアルコール，イソ
　B-943
アミルアルコール，第三
　B-943
3-アミノ安息香酸
　B-939
4-アミノ安息香酸
　B-939
p-アミノ安息香酸
　B-939
4-アミノ安息香酸イソプ
　ロピル　B-939
p-アミノ安息香酸イソプ
　ロピル　B-939
アミノ安息香酸エチル
　B-939,　C-286,
　C-3
4-アミノ安息香酸メチル
　B-939
アミノ安息香酸誘導体化試
　液　B-939
4-アミノアンチピリン
　B-939
4-アミノアンチピリン塩
　酸塩　B-939
4-アミノアンチピリン塩
　酸塩試液　B-940
4-アミノアンチピリン試
　液　B-939
2-アミノエタノール
　B-940

2-アミノエタンチオール
　塩酸塩　B-940
3-(2-アミノエチル)イン
　ドール　B-940
アミノエチルスルホン酸
　C-3054
ε-アミノカプロン酸
　B-940
6-アミノキノリル-N-ヒド
　ロキシスクシンイミジル
　カルバメート　B-940
4-アミノ-6-クロロベンゼ
　ン-1,3-ジスルホンアミ
　ド　B-940
2-アミノ-5-クロロベンゾ
　フェノン，薄層クロマト
　グラフィー用　B-940
アミノ酸自動分析用
　6 mol/L 塩酸試液
　B-940
アミノ酸分析法　F-85
アミノ酸分析用無水ヒドラ
　ジン　B-940
4-アミノ-N,N-ジエチルア
　ニリン硫酸塩一水和物
　B-940
4-アミノ-N,N-ジエチルア
　ニリン硫酸塩試液
　B-940
L-2-アミノスベリン酸
　B-940
1-アミノ-2-ナフトール-
　4-スルホン酸　B-941
1-アミノ-2-ナフトール-
　4-スルホン酸試液
　B-941
2-アミノ-2-ヒドロキシメ
　チル-1,3-プロパンジオ
　ール　B-941
2-アミノ-2-ヒドロキシメ
　チル-1,3-プロパンジオ
　ール塩酸塩　B-941
2-アミノピリジン
　B-68
アミノピリン　B-941

アミノフィリン水和物
　C-289,　C-3
アミノフィリン注射液
　C-294
2-アミノフェノール
　B-941
3-アミノフェノール
　B-941
4-アミノフェノール
　B-941
m-アミノフェノール
　B-941
4-アミノフェノール塩酸
　塩　B-941
2-アミノ-1-ブタノール
　B-942
アミノプロピルシリル化シ
　リカゲル，液体クロマト
　グラフィー用
　B-1336
アミノプロピルシリル化シ
　リカゲル，前処理用
　B-942
N-アミノヘキサメチレン
　イミン　B-942
2-アミノベンズイミダゾ
　ール　B-942
4-アミノメチル安息香酸
　B-942
1-アミノ-2-メチルナフタ
　レン　B-942
2-アミノメチルピペリジ
　ン　B-942
4-アミノ酪酸　B-943
アミローストリス-(3,5-ジ
　メチルフェニルカルバメ
　ート)被覆シリカゲル,
　液体クロマトグラフィー
　用　B-1336
アムホテリシンB
　C-297
アムホテリシンB（参照紫
　外可視吸収スペクトル）
　E-10
アムホテリシンB錠

I-8　日本名索引

C-301，C-31

アムホテリシンBシロップ　C-303

アムロジピンベシル酸塩　C-306，C-4

アムロジピンベシル酸塩口腔内崩壊錠　C-313

アムロジピンベシル酸塩（参照紫外可視吸収スペクトル）　E-10

アムロジピンベシル酸塩（参照赤外吸収スペクトル）　E-203

アムロジピンベシル酸塩錠　C-311

アモキサピン　C-317，C-4

アモキサピン（参照紫外可視吸収スペクトル）　E-10

アモキサピン（参照赤外吸収スペクトル）　E-204

アモキシシリン　B-943

アモキシシリンカプセル　C-325

アモキシシリン水和物　B-943，C-321，C-4

アモキシシリン水和物（参照赤外吸収スペクトル）　E-204

アモスラロール塩酸塩　C-328，C-4

アモスラロール塩酸塩（参照紫外可視吸収スペクトル）　E-11

アモスラロール塩酸塩（参照赤外吸収スペクトル）　E-204

アモスラロール塩酸塩錠　C-332

アモスラロール塩酸塩，定量用　B-943

アモバルビタール

C-335，C-4

アラキジン酸メチル，ガスクロマトグラフィー用　B-943

アラセプリル　B-943，C-339，C-4

アラセプリル（参照赤外吸収スペクトル）　E-205

アラセプリル錠　C-344

アラセプリル，定量用　B-943

β-アラニン　B-944

L-アラニン　B-944，C-347，C-4

L-アラニン（参照赤外吸収スペクトル）　E-205

アラビアゴム　D-26

アラビアゴム末　D-29

L-アラビノース　B-944

アラントイン，薄層クロマトグラフィー用　B-944

アリザリンS　B-944

アリザリンS試液　B-944

アリザリンエローGG　B-944

アリザリンエローGG試液　B-944

アリザリンエローGG・チモールフタレイン試液　B-944

アリザリンコンプレキソン　B-944

アリザリンコンプレキソン試液　B-945

アリザリンレッドS　B-945

アリザリンレッドS試液　B-945

アリストロキア酸I，生薬純度試験用　B-945

アリストロキア酸について

F-297

アリソールA，薄層クロマトグラフィー用　B-945

アリソールB　B-946

アリソールBモノアセテート　B-946

アリピプラゾール　C-3

アリピプラゾール（参照紫外可視吸収スペクトル）　E-5

アリピプラゾール（参照赤外吸収スペクトル）　E-11

アリピプラゾール標準品　B-56

アリメマジン酒石酸塩　C-351，C-4

アリメマジン酒石酸塩（参照紫外可視吸収スペクトル）　E-11

亜硫酸塩標準液　B-915

亜硫酸オキシダーゼ　B-946

亜硫酸オキシダーゼ試液　B-946

亜硫酸水　B-946

亜硫酸水素ナトリウム　B-947，C-354，C-4，C-11

亜硫酸水素ナトリウム試液　B-947

亜硫酸ナトリウム　B-947

亜硫酸ナトリウム試液，1 mol/L　B-947

亜硫酸ナトリウム七水和物　B-947

亜硫酸ナトリウム，無水　B-947

亜硫酸ナトリウム・リン酸二水素ナトリウム試液　B-947

亜硫酸ビスマス・インジケーター　B-947

日本名索引　I-9

アルガトロバン水和物
　C-360,　*C-4*
アルガトロバン水和物（参
　照紫外可視吸収スペクト
　ル）　E-11
アルガトロバン水和物（参
　照赤外吸収スペクトル）
　E-205
アルカリ性1.6%過ヨウ素
　酸カリウム・0.2%過マ
　ンガン酸カリウム試液
　B-947
アルカリ性1,3-ジニトロ
　ベンゼン試液　B-947
アルカリ性m-ジニトロベ
　ンゼン試液　B-947
アルカリ性銅試液
　B-947
アルカリ性銅試液(2)
　B-947
アルカリ性銅溶液
　B-947
アルカリ性2,4,6-トリニト
　ロフェノール試液
　B-947
アルカリ性ピクリン酸試液
　B-947
アルカリ性ヒドロキシルア
　ミン試液　B-947
アルカリ性フェノールフタ
　レイン試液　B-947
アルカリ性フェリシアン化
　カリウム試液　B-947
アルカリ性ブルーテトラゾ
　リウム試液　B-947
アルカリ性ヘキサシアノ鉄
　(Ⅲ)酸カリウム試液
　B-947
アルカリ性ホスファターゼ
　B-948
アルカリ性ホスファターゼ
　試液　B-948
アルカリ性硫酸銅試液
　B-948
アルカリ銅試液　B-948

L-アルギニン　B-948,
　C-366,　*C-4*
L-アルギニン塩酸塩
　B-948,　C-369,
　C-4
L-アルギニン塩酸塩（参
　照赤外吸収スペクトル）
　E-206
L-アルギニン塩酸塩注射
　液　C-372
L-アルギニン（参照赤外
　吸収スペクトル）
　E-206
アルキレングリコールフタ
　ル酸エステル，ガスクロ
　マトグラフィー用
　B-948
アルコール　C-872
アルコール数測定法
　B-4
アルコール数測定用エタノ
　ール　B-948
アルゴン　B-948
アルシアンブルー8GX
　B-948
アルシアンブルー染色液
　B-948
アルジオキサ　C-373,
　C-4
アルジオキサ顆粒
　C-379
アルジオキサ（参照赤外吸
　収スペクトル）
　E-206
アルジオキサ錠　C-377
アルジオキサ，定量用
　B-948
アルセナゾⅢ　B-948
アルセナゾⅢ試液
　B-948
アルデヒドデヒドロゲナー
　ゼ　B-948
アルデヒドデヒドロゲナー
　ゼ試液　B-949
アルテミシア・アルギイ，

　純度試験用　B-949
RPMI-1640粉末培地
　B-949
アルビフロリン　B-950
アルブチン，成分含量測定
　用　B-950
アルブチン，定量用
　B-950,　*B-109*
アルブチン，薄層クロマト
　グラフィー用　B-951
アルブミン試液　B-951
アルプラゾラム
　C-381,　*C-4*
アルプラゾラム（参照紫外
　可視吸収スペクトル）
　E-12
アルプレノロール塩酸塩
　C-385,　*C-4*
アルプレノロール塩酸塩
　（参照紫外可視吸収スペ
　クトル）　E-12
アルプレノロール塩酸塩
　（参照赤外吸収スペクト
　ル）　E-207
アルプロスタジル
　C-388
アルプロスタジル　アルフ
　ァデクス　C-400
アルプロスタジル　アルフ
　ァデクス（参照紫外可視
　吸収スペクトル）
　E-13
アルプロスタジル（参照紫
　外可視吸収スペクトル）
　E-12
アルプロスタジル（参照赤
　外吸収スペクトル）
　E-207
アルプロスタジル注射液
　C-393,　*C-4*
アルベカシン硫酸塩
　C-406,　*C-4*
アルベカシン硫酸塩注射液
　C-412
α-アルミナ，比表面積測

I-10　日本名索引

定用　B-1352
アルミニウム　B-951
アルミニウム標準液，原子吸光光度用　B-916
アルミニウム標準原液　B-915
アルミノプロフェン　C-413
アルミノプロフェン（参照紫外可視吸収スペクトル）　E-13
アルミノプロフェン（参照赤外吸収スペクトル）　E-207
アルミノプロフェン錠　C-417
アルミノプロフェン，定量用　B-951
アルミノン　B-951
アルミノン試液　B-951
アレコリン臭化水素酸塩，薄層クロマトグラフィー用　B-951
アレンドロン酸ナトリウム錠　C-426
アレンドロン酸ナトリウム水和物　B-951，C-420，C-4
アレンドロン酸ナトリウム水和物（参照赤外吸収スペクトル）　E-208
アレンドロン酸ナトリウム注射液　C-428
アロエ　D-31
アロエ末　D-36
アロチノロール塩酸塩　C-431，C-4
アロチノロール塩酸塩（参照紫外可視吸収スペクトル）　E-13
アロチノロール塩酸塩（参照赤外吸収スペクトル）　E-208
アロプリノール　B-951，C-434，

C-4
アロプリノール（参照紫外可視吸収スペクトル）　E-14
アロプリノール（参照赤外吸収スペクトル）　E-208
アロプリノール錠　C-438
アロプリノール，定量用　B-951
安息香　D-39
安息香酸　B-951，C-440，C-4
安息香酸イソアミル　B-951
安息香酸イソプロピル　B-951
安息香酸エチル　B-952
安息香酸コレステロール　B-952
安息香酸，定量用　B-68
安息香酸ナトリウム　B-952，C-443，C-4
安息香酸ナトリウムカフェイン　C-446，C-4
安息香酸フェニル　B-952
安息香酸ブチル　B-952
安息香酸プロピル　B-952
安息香酸ベンジル　B-952，C-450
安息香酸メチル　B-952
安息香酸メチル，エストリオール試験用　B-952
アンソッコウ　D-39
アンチトロンビンⅢ　B-952
アンチトロンビンⅢ試液　B-952
アンチピリン　B-953，C-452，C-4

アントロン　B-953
アントロン試液　B-953
アンピシリン水和物　C-462，C-4
アンピシリン水和物（参照赤外吸収スペクトル）　E-209
アンピシリンナトリウム　C-467，C-4
アンピシリンナトリウム（参照赤外吸収スペクトル）　E-209
アンピロキシカム　C-477，C-4
アンピロキシカムカプセル　C-481
アンピロキシカム（参照紫外可視吸収スペクトル）　E-14
アンピロキシカム（参照赤外吸収スペクトル）　E-210
アンピロキシカム，定量用　B-953
アンベノニウム塩化物　C-484，C-4
アンベノニウム塩化物（参照紫外可視吸収スペクトル）　E-14
アンベノニウム塩化物（参照赤外吸収スペクトル）　E-210
アンミントリクロロ白金酸アンモニウム，液体クロマトグラフィー用　B-953
アンモニア・ウイキョウ精　D-41
アンモニア・エタノール試液　B-954
アンモニア・塩化アンモニウム緩衝液，pH 8.0　B-954
アンモニア・塩化アンモニウム緩衝液，pH 10.0

日本名索引　I−11

B−954

アンモニア・塩化アンモニ
　ウム緩衝液, pH 10.7
　B−954

アンモニア・塩化アンモニ
　ウム緩衝液, pH 11.0
　B−954

アンモニアガス　B−954

アンモニア・酢酸アンモニ
　ウム緩衝液, pH 8.0
　B−954

アンモニア・酢酸アンモニ
　ウム緩衝液, pH 8.5
　B−954

アンモニア試液　B−954

アンモニア試液, 1 mol/L
　B−954

アンモニア試液, 13.5
　mol/L　B−954

アンモニア水　C−487,
　B−954, C−4

アンモニア水, 1 mol/L
　B−954

アンモニア水, 13.5 mol/L
　B−954

アンモニア水 (25)
　B−70

アンモニア水 (28)
　B−954

アンモニア水, 強
　B−954

アンモニア銅試液
　B−954

アンモニア飽和1-ブタノー
　ル試液　B−954

アンモニウム試験法
　B−9

アンモニウム試験用次亜塩
　素酸ナトリウム試液
　B−954

アンモニウム試験用水
　B−955

アンモニウム試験用精製水
　B−955

アンモニウム標準液

B−916

アンレキサノクス
　C−490, C−4,
　C−11

アンレキサノクス（参照紫
　外可視吸収スペクトル）
　E−15

アンレキサノクス（参照赤
　外吸収スペクトル）
　E−210

アンレキサノクス錠
　C−496, C−11

アンレキサノクス標準品
　B−56

イ

EMB 平板培地　B−955

イオウ　B−955,
　C−498, C−4

硫黄　B−955

イオウ・カンフルローショ
　ン　C−501

イオウ・サリチル酸・チア
　ントール軟膏　C−503

イオタラム酸　C−504,
　C−4

イオタラム酸（参照赤外吸
　収スペクトル）
　E−211

イオタラム酸, 定量用
　B−955

イオタラム酸ナトリウム注
　射液　C−508

イオタラム酸メグルミン注
　射液　C−511

イオトロクス酸
　C−515, C−4

イオトロクス酸（参照赤外
　吸収スペクトル）
　E−211

イオパミドール
　C−519, C−4

イオパミドール（参照赤外
　吸収スペクトル）

E−211

イオパミドール注射液
　C−524

イオパミドール, 定量用
　B−955

イオヘキソール
　C−528, C−4

イオヘキソール（参照紫外
　可視吸収スペクトル）
　E−15

イオヘキソール（参照赤外
　吸収スペクトル）
　E−212

イオヘキソール注射液
　C−534

イカリイン, 薄層クロマト
　グラフィー用　B−955

イクタモール　C−536

イーグル最少必須培地
　B−955

イーグル最小必須培地, ウ
　シ血清加　B−956

イコサペント酸エチル
　C−539, C−4

イコサペント酸エチルカプ
　セル　C−543

イコサペント酸エチル（参
　照紫外可視吸収スペクト
　ル）　E−15

イコサペント酸エチル（参
　照赤外吸収スペクトル）
　E−212

イサチン　B−956

イスコフ改変ダルベッコ液
　体培地, フィルグラスチ
　ム用　B−956

イスコフ改変ダルベッコ粉
　末培地　B−956

イセパマイシン硫酸塩
　C−546, C−4

イセパマイシン硫酸塩注射
　液　C−551

イソアミルアルコール
　B−956

イソオクタン　B−956

I-12　日本名索引

イソクスプリン塩酸塩
　　C-553, C-4
イソクスプリン塩酸塩（参
　　照紫外可視吸収スペクト
　　ル）　E-16
イソクスプリン塩酸塩（参
　　照赤外吸収スペクトル）
　　E-212
イソクスプリン塩酸塩錠
　　C-557
イソクスプリン塩酸塩，定
　　量用　B-956
(S)-イソシアン酸1-フェ
　　ニルエチルエステル
　　B-956
イソソルビド　C-560,
　　C-4
イソソルビド（参照赤外吸
　　収スペクトル）
　　E-213
イソニアジド　B-957,
　　C-564, C-4
イソニアジド（参照紫外可
　　視吸収スペクトル）
　　E-16
イソニアジド（参照赤外吸
　　収スペクトル）
　　E-213
イソニアジド試液
　　B-957
イソニアジド錠　C-570
イソニアジド注射液
　　C-572
イソニアジド，定量用
　　B-957
イソニコチン酸　B-957
イソニコチン酸アミド
　　B-957
(E)-イソフェルラ酸
　　B-957
(E)-イソフェルラ酸・(E)-
　　フェルラ酸混合試液，薄
　　層クロマトグラフィー用
　　B-957
イソフェンインスリン　ヒ

ト（遺伝子組換え）水性
　　懸濁注射液　C-743,
　　C-37
イソブタノール　B-957
イソフルラン　C-574
イソフルラン（参照赤外吸
　　収スペクトル）
　　E-213
l-イソプレナリン塩酸塩
　　C-579, C-4
l-イソプレナリン塩酸塩
　　（参照紫外可視吸収スペ
　　クトル）　E-16
イソプロパノール
　　B-958, C-583
イソプロパノール，液体ク
　　ロマトグラフィー用
　　B-958
イソプロピルアミン
　　B-958
イソプロピルアミン・エタ
　　ノール試液　B-958
イソプロピルアルコール
　　C-583
イソプロピルアンチピリン
　　C-585, C-4
イソプロピルエーテル
　　B-958
4-イソプロピルフェノール
　　B-958
イソプロメタジン塩酸塩，
　　薄層クロマトグラフィー
　　用　B-958
イソマル　C-589
イソマル水和物
　　C-589, C-4
イソマルト　B-958
L-イソロイシン
　　B-958, C-595,
　　C-4
L-イソロイシン（参照赤
　　外吸収スペクトル）
　　E-214
L-イソロイシン，定量用
　　B-958

イソロイシン・ロイシン・
　　バリン顆粒　C-599
イダルビシン塩酸塩
　　C-603, C-5
イダルビシン塩酸塩（参照
　　紫外可視吸収スペクト
　　ル）　E-17
一次抗体試液　B-958
一臭化ヨウ素　B-958
一硝酸イソソルビド（参照
　　赤外吸収スペクトル）
　　E-214
一硝酸イソソルビド錠
　　C-614
一硝酸イソソルビド，定量
　　用　B-958
70%一硝酸イソソルビド
　　乳糖末　C-610,
　　C-5
胃腸薬のpH試験法
　　F-347
一酸化炭素　B-960
一酸化炭素測定用検知管
　　B-1354
一酸化窒素　B-960
一酸化鉛　B-960
一般試験法　B-3,
　　B-3, B-3
遺伝子解析による微生物の
　　迅速同定法　F-243
遺伝子情報を利用する生薬
　　の純度試験　F-300
イドクスウリジン
　　C-617, C-5
イドクスウリジン（参照紫
　　外可視吸収スペクトル）
　　E-17
イドクスウリジン点眼液
　　C-622
イトラコナゾール
　　C-625, C-5
イトラコナゾール（参照紫
　　外可視吸収スペクトル）
　　E-17
イトラコナゾール（参照赤

日本名索引　Ｉ－13

外吸収スペクトル）
　　E－214
イフェンプロジル酒石酸塩
　　C－634，C－5
イフェンプロジル酒石酸塩
　細粒　C－639
イフェンプロジル酒石酸塩
　（参照紫外可視吸収スペ
　クトル）　E－18
イフェンプロジル酒石酸塩
　（参照赤外吸収スペクト
　ル）　E－215
イフェンプロジル酒石酸塩
　錠　C－637
イフェンプロジル酒石酸
　塩，定量用　B－960
イブジラスト　C－641，
　C－5
イブジラスト（参照紫外可
　視吸収スペクトル）
　　E－18
イブジラスト（参照赤外吸
　収スペクトル）
　　E－215
イプシロン-アミノカプロ
　ン酸　B－961
イブプロフェン
　　B－961，C－644，
　C－5
イブプロフェン（参照紫外
　可視吸収スペクトル）
　　E－18
イブプロフェン（参照赤外
　吸収スペクトル）
　　E－215
イブプロフェンピコノール
　　B－961，C－649，
　C－5
イブプロフェンピコノール
　クリーム　C－653
イブプロフェンピコノール
　（参照紫外可視吸収スペ
　クトル）　E－19
イブプロフェンピコノール
　（参照赤外吸収スペクト

ル）　E－216
イブプロフェンピコノー
　ル，定量用　B－961
イブプロフェンピコノール
　軟膏　C－652
イプラトロピウム臭化物水
　和物　C－655，C－5
イプラトロピウム臭化物水
　和物（参照紫外可視吸収
　スペクトル）　E－19
イプラトロピウム臭化物水
　和物（参照赤外吸収スペ
　クトル）　E－216
イプリフラボン
　　C－660，C－5
イプリフラボン（参照紫外
　可視吸収スペクトル）
　　E－19
イプリフラボン（参照赤外
　吸収スペクトル）
　　E－216
イプリフラボン錠
　　C－664
イミダゾール　B－962
イミダゾール試液
　　B－962
イミダゾール臭化水素酸塩
　　B－962
イミダゾール，水分測定用
　　B－962
イミダゾール，薄層クロマ
　トグラフィー用
　　B－962
イミダプリル塩酸塩
　　B－962，C－665，
　C－5
イミダプリル塩酸塩（参照
　赤外吸収スペクトル）
　　E－217
イミダプリル塩酸塩錠
　　C－670
イミダプリル塩酸塩，定量
　用　B－962
2,2′-イミノジエタノール
　塩酸塩　B－962

イミノジベンジル
　　B－962
イミプラミン塩酸塩
　　B－963，C－674
イミプラミン塩酸塩（参照
　紫外可視吸収スペクト
　ル）　E－20
イミプラミン塩酸塩錠
　　C－680
イミペネム水和物
　　C－683，C－5
イミペネム水和物（参照紫
　外可視吸収スペクトル）
　　E－20
イミペネム水和物（参照赤
　外吸収スペクトル）
　　E－217
医薬品原薬及び製剤の品質
　確保の基本的考え方
　　F－9
医薬品等の試験に用いる水
　　F－380
医薬品の安定性試験の実施
　方法　F－23
医薬品包装における基本的
　要件と用語　F－30
イリノテカン塩酸塩水和物
　　C－691，C－5
イリノテカン塩酸塩水和物
　（参照紫外可視吸収スペ
　クトル）　E－20
イリノテカン塩酸塩水和物
　（参照赤外吸収スペクト
　ル）　E－217
イリノテカン塩酸塩水和
　物，定量用　B－963
イリノテカン塩酸塩注射液
　　C－698
イルソグラジンマレイン酸
　塩　B－963，C－702，
　C－5
イルソグラジンマレイン酸
　塩細粒　C－708
イルソグラジンマレイン酸
　塩（参照紫外可視吸収ス

I-14　日本名索引

ペクトル）　E-21

イルソグラジンマレイン酸
塩（参照赤外吸収スペク
トル）　E-218

イルソグラジンマレイン酸
塩錠　C-705

イルソグラジンマレイン酸
塩，定量用　B-963

イルベサルタン
C-711, C-5

イルベサルタン・アムロジ
ピンベシル酸塩錠
C-718

イルベサルタン（参照紫外
可視吸収スペクトル）
E-21

イルベサルタン（参照赤外
吸収スペクトル）
E-218

イルベサルタン錠
C-715

イルベサルタン，定量用
B-963

イレイセン　D-42

威霊仙　D-42

色の比較液　B-921

色の比較試験法　B-454

インジウム，熱分析用
B-1352

インジゴカルミン
B-963, C-725,
C-5

インジゴカルミン（参照紫
外可視吸収スペクトル）
E-21

インジゴカルミン試液
B-963

インジゴカルミン注射液
C-728

インスリン アスパルト
（遺伝子組換え）
C-753

インスリン グラルギン
（遺伝子組換え）
C-760

インスリン グラルギン
（遺伝子組換え）注射液
C-768

インスリングラルギン用
V8 プロテアーゼ
B-963

インスリン ヒト（遺伝子
組換え）　C-729,
C-34

インスリン ヒト（遺伝子
組換え）注射液
C-740, C-37

インダパミド　C-770,
C-5

インダパミド（参照紫外可
視吸収スペクトル）
E-22

インダパミド（参照赤外吸
収スペクトル）
E-218

インダパミド錠　C-775

インターフェロン アルファ
（NAMALWA）
C-777

インターフェロン アルファ
（NAMALWA）注射液
C-788

インターフェロンアルファ
（NAMALWA）用 DNA 標
準原液　B-963

インターフェロンアルファ
確認用基質試液
B-963

インターフェロンアルファ
用クーマシーブリリアン
トブルー試液　B-963

インターフェロンアルファ
用分子量マーカー
B-963

インターロイキン-2 依存
性マウスナチュラルキラ
ー細胞 NKC3　B-963

インチンコウ　D-45,
D-3, D-3

茵陳蒿　D-45

茵陳蒿　D-45

インデノロール塩酸塩
C-791, C-5

インデノロール塩酸塩 1
（参照紫外可視吸収スペ
クトル）　E-22

インデノロール塩酸塩 2
（参照紫外可視吸収スペ
クトル）　E-22

インデノロール塩酸塩（参
照赤外吸収スペクトル）
E-219

インドメタシン
B-963, C-796,
C-5

インドメタシンカプセル
C-801

インドメタシン坐剤
C-804

インドメタシン（参照紫外
可視吸収スペクトル）
E-23

インドメタシン（参照赤外
吸収スペクトル）
E-219

2,3-インドリンジオン
B-963

インフルエンザ HA ワクチ
ン　C-807

インヨウカク　D-48,
D-4

淫羊藿　D-48

ウ

ウィイス試液　B-963

ウイキョウ　D-52

茴香　D-52

ウイキョウ末　D-55

茴香末　D-55

ウイキョウ油　D-56

ウコン　D-58, D-3

鬱金　D-58

ウコン末　D-61

鬱金末　D-61

日本名索引　　I −15

ウサギ抗ナルトグラスチム
　抗体　B −963,
　B −129
ウサギ抗ナルトグラスチム
　抗体試液　B −964,
　B −129
ウサギ脱繊維血　B −964
ウシ血清　B −964
ウシ血清アルブミン
　B −964
ウシ血清アルブミン，ウリ
　ナスタチン試験用
　B −964
ウシ血清アルブミン・塩化
　ナトリウム・リン酸塩緩
　衝液, pH 7.2　B −965
ウシ血清アルブミン・塩化
　ナトリウム・リン酸塩緩
　衝液, 0.1 w/v％
　B −965
0.1％ウシ血清アルブミン
　含有酢酸緩衝液
　B −965
ウシ血清アルブミン，ゲル
　ろ過分子量マーカー用
　B −964
ウシ血清アルブミン試液,
　セクレチン標準品用
　B −964
ウシ血清アルブミン試液,
　セクレチン用　B −964
ウシ血清アルブミン試液,
　ナルトグラスチム試験用
　B −965,　B −129
ウシ血清アルブミン・生理
　食塩液　B −965
ウシ血清アルブミン，定量
　用　B −964
1 w/v％ウシ血清アルブミ
　ン・リン酸塩緩衝液・塩
　化ナトリウム試液
　B −965
ウシ血清加イーグル最小必
　須培地　B −965
ウシ胎児血清　B −965

ウシ由来活性化血液凝固Ⅹ
　因子　B −965
薄めたエタノール
　B −965
ウベニメクス　C −807,
　C −5
ウベニメクスカプセル
　C −811
ウベニメクス（参照紫外可
　視吸収スペクトル）
　E −23
ウベニメクス（参照赤外吸
　収スペクトル）
　E −219
ウベニメクス，定量用
　B −965
馬血清　B −1193
埋め込み注射剤　A −93
ウヤク　D −63,　D −4
烏薬　D −63
ウラシル　B −965
ウラピジル　C −814,
　C −5
ウラピジル（参照紫外可視
　吸収スペクトル）
　E −23
ウラピジル（参照赤外吸収
　スペクトル）　E −220
ウリナスタチン
　C −818,　C −5
ウリナスタチン（参照紫外
　可視吸収スペクトル）
　E −24
ウリナスタチン試験用ウシ
　血清アルブミン
　B −965
ウリナスタチン定量用結晶
　トリプシン　B −966
ウリナスタチン試験用トリ
　プシン試液　B −965
ウルソデオキシコール酸
　B −966, C −825,
　C −5
ウルソデオキシコール酸顆
　粒　C −832

ウルソデオキシコール酸
　（参照赤外吸収スペクト
　ル）　E −220
ウルソデオキシコール酸錠
　C −829
ウルソデオキシコール酸,
　定量用　B −966
ウレタン　B −967
ウロキナーゼ　C −834,
　C −5
ウワウルシ　D −65,
　D −4,　D −5
ウワウルシ流エキス
　D −69
温清飲エキス　D −71
ウンベリフェロン，薄層ク
　ロマトグラフィー用
　B −967

エ

エイコセン酸メチル，ガス
　クロマトグラフィー用
　B −967
エイジツ　D −77
営実　D −77
エイジツ末　D −79
営実末　D −79
エオシン　B −967
エオシンY　B −967
エオシンメチレンブルーカ
　ンテン培地　B −967
A 型赤血球浮遊液
　B −967
エカベトナトリウム顆粒
　C −843
エカベトナトリウム水和物
　C −840,　C −5
エカベトナトリウム水和物
　（参照紫外可視吸収スペ
　クトル）　E −24
エカベトナトリウム水和物
　（参照赤外吸収スペクト
　ル）　E −220
エカベトナトリウム水和

I-16　日本名索引

物, 定量用　B-967
液状チオグリコール酸培地
　B-968
液状フェノール
　C-4630
エキス剤　A-159
液体クロマトグラフィー
　B-90, B-34
液体クロマトグラフィー用
　アセトニトリル
　B-968
液体クロマトグラフィー用
　アミノプロピルシリル化
　シリカゲル　B-1336
液体クロマトグラフィー用
　アミローストリス-(3,5-
　ジメチルフェニルカルバ
　メート)被覆シリカゲル
　B-1336
液体クロマトグラフィー用
　アンミントリクロロ白金
　酸アンモニウム
　B-968
液体クロマトグラフィー用
　イソプロパノール
　B-968
液体クロマトグラフィー用
　エタノール(99.5)
　B-968
液体クロマトグラフィー用
　エレウテロシドB
　B-968
液体クロマトグラフィー用
　オクタデシル-強アニオ
　ン交換基シリル化シリカ
　ゲル　B-1337
液体クロマトグラフィー用
　オクタデシルシリル化多
　孔質ガラス　B-1337
液体クロマトグラフィー用
　オクタデシルシリル化シ
　リカゲル　B-1337
液体クロマトグラフィー用
　オクタデシルシリル化シ
　リコーンポリマー被覆シ

リカゲル　B-1337
液体クロマトグラフィー用
　オクタデシルシリル化ポ
　リビニルアルコールゲル
　ポリマー　B-1337
液体クロマトグラフィー用
　オクタデシルシリル化モ
　ノリス型シリカ
　B-1337
液体クロマトグラフィー用
　オクタデシルシリル基及
　びオクチルシリル基を結
　合した多孔質シリカゲル
　B-130
液体クロマトグラフィー用
　オクチルシリル化シリカ
　ゲル　B-1337
液体クロマトグラフィー用
　オボムコイド化学結合ア
　ミノシリカゲル
　B-1337
液体クロマトグラフィー用
　カルバモイル基結合型シ
　リカゲル　B-1337
液体クロマトグラフィー用
　強塩基性イオン交換樹脂
　B-1337
液体クロマトグラフィー用
　強酸性イオン交換樹脂
　B-1337
液体クロマトグラフィー用
　強酸性イオン交換シリカ
　ゲル　B-1337
液体クロマトグラフィー用
　18-クラウンエーテル固
　定化シリカゲル
　B-1337
液体クロマトグラフィー用
　グラファイトカーボン
　B-1337
液体クロマトグラフィー用
　グリコールエーテル化シ
　リカゲル　B-1338
液体クロマトグラフィー用
　3'-クロロ-3'-デオキシ

チミジン　B-968
液体クロマトグラフィー用
　ゲル型強塩基性イオン交
　換樹脂　B-1338
液体クロマトグラフィー用
　ゲル型強酸性イオン交換
　樹脂(架橋度6%)
　B-1338
液体クロマトグラフィー用
　ゲル型強酸性イオン交換
　樹脂(架橋度8%)
　B-1338
液体クロマトグラフィー用
　α_1-酸性糖タンパク質結
　合シリカゲル
　B-1337
液体クロマトグラフィー用
　シアノプロピルシリル化
　シリカゲル　B-1338
液体クロマトグラフィー用
　ジエチルアミノエチル基
　を結合した合成高分子
　B-1338
液体クロマトグラフィー用
　ジオールシリカゲル
　B-1338
液体クロマトグラフィー用
　β-シクロデキストリン
　結合シリカゲル
　B-1338
液体クロマトグラフィー用
　ジビニルベンゼン-メタ
　クリラート共重合体
　B-1338
液体クロマトグラフィー用
　ジメチルアミノプロピル
　シリル化シリカゲル
　B-1338
液体クロマトグラフィー用
　N,N-ジメチルホルムア
　ミド　B-968
液体クロマトグラフィー用
　弱酸性イオン交換樹脂
　B-1338
液体クロマトグラフィー用

日本名索引　　I-17

弱酸性イオン交換シリカ
ゲル　B-1338
液体クロマトグラフィー用
シリカゲル　B-1338
液体クロマトグラフィー用
親水性シリカゲル
B-1338
液体クロマトグラフィー用
スチレン-ジビニルベン
ゼン共重合体
B-1338
液体クロマトグラフィー用
スルホンアミド基を結合
したヘキサデシルシリル
化シリカゲル
B-1338
液体クロマトグラフィー用
セルモロイキン
B-968
液体クロマトグラフィー用
セルローストリス(4-メ
チルベンゾエート)被覆
シリカゲル　B-1338
液体クロマトグラフィー用
セルロース誘導体被覆シ
リカゲル　B-1339
液体クロマトグラフィー用
第四級アンモニウム基を
結合した親水性ビニルポ
リマーゲル　B-1339
液体クロマトグラフィー用
多孔質シリカゲル
B-1339
液体クロマトグラフィー用
多孔性スチレン-ジビニ
ルベンゼン共重合体
B-1339
液体クロマトグラフィー用
多孔性ポリメタクリレー
ト　B-1339
液体クロマトグラフィー用
チミン　B-968
液体クロマトグラフィー用
2'-デオキシウリジン
B-968

液体クロマトグラフィー用
デキストラン-高度架橋
アガロースゲルろ過担体
B-1339
液体クロマトグラフィー用
テトラヒドロフラン
B-968
液体クロマトグラフィー用
トリアコンチルシリル化
シリカゲル　B-1339
液体クロマトグラフィー用
トリプシン　B-968
液体クロマトグラフィー用
トリメチルシリル化シリ
カゲル　B-1339
液体クロマトグラフィー用
パーフルオロヘキシルプ
ロピルシリル化シリカゲ
ル　B-1339
液体クロマトグラフィー用
パルミトアミドプロピル
シリル化シリカゲル
B-1339
液体クロマトグラフィー用
非多孔性強酸性イオン交
換樹脂　B-1339
液体クロマトグラフィー用
ヒトアルブミン化学結合
シリカゲル　B-1339
液体クロマトグラフィー用
2-ヒドロキシプロピル-
β-シクロデキストリル
化シリカゲル
B-1339
液体クロマトグラフィー用
ヒドロキシプロピルシリ
ル化シリカゲル
B-1339
液体クロマトグラフィー用
フェニル化シリカゲル
B-1339
液体クロマトグラフィー用
フェニルカルバモイル化
セルロースで被覆したシ
リカゲル　B-73

液体クロマトグラフィー用
フェニルシリル化シリカ
ゲル　B-1339
液体クロマトグラフィー用
フェニルヘキシルシリル
化シリカゲル
B-1339
液体クロマトグラフィー用
ブチルシリル化シリカゲ
ル　B-1340
液体クロマトグラフィー用
フルオロシリル化シリカ
ゲル　B-1340
液体クロマトグラフィー用
2-プロパノール
B-968
液体クロマトグラフィー用
ヘキサシリル化シリカゲ
ル　B-1340
液体クロマトグラフィー用
ヘキサン　B-968
液体クロマトグラフィー用
n-ヘキサン　B-968
液体クロマトグラフィー用
ヘプタン　B-968
液体クロマトグラフィー用
ペンタエチレンヘキサア
ミノ化ポリビニルアルコ
ールポリマービーズ
B-1340
液体クロマトグラフィー用
ポリアミンシリカゲル
B-130
液体クロマトグラフィー用
メタノール　B-968
液体クロマトグラフィー用
1-メチル-1H-テトラゾー
ル-5-チオール
B-968
液体クロマトグラフィー用
5-ヨードウラシル
B-969
液体クロマトグラフィー用
4級アルキルアミノ化ス
チレン-ジビニルベンゼ

I – 18　日本名索引

ン共重合体　B – 1337
液の色に関する機器測定法
　F – 14
エコチオパートヨウ化物
　C – 846, C – 5
エスタゾラム　C – 850,
　C – 5
エスタゾラム（参照紫外可
　視吸収スペクトル）
　E – 24
SDS ポリアクリルアミド
　ゲル電気泳動用緩衝液
　B – 969
SDS ポリアクリルアミド
　ゲル電気泳動法
　F – 138
エストラジオール安息香酸
　エステル　C – 854
エストラジオール安息香酸
　エステル（参照赤外吸収
　スペクトル）　E – 221
エストラジオール安息香酸
　エステル水性懸濁注射液
　C – 858
エストリオール
　C – 859, C – 5
エストリオール（参照紫外
　可視吸収スペクトル）
　E – 25
エストリオール（参照赤外
　吸収スペクトル）
　E – 221
エストリオール試験用安息
　香酸メチル　B – 969
エストリオール錠
　C – 863
エストリオール水性懸濁注
　射液　C – 865
エタクリン酸　C – 866,
　C – 5
エタクリン酸（参照紫外可
　視吸収スペクトル）
　E – 25
エタクリン酸錠　C – 870
エタクリン酸，定量用

B – 969
エタノール　B – 969,
　C – 872, C – 40
エタノール (95)　B – 969
エタノール (99.5)
　B – 969
エタノール，薄めた
　B – 969
エタノール (99.5), 液体ク
　ロマトグラフィー用
　B – 969
エタノール，ガスクロマト
　グラフィー用　B – 969
エタノール，希　B – 969
エタノール（参照赤外吸収
　スペクトル）　E – 221
エタノール，消毒用
　B – 969
エタノール・生理食塩液
　B – 969
エタノール，中和
　B – 969
エタノール不含クロロホル
　ム　B – 969
エタノール，無アルデヒド
　B – 969
エタノール，無水
　B – 969
エタノール，メタノール不
　含　B – 969
エタノール (95), メタノー
　ル不含　B – 969
エダラボン　C – 886,
　C – 5
エダラボン（参照紫外可視
　吸収スペクトル）
　E – 25
エダラボン（参照赤外吸収
　スペクトル）　E – 222
エダラボン注射液
　C – 890
エダラボン，定量用
　B – 970
エタンブトール塩酸塩
　C – 895, C – 5

エチオナミド　C – 899,
　C – 5
エチオナミド（参照紫外可
　視吸収スペクトル）
　E – 26
エチオナミド（参照赤外吸
　収スペクトル）
　E – 222
エチゾラム　C – 904,
　C – 5
エチゾラム細粒　C – 910
エチゾラム（参照紫外可視
　吸収スペクトル）
　E – 26
エチゾラム（参照赤外吸収
　スペクトル）　E – 223
エチゾラム錠　C – 907
エチゾラム，定量用
　B – 970
エチドロン酸二ナトリウム
　C – 913, C – 5
エチドロン酸二ナトリウム
　（参照赤外吸収スペクト
　ル）　E – 223
エチドロン酸二ナトリウム
　錠　C – 917
エチドロン酸二ナトリウ
　ム，定量用　B – 970
エチニルエストラジオール
　B – 970, C – 919
エチニルエストラジオール
　錠　C – 923
エチルアミン塩酸塩
　B – 970
L–エチルシステイン塩酸
　塩　C – 926, C – 5
L–エチルシステイン塩酸
　塩（参照赤外吸収スペク
　トル）　E – 223
エチルシリル化シリカゲ
　ル，カラムクロマトグラ
　フィー用　B – 1340
エチルセルロース
　C – 930, C – 5
エチルセルロース（参照赤

日本名索引　　I －19

外吸収スペクトル）
　　E －224
2-エチル-2-フェニルマロ
　　ンジアミド　B －970
エチルベンゼン　B －970
N-エチルマレイミド
　　B －970
エチルモルヒネ塩酸塩水和
　　物　C －934
エチルモルヒネ塩酸塩水和
　　物（参照紫外可視吸収ス
　　ペクトル）　E －26
エチルモルヒネ塩酸塩水和
　　物（参照赤外吸収スペク
　　トル）　E －224
N-エチルモルホリン
　　B －971
エチレフリン塩酸塩
　　B －971，C －937，
　　C －5
エチレフリン塩酸塩（参照
　　紫外可視吸収スペクト
　　ル）　E －27
エチレフリン塩酸塩（参照
　　赤外吸収スペクトル）
　　E －224
エチレフリン塩酸塩錠
　　C －939
エチレフリン塩酸塩，定量
　　用　B －971
エチレンオキシド
　　B －971
エチレングリコール
　　B －971
エチレングリコール，水分
　　測定用　B －971
エチレンジアミン
　　B －971，C －942，
　　C －5
エチレンジアミン試液
　　B －971
0.001 mol/L エチレンジア
　　ミン四酢酸二水素二ナト
　　リウム液　B －853
0.01 mol/L エチレンジア

ミン四酢酸二水素二ナト
　　リウム液　B －853
0.02 mol/L エチレンジア
　　ミン四酢酸二水素二ナト
　　リウム液　B －853
0.05 mol/L エチレンジア
　　ミン四酢酸二水素二ナト
　　リウム液　B －852
0.1 mol/L エチレンジアミ
　　ン四酢酸二水素二ナトリ
　　ウム液　B －850
エチレンジアミン四酢酸二
　　水素二ナトリウム試液，
　　0.04 mol/L　B －971
エチレンジアミン四酢酸二
　　水素二ナトリウム試液，
　　0.1 mol/L　B －971
エチレンジアミン四酢酸二
　　水素二ナトリウム試液，
　　0.4 mol/L，pH 8.5
　　B －971
エチレンジアミン四酢酸二
　　ナトリウム試液，0.1
　　mol/L　B －971
エチレンジアミン四酢酸二
　　ナトリウム銅　B －972
エチレンジアミン四酢酸二
　　ナトリウム銅四水和物
　　B －972
エチレンジアミン四酢酸二
　　水素二ナトリウム二水和
　　物　B －971
エチレンジアミン四酢酸二
　　ナトリウム　B －971
エチレンジアミン四酢酸二
　　ナトリウム亜鉛
　　B －971
エチレンジアミン四酢酸二
　　ナトリウム亜鉛四水和物
　　B －971
0.001 mol/L エチレンジア
　　ミン四酢酸二ナトリウム
　　液　B －854
0.01 mol/L エチレンジア
　　ミン四酢酸二ナトリウム

液　B －854
0.02 mol/L エチレンジア
　　ミン四酢酸二ナトリウム
　　液　B －854
0.05 mol/L エチレンジア
　　ミン四酢酸二ナトリウム
　　液　B －854
0.1 mol/L エチレンジアミ
　　ン四酢酸二ナトリウム液
　　B －854
エデト酸カルシウムナトリ
　　ウム水和物　C －944，
　　C －5
エデト酸カルシウムナトリ
　　ウム水和物（参照赤外吸
　　収スペクトル）
　　E －225
エデト酸ナトリウム水和物
　　C －947，C －5，
　　C －11
エデト酸ナトリウム水和物
　　（参照赤外吸収スペクト
　　ル）　E －11
エーテル　B －972，
　　C －951
エーテル，生薬純度試験用
　　B －972
エーテル，麻酔用
　　B －972
エーテル，無水　B －972
エテンザミド　B －972，
　　C －957，C －5
エテンザミド（参照紫外可
　　視吸収スペクトル）
　　E －27
エテンザミド（参照赤外吸
　　収スペクトル）
　　E －225
4′-エトキシアセトフェノ
　　ン　B －972
3-エトキシ-4-ヒドロキシ
　　ベンズアルデヒド
　　B －972
4-エトキシフェノール
　　B －973

I -20　　日本名索引

p-エトキシフェノール
　B - 973
エトスクシミド
　C - 961, C - 5
エトスクシミド（参照紫外
　可視吸収スペクトル）
　E - 27
エトドラク　C - 965,
　C - 5
エトドラク（参照紫外可視
　吸収スペクトル）
　E - 28
エトドラク（参照赤外吸収
　スペクトル）　E - 225
エトポシド　C - 969,
　C - 5
エトポシド（参照紫外可視
　吸収スペクトル）
　E - 28
エトポシド（参照赤外吸収
　スペクトル）　E - 226
エドロホニウム塩化物
　C - 973, C - 5
エドロホニウム塩化物（参
　照紫外可視吸収スペクト
　ル）　E - 28
エドロホニウム塩化物注射
　液　C - 976
エナラプリルマレイン酸塩
　B - 973, C - 978,
　C - 5
エナラプリルマレイン酸塩
　（参照赤外吸収スペクト
　ル）　E - 226
エナラプリルマレイン酸塩
　錠　C - 984
エナント酸メテノロン
　B - 973
エナント酸メテノロン，定
　量用　B - 973
NADH ペルオキシダーゼ
　B - 973
NADH ペルオキシダーゼ
　試液　B - 973
NN 指示薬　B - 973

NFS-60 細胞　B - 973
NK-7 細胞　B - 973
エノキサシン水和物
　C - 988, C - 6
エノキサシン水和物（参照
　紫外可視吸収スペクト
　ル）　E - 29
エノキサシン水和物（参照
　赤外吸収スペクトル）
　E - 226
エバスチン　C - 993,
　C - 6
エバスチン口腔内崩壊錠
　C - 1000
エバスチン（参照紫外可視
　吸収スペクトル）
　E - 29
エバスチン（参照赤外吸収
　スペクトル）　E - 227
エバスチン錠　C - 997
エバスチン，定量用
　B - 973
エパルレスタット
　C - 1003, C - 6
エパルレスタット（参照紫
　外可視吸収スペクトル）
　E - 29
エパルレスタット（参照赤
　外吸収スペクトル）
　E - 227
エパルレスタット錠
　C - 1007
4-エピオキシテトラサイク
　リン　B - 974
6-エピドキシサイクリン
　塩酸塩　B - 974
エピネフリン　C - 204
エピネフリン液　C - 209
エピネフリン注射液
　C - 211
エピリゾール　C - 1009,
　C - 6
エピリゾール（参照紫外可
　視吸収スペクトル）
　E - 30

エピルビシン塩酸塩
　C - 1013, C - 6
エピルビシン塩酸塩（参照
　紫外可視吸収スペクト
　ル）　E - 30
エフェドリン塩酸塩
　B - 974, C - 1018,
　C - 6
エフェドリン塩酸塩散 10%
　C - 1026
エフェドリン塩酸塩（参照
　紫外可視吸収スペクト
　ル）　E - 30
エフェドリン塩酸塩（参照
　赤外吸収スペクトル）
　E - 227
エフェドリン塩酸塩錠
　C - 1024
エフェドリン塩酸塩，生薬
　定量用　B - 974
エフェドリン塩酸塩注射液
　C - 1029
エフェドリン塩酸塩，定量
　用　B - 974
FL 細胞　B - 975
エプレレノン　C - 1031,
　C - 6
エプレレノン（参照紫外可
　視吸収スペクトル）
　E - 31
エプレレノン（参照赤外吸
　収スペクトル）
　E - 228
エプレレノン錠
　C - 1037
エペリゾン塩酸塩
　C - 1040, C - 6
エペリゾン塩酸塩（参照紫
　外可視吸収スペクトル）
　E - 31
エペリゾン塩酸塩（参照赤
　外吸収スペクトル）
　E - 228
エポエチン アルファ（遺
　伝子組換え）

日本名索引　　Ⅰ-21

C - 1044

エポエチンアルファ液体クロマトグラフィー用トリプシン　B - 975

エポエチンアルファ用 N-アセチルノイラミン酸　B - 975

エポエチンアルファ用基質試液　B - 975

エポエチンアルファ用試料緩衝液　B - 975

エポエチンアルファ用トリプシン試液　B - 975

エポエチンアルファ用ブロッキング試液　B - 975

エポエチンアルファ用分子量マーカー　B - 975

エポエチンアルファ用ポリアクリルアミドゲル　B - 975

エポエチンアルファ用リン酸塩緩衝液　B - 975

エポエチン ベータ（遺伝子組換え）　C - 1057, C - 41

エポエチンベータ用トリエチルアミン　B - 975

エポエチンベータ用トリフルオロ酢酸　B - 975

エポエチンベータ用ポリソルベート 20　B - 975

エポエチンベータ用 2-メルカプトエタノール　B - 975

エボジアミン，定量用　B - 976

MTT 試液　B - 977

エメダスチンフマル酸塩　C - 1066, C - 6

エメダスチンフマル酸塩（参照紫外可視吸収スペクトル）　E - 31

エメダスチンフマル酸塩（参照赤外吸収スペクトル）　E - 228

エメダスチンフマル酸塩徐放カプセル　C - 1070

エメダスチンフマル酸塩，定量用　B - 978

エメチン塩酸塩，定量用　B - 978

エモルファゾン　C - 1072, C - 6

エモルファゾン（参照紫外可視吸収スペクトル）　E - 32

エモルファゾン（参照赤外吸収スペクトル）　E - 229

エモルファゾン錠　C - 1075

エモルファゾン，定量用　B - 978

エリオクロムブラック T　B - 978

エリオクロムブラック T・塩化ナトリウム指示薬　B - 978

エリオクロムブラック T 試液　B - 978

エリキシル剤　A - 56

エリスロマイシン　C - 1078, C - 6

エリスロマイシン B　B - 978

エリスロマイシン C　B - 979

エリスロマイシンエチルコハク酸エステル　C - 1087

エリスロマイシンエチルコハク酸エステル（参照赤外吸収スペクトル）　E - 229

エリスロマイシン（参照赤外吸収スペクトル）　E - 229

エリスロマイシンステアリン酸塩　C - 1090

エリスロマイシンステアリン酸塩（参照赤外吸収スペクトル）　E - 230

エリスロマイシン腸溶錠　C - 1085

エリスロマイシンラクトビオン酸塩　C - 1092

エリブリンメシル酸塩　C - 1095, C - 6

エルカトニン　C - 1107

エルカトニン（参照紫外可視吸収スペクトル）　E - 32

エルカトニン試験用トリプシン試液　B - 979

エルゴカルシフェロール　C - 1116

エルゴカルシフェロール（参照赤外吸収スペクトル）　E - 230

エルゴタミン酒石酸塩　C - 1121

エルゴメトリンマレイン酸塩　C - 1126

エルゴメトリンマレイン酸塩錠　C - 1130

エルゴメトリンマレイン酸塩注射液　C - 1132

エレウテロシド B，液体クロマトグラフィー用　B - 979

塩化亜鉛　B - 980, C - 1134, C - 6

塩化亜鉛試液　B - 980

塩化亜鉛試液，0.04 mol/L　B - 980

塩化アセチル　B - 980

塩化アルミニウム　B - 980

塩化アルミニウム試液　B - 980

塩化アルミニウム（Ⅲ）試液　B - 980

塩化アルミニウム（Ⅲ）六水和物　B - 980

塩化アンチモン（Ⅲ）

B-980

塩化アンチモン（Ⅲ）試液　B-980

塩化アンモニウム　B-980

塩化アンモニウム・アンモニア試液　B-980

塩化アンモニウム緩衝液，pH 10　B-980

塩化アンモニウム試液　B-980

塩化インジウム（^{111}In）注射液　C-1137

塩化カリウム　B-980, C-1138, C-6

塩化カリウム・塩酸緩衝液　B-981

塩化カリウム試液，0.2 mol/L　B-980

塩化カリウム試液，酸性　B-981

塩化カリウム，赤外吸収スペクトル用　B-980

塩化カリウム，定量用　B-980

塩化カリウム，導電率測定用　B-980

塩化カルシウム　B-981

塩化カルシウム，乾燥用　B-981

塩化カルシウム試液　B-981

塩化カルシウム，水分測定用　B-981

塩化カルシウム水和物　C-1142, C-6

塩化カルシウム水和物，定量用　B-981

塩化カルシウム注射液　C-1146

塩化カルシウム二水和物　B-981

塩化カルシウム二水和物，定量用　B-981

塩化金酸　B-981

塩化金酸試液　B-981

塩化コバルト　B-981

塩化コバルト（Ⅱ）・エタノール試液　B-981

塩化コバルト（Ⅱ）試液　B-981

塩化コバルト（Ⅱ）六水和物　B-981

塩化コバルト・エタノール試液　B-981

塩化コバルト試液　B-981

塩化コリン　B-981

塩化水銀（Ⅱ）　B-981

塩化水素・エタノール試液　B-981

塩化スキサメトニウム，薄層クロマトグラフィー用　B-981

塩化スズ（Ⅱ）・塩酸試液　B-982

塩化スズ（Ⅱ）試液　B-981

塩化スズ（Ⅱ）試液，酸性　B-981

塩化スズ（Ⅱ）二水和物　B-981

塩化スズ（Ⅱ）・硫酸試液　B-982

塩化ストロンチウム　B-982

塩化ストロンチウム六水和物　B-982

塩化セシウム　B-982

塩化セシウム試液　B-982

塩化第一スズ　B-982

塩化第一スズ試液　B-982

塩化第一スズ試液，酸性　B-982

塩化第一スズ・硫酸試液　B-982

塩化第二水銀　B-982

塩化第二鉄　B-982

塩化第二鉄・酢酸試液　B-982

塩化第二鉄試液　B-982

塩化第二鉄試液，希　B-982

塩化第二鉄試液，酸性　B-982

塩化第二鉄・ピリジン試液，無水　B-982

塩化第二鉄・メタノール試液　B-982

塩化第二鉄・ヨウ素試液　B-982

塩化第二銅　B-982

塩化第二銅・アセトン試液　B-982

塩化タリウム（^{201}Tl）注射液　C-1147

塩化チオニル　B-982

塩化チタン（Ⅲ）(20)　B-983

0.1 mol/L 塩化チタン（Ⅲ）液　B-854

塩化チタン（Ⅲ）試液　B-983

塩化チタン（Ⅲ）・硫酸試液　B-983

塩化鉄（Ⅲ）・アミド硫酸試液　B-983

塩化鉄（Ⅲ）・酢酸試液　B-983

塩化鉄（Ⅲ）試液　B-983

塩化鉄（Ⅲ）試液，希　B-983

塩化鉄（Ⅲ）試液，酸性　B-983

塩化鉄（Ⅲ）・ピリジン試液，無水　B-983

塩化鉄（Ⅲ）・ヘキサシアノ鉄（Ⅲ）酸カリウム試液　B-983

塩化鉄（Ⅲ）・メタノール試液　B-984

塩化鉄（Ⅲ）・ヨウ素試液

日本名索引　I -23

塩化鉄（Ⅲ）六水和物
　B -983
塩化テトラ n-ブチルアン
　モニウム　B -984
塩化銅（Ⅱ）・アセトン試
　液　B -984
塩化銅（Ⅱ）二水和物
　B -984
塩化トリフェニルテトラゾ
　リウム　B -984
塩化 2,3,5-トリフェニル-
　2H-テトラゾリウム
　B -984
塩化トリフェニルテトラゾ
　リウム試液　B -984
塩化 2,3,5-トリフェニル-
　2H-テトラゾリウム試液
　B -984
塩化 2,3,5-トリフェニル-
　2H-テトラゾリウム・メ
　タノール試液, 噴霧用
　B -984
塩化ナトリウム
　B -984, C -1148,
　C - 6, C - 42
塩化ナトリウム試液
　B -984
塩化ナトリウム試液,
　0.1 mol/L　B -984
塩化ナトリウム試液,
　0.2 mol/L　B -984
塩化ナトリウム試液,
　1 mol/L　B -984
0.9％塩化ナトリウム注射
　液　C -2662
10％塩化ナトリウム注射
　液　C -1152
塩化ナトリウム, 定量用
　B -984
塩化ナトリウム（標準試薬）
　B -984
塩化 p-ニトロベンゼンジ
　アゾニウム試液
　B -984

塩化 p-ニトロベンゼンジ
　アゾニウム試液, 噴霧用
　B -984
塩化白金酸　B -984
塩化白金酸試液　B -984
塩化白金酸・ヨウ化カリウ
　ム試液　B -985
塩化パラジウム　B -985
塩化パラジウム（Ⅱ）
　B -985
塩化パラジウム試液
　B -985
塩化パラジウム（Ⅱ）試液
　B -985
塩化バリウム　B -985
0.01 mol/L 塩化バリウム
　液　B -856
0.02 mol/L 塩化バリウム
　液　B -856
0.1 mol/L 塩化バリウム液
　B -855
塩化バリウム試液
　B -985
塩化バリウム二水和物
　B -985
塩化パルマチン　B -985
塩化ヒドロキシルアンモニ
　ウム　B -985
塩化ヒドロキシルアンモニ
　ウム・エタノール試液
　B -985
塩化ヒドロキシルアンモニ
　ウム・塩化鉄（Ⅲ）試液
　B -985
塩化ヒドロキシルアンモニ
　ウム試液　B -985
塩化ヒドロキシルアンモニ
　ウム試液, pH 3.1
　B -985
塩化ビニル　B -985
塩化ビニル標準液
　B -916
塩化 1,10-フェナントロリ
　ニウム一水和物
　B -985

塩化フェニルヒドラジニウ
　ム　B -985
塩化フェニルヒドラジニウ
　ム試液　B -986
塩化 n-ブチル　B -986
塩化物試験法　B - 13
塩化物標準液　B -916
塩化物標準原液　B -916
塩化ベルベリン　B -986
塩化ベルベリン, 薄層クロ
　マトグラフィー用
　B -986
塩化ベンザルコニウム
　B -986
塩化ベンゼトニウム, 定量
　用　B -986
塩化ベンゾイル　B -986
塩化マグネシウム
　B -986
0.01 mol/L 塩化マグネシ
　ウム液　B -857
0.05 mol/L 塩化マグネシ
　ウム液　B -856
塩化マグネシウム六水和物
　B -986
塩化メチルロザニリン
　B -986
塩化メチルロザニリン試液
　B -986
塩化ランタン試液
　B -986
塩化リゾチーム用基質試液
　B -986
塩化リチウム　B -986
塩化ルビジウム　B -986
エンゴサク　D -81,
　D - 5
延胡索　D -81
エンゴサク末　D -85,
　D - 6
延胡索末　D -85
塩酸　B -986,
　C -1154, C - 6
0.001 mol/L 塩酸
　B -860

I -24　　日本名索引

0.01 mol/L 塩酸　B－860
0.02 mol/L 塩酸　B－860
0.05 mol/L 塩酸　B－860
0.1 mol/L 塩酸　B－860
0.2 mol/L 塩酸　B－859
0.5 mol/L 塩酸　B－859
1 mol/L 塩酸　B－858
2 mol/L 塩酸　B－857
塩酸アゼラスチン，定量用
　B－987
塩酸 14-アニソイルアコニ
　ン，成分含量測定用
　B－987
塩酸アプリンジン，定量用
　B－987
塩酸アミオダロン，定量用
　B－987
塩酸 4-アミノアンチピリン
　B－987
塩酸 4-アミノアンチピリン
　試液　B－987
塩酸 4-アミノフェノール
　B－987
塩酸 p-アミノフェノール
　B－987
塩酸アモスラロール，定量
　用　B－987
塩酸 L-アルギニン
　B－987
塩酸イソクスプリン，定量
　用　B－987
塩酸イソプロメタジン，薄
　層クロマトグラフィー用
　B－988
塩酸イミダプリル
　B－988
塩酸イミダプリル，定量用
　B－988
塩酸イミプラミン
　B－988
塩酸・エタノール試液
　B－987
塩酸エチレフリン
　B－988
塩酸エチレフリン，定量用

B－988
塩酸 6-エピドキシサイク
　リン　B－988
塩酸エフェドリン
　B－988
塩酸エフェドリン，定量用
　B－988
塩酸エメチン，成分含量測
　定用　B－988
塩酸・塩化カリウム緩衝
　液，pH 2.0　B－987
塩酸オキシコドン，定量用
　B－988
塩酸，希　B－986
塩酸クロルプロマジン，定
　量用　B－988
塩酸クロルヘキシジン
　B－988
塩酸 (2-クロロエチル) ジ
　エチルアミン　B－988
塩酸・酢酸アンモニウム緩
　衝液，pH 3.5　B－987
塩酸 2,4-ジアミノフェノ
　ール　B－988
塩酸 2,4-ジアミノフェノ
　ール試液　B－988
塩酸試液，0.001 mol/L
　B－986
塩酸試液，0.01 mol/L
　B－986
塩酸試液，0.02 mol/L
　B－986
塩酸試液，0.05 mol/L
　B－987
塩酸試液，0.1 mol/L
　B－987
塩酸試液，0.2 mol/L
　B－987
塩酸試液，0.5 mol/L
　B－987
塩酸試液，1 mol/L
　B－987
塩酸試液，2 mol/L
　B－987
塩酸試液，3 mol/L

B－987
塩酸試液，5 mol/L
　B－987
塩酸試液，6 mol/L
　B－987
塩酸試液，7.5 mol/L
　B－987
塩酸試液，10 mol/L
　B－987
塩酸試液，アミノ酸自動分
　析用 6 mol/L　B－987
塩酸ジエタノールアミン
　B－988
L-塩酸システイン
　B－988
塩酸ジフェニドール
　B－988
塩酸 1,1-ジフェニル-4-ピ
　ペリジノ-1-ブテン，薄
　層クロマトグラフィー用
　B－988
塩酸ジブカイン　B－988
塩酸 N,N-ジメチル-p-フェ
　ニレンジアミン
　B－988
塩酸ジルチアゼム
　B－988
塩酸シンコカイン
　C－2323
塩酸スレオプロカテロール
　B－988
塩酸，精製　B－986
塩酸セチリジン，定量用
　B－988
塩酸セフカペンピボキシル
　B－988
塩酸セミカルバジド
　B－988
塩酸タムスロシン
　B－988
塩酸チアプリド，定量用
　B－988
塩酸チアラミド，定量用
　B－988
塩酸テトラサイクリン

日本名索引　　I-25

B-988

塩酸ドパミン，定量用
　B-988
塩酸トリメタジジン，定量
　用　B-988
塩酸ニカルジピン，定量用
　B-989
塩酸パパベリン　B-989
塩酸パパベリン，定量用
　B-989
塩酸パラアミノフェノール
　B-989
L-塩酸ヒスチジン
　B-989
塩酸ヒドララジン
　B-989
塩酸ヒドララジン，定量用
　B-989
塩酸ヒドロキシアンモニウ
　ム　B-989
塩酸ヒドロキシアンモニウ
　ム・エタノール試液
　B-989
塩酸ヒドロキシアンモニウ
　ム・塩化鉄（Ⅲ）試液
　B-989
塩酸ヒドロキシアンモニウ
　ム試液　B-989
塩酸ヒドロキシアンモニウ
　ム試液，pH 3.1
　B-989
塩酸ヒドロキシルアミン
　B-989
塩酸ヒドロキシルアミン・
　塩化第二鉄試液
　B-989
塩酸ヒドロキシルアミン試
　液　B-989
塩酸ヒドロキシルアミン試
　液，pH 3.1　B-989
塩酸ヒドロコタルニン，定
　量用　B-989
塩酸ピペリジン　B-989
塩酸 1-(4-ピリジル) ピリ
　ジニウムクロリド

B-989

塩酸ピリドキシン
　B-989
塩酸 1,10-フェナントロリ
　ニウム一水和物
　B-989
塩酸 o-フェナントロリン
　B-989
塩酸フェニルヒドラジニウ
　ム　B-989
塩酸フェニルヒドラジニウ
　ム試液　B-989
塩酸フェニルヒドラジン
　B-989
塩酸フェニルヒドラジン試
　液　B-989
塩酸フェニルピペラジン
　B-989
塩酸フェネチルアミン
　B-989
塩酸プソイドエフェドリン
　B-989
塩酸ブホルミン，定量用
　B-989
塩酸プロカイン　B-990
塩酸プロカインアミド
　B-990
塩酸プロカインアミド，定
　量用　B-990
塩酸プロカイン，定量用
　B-990
塩酸プロカテロール
　B-990
塩酸・2-プロパノール試液
　B-987
塩酸プロパフェノン，定量
　用　B-990
塩酸プロプラノロール，定
　量用　B-990
塩酸ペチジン，定量用
　B-990
塩酸ベニジピン　B-990
塩酸ベニジピン，定量用
　B-990
塩酸ベノキシネート

C-1220

塩酸ベラパミル，定量用
　B-990
塩酸ベンゾイルヒパコニン，
　成分含量測定用
　B-990
塩酸ベンゾイルメサコニン，
　成分含量測定用
　B-990
塩酸ベンゾイルメサコニン，
　薄層クロマトグラフィー
　用　B-990
塩酸ミノサイクリン
　B-990
塩酸メタサイクリン
　B-990
塩酸・メタノール試液，
　0.01 mol/L　B-987
塩酸・メタノール試液，
　0.05 mol/L　B-987
dl-塩酸メチルエフェドリ
　ン　B-990
dl-塩酸メチルエフェドリ
　ン，定量用　B-990
塩酸メトホルミン，定量用
　B-990
塩酸メピバカイン，定量用
　B-990
塩酸メフロキン　B-990
塩酸モルヒネ　B-990
塩酸モルヒネ，定量用
　B-990
塩酸ラベタロール
　B-990
塩酸ラベタロール，定量用
　B-990
塩酸 L-リジン　B-990
塩酸リトドリン　B-990
塩酸リモナーデ
　C-1159
塩酸ロキサチジンアセター
　ト　B-990
炎色反応試験法　B-15
塩素　B-990
塩素酸カリウム　B-991

I‐26　日本名索引

塩素試液　B‐990
エンタカポン　C‐1160, C‐6
エンタカポン（参照紫外可視吸収スペクトル）E‐32
エンタカポン（参照赤外吸収スペクトル）E‐230
エンタカポン錠　C‐1166
遠藤培地　B‐991
遠藤平板培地　B‐991
エンドトキシン規格値の設定　F‐239
エンドトキシン試験法　B‐535
エンドトキシン試験法と測定試薬に遺伝子組換えタンパク質を用いる代替法　F‐236
エンドトキシン試験用水　B‐991
エンドトキシン試験用トリス緩衝液　B‐991
エンビオマイシン硫酸塩　C‐1169, C‐6, C‐43
エンビオマイシン硫酸塩（参照紫外可視吸収スペクトル）E‐33
エンフルラン　B‐991, C‐1173
エンフルラン（参照赤外吸収スペクトル）E‐231
円偏光二色性測定法　B‐83

オ

オイゲノール，薄層クロマトグラフィー用　B‐991
オウギ　D‐87

黄耆　D‐87
オウゴニン，薄層クロマトグラフィー用　B‐991
オウゴン　D‐91
黄芩　D‐91
オウゴン末　D‐96
黄芩末　D‐96
黄色ワセリン　C‐6370, C‐22, C‐125
黄色ワセリン（参照赤外吸収スペクトル）E‐12
王水　B‐992
オウセイ　D‐98, D‐6
黄精　D‐98
オウバク　D‐100
黄柏　D‐100
オウバク・タンナルビン・ビスマス散　D‐112
オウバク末　D‐108
黄柏末　D‐108
オウヒ　D‐114
桜皮　D‐114
オウレン　D‐116
黄連　D‐116
黄連解毒湯エキス　D‐127
オウレン末　D‐123
黄連末　D‐123
黄蠟　D‐983
オキサゾラム　C‐1176, C‐6
オキサゾラム（参照紫外可視吸収スペクトル）E‐33
オキサピウムヨウ化物　C‐1181, C‐6
オキサピウムヨウ化物（参照赤外吸収スペクトル）E‐231
オキサプロジン　C‐1184, C‐6
オキサプロジン（参照赤外吸収スペクトル）E‐231

オキサリプラチン　B‐70, C‐12
オキサリプラチン（参照紫外可視吸収スペクトル）E‐5
オキサリプラチン（参照赤外吸収スペクトル）E‐11
オキサリプラチン注射液　C‐21
オキサリプラチン標準品　B‐56
p‐オキシ安息香酸　B‐992
p‐オキシ安息香酸イソプロピル　B‐992
p‐オキシ安息香酸ベンジル　B‐992
2‐オキシ‐1‐(2′‐オキシ‐4′‐スルホ‐1′‐ナフチルアゾ)‐3‐ナフトエ酸　B‐992
8‐オキシキノリン　B‐992
オキシコドン塩酸塩水和物　C‐1188
オキシコドン塩酸塩水和物（参照紫外可視吸収スペクトル）E‐33
オキシコドン塩酸塩水和物（参照赤外吸収スペクトル）E‐232
オキシコドン塩酸塩水和物，定量用　B‐992
オキシテトラサイクリン塩酸塩　C‐1199, C‐6
オキシテトラサイクリン塩酸塩（参照紫外可視吸収スペクトル）E‐34
オキシテトラサイクリン塩酸塩（参照赤外吸収スペクトル）E‐232
オキシトシン　B‐992, C‐1205
オキシトシン（参照紫外可

日本名索引　I −27

視吸収スペクトル）
　E − 34
オキシトシン注射液
　C − 1212
オキシドール　C − 1215,
　C − 6
オキシブチニン塩酸塩
　C − 44
オキシブチニン塩酸塩（参
　照紫外可視吸収スペクト
　ル）　E − 5
オキシブチニン塩酸塩（参
　照赤外吸収スペクトル）
　E − 11
オキシブプロカイン塩酸塩
　C − 1220, C − 6
オキシブプロカイン塩酸塩
　（参照紫外可視吸収スペ
　クトル）　E − 34
オキシメトロン
　C − 1223
オキシメトロン（参照紫外
　可視吸収スペクトル）
　E − 35
オキシメトロン（参照赤外
　吸収スペクトル）
　E − 232
オキセサゼイン
　C − 1227, C − 6
オキセサゼイン（参照紫外
　可視吸収スペクトル）
　E − 35
オキセサゼイン（参照赤外
　吸収スペクトル）
　E − 233
オキセタカイン
　C − 1227
オクスプレノロール塩酸塩
　C − 1230, C − 6
オクスプレノロール塩酸塩
　（参照赤外吸収スペクト
　ル）　E − 233
n−オクタデカン　B − 992
オクタデシル−強アニオン
　交換基シリル化シリカゲ

ル，液体クロマトグラフ
ィー用　B − 1340
オクタデシルシリル化シリ
カゲル，液体クロマトグ
ラフィー用　B − 1340
オクタデシルシリル化シリ
カゲル（蛍光剤入り），
薄層クロマトグラフィー
用　B − 1340
オクタデシルシリル化シリ
カゲル，薄層クロマトグ
ラフィー用　B − 1340
オクタデシルシリル化シリ
カゲル，前処理用
B − 992
オクタデシルシリル化シリ
コンポリマー被覆シリカ
ゲル，液体クロマトグラ
フィー用　B − 1340
オクタデシルシリル化シリ
コーンポリマー被覆シリ
カゲル，液体クロマトグ
ラフィー用　B − 1340
オクタデシルシリル化多孔
質ガラス，液体クロマト
グラフィー用
B − 1340
オクタデシルシリル化ポリ
ビニルアルコールゲルポ
リマー，液体クロマトグ
ラフィー用　B − 1340
オクタデシルシリル化モノ
リス型シリカ，液体クロ
マトグラフィー用
B − 1340
オクタデシルシリル基及び
オクチルシリル基を結合
した多孔質シリカゲル，
液体クロマトグラフィー
用　B − 130
1−オクタノール　B − 992
n−オクタン　B − 992
オクタン，イソ　B − 992
1−オクタンスルホン酸ナ
トリウム　B − 992

オクチルアルコール
B − 992
オクチルシリル化シリカゲ
ル，液体クロマトグラフ
ィー用　B − 1340
n−オクチルベンゼン
B − 992
オザグレルナトリウム
C − 1234, C − 6
オザグレルナトリウム（参
照紫外可視吸収スペクト
ル）　E − 35
オザグレルナトリウム（参
照赤外吸収スペクトル）
E − 233
オザグレルナトリウム注射
液　C − 1238
オストール，薄層クロマト
グラフィー用　B − 992
乙字湯エキス　D − 134
オピアル　C − 235
オピアル注射液　C − 239
オフロキサシン
B − 993, C − 1242,
C − 6
オフロキサシン（参照紫外
可視吸収スペクトル）
E − 36
オフロキサシン（参照赤外
吸収スペクトル）
E − 234
オフロキサシン脱メチル体
B − 993
オボムコイド化学結合アミ
ノシリカゲル，液体クロ
マトグラフィー用
B − 1340
オメプラゾール
C − 1246, C − 6
オメプラゾール（参照紫外
可視吸収スペクトル）
E − 36
オメプラゾール（参照赤外
吸収スペクトル）
E − 234

I-28　日本名索引

オメプラゾール腸溶錠
　　C-1251
オメプラゾール，定量用
　　B-993
オーラノフィン
　　C-1254，C-6
オーラノフィン（参照赤外
　　吸収スペクトル）
　　E-234
オーラノフィン錠
　　C-1258
オリブ油　B-993，
　　D-142
オルシプレナリン硫酸塩
　　C-1261，C-6
オルシプレナリン硫酸塩
　　（参照紫外可視吸収スペ
　　クトル）　E-36
オルシン　B-993
オルシン・塩化第二鉄試液
　　B-993
オルシン・塩化鉄（Ⅲ）試
　　液　B-993
オルトキシレン　B-993
オルトトルエンスルホンア
　　ミド　B-993
オルメサルタン メドキソ
　　ミル　C-1265，C-6
オルメサルタン メドキソ
　　ミル（参照紫外可視吸収
　　スペクトル）　E-37
オルメサルタン メドキソ
　　ミル（参照赤外吸収スペ
　　クトル）　E-235
オルメサルタン メドキソ
　　ミル錠　C-1272
オレイン酸　B-993
オレイン酸メチル，ガスク
　　ロマトグラフィー用
　　B-994
オレンジ油　D-146
オロパタジン塩酸塩
　　C-1276，C-6
オロパタジン塩酸塩（参照
　　紫外可視吸収スペクト

ル）　E-37
オロパタジン塩酸塩（参照
　　赤外吸収スペクトル）
　　E-235
オロパタジン塩酸塩錠
　　C-1280
オロパタジン塩酸塩，定量
　　用　B-994
オンジ　B-994，
　　D-147
遠志　D-147
オンジ末　D-150
遠志末　D-150
温度計　B-1367

カ

海砂　B-994
カイニン酸　B-994
カイニン酸・サントニン散
　　C-1287
カイニン酸水和物
　　B-994，C-1283，
　　C-6
カイニン酸水和物，定量用
　　B-994
カイニン酸，定量用
　　B-994
海人草　D-978
ガイヨウ　D-152，
　　D-8，D-6
艾葉　D-152
外用エアゾール剤
　　A-142
外用液剤　A-136
外用固形剤　A-134
外用散剤　A-135
過塩素酸　B-994
0.02 mol/L 過塩素酸
　　B-862
0.05 mol/L 過塩素酸
　　B-862
0.1 mol/L 過塩素酸
　　B-861
過塩素酸・エタノール試液

B-994
0.004 mol/L 過塩素酸・
　　1,4-ジオキサン液
　　B-864
0.05 mol/L 過塩素酸・
　　1,4-ジオキサン液
　　B-864
0.1 mol/L 過塩素酸・
　　1,4-ジオキサン液
　　B-863
0.004 mol/L 過塩素酸・ジ
　　オキサン液　B-863
0.05 mol/L 過塩素酸・ジ
　　オキサン液　B-863
0.1 mol/L 過塩素酸・ジオ
　　キサン液　B-863
過塩素酸第二鉄　B-994
過塩素酸第二鉄・無水エタ
　　ノール試液　B-994
過塩素酸鉄（Ⅲ）・エタノ
　　ール試液　B-994
過塩素酸鉄（Ⅲ）六水和物
　　B-994
過塩素酸ナトリウム
　　B-994
過塩素酸ナトリウム一水和
　　物　B-994
過塩素酸バリウム
　　B-994
0.005 mol/L 過塩素酸バリ
　　ウム液　B-864
過塩素酸ヒドロキシルアミ
　　ン　B-994
過塩素酸ヒドロキシルアミ
　　ン・エタノール試液
　　B-994
過塩素酸ヒドロキシルアミ
　　ン試液　B-994
過塩素酸ヒドロキシルアミ
　　ン・無水エタノール試液
　　B-994
過塩素酸・無水エタノール
　　試液　B-994
過塩素酸リチウム
　　B-994

日本名索引　I－29

カオリン　C－1289
カカオ脂　D－154
化学合成される医薬品原薬
　及びその製剤の不純物に
　関する考え方　F－19,
　F－7
化学用体積計　B－1354
過ギ酸　B－995
核酸分解酵素不含水
　B－995
核磁気共鳴スペクトル測定
　法　B－151
核磁気共鳴スペクトル測定
　用重塩酸　B－995
核磁気共鳴スペクトル測定
　用重水　B－995
核磁気共鳴スペクトル測定
　用重水素化アセトン
　B－995
核磁気共鳴スペクトル測定
　用重水素化ギ酸
　B－995
核磁気共鳴スペクトル測定
　用重水素化クロロホルム
　B－995
核磁気共鳴スペクトル測定
　用重水素化酢酸
　B－70
核磁気共鳴スペクトル測定
　用重水素化ジメチルスル
　ホキシド　B－995
核磁気共鳴スペクトル測定
　用重水素化ピリジン
　B－995
核磁気共鳴スペクトル測定
　用重水素化メタノール
　B－995
核磁気共鳴スペクトル測定
　用重水素化溶媒
　B－995
核磁気共鳴スペクトル測定
　用DSS-d_6　B－995
核磁気共鳴スペクトル測定
　用テトラメチルシラン
　B－995

核磁気共鳴スペクトル測定
　用トリフルオロ酢酸
　B－995
核磁気共鳴スペクトル測定
　用3-トリメチルシリル
　プロパンスルホン酸ナト
　リウム　B－995
核磁気共鳴スペクトル測定
　用3-トリメチルシリル
　プロピオン酸ナトリウム-
　d_4　B－996
核磁気共鳴スペクトル測定
　用1,4-ビス（トリメチル
　シリル）ベンゼン-d_4
　B－996
核磁気共鳴スペクトル測定
　用1,4-BTMSB-d_4
　B－996
核磁気共鳴（NMR）法を
　利用した定量技術と日本
　薬局方試薬への応用
　F－298
確認試験用タクシャトリテ
　ルペン混合試液
　B－996
確認試験用テセロイキン
　B－70
加香ヒマシ油　D－854
加工ブシ　D－883
加工ブシ末　D－889
カゴソウ　D－157
夏枯草　D－157
かさ密度及びタップ密度測
　定法　B－480
かさ密度測定法　B－35
過酸化水素(30)　B－996
過酸化水素試液　B－996
過酸化水素試液，希
　B－996
過酸化水素水，強
　B－996
過酸化水素・水酸化ナトリ
　ウム試液　B－996
過酸化水素濃度試験紙
　B－1347

過酸化水素標準液
　B－916
過酸化水素標準原液
　B－916
過酸化ナトリウム
　B－996
過酸化ベンゾイル，25％
　含水　B－996
カシアフラスコ
　B－1354
カシュウ　D－159
何首烏　D－159
ガジュツ　D－162
莪蒁　D－162
莪朮　D－162
加水ラノリン　D－1024
ガスクロマトグラフィー
　B－121,　B－52
ガスクロマトグラフィー用
　アセトアルデヒド
　B－996
ガスクロマトグラフィー用
　アラキジン酸メチル
　B－996
ガスクロマトグラフィー用
　アルキレングリコールフ
　タル酸エステル
　B－996
ガスクロマトグラフィー用
　エイコセン酸メチル
　B－996
ガスクロマトグラフィー用
　エタノール　B－996
ガスクロマトグラフィー用
　オレイン酸メチル
　B－996
ガスクロマトグラフィー用
　グラファイトカーボン
　B－1340
ガスクロマトグラフィー用
　グリセリン　B－996
ガスクロマトグラフィー用
　ケイソウ土　B－1340
ガスクロマトグラフィー用
　コハク酸ジエチレングリ

コールポリエステル
B－997

ガスクロマトグラフィー用
6％シアノプロピルフェ
ニル-94％ジメチルシリ
コーンポリマー
B－997

ガスクロマトグラフィー用
14％シアノプロピルフ
ェニル-86％ジメチルシ
リコーンポリマー
B－1341

ガスクロマトグラフィー用
6％シアノプロピル-6％
フェニル-メチルシリコ
ーンポリマー　B－997

ガスクロマトグラフィー用
7％シアノプロピル-7％
フェニル-メチルシリコ
ーンポリマー　B－997

ガスクロマトグラフィー用
シアノプロピルメチルフ
ェニルシリコーン
B－997

ガスクロマトグラフィー用
ジエチレングリコールア
ジピン酸エステル
B－997

ガスクロマトグラフィー用
ジエチレングリコールコ
ハク酸エステル
B－997

ガスクロマトグラフィー用
5％ジフェニル・95％ジ
メチルポリシロキサン
B－997

ガスクロマトグラフィー用
ジメチルポリシロキサン
B－997

ガスクロマトグラフィー用
シリカゲル　B－1341

ガスクロマトグラフィー用
ステアリン酸　B－997

ガスクロマトグラフィー用
ステアリン酸メチル

B－997

ガスクロマトグラフィー用
ゼオライト（孔径 0.5 nm）
B－1341

ガスクロマトグラフィー用
石油系ヘキサメチルテト
ラコサン類分枝炭化水素
混合物(L)　B－997

ガスクロマトグラフィー用
D-ソルビトール
B－997

ガスクロマトグラフィー用
多孔質シリカゲル
B－1341

ガスクロマトグラフィー用
多孔性アクリロニトリル-
ジビニルベンゼン共重合
体（孔径0.06 〜 0.08
μm, 100 〜 200 m²/g）
B－1341

ガスクロマトグラフィー用
多孔性エチルビニルベン
ゼン-ジビニルベンゼン
共重合体　B－1341

ガスクロマトグラフィー用
多孔性エチルビニルベン
ゼン-ジビニルベンゼン
共重合体（平均孔径
0.0075 μm, 500 〜
600 m²/g）　B－1341

ガスクロマトグラフィー用
多孔性スチレン-ジビニ
ルベンゼン共重合体（平
均孔径 0.0085 μm,
300 〜 400 m²/g）
B－1341

ガスクロマトグラフィー用
多孔性スチレン-ジビニ
ルベンゼン共重合体（平
均孔径0.3 〜 0.4 μm,
50 m²/g 以下）
B－1341

ガスクロマトグラフィー用
多孔性ポリマービーズ
B－1341

ガスクロマトグラフィー用
テトラキスヒドロキシプ
ロピルエチレンジアミン
B－997

ガスクロマトグラフィー用
テトラヒドロフラン
B－997

ガスクロマトグラフィー用
テレフタル酸
B－1341

ガスクロマトグラフィー用
ノニルフェノキシポリ
（エチレンオキシ）エタ
ノール　B－997

ガスクロマトグラフィー用
パルミチン酸　B－998

ガスクロマトグラフィー用
パルミチン酸メチル
B－998

ガスクロマトグラフィー用
パルミトレイン酸メチル
B－998

ガスクロマトグラフィー用
25％フェニル-25％シア
ノプロピル-メチルシリ
コーンポリマー
B－998

ガスクロマトグラフィー用
5％フェニル-メチルシ
リコーンポリマー
B－998

ガスクロマトグラフィー用
35％フェニル-メチルシ
リコーンポリマー
B－998

ガスクロマトグラフィー用
50％フェニル-メチルシ
リコーンポリマー
B－998

ガスクロマトグラフィー用
65％フェニル-メチルシ
リコーンポリマー
B－998

ガスクロマトグラフィー用
50％フェニル-50％メチ

日本名索引　I –31

ルポリシロキサン
B –998
ガスクロマトグラフィー用
プロピレングリコール
B –998
ガスクロマトグラフィー用
ポリアクリル酸メチル
B –998
ガスクロマトグラフィー用
ポリアルキレングリコー
ル　B –998
ガスクロマトグラフィー用
ポリアルキレングリコー
ルモノエーテル
B –998
ガスクロマトグラフィー用
ポリエチレングリコール
20 M　B –998
ガスクロマトグラフィー用
ポリエチレングリコール
400　B –998
ガスクロマトグラフィー用
ポリエチレングリコール
600　B –998
ガスクロマトグラフィー用
ポリエチレングリコール
1500　B –998
ガスクロマトグラフィー用
ポリエチレングリコール
6000　B –998
ガスクロマトグラフィー用
ポリエチレングリコール
エステル化物　B –999
ガスクロマトグラフィー用
ポリエチレングリコール
15000–ジエポキシド
B –999
ガスクロマトグラフィー用
ポリエチレングリコール
2-ニトロテレフタレー
ト　B –999
ガスクロマトグラフィー用
ポリテトラフルオロエチ
レン　B –1341
ガスクロマトグラフィー用

ポリメチルシロキサン
B –999
ガスクロマトグラフィー用
ミリスチン酸メチル
B –999
ガスクロマトグラフィー用
無水トリフルオロ酢酸
B –999
ガスクロマトグラフィー用
メチルシリコーンポリ
マー　B –999
ガスクロマトグラフィー用
四フッ化エチレンポリ
マー　B –1341
ガスクロマトグラフィー用
ラウリン酸メチル
B –999
ガスクロマトグラフィー用
リグノセリン酸メチル
B –999
ガスクロマトグラフィー用
リノール酸メチル
B –999
ガスクロマトグラフィー用
リノレン酸メチル
B –999
カゼイン製ペプトン
B –999
カゼイン（乳製）
B –999
カゼイン，乳製　B –999
ガチフロキサシン水和物
C –1292, C – 6
ガチフロキサシン水和物
（参照紫外可視吸収スペ
クトル）　E –37
ガチフロキサシン水和物
（参照赤外吸収スペクト
ル）　E –235
ガチフロキサシン点眼液
C –1298
カッコウ　D –165,
D – 7
藿香　D –165
カッコン　D –167,

D – 8
葛根　D –167
葛根湯エキス　D –171
葛根湯加川芎辛夷エキス
D –179
活性アルミナ　B –999
活性炭　B –999
活性部分トロンボプラスチ
ン時間測定用試液
B –999
活性部分トロンボプラスチ
ン時間測定用試薬
B –999
カッセキ　D –189
滑石　D –189
過テクネチウム酸ナトリウ
ム（^{99m}Tc）注射液
C –1301
カテコール　B –1000
果糖　B –1000,
C –1303, C – 6
果糖（参照赤外吸収スペク
トル）　E –236
果糖注射液　C –1308,
C – 6
果糖，薄層クロマトグラフ
ィー用　B –1000
カドミウム地金
B –1000
カドミウム・ニンヒドリン
試液　B –1000
カドミウム標準液
B –917
カドミウム標準原液
B –917
カドララジン　C –1309,
C – 6
カドララジン（参照紫外可
視吸収スペクトル）
E –38
カドララジン（参照赤外吸
収スペクトル）
E –236
カドララジン錠
C –1313

I -32 日本名索引

カドララジン，定量用
B - 1000
カナマイシン一硫酸塩
C - 1316, C - 6
カナマイシン硫酸塩
B - 1000, C - 1321,
C - 6
カノコソウ D - 191
カノコソウ末 D - 194
カフェイン B - 1000
カフェイン水和物
B - 1000, C - 1327,
C - 6
カフェイン，無水
B - 1000
カプサイシン，成分含量測
定用 B - 1000
(E)-カプサイシン，成分含
量測定用 B - 1000
(E)-カプサイシン，定量用
B - 1000
カプサイシン，薄層クロマ
トグラフィー用
B - 1000
(E)-カプサイシン，薄層ク
ロマトグラフィー用
B - 1001
カプセル C - 1332
カプセル剤 A - 44
カプトプリル C - 1335,
C - 6
カプトプリル（参照赤外吸
収スペクトル）
E - 236
カプリル酸 B - 1001
n-カプリル酸エチル
B - 1001
ガベキサートメシル酸塩
C - 1341, C - 6
ガベキサートメシル酸塩
（参照紫外可視吸収スペ
クトル） E - 38
カベルゴリン C - 1346,
C - 7
カベルゴリン（参照紫外可

視吸収スペクトル）
E - 38
カベルゴリン（参照赤外吸
収スペクトル）
E - 237
火麻仁 D - 981
過マンガン酸カリウム
B - 1002, C - 1352,
C - 7
0.002 mol/L 過マンガン酸
カリウム液 B - 866
0.02 mol/L 過マンガン酸
カリウム液 B - 864
過マンガン酸カリウム試液
B - 1002
過マンガン酸カリウム試
液，0.3 mol/L B - 70
過マンガン酸カリウム試
液，酸性 B - 1002
加味帰脾湯エキス
D - 196
加味逍遙散エキス
D - 206
ガム剤 A - 72
カモスタットメシル酸塩
C - 1355, C - 7
カモスタットメシル酸塩
（参照紫外可視吸収スペ
クトル） E - 39
過ヨウ素酸カリウム
B - 1002
1.6％過ヨウ素酸カリウ
ム・0.2％過マンガン酸
カリウム試液，アルカリ
性 B - 1002
過ヨウ素酸カリウム試液
B - 1002
過ヨウ素酸ナトリウム
B - 1002
過ヨウ素酸ナトリウム試液
B - 1002
D-ガラクトサミン塩酸塩
B - 1002
β-ガラクトシダーゼ（ア
スペルギルス）

C - 1359, C - 7
β-ガラクトシダーゼ（ア
スペルギルス）（参照紫
外可視吸収スペクトル）
E - 39
β-ガラクトシダーゼ（ペ
ニシリウム）
C - 1363, C - 7
ガラクトース B - 1002
D-ガラクトース
B - 1002
ガラスインピンジャーによ
る吸入剤の空気力学的粒
度測定法 F - 339
ガラスウール B - 1347
ガラス製医薬品容器
F - 352
ガラス繊維 B - 1347
ガラスろ過器 B - 1347
ガラスろ過器，酸化銅ろ過
用 B - 1347
カラムクロマトグラフィー
用エチルシリル化シリカ
ゲル B - 1341
カラムクロマトグラフィー
用強塩基性イオン交換樹
脂 B - 1342
カラムクロマトグラフィー
用強酸性イオン交換樹脂
B - 1342
カラムクロマトグラフィー
用合成ケイ酸マグネシウ
ム B - 1342
カラムクロマトグラフィー
用ジエチルアミノエチル
セルロース B - 1342
カラムクロマトグラフィー
用ジビニルベンゼン-
N-ビニルピロリドン共
重合体 B - 1342
カラムクロマトグラフィー
用中性アルミナ
B - 1342
カラムクロマトグラフィー
用ポリアミド

日本名索引　I-33

B-1342
カリウム標準原液
　B-917
カリジノゲナーゼ
　C-1367
カリジノゲナーゼ測定用基
　質試液 (1)　B-1003
カリジノゲナーゼ測定用基
　質試液 (2)　B-1003
カリジノゲナーゼ測定用基
　質試液 (3)　B-1003
カリジノゲナーゼ測定用基
　質試液 (4)　B-1003
カリ石ケン　C-1375
顆粒剤　A-47
過硫酸アンモニウム
　B-1003
過硫酸カリウム
　B-1003
カルシウム標準液
　B-917
カルシウム標準液，原子吸
　光光度用　B-917
カルシトニンサケ
　C-1377
カルシトニンサケ（参照紫
　外可視吸収スペクトル）
　E-39
カルテオロール塩酸塩
　C-1386，C-7
カルテオロール塩酸塩（参
　照紫外可視吸収スペクト
　ル）　E-40
カルテオロール塩酸塩（参
　照赤外吸収スペクトル）
　E-237
カルナウバロウ　D-214
カルバゾクロム
　B-1003
カルバゾクロムスルホン酸
　ナトリウム三水和物
　B-1003
カルバゾクロムスルホン酸
　ナトリウム水和物
　C-1390，C-7

カルバゾクロムスルホン酸
　ナトリウム水和物（参照
　紫外可視吸収スペクト
　ル）　E-40
カルバゾクロムスルホン酸
　ナトリウム水和物（参照
　赤外吸収スペクトル）
　E-237
カルバゾクロムスルホン酸
　ナトリウム，成分含量測
　定用　B-1003
カルバゾール　B-1003
カルバゾール試液
　B-1003
カルバマゼピン
　C-1394，C-7
カルバマゼピン（参照紫外
　可視吸収スペクトル）
　E-40
カルバミン酸エチル
　B-1003
カルバミン酸クロルフェネ
　シン，定量用
　B-1004
カルバモイル基結合型シリ
　カゲル，液体クロマトグ
　ラフィー用　B-1342
カルビドパ水和物
　C-1401，C-7
カルビドパ水和物（参照紫
　外可視吸収スペクトル）
　E-41
カルビドパ水和物（参照赤
　外吸収スペクトル）
　E-238
カルベジロール
　C-1406，C-7
カルベジロール（参照紫外
　可視吸収スペクトル）
　E-41
カルベジロール（参照赤外
　吸収スペクトル）
　E-238
カルベジロール錠
　C-1410

カルベジロール，定量用
　B-1004
カルボキシメチルセルロー
　ス　C-1429
カルボキシメチルセルロー
　スカルシウム
　C-1431
カルボキシメチルセルロー
　スナトリウム
　C-1435
L-カルボシステイン
　C-1415，C-7
L-カルボシステイン（参
　照赤外吸収スペクトル）
　E-238
L-カルボシステイン錠
　C-1418
L-カルボシステイン，定
　量用　B-1004
カルボプラチン
　B-1004，C-1420
カルボプラチン（参照赤外
　吸収スペクトル）
　E-239
カルボプラチン注射液
　C-1426
カルメロース　C-1429，
　C-7
カルメロースカルシウム
　C-1431，C-7，
　C-25
カルメロース（参照赤外吸
　収スペクトル）
　E-239
カルメロースナトリウム
　C-1435，C-7
カルモナムナトリウム
　C-1445，C-7
カルモナムナトリウム（参
　照紫外可視吸収スペクト
　ル）　E-41
カルモナムナトリウム（参
　照赤外吸収スペクトル）
　E-239
カルモフール　C-1452，

I –34　　日本名索引

C – 7
カルモフール（参照紫外可
　視吸収スペクトル）
　E – 42
カルモフール（参照赤外吸
　収スペクトル）
　E – 240
カロコン　D – 216
栝楼根　D – 216
カンキョウ　D – 218,
　D – 8
乾姜　D – 218
還元液，分子量試験用
　B – 1004
還元緩衝液，ナルトグラス
　チム試料用　B – 1004,
　B – 129
還元試液　B – 70
還元鉄　B – 1004
丸剤　A – 162
環式化合物の名称と位置番
　号　H – 165
緩衝液，SDS ポリアクリ
　ルアミドゲル電気泳動用
　B – 1004
緩衝液，酵素消化用
　B – 1004
緩衝液，セルモロイキン用
　B – 1004
緩衝液，テセロイキン
　SDS ポリアクリルアミ
　ドゲル電気泳動用
　B – 70
緩衝液，テセロイキン試料
　用　B – 70
緩衝液，ナルトグラスチム
　試料用　B – 1004,
　B – 129
緩衝液，フィルグラスチム
　試料用　B – 1004
緩衝液用 1 mol/L クエン
　酸試液　B – 1005
緩衝液用 0.2 mol/L フタル
　酸水素カリウム試液
　B – 1005

緩衝液用 0.2 mol/L ホウ
　酸・0.2 mol/L 塩化カリ
　ウム試液　B – 1005
緩衝液用 1 mol/L リン酸
　一水素カリウム試液
　B – 1005
緩衝液用 1 mol/L リン酸
　水素二カリウム試液
　B – 1005
緩衝液用 0.2 mol/L リン酸
　二水素カリウム試液
　B – 1005
乾生姜　D – 506
乾生姜末　D – 512
25％含水過酸化ベンゾイ
　ル　B – 1005
4％含水中性アルミナ
　B – 1005
カンゾウ　D – 221
甘草　D – 221
乾燥亜硫酸ナトリウム
　C – 357,　C – 4,
　C – 11
カンゾウエキス　D – 234
甘草エキス　D – 234
乾燥減量試験法　B – 248
甘草羔　D – 236
乾燥甲状腺　C – 1963
乾燥酵母　C – 1967
含嗽剤　A – 75
乾燥細胞培養痘そうワクチ
　ン　C – 3473
乾燥ジフテリアウマ抗毒素
　C – 2327
乾燥弱毒生おたふくかぜワ
　クチン　C – 1241
乾燥弱毒生風しんワクチン
　C – 4566
乾燥弱毒生麻しんワクチン
　C – 5505
乾燥水酸化アルミニウムゲ
　ル　C – 2516,　C – 10
乾燥水酸化アルミニウムゲ
　ル細粒　C – 2520
カンゾウ粗エキス

D – 236
乾燥組織培養不活化狂犬病
　ワクチン　C – 1547
乾燥炭酸ナトリウム
　B – 1005,　C – 3137,
　C – 12,　C – 42
乾燥痘そうワクチン
　C – 3473
乾燥はぶウマ抗毒素
　C – 4064
乾燥 BCG ワクチン
　C – 4272
乾燥ボウショウ　D – 916
乾燥ボツリヌスウマ抗毒素
　C – 5409
カンゾウ末　D – 231
甘草末　D – 231
乾燥まむしウマ抗毒素
　C – 5519
乾燥用塩化カルシウム
　B – 1005
乾燥用合成ゼオライト
　B – 1005
乾燥硫酸アルミニウムカリ
　ウム　C – 6141
乾燥硫酸ナトリウム
　D – 916
カンデサルタン　シレキセ
　チル　B – 1005,
　C – 1455,　C – 7
カンデサルタン　シレキセ
　チル・アムロジピンベシ
　ル酸塩錠　C – 1466
カンデサルタン　シレキセ
　チル（参照紫外可視吸収
　スペクトル）　E – 42
カンデサルタン　シレキセ
　チル（参照赤外吸収スペ
　クトル）　E – 240
カンデサルタン　シレキセ
　チル錠　C – 1462
カンデサルタンシレキセチ
　ル，定量用　B – 1005
カンデサルタン　シレキセ
　チル・ヒドロクロロチア

日本名索引　　I－35

ジド錠　C－1475
カンテン　B－1005,
　D－239
寒天　D－239
カンテン斜面培地
　B－1005
カンテン培地,普通
　B－1005
カンテン末　D－242
寒天末　D－242
含糖ペプシン　B－1005,
　C－1486
眼軟膏剤　A－119
眼軟膏剤の金属性異物試験
　法　B－669
ガンビール　D－7
ガンビール末　D－10
d-カンファスルホン酸
　B－1005
カンフル　B－1006
d-カンフル　C－1488
dl-カンフル　C－1493
漢方製剤294処方
　H－122
肝油　C－1495
カンレノ酸カリウム
　C－1498,　C－7
カンレノ酸カリウム（参照
　紫外可視吸収スペクト
　ル）　E－42
カンレノ酸カリウム（参照
　赤外吸収スペクトル）
　E－240

キ

希エタノール　B－1006
希塩化第二鉄試液
　B－1006
希塩化鉄（Ⅲ）試液
　B－1006
希塩酸　B－1006,
　C－1157,　C－6
希過酸化水素試液
　B－1006

気管支・肺に適用する製剤
　A－107
希ギムザ試液　B－1006
キキョウ　B－1006,
　D－244
桔梗根　D－244
桔梗根末　D－248
キキョウ末　D－248
キキョウ流エキス
　D－250
キクカ　D－251,　D－8
菊花　D－251
希五酸化バナジウム試液
　B－1006
希酢酸　B－1006
キササゲ　D－254
ギ酸　B－1006
ギ酸アンモニウム
　B－1006
ギ酸アンモニウム緩衝液,
　0.05 mol/L, pH 4.0
　B－1006
ギ酸エチル　B－1006
希酸化バナジウム（Ⅴ）試
　液　B－1007
キサンテン　B－1007
キサンテン-9-カルボン酸
　B－1007
キサントヒドロール
　B－1007
キサントン　B－1007
ギ酸 n-ブチル　B－1007
希次酢酸鉛試液
　B－1007
希次硝酸ビスマス・ヨウ化
　カリウム試液,噴霧用
　B－1007
キジツ　B－1007,
　D－257
枳実　D－257
基質緩衝液,セルモロイキ
　ン用　B－1007
基質試液,インターフェロ
　ンアルファ確認用
　B－1008

基質試液,エポエチンアル
　ファ用　B－1008
基質試液,塩化リゾチーム
　用　B－1008
基質試液(1),カリジノゲ
　ナーゼ測定用
　B－1008
基質試液(2),カリジノゲ
　ナーゼ測定用
　B－1008
基質試液(3),カリジノゲ
　ナーゼ測定用
　B－1008
基質試液(4),カリジノゲ
　ナーゼ測定用
　B－1008
基質試液,リゾチーム塩酸
　塩用　B－1008
希 2,6-ジブロモ-N-クロロ-
　1,4-ベンゾキノンモノイ
　ミン試液　B－1008
希 p-ジメチルアミノベン
　ズアルデヒド・塩化第二
　鉄試液　B－1008
希 4-ジメチルアミノベン
　ズアルデヒド・塩化鉄
　（Ⅲ）試液　B－1008
希釈液,粒子計数装置用
　B－1008
希硝酸　B－1008
キシリット　C－1502
キシリット注射液
　C－1506
キシリトール　B－1008,
　C－1502,　C－7
キシリトール（参照赤外吸
　収スペクトル）
　E－241
キシリトール注射液
　C－1506
キシレノールオレンジ
　B－1008
キシレノールオレンジ試液
　B－1008
キシレン　B－1009

o-キシレン　B-1009
キシレンシアノール FF
　　B-1009
キシロース　B-1009
D-キシロース　B-1009
希水酸化カリウム・エタノ
　　ール試液　B-1009
希水酸化ナトリウム試液
　　B-1009
キタサマイシン
　　C-1508
キタサマイシン酢酸エステ
　　ル　C-1512
キタサマイシン酢酸エステ
　　ル（参照紫外可視吸収ス
　　ペクトル）　E-43
キタサマイシン酢酸エステ
　　ル（参照赤外吸収スペク
　　トル）　E-241
キタサマイシン（参照紫外
　　可視吸収スペクトル）
　　E-43
キタサマイシン酒石酸塩
　　C-1516, C-7
キタサマイシン酒石酸塩
　　（参照紫外可視吸収スペ
　　クトル）　E-43
キタサマイシン酒石酸塩
　　（参照赤外吸収スペクト
　　ル）　E-241
希チモールブルー試液
　　B-1009
キッカ　D-251
吉草根　D-191
吉草根末　D-194
n-吉草酸　B-1009
希鉄・フェノール試液
　　B-1009
キナプリル塩酸塩
　　C-1522, C-7
キナプリル塩酸塩（参照紫
　　外可視吸収スペクトル）
　　E-44
キナプリル塩酸塩（参照赤
　　外吸収スペクトル）

E-242
キナプリル塩酸塩錠
　　C-1527
キナプリル塩酸塩，定量用
　　B-1009
キニジン硫酸塩水和物
　　B-1009, C-1531
キニーネエチル炭酸エステ
　　ル　C-1536, C-7
キニーネエチル炭酸エステ
　　ル（参照紫外可視吸収ス
　　ペクトル）　E-44
キニーネエチル炭酸エステ
　　ル（参照赤外吸収スペク
　　トル）　E-242
キニーネ塩酸塩水和物
　　C-1539
キニーネ硫酸塩水和物
　　B-1009, C-1544,
　　C-7
キニーネ硫酸塩水和物（参
　　照紫外可視吸収スペクト
　　ル）　E-44
キニーネ硫酸塩水和物（参
　　照赤外吸収スペクトル）
　　E-242
キニノーゲン　B-1009
キニノーゲン試液
　　B-1010
8-キノリノール
　　B-1010
キノリン　B-1010
キノリン試液　B-1010
希フェノールフタレイン試
　　液　B-1010
希フェノールレッド試液
　　B-1010
希フォリン試液
　　B-1010
希ブロモフェノールブルー
　　試液　B-1010
希ペンタシアノニトロシル
　　鉄（Ⅲ）酸ナトリウム・
　　ヘキサシアノ鉄（Ⅲ）酸
　　カリウム試液

B-1010
希ホルムアルデヒド試液
　　B-1010
ギムザ試液　B-1010
ギムザ試液，希
　　B-1010
希メチルレッド試液
　　B-1011
キモトリプシノーゲン，ゲ
　　ルろ過分子量マーカー用
　　B-1011
α-キモトリプシン
　　B-1011
キャピラリー電気泳動法
　　F-126
牛脂　D-260
吸水クリーム　C-1641
吸収スペクトル用ジメチル
　　スルホキシド
　　B-1011
吸収スペクトル用ヘキサン
　　B-1011
吸収スペクトル用 *n*-ヘキ
　　サン　B-1011
吸水軟膏　C-1641
吸入エアゾール剤
　　A-108
吸入液剤　A-108
吸入剤　A-107
吸入剤の空気力学的粒度測
　　定法　B-754
吸入剤の送達量均一性試験
　　法　B-744
吸入粉末剤　A-107
強アンモニア水
　　B-1011
強塩基性イオン交換樹脂
　　B-1011
強塩基性イオン交換樹脂，
　　液体クロマトグラフィー
　　用　B-1342
強塩基性イオン交換樹脂，
　　カラムクロマトグラフ
　　ィー用　B-1342
強過酸化水素水

日本名索引　I -37

B - *1011*

キョウカツ　D - *261*

羌活　D - *261*

凝固点測定法　B - *251*

強酢酸第二銅試液
B - *1011*

強酢酸銅（Ⅱ）試液
B - *1011*

強酸性イオン交換樹脂
B - *1011*

強酸性イオン交換樹脂，液
体クロマトグラフィー用
B - *1342*

強酸性イオン交換樹脂，カ
ラムクロマトグラフィー
用　B - *1342*

強酸性イオン交換シリカゲ
ル，液体クロマトグラフ
ィー用　B - *1342*

希ヨウ素試液　B - *1011*

キョウニン　D - *264*，
D - *9*

杏仁　D - *264*

キョウニン水　D - *269*

杏仁水　D - *269*

強熱減量試験法　B - *254*

強熱残分試験法　B - *255*

希ヨードチンキ
C - *5933*

希硫酸　B - *1011*

希硫酸アンモニウム鉄（Ⅲ）
試液　B - *1011*

希硫酸第二鉄アンモニウム
試液　B - *1011*

[6]-ギンゲロール，成分含
量測定用　B - *1011*

[6]-ギンゲロール，定量用
B - *1011*，B - *112*

[6]-ギンゲロール，薄層ク
ロマトグラフィー用
B - *1013*

近赤外吸収スペクトル測定
法　F - *53*，B - *69*，
F - *14*

ギンセノシド Rb₁，薄層ク

ロマトグラフィー用
B - *1014*

ギンセノシド Rc
B - *1013*

ギンセノシド Re
B - *1014*

ギンセノシド Rg₁，薄層ク
ロマトグラフィー用
B - *1014*

金属ナトリウム
B - *1014*

金チオリンゴ酸ナトリウム
C - *1548*，C - *7*

キンヒドロン　B - *1014*

金標準液，原子吸光光度用
B - *917*

銀標準液，原子吸光光度用
B - *917*

金標準原液　B - *917*

銀標準原液　B - *917*

ク

グアイフェネシン
B - *1015*，C - *1553*，
C - *7*

グアイフェネシン（参照紫
外可視吸収スペクトル）
E - *45*

グアイフェネシン（参照赤
外吸収スペクトル）
E - *243*

グアナベンズ酢酸塩
C - *1556*，C - *7*

グアナベンズ酢酸塩（参照
紫外可視吸収スペクト
ル）　E - *45*

グアナベンズ酢酸塩（参照
赤外吸収スペクトル）
E - *243*

グアニン　B - *1015*

グアネチジン硫酸塩
C - *1561*，C - *7*

グアネチジン硫酸塩（参照
赤外吸収スペクトル）

E - *243*

グアヤコール　B - *1015*

グアヤコールスルホン酸カ
リウム　B - *1016*，
C - *1564*

グアヤコールスルホン酸カ
リウム（参照紫外可視吸
収スペクトル）
E - *45*

グアヤコール，定量用
B - *1015*

クエチアピンフマル酸塩
C - *1567*，C - *7*

クエチアピンフマル酸塩細
粒　C - *1577*

クエチアピンフマル酸塩
（参照紫外可視吸収スペ
クトル）　E - *46*

クエチアピンフマル酸塩
（参照赤外吸収スペクト
ル）　E - *244*

クエチアピンフマル酸塩錠
C - *1573*

クエン酸　B - *1016*

クエン酸アンモニウム
B - *1017*

クエン酸アンモニウム鉄
（Ⅲ）　B - *1017*

クエン酸一水和物
B - *1016*

クエン酸ガリウム（⁶⁷Ga）
注射液　C - *1585*

クエン酸緩衝液，
0.05 mol/L，pH 6.6
B - *1016*

クエン酸・酢酸試液
B - *1016*

クエン酸三カリウム一水和
物　B - *1017*

クエン酸三ナトリウム試
液，0.1 mol/L
B - *1017*

クエン酸三ナトリウム二水
和物　B - *1017*

クエン酸試液，0.01 mol/L

I-38 日本名索引

B-*1016*
クエン酸試液, 0.1 mol/L
　B-*1016*
クエン酸試液, 1 mol/L,
　緩衝液用　B-*1016*
クエン酸水素二アンモニウ
　ム　B-*1017*
クエン酸水和物
　C-*1581*, C-*7*
クエン酸水和物（参照赤外
　吸収スペクトル）
　E-*244*
クエン酸第二鉄アンモニウ
　ム　B-*1017*
クエン酸銅（Ⅱ）試液
　B-*1017*
クエン酸ナトリウム
　B-*1017*
クエン酸ナトリウム試液,
　0.1 mol/L　B-*1017*
クエン酸ナトリウム水和物
　B-*1017*, C-*1587*,
　C-*7*
クエン酸・無水酢酸試液
　B-*1016*
クエン酸モサプリド, 定量
　用　B-*1017*
クエン酸・リン酸塩・アセ
　トニトリル試液
　B-*1017*
クオリティ・バイ・デザイ
　ン（QbD), 品質リスク
　マネジメント（QRM）
　及び医薬品品質システム
　（PQS）に関連する用語
　集　F-*38*
クコシ　D-*273*, D-*9*
枸杞子　D-*273*
クジン　D-*275*
苦参　D-*275*
クジン末　D-*278*
苦参末　D-*278*
屈折率測定法　B-*259*
クペロン　B-*1017*
クペロン試液　B-*1017*

クーマシー染色試液
　B-*1017*
クーマシーブリリアントブ
　ルー G-250　B-*1017*
クーマシーブリリアントブ
　ルー R-250　B-*1017*
クーマシーブリリアントブ
　ルー試液, インターフェ
　ロンアルファ用
　B-*1018*
苦味重曹水　D-*498*
苦味チンキ　D-*279*
18-クラウンエーテル固定
　化シリカゲル, 液体クロ
　マトグラフィー用
　B-*1342*
グラファイトカーボン, 液
　体クロマトグラフィー用
　B-*1342*
グラファイトカーボン, ガ
　スクロマトグラフィー用
　B-*1342*
クラブラン酸カリウム
　C-*1592*, C-*7*
クラブラン酸カリウム（参
　照紫外可視吸収スペクト
　ル）　E-*46*
クラブラン酸カリウム（参
　照赤外吸収スペクトル）
　E-*245*
クラリスロマイシン
　C-*1597*, C-*7*
クラリスロマイシン錠
　C-*1605*
グリオキサール標準液
　B-*917*
グリオキサール標準原液
　B-*917*
40％グリオキサール試液
　B-*1018*
グリクラジド　C-*1612*,
　C-*7*
グリクラジド（参照紫外可
　視吸収スペクトル）
　E-*46*

グリクラジド（参照赤外吸
　収スペクトル）
　E-*245*
グリココール酸ナトリウム,
　薄層クロマトグラフィー
　用　B-*1018*
N-グリコリルノイラミン
　酸　B-*1018*
N-グリコリルノイラミン
　酸試液, 0.1 mmol/L
　B-*1018*
グリコールエーテル化シリ
　カゲル, 液体クロマトグ
　ラフィー用　B-*1342*
グリコール酸　B-*1018*
グリシン　B-*1018*,
　C-*1617*, C-*7*
グリシン（参照赤外吸収ス
　ペクトル）　E-*245*
クリスタルバイオレット
　B-*1019*
クリスタルバイオレット試
　液　B-*1019*
グリース・ロメン亜硝酸試
　薬　B-*1019*
グリース・ロメン硝酸試薬
　B-*1019*
グリセリン　B-*1019*,
　C-*1621*, C-*7*,
　C-*26*
85％グリセリン
　B-*1019*
グリセリン塩基性試液
　B-*1019*
グリセリン, ガスクロマト
　グラフィー用
　B-*1019*
グリセリンカリ液
　C-*1631*
グリセリン（参照赤外吸収
　スペクトル）　E-*246*
グリセロール　C-*1621*
グリチルリチン酸一アンモ
　ニウム, 分離確認用
　B-*1019*

日本名索引　　I-39

グリチルリチン酸，薄層クロマトグラフィー用　B-1019
クリノフィブラート　C-1632, C-7
クリノフィブラート（参照紫外可視吸収スペクトル）　E-47
クリノフィブラート（参照赤外吸収スペクトル）　E-246
グリベンクラミド　C-1636, C-7
グリベンクラミド（参照紫外可視吸収スペクトル）　E-47
グリベンクラミド（参照赤外吸収スペクトル）　E-247
クリーム剤　A-150
グリメピリド　C-1644, C-7
グリメピリド（参照紫外可視吸収スペクトル）　E-47
グリメピリド（参照赤外吸収スペクトル）　E-247
グリメピリド錠　C-1651
クリンダマイシン塩酸塩　C-1655, C-7
クリンダマイシン塩酸塩カプセル　C-1659
クリンダマイシン塩酸塩（参照赤外吸収スペクトル）　E-247
クリンダマイシンリン酸エステル　C-1662, C-7, C-26
クリンダマイシンリン酸エステル（参照赤外吸収スペクトル）　E-248
クリンダマイシンリン酸エステル注射液

C-1667
クリンダマイシンリン酸エステル標準品　B-107
グルカゴン（遺伝子組換え）　C-1668
クルクマ紙　B-1347
クルクミン　B-1020
クルクミン試液　B-1021
クルクミン，成分含量測定用　B-1020
クルクミン，定量用　B-1020
D-グルコサミン塩酸塩　B-1021
4'-O-グルコシル-5-O-メチルビサミノール，薄層クロマトグラフィー用　B-1021
グルコースオキシダーゼ　B-1021
グルコース検出用試液　B-1021
グルコース検出用試液，ペニシリウム由来β-ガラクトシダーゼ用　B-1021
グルコン酸カルシウム水和物　C-1674, C-7
グルコン酸カルシウム水和物，薄層クロマトグラフィー用　B-1021
グルコン酸カルシウム，薄層クロマトグラフィー用　B-1021
グルコン酸ナトリウム　B-1022
グルタチオン　B-1022, C-1678, C-8
グルタチオン（参照赤外吸収スペクトル）　E-248
L-グルタミン　B-1022, C-1682, C-8
L-グルタミン酸

B-1022, C-1685, C-8
L-グルタミン酸（参照赤外吸収スペクトル）　E-249
L-グルタミン（参照赤外吸収スペクトル）　E-248
グルタミン試液　B-1022
7-(グルタリルグリシル-L-アルギニルアミノ)-4-メチルクマリン　B-1022
7-(グルタリルグリシル-L-アルギニルアミノ)-4-メチルクマリン試液　B-1022
クレオソート　D-987
クレゾール　B-1022, C-1688
m-クレゾール　B-1022
p-クレゾール　B-1022
クレゾール水　C-1692
クレゾール石ケン液　C-1694
クレゾールレッド　B-1022
クレゾールレッド試液　B-1022
クレボプリドリンゴ酸塩　C-1697, C-8
クレボプリドリンゴ酸塩（参照紫外可視吸収スペクトル）　E-48
クレボプリドリンゴ酸塩（参照赤外吸収スペクトル）　E-249
クレマスチンフマル酸塩　C-1700, C-8
クロカプラミン塩酸塩水和物　C-1705, C-8
クロカプラミン塩酸塩水和物（参照紫外可視吸収スペクトル）　E-48

I-40　日本名索引

クロカプラミン塩酸塩水和
物（参照赤外吸収スペク
トル）　E-249
クロキサシリンナトリウム
水和物　C-1709,
C-8
クロキサシリンナトリウム
水和物（参照紫外可視吸
収スペクトル）
E-48
クロキサシリンナトリウム
水和物（参照赤外吸収ス
ペクトル）　E-250
クロキサゾラム
B-1022,　C-1714,
C-8
クロキサゾラム（参照紫外
可視吸収スペクトル）
E-49
クロコナゾール塩酸塩
C-1717,　C-8
クロコナゾール塩酸塩（参
照紫外可視吸収スペクト
ル）　E-49
クロコナゾール塩酸塩（参
照赤外吸収スペクトル）
E-250
クロスカルメロースナトリ
ウム　C-1442,
C-7,　C-50
クロスカルメロースナトリ
ウム（参照赤外吸収スペ
クトル）　E-11
クロスポビドン
C-1720,　C-8
クロチアゼパム
C-1724,　C-8
クロチアゼパム（参照紫外
可視吸収スペクトル）
E-49
クロチアゼパム錠
C-1728
クロチアゼパム，定量用
B-1022
クロトリマゾール

B-1023,　C-1731,
C-8
クロトリマゾール（参照紫
外可視吸収スペクトル）
E-50
クロトリマゾール（参照赤
外吸収スペクトル）
E-250
クロナゼパム　C-1735,
C-8
クロナゼパム細粒
C-1742
クロナゼパム（参照紫外可
視吸収スペクトル）
E-50
クロナゼパム（参照赤外吸
収スペクトル）
E-251
クロナゼパム錠
C-1739
クロナゼパム，定量用
B-1023
クロニジン塩酸塩
C-1744,　C-8,
C-27
クロニジン塩酸塩（参照紫
外可視吸収スペクトル）
E-50
クロニジン塩酸塩（参照赤
外吸収スペクトル）
E-251
クロピドグレル硫酸塩
C-1748,　C-8
クロピドグレル硫酸塩（参
照紫外可視吸収スペクト
ル）　E-51
クロピドグレル硫酸塩（参
照赤外吸収スペクトル）
E-251
クロピドグレル硫酸塩錠
C-1754
クロフィブラート
B-1023,　C-1758,
C-8
クロフィブラートカプセル

C-1762
クロフィブラート1（参照
紫外可視吸収スペクト
ル）　E-51
クロフィブラート2（参照
紫外可視吸収スペクト
ル）　E-51
クロフィブラート（参照赤
外吸収スペクトル）
E-252
クロフェダノール塩酸塩
C-1764,　C-8
クロフェダノール塩酸塩
（参照紫外可視吸収スペ
クトル）　E-52
クロフェダノール塩酸塩
（参照赤外吸収スペクト
ル）　E-252
γ-グロブリン　B-1023
クロベタゾールプロピオン
酸エステル　C-1767,
C-8
クロベタゾールプロピオン
酸エステル（参照赤外吸
収スペクトル）
E-252
クロペラスチン塩酸塩
C-1772,　C-8
クロペラスチン塩酸塩1
（参照紫外可視吸収スペ
クトル）　E-52
クロペラスチン塩酸塩2
（参照紫外可視吸収スペ
クトル）　E-52
クロペラスチン塩酸塩（参
照赤外吸収スペクトル）
E-253
クロペラスチンフェンジゾ
酸塩　C-1776,　C-8
クロペラスチンフェンジゾ
酸塩（参照紫外可視吸収
スペクトル）　E-53
クロペラスチンフェンジゾ
酸塩（参照赤外吸収スペ
クトル）　E-253

日本名索引　　I-41

クロペラスチンフェンジゾ
　酸塩錠　C-1780
クロペラスチンフェンジゾ
　酸塩，定量用
　B-1023
クロマトグラフィー総論
　B-3
クロマトグラフィーのライ
　フサイクル各ステージに
　おける管理戦略と変更管
　理の考え方（クロマトグ
　ラフィーのライフサイク
　ルにおける変更管理）
　F-18
クロマトグラフィー用ケイ
　ソウ土　B-1342
クロマトグラフィー用担体
　／充塡剤　B-1336，
　B-130，B-73
クロマトグラフィー用中性
　アルミナ　B-1342
クロミフェンクエン酸塩
　C-1782，C-8
クロミフェンクエン酸塩
　（参照紫外可視吸収スペ
　クトル）　E-53
クロミフェンクエン酸塩錠
　C-1786
クロミプラミン塩酸塩
　C-1789，C-8
クロミプラミン塩酸塩（参
　照紫外可視吸収スペクト
　ル）　E-53
クロミプラミン塩酸塩錠
　C-1792
クロミプラミン塩酸塩，定
　量用　B-1023
クロム酸カリウム
　B-1023
クロム酸カリウム試液
　B-1023
クロム酸銀飽和クロム酸カ
　リウム試液　B-1023
クロム酸ナトリウム
　（^{51}Cr）注射液

C-1795
クロム酸・硫酸試液
　B-1023
クロム標準液，原子吸光光
　度用　B-917
クロモグリク酸ナトリウム
　C-1796，C-8
クロモグリク酸ナトリウム
　（参照紫外可視吸収スペ
　クトル）　E-54
クロモトロプ酸
　B-1023
クロモトロプ酸試液
　B-1023
クロモトロープ酸試液
　B-1023
クロモトロプ酸試液，濃
　B-1023
クロモトロープ酸試液，濃
　B-1023
クロモトロープ酸二ナトリ
　ウム二水和物
　B-1023
クロラゼプ酸二カリウム
　C-1800，C-8
クロラゼプ酸二カリウムカ
　プセル　C-1805
クロラゼプ酸二カリウム
　（参照紫外可視吸収スペ
　クトル）　E-54
クロラゼプ酸二カリウム
　（参照赤外吸収スペクト
　ル）　E-253
クロラゼプ酸二カリウム，
　定量用　B-1023
クロラミン　B-1023
クロラミン試液
　B-1023
クロラムフェニコール
　B-1023，C-1808，
　C-8
クロラムフェニコールコハ
　ク酸エステルナトリウム
　C-1812，C-8
クロラムフェニコールコハ

ク酸エステルナトリウム
　（参照紫外可視吸収スペ
　クトル）　E-55
クロラムフェニコールコハ
　ク酸エステルナトリウム
　（参照赤外吸収スペクト
　ル）　E-254
クロラムフェニコール・コ
　リスチンメタンスルホン
　酸ナトリウム点眼液
　C-1815
クロラムフェニコール（参
　照紫外可視吸収スペクト
　ル）　E-54
クロラムフェニコール（参
　照赤外吸収スペクトル）
　E-254
クロラムフェニコールパル
　ミチン酸エステル
　C-1818，C-8
クロラムフェニコールパル
　ミチン酸エステル（参照
　紫外可視吸収スペクト
　ル）　E-55
p-クロルアニリン
　B-1023
p-クロル安息香酸
　B-1023
クロルジアゼポキシド
　B-1024，C-1822，
　C-8
クロルジアゼポキシド散
　C-1829
クロルジアゼポキシド（参
　照紫外可視吸収スペクト
　ル）　E-55
クロルジアゼポキシド（参
　照赤外吸収スペクトル）
　E-254
クロルジアゼポキシド錠
　C-1826
クロルジアゼポキシド，定
　量用　B-1024
クロルフェニラミンマレイ
　ン酸塩　B-1024，

C-1832, <u>C-8</u>
d-クロルフェニラミンマレイン酸塩 C-1846, <u>C-8</u>
クロルフェニラミンマレイン酸塩散 C-1842
クロルフェニラミンマレイン酸塩（参照紫外可視吸収スペクトル） E-56
d-クロルフェニラミンマレイン酸塩（参照紫外可視吸収スペクトル） E-56
クロルフェニラミンマレイン酸塩（参照赤外吸収スペクトル） E-255
d-クロルフェニラミンマレイン酸塩（参照赤外吸収スペクトル） E-255
クロルフェニラミンマレイン酸塩錠 C-1838
クロルフェニラミンマレイン酸塩注射液 C-1844
クロルフェネシンカルバミン酸エステル C-1850, <u>C-8</u>
クロルフェネシンカルバミン酸エステル（参照紫外可視吸収スペクトル） E-56
クロルフェネシンカルバミン酸エステル（参照赤外吸収スペクトル） E-255
クロルフェネシンカルバミン酸エステル錠 C-1854
クロルフェネシンカルバミン酸エステル，定量用 B-1024
p-クロルフェノール B-1024

クロルプロパミド C-1857, <u>C-8</u>
クロルプロパミド（参照紫外可視吸収スペクトル） E-57
クロルプロパミド（参照赤外吸収スペクトル） E-256
クロルプロパミド錠 C-1861
クロルプロパミド，定量用 B-1024
クロルプロマジン塩酸塩 C-1864, <u>C-8</u>
クロルプロマジン塩酸塩錠 C-1869
クロルプロマジン塩酸塩注射液 C-1872
クロルプロマジン塩酸塩，定量用 B-1024
クロルヘキシジン塩酸塩 B-1024, C-1874, <u>C-8</u>
クロルヘキシジングルコン酸塩液 C-1877
p-クロルベンゼンスルホンアミド B-1024
クロルマジノン酢酸エステル C-1881, <u>C-8</u>
クロルマジノン酢酸エステル（参照赤外吸収スペクトル） E-256
4-クロロアニリン B-1024
4-クロロ安息香酸 B-1024
2-クロロエチルジエチルアミン塩酸塩 B-1024
クロロギ酸9-フルオレニルメチル B-1025
クロロゲン酸，薄層クロマトグラフィー用 B-1025
(E)-クロロゲン酸，薄層ク

ロマトグラフィー用 B-1025
クロロ酢酸 B-1025
1-クロロ-2,4-ジニトロベンゼン B-1025
3'-クロロ-3'-デオキシチミジン，液体クロマトグラフィー用 B-1025
クロロトリメチルシラン B-1025
(2-クロロフェニル)-ジフェニルメタノール，薄層クロマトグラフィー用 B-1025
4-クロロフェノール B-1026
クロロブタノール B-1026, C-1885
1-クロロブタン B-1026
3-クロロ-1,2-プロパンジオール B-1026
4-クロロベンゼンジアゾニウム塩試液 B-1027
4-クロロベンゼンスルホンアミド B-1027
4-クロロベンゾフェノン B-1027
クロロホルム B-1028
クロロホルム，エタノール不含 B-1028
クロロホルム，水分測定用 B-1028

ケ

ケイガイ D-281
荊芥穂 D-281
経口液剤 A-55
蛍光基質試液 B-1028
蛍光光度法 B-167, <u>B-61</u>
蛍光試液 B-1028
経口ゼリー剤 A-68

日本名索引　Ｉ-43

蛍光染色による細菌数の迅
　速測定法　Ｆ-247
経口投与する製剤
　Ａ-31
経口フィルム剤　Ａ-70
ケイ酸アルミン酸マグネシ
　ウム　Ｃ-1903, Ｃ-8
ケイ酸マグネシウム
　Ｃ-1912, Ｃ-28
軽質無水ケイ酸
　Ｃ-1889, Ｃ-8,
　Ｃ-28
軽質流動パラフィン
　Ｃ-4106, Ｃ-15,
　Ｃ-60
桂枝茯苓丸エキス
　Ｄ-283, Ｄ-10
ケイソウ土　Ｂ-1028
ケイソウ土, ガスクロマト
　グラフィー用
　Ｂ-1343
ケイソウ土, クロマトグラ
　フィー用　Ｂ-1343
継代培地, ナルトグラスチ
　ム試験用　Ｂ-1028,
　Ｂ-129
ケイタングステン酸二十六
　水和物　Ｂ-1028
ケイヒ　Ｄ-289
桂皮　Ｄ-289
ケイ皮酸　Ｂ-1028
(E)-ケイ皮酸, 成分含量測
　定用　Ｂ-1028
(E)-ケイ皮酸, 定量用
　Ｂ-1028
(E)-ケイ皮酸, 薄層クロマ
　トグラフィー用
　Ｂ-1030
ケイヒ末　Ｄ-295
桂皮末　Ｄ-295
ケイヒ油　Ｄ-297
桂皮油　Ｄ-297
計量器・用器　Ｂ-1354,
　Ｂ-74
ケタミン塩酸塩

Ｃ-1916, Ｃ-8
ケタミン塩酸塩（参照紫外
　可視吸収スペクトル）
　Ｅ-57
ケタミン塩酸塩（参照赤外
　吸収スペクトル）
　Ｅ-256
血液カンテン培地
　Ｂ-1030
血液透析用剤　Ａ-104
1％血液浮遊液　Ｂ-1030
結晶セルロース
　Ｃ-2999, Ｃ-12
結晶トリプシン
　Ｂ-1030
結晶トリプシン, ウリナス
　タチン定量用
　Ｂ-1031
ケツメイシ　Ｄ-299
決明子　Ｄ-299
ケトコナゾール
　Ｂ-1032, Ｃ-1920,
　Ｃ-8
ケトコナゾール液
　Ｃ-1923
ケトコナゾールクリーム
　Ｃ-1926
ケトコナゾール（参照紫外
　可視吸収スペクトル）
　Ｅ-57
ケトコナゾール（参照赤外
　吸収スペクトル）
　Ｅ-257
ケトコナゾール, 定量用
　Ｂ-1032
ケトコナゾールローション
　Ｃ-1925
ケトチフェンフマル酸塩
　Ｃ-1928, Ｃ-8
ケトチフェンフマル酸塩
　（参照紫外可視吸収スペ
　クトル）　Ｅ-58
ケトチフェンフマル酸塩
　（参照赤外吸収スペクト
　ル）　Ｅ-257

ケトプロフェン
　Ｃ-1932, Ｃ-9
ケトプロフェン（参照紫外
　可視吸収スペクトル）
　Ｅ-58
ケトプロフェン（参照赤外
　吸収スペクトル）
　Ｅ-257
ゲニポシド, 成分含量測定
　用　Ｂ-1032
ゲニポシド, 定量用
　Ｂ-1032
ゲニポシド, 薄層クロマト
　グラフィー用
　Ｂ-1034
ケノデオキシコール酸
　Ｃ-1936, Ｃ-9
ケノデオキシコール酸（参
　照赤外吸収スペクトル）
　Ｅ-258
ケノデオキシコール酸, 薄
　層クロマトグラフィー用
　Ｂ-1034
ゲファルナート
　Ｃ-1940, Ｃ-9
ゲファルナート（参照赤外
　吸収スペクトル）
　Ｅ-258
ゲフィチニブ　Ｃ-1945,
　Ｃ-9
ゲフィチニブ（参照紫外可
　視吸収スペクトル）
　Ｅ-58
ゲフィチニブ（参照赤外吸
　収スペクトル）
　Ｅ-258
ゲフィチニブ錠　Ｃ-28
ゲル型強塩基性イオン交換
　樹脂, 液体クロマトグラ
　フィー用　Ｂ-1343
ゲル型強酸性イオン交換樹
　脂（架橋度6％）, 液体
　クロマトグラフィー用
　Ｂ-1343
ゲル型強酸性イオン交換樹

Ⅰ-44　日本名索引

脂（架橋度8％），液体
　クロマトグラフィー用
　B-1343
ゲル剤　A-152
ゲルろ過分子量マーカー用
　ウシ血清アルブミン
　B-1035
ゲルろ過分子量マーカー用
　キモトリプシノーゲン
　B-1035
ゲルろ過分子量マーカー用
　卵白アルブミン
　B-1035
ゲルろ過分子量マーカー用
　リボヌクレアーゼA
　B-1035
ケロシン　B-1035
ケンゴシ　D-301
牽牛子　D-301
原子間力顕微鏡によるナノ
　粒子のサイズ及び形態解
　析法　F-7
原子吸光光度法　B-174
原子吸光光度用亜鉛標準液
　B-917
原子吸光光度用アルミニウ
　ム標準液　B-917
原子吸光光度用カルシウム
　標準液　B-918
原子吸光光度用金標準液
　B-918
原子吸光光度用銀標準液
　B-918
原子吸光光度用クロム標準
　液　B-918
原子吸光光度用鉄標準液
　B-918
原子吸光光度用鉄標準液
　(2)　B-918
原子吸光光度用ニッケル標
　準液　B-918
原子吸光光度用マグネシウ
　ム標準液　B-918
原子量表　G-3
元素不純物　B-461,

B-24
懸濁剤　A-57
ゲンタマイシンB
　B-1035
ゲンタマイシン硫酸塩
　C-1951,　C-9
ゲンタマイシン硫酸塩注射
　液　C-1956
ゲンタマイシン硫酸塩点眼
　液　C-1958
ゲンタマイシン硫酸塩軟膏
　C-1959
ゲンチアナ　D-303,
　D-9
ゲンチアナ・重曹散
　D-309
ゲンチアナ末　D-307,
　D-10
ゲンチオピクロシド，薄層
　クロマトグラフィー用
　B-1035
ゲンチジン酸　B-1036
ゲンノショウコ　D-310
ゲンノショウコ末
　D-314

コ

コウイ　D-315
膠飴　D-315
抗インターフェロンアルファ
　抗血清　B-1036
抗ウリナスタチンウサギ血
　清　B-1036
抗ウロキナーゼ血清
　B-1036,　B-113
抗A血液型判定用抗体
　B-1036
コウカ　D-317
紅花　D-317
広藿香　D-165
硬化油　C-1961,　C-9
紅耆　D-542
口腔内に適用する製剤
　A-71

口腔内崩壊錠　A-34
口腔内崩壊フィルム剤
　A-70
口腔用錠剤　A-71
口腔用スプレー剤
　A-76
口腔用半固形剤　A-77
口腔用液剤　A-74
コウジン　D-321
紅参　D-321
校正球，粒子密度測定用
　B-1352
合成ケイ酸アルミニウム
　C-1894,　C-8
合成ケイ酸マグネシウム，
　カラムクロマトグラフィ
　ー用　B-1343
合成ゼオライト，乾燥用
　B-1036
抗生物質　H-8
抗生物質の微生物学的力価
　試験法　B-555,
　B-52
抗生物質用リン酸塩緩衝
　液，pH 6.5　B-1036
抗生物質用リン酸塩緩衝
　液，0.1 mol/L，pH 8.0
　B-1036
酵素試液　B-1036
酵素試液，グルカゴン用
　B-1037
酵素消化用緩衝液
　B-1037
酵素免疫測定法　F-162
抗B血液型判定用抗体
　B-1037
コウブシ　D-326
香附子　D-326
コウブシ末　D-328
香附子末　D-328
抗ブラジキニン抗体
　B-1037
抗ブラジキニン抗体試液
　B-1037
コウベイ　D-329

日本名索引　　I -45

粳米　D -329
酵母エキス　B -1037
コウボク　D -331,
　D -11
厚朴　D -331
コウボク末　D -335
厚朴末　D -335
高密度ポリエチレンフィル
　ム　B -1037
鉱油試験法　B -17
ゴオウ　D -338
牛黄　D -338
コカイン塩酸塩
　C -1970
コカイン塩酸塩1（参照紫
　外可視吸収スペクトル）
　E -59
コカイン塩酸塩2（参照紫
　外可視吸収スペクトル）
　E -59
コカイン塩酸塩（参照赤外
　吸収スペクトル）
　E -259
固形製剤のブリスター包装
　の水蒸気透過性試験法
　F -358
五酸化バナジウム
　B -1037
五酸化バナジウム試液
　B -1037
五酸化バナジウム試液，希
　B -1037
五酸化リン　B -1037
ゴシツ　D -341, D -12
牛膝　D -341
ゴシツ，薄層クロマトグラ
　フィー用　B -1037
牛車腎気丸エキス
　D -344, D -12,
　D -10
ゴシュユ　B -1039,
　D -353
呉茱萸　D -353
呉茱萸湯エキス
　D -356, D -13

ゴセレリン酢酸塩
　C -30
ゴセレリン酢酸塩標準品
　B -56
固体又は粉体の密度
　F -61, F -20
コデインリン酸塩散1％
　C -1981
コデインリン酸塩散10％
　C -1983
コデインリン酸塩錠
　C -1978
コデインリン酸塩水和物
　C -1974
コデインリン酸塩水和物
　（参照紫外可視吸収スペ
　クトル）　E -59
コデインリン酸塩水和物
　（参照赤外吸収スペクト
　ル）　E -259
コデインリン酸塩水和物，
　定量用　B -1039
ゴナドレリン酢酸塩
　C -1985
ゴナドレリン酢酸塩（参照
　紫外可視吸収スペクト
　ル）　E -60
ゴナドレリン酢酸塩（参照
　赤外吸収スペクトル）
　E -259
コハク酸　B -1039
コハク酸ジエチレングリコ
　ールポリエステル，ガス
　クロマトグラフィー用
　B -1039
コハク酸シベンゾリン，定
　量用　B -1039
コハク酸トコフェロール
　B -1039
コハク酸トコフェロールカ
　ルシウム　B -1039
コバルチ亜硝酸ナトリウム
　B -1039
コバルチ亜硝酸ナトリウム
　試液　B -1039

コプチシン塩化物，薄層ク
　ロマトグラフィー用
　B -1039
ゴボウシ　D -361,
　D -14
牛蒡子　D -361
コポビドン　C -1992,
　C -9
コポビドン（参照赤外吸収
　スペクトル）　E -260
ゴマ　D -363
胡麻　D -363
ゴマ油　B -1040,
　D -365
ゴミシ　D -367, D -12
五味子　D -367
コムギデンプン
　C -3454, C -75
コメデンプン　C -3458
コリスチンメタンスルホン
　酸ナトリウム
　C -1999, C -9
コリスチンメタンスルホン
　酸ナトリウム（参照赤外
　吸収スペクトル）
　E -260
コリスチン硫酸塩
　C -2002
コリン塩化物　B -1040
コール酸ナトリウム水和物
　B -1040
コール酸，薄層クロマトグ
　ラフィー用　B -1040
コルチゾン酢酸エステル
　B -1041, C -2007
コルチゾン酢酸エステル
　（参照紫外可視吸収スペ
　クトル）　E -60
コルチゾン酢酸エステル
　（参照赤外吸収スペクト
　ル）　E -260
コルヒチン　C -2013
コルヒチン（参照紫外可視
　吸収スペクトル）
　E -60

I -46 日本名索引

コルヒチン（参照赤外吸収
スペクトル） E - 261
五苓散エキス D - 371
コレカルシフェロール
C - 2020
コレカルシフェロール（参
照赤外吸収スペクトル）
E - 261
コレスチミド C - 2024,
C - 9
コレスチミド顆粒
C - 2029
コレスチミド（参照赤外吸
収スペクトル）
E - 261
コレスチミド錠
C - 2027
コレステロール
B - 1041, C - 2030
コロジオン B - 1041
コロホニウム D - 1062
コロンボ D - 375
コロンボ末 D - 377
混合ガス調製器
B - 1354
コンゴーレッド
B - 1041
コンゴーレッド紙
B - 1348
コンゴーレッド試液
B - 1041
コンズランゴ D - 378
コンズランゴ流エキス
D - 380

サ

サイクロセリン
C - 2033, C - 9
サイクロセリン（参照赤外
吸収スペクトル）
E - 262
サイコ D - 382
柴胡 D - 382
柴胡桂枝乾姜湯エキス

D - 15
柴胡桂枝湯エキス
D - 389
サイコサポニン a, d 混合
標準試液, 定量用
B - 1043
サイコサポニン a, 成分含
量測定用 B - 1041
サイコサポニン a, 定量用
B - 1041
サイコサポニン a, 薄層ク
ロマトグラフィー用
B - 1043
サイコサポニン b_2, 成分
含量測定用 B - 1044
サイコサポニン b_2, 定量
用 B - 1044
サイコサポニン b_2, 薄層
クロマトグラフィー用
B - 1045
サイコサポニン b_2 標準試
液, 定量用 B - 1046
サイコサポニン d, 成分含
量測定用 B - 1046
サイコサポニン d, 定量用
B - 1046
サイコ成分含量測定用リン
酸塩緩衝液 B - 1049
サイコ定量用リン酸塩緩衝
液 B - 1049
サイシン D - 399
細辛 D - 399
サイズ排除クロマトグラフ
ィー B - 147
SYBR Green 含有 PCR 2
倍反応液 B - 1049
細胞懸濁液, テセロイキン
用 B - 1049
細胞毒性試験用リン酸塩緩
衝液 B - 1049
柴朴湯エキス D - 404
柴苓湯エキス D - 412
酢酸 B - 1049,
C - 2035, C - 9
酢酸 (31) B - 1049

酢酸 (100) B - 1049
酢酸亜鉛 B - 1050
0.02 mol/L 酢酸亜鉛液
B - 867
0.05 mol/L 酢酸亜鉛液
B - 866
酢酸亜鉛緩衝液, 0.25
mol/L, pH 6.4
B - 1050
酢酸亜鉛二水和物
B - 1050
酢酸アンモニウム
B - 1051
酢酸アンモニウム試液
B - 1051
酢酸アンモニウム試液,
0.5 mol/L B - 1051
酢酸アンモニウム試液,
40 mmol/L B - 71
酢酸イソアミル
B - 1051
酢酸エチル B - 1051
酢酸塩緩衝液, 0.01 mol/L,
pH 5.0 B - 1051
酢酸塩緩衝液, 0.02 mol/L,
pH 6.0 B - 1051
酢酸塩緩衝液, pH 3.5
B - 1051
酢酸塩緩衝液, pH 4.0,
0.05 mol/L B - 1051
酢酸塩緩衝液, pH 4.5
B - 1051
酢酸塩緩衝液, pH 5.4
B - 1051
酢酸塩緩衝液, pH 5.5
B - 1051
酢酸カドミウム
B - 1051
酢酸カドミウム二水和物
B - 1051
酢酸カリウム B - 1051
酢酸カリウム試液
B - 1051
酢酸カルシウム一水和物
B - 1051

酢酸, 希　B − 1049

酢酸コルチゾン
　　B − 1051

酢酸・酢酸アンモニウム緩
　　衝液, pH 3.0
　　B − 1049

酢酸・酢酸アンモニウム緩
　　衝液, pH 4.5
　　B − 1049

酢酸・酢酸アンモニウム緩
　　衝液, pH 4.8
　　B − 1049

酢酸・酢酸カリウム緩衝
　　液, pH 4.3　B − 1049

酢酸・酢酸ナトリウム緩衝
　　液, 0.05 mol/L, pH 4.0
　　B − 1049

酢酸・酢酸ナトリウム緩衝
　　液, 0.05 mol/L, pH 4.6
　　B − 1049

酢酸・酢酸ナトリウム緩衝
　　液, 0.1 mol/L, pH 4.0
　　B − 1050

酢酸・酢酸ナトリウム緩衝
　　液, 1 mol/L, pH 5.0
　　B − 1050

酢酸・酢酸ナトリウム緩衝
　　液, 1 mol/L, pH 6.0
　　B − 1050

酢酸・酢酸ナトリウム緩衝
　　液, pH 4.0　B − 1050

酢酸・酢酸ナトリウム緩衝
　　液, pH 4.5　B − 1050

酢酸・酢酸ナトリウム緩衝
　　液, pH 4.5, 鉄試験用
　　B − 1050

酢酸・酢酸ナトリウム緩衝
　　液, pH 4.7　B − 1050

酢酸・酢酸ナトリウム緩衝
　　液, pH 5.0　B − 1050

酢酸・酢酸ナトリウム緩衝
　　液, pH 5.5　B − 1050

酢酸・酢酸ナトリウム緩衝
　　液, pH 5.6　B − 1050

酢酸・酢酸ナトリウム試液

B − 1050

酢酸・酢酸ナトリウム試
　　液, 0.02 mol/L
　　B − 1050

酢酸・酢酸ナトリウム試
　　液, pH 7.0　B − 1050

酢酸試液, 0.25 mol/L
　　B − 1049

酢酸試液, 2 mol/L
　　B − 1049

酢酸試液, 6 mol/L
　　B − 1049

酢酸水銀（Ⅱ）　B − 1051

酢酸水銀（Ⅱ）試液, 非水
　　滴定用　B − 1052

酢酸セミカルバジド試液
　　B − 1052

酢酸第二水銀　B − 1052

酢酸第二水銀試液, 非水滴
　　定用　B − 1052

酢酸第二銅　B − 1052

酢酸第二銅試液, 強
　　B − 1052

酢酸銅（Ⅱ）一水和物
　　B − 1052

酢酸銅（Ⅱ）試液, 強
　　B − 1052

酢酸トコフェロール
　　B − 1052

酢酸ナトリウム
　　B − 1052

酢酸ナトリウム・アセトン
　　試液　B − 1052

0.1 mol/L 酢酸ナトリウム
　　液　B − 867

酢酸ナトリウム三水和物
　　B − 1052

酢酸ナトリウム試液
　　B − 1052

酢酸ナトリウム水和物
　　C − 2040, C − 9

酢酸ナトリウム, 無水
　　B − 1052

酢酸鉛　B − 1052

酢酸鉛（Ⅱ）三水和物

B − 1052

酢酸鉛紙　B − 1348

酢酸鉛（Ⅱ）紙　B − 1348

酢酸鉛試液　B − 1052

酢酸鉛（Ⅱ）試液
　　B − 1053

酢酸, 非水滴定用
　　B − 1049

酢酸ヒドロキソコバラミン
　　B − 1053

酢酸ヒドロコルチゾン
　　B − 1053

酢酸ビニル　B − 1053

酢酸, 氷　B − 1049

酢酸フタル酸セルロース
　　C − 2963

酢酸ブチル　B − 1053

酢酸 n−ブチル　B − 1053

酢酸プレドニゾロン
　　B − 1053

酢酸メチル　B − 1053

酢酸 3−メチルブチル
　　B − 1053

酢酸リチウム二水和物
　　B − 1053

酢酸・硫酸試液
　　B − 1050

サケ精子DNA　B − 1053

坐剤　A − 126

サッカリン　C − 2043,
　　C − 9

サッカリン（参照赤外吸収
　　スペクトル）　E − 262

サッカリンナトリウム水和
　　物　C − 2047, C − 9

サフラン　D − 421

サーモリシン　B − 1053

サラシ粉　B − 1053,
　　C − 2052

サラシ粉試液　B − 1053

サラシミツロウ　D − 985

サラゾスルファピリジン
　　C − 2055, C − 9

サラゾスルファピリジン
　　（参照紫外可視吸収スペ

クトル） E－61
サリチルアミド
　B－1053
サリチルアルダジン
　B－1054
サリチルアルデヒド
　B－1054
サリチル酸　B－1054,
　C－2060, <u>C－9</u>
サリチル酸イソブチル
　B－1054
サリチル酸（参照紫外可視
　吸収スペクトル）
　E－61
サリチル酸（参照赤外吸収
　スペクトル） E－262
サリチル酸試液
　B－1054
サリチル酸精　C－2065
サリチル酸, 定量用
　B－1054
サリチル酸鉄試液
　B－1055
サリチル酸ナトリウム
　B－1055, C－2072,
　<u>C－9</u>
サリチル酸ナトリウム（参
　照赤外吸収スペクトル）
　E－263
サリチル酸ナトリウム・水
　酸化ナトリウム試液
　B－1055
サリチル酸絆創膏
　C－2069
サリチル酸メチル
　B－1055, C－2076,
　<u>C－9</u>
サリチル・ミョウバン散
　C－2070
サルササポゲニン, 薄層ク
　ロマトグラフィー用
　B－1055
ザルトプロフェン
　B－1055, C－2080,
　<u>C－9</u>

ザルトプロフェン（参照紫
　外可視吸収スペクトル）
　E－61
ザルトプロフェン（参照赤
　外吸収スペクトル）
　E－263
ザルトプロフェン錠
　C－2085
ザルトプロフェン, 定量用
　B－1055
サルブタモール硫酸塩
　C－2087, <u>C－9</u>
サルブタモール硫酸塩（参
　照紫外可視吸収スペクト
　ル） E－62
サルブタモール硫酸塩（参
　照赤外吸収スペクトル）
　E－263
サルポグレラート塩酸塩
　B－1056, C－2091,
　<u>C－9</u>
サルポグレラート塩酸塩細
　粒　C－2098, <u>C－52</u>
サルポグレラート塩酸塩
　（参照紫外可視吸収スペ
　クトル） E－62
サルポグレラート塩酸塩
　（参照赤外吸収スペクト
　ル） E－264
サルポグレラート塩酸塩錠
　C－2095
三塩化アンチモン
　B－1056
三塩化アンチモン試液
　B－1056
三塩化チタン　B－1056
0.1 mol/L 三塩化チタン液
　B－868
三塩化チタン試液
　B－1056
三塩化チタン・硫酸試液
　B－1056
三塩化ヨウ素　B－1056
酸化亜鉛　C－2101,
　<u>C－9</u>

酸化亜鉛デンプン
　C－29
酸化亜鉛軟膏　C－30
酸化アルミニウム
　B－1056
酸化カルシウム
　B－1056, C－2104
酸化クロム（Ⅵ）
　B－1056
酸化クロム（Ⅵ）試液
　B－1056
酸化チタン　C－2108
酸化チタン（Ⅳ）
　B－1056
酸化チタン（Ⅳ）試液
　B－1056
酸化銅ろ過用ガラスろ過器
　B－1348
酸化鉛（Ⅱ）　B－1056
酸化鉛（Ⅳ）　B－1056
酸化バナジウム（Ⅴ）
　B－1056
酸化バナジウム（Ⅴ）試液
　B－1056
酸化バナジウム（Ⅴ）試
　液, 希　B－1056
酸化バリウム　B－1056
酸化マグネシウム
　B－1056, C－2112,
　<u>C－9</u>
酸化メシチル　B－1057
酸化モリブデン（Ⅵ）
　B－1057
酸化モリブデン（Ⅵ）・ク
　エン酸試液　B－1057
酸化ランタン（Ⅲ）
　B－1057
酸化リン（Ⅴ）　B－1057
サンキライ　D－424
山帰来　D－424
サンキライ末　D－426
山帰来末　D－426
参考情報　F－7,
　<u>F－5</u>, <u>F－5</u>
散剤　A－52

日本名索引 I-49

サンザシ D-427
山査子 D-427
三酸化クロム B-1057
三酸化クロム試液
　B-1057
三酸化ナトリウムビスマス
　B-1057
三酸化二ヒ素 B-1057,
　C-2117
三酸化二ヒ素試液
　B-1057
三酸化ヒ素 B-1057
三酸化ヒ素試液
　B-1057
三酸化モリブデン
　B-1057
三酸化モリブデン・クエン
　酸試液 B-1057
サンシシ D-429,
　D-22
山梔子 D-429
サンシシ末 D-434
山梔子末 D-434
32D clone3 細胞
　B-1057
サンシュユ D-437,
　D-22, D-12
山茱萸 D-437
サンショウ B-1057,
　D-440
山椒 D-440
参照抗インターロイキン-2
　抗血清試液 B-1057
参照抗インターロイキン-2
　抗体, テセロイキン用
　B-1058
参照紫外可視吸収スペクト
　ル E-2, E-3,
　E-3
参照赤外吸収スペクトル
　E-194, E-9,
　E-9
サンショウ末 D-443
山椒末 D-443
酸処理ゼラチン

B-1058
酸性塩化カリウム試液
　B-1058
酸性塩化スズ（Ⅱ）試液
　B-1058
酸性塩化第一スズ試液
　B-1058
酸性塩化第二鉄試液
　B-1058
酸性塩化鉄（Ⅲ）試液
　B-1058
酸性過マンガン酸カリウム
　試液 B-1058
α₁-酸性糖タンパク質結合
　シリカゲル, 液体クロマ
　トグラフィー用
　B-1336
酸性白土 B-1058
酸性硫酸アンモニウム鉄
　（Ⅲ）試液 B-1058
酸素 B-1058,
　C-2122
サンソウニン D-446
酸棗仁 D-446
酸素スパンガス, 定量用
　B-1058
酸素ゼロガス, 定量用
　B-1058
酸素比較ガス, 定量用
　B-1058
酸素フラスコ燃焼法
　B-18
サントニン B-1058,
　C-2126
サントニン（参照紫外可視
　吸収スペクトル）
　E-62
サントニン（参照赤外吸収
　スペクトル） E-264
サントニン, 定量用
　B-1058
三ナトリウム五シアノアミ
　ン第一鉄試液
　B-1058
三ナトリウム五シアノアミ

ン鉄（Ⅱ）試液
　B-1058
3倍濃厚乳糖ブイヨン
　B-1059
三フッ化ホウ素
　B-1059
三フッ化ホウ素・メタノー
　ル試液 B-1059
酸又はアルカリ試験用メチ
　ルレッド試液
　B-1059
サンヤク D-448
山薬 D-448
サンヤク末 D-451
山薬末 D-451
残留溶媒 B-262,
　B-6
残留溶媒クラス2D標準品
　B-56
残留溶媒クラス2E標準品
　B-56

シ

次亜塩素酸ナトリウム試液
　B-1059
次亜塩素酸ナトリウム試
　液, 10％ B-1059
次亜塩素酸ナトリウム試
　液, アンモニウム試験用
　B-1059
次亜塩素酸ナトリウム・水
　酸化ナトリウム試液
　B-1059
次亜臭素酸ナトリウム試液
　B-1059
ジアスターゼ C-2131
ジアスターゼ・重曹散
　C-2133
ジアセチル B-1059
ジアセチル試液
　B-1060
ジアゼパム C-2135,
　C-9
ジアゼパム（参照紫外可視

I-50　日本名索引

吸収スペクトル）
　E-63
ジアゼパム（参照赤外吸収
　スペクトル）　E-264
ジアゼパム錠　C-2140
ジアゼパム，定量用
　B-1060
ジアゾ化滴定用スルファニ
　ルアミド　B-1060
ジアゾ試液　B-1060
ジアゾベンゼンスルホン酸
　試液　B-1061
ジアゾベンゼンスルホン酸
　試液，濃　B-1061
シアナミド　C-2143,
　C-9
シアナミド（参照赤外吸収
　スペクトル）　E-265
1-シアノグアニジン
　B-1061
シアノコバラミン
　B-1061, C-2147
シアノコバラミン（参照紫
　外可視吸収スペクトル）
　E-63
シアノコバラミン注射液
　C-2152
シアノプロピルシリル化シ
　リカゲル，液体クロマト
　グラフィー用
　B-1343
6%シアノプロピルフェニ
　ル-94%ジメチルシリコ
　ーンポリマー，ガスクロ
　マトグラフィー用
　B-1061
14%シアノプロピルフェ
　ニル-86%ジメチルシリ
　コーンポリマー，ガスク
　ロマトグラフィー用
　B-1343
6%シアノプロピル-6%フ
　ェニル-メチルシリコー
　ンポリマー，ガスクロマ
　トグラフィー用

B-1061
7%シアノプロピル-7%フ
　ェニル-メチルシリコー
　ンポリマー，ガスクロマ
　トグラフィー用
　B-1061
シアノプロピルメチルフェ
　ニルシリコーン，ガスク
　ロマトグラフィー用
　B-1061
2,3-ジアミノナフタリン
　B-1061
2,4-ジアミノフェノール二
　塩酸塩　B-1062
2,4-ジアミノフェノール二
　塩酸塩試液　B-1062
1,4-ジアミノブタン
　B-128
3,3'-ジアミノベンジジン
　四塩酸塩　B-1062
次亜リン酸　B-1062
シアン化カリウム
　B-1062
シアン化カリウム試液
　B-1062
シアン酢酸　B-1062
シアン酢酸エチル
　B-1062
シアン標準液　B-918
シアン標準原液　B-918
ジイソプロピルアミン
　B-1063
ジェサコニチン，純度試験
　用　B-1063
ジエタノールアミン
　B-1064
ジエチルアミノエチル基を
　結合した合成高分子，液
　体クロマトグラフィー用
　B-1343
ジエチルアミノエチルセル
　ロース，カラムクロマト
　グラフィー用
　B-1343
ジエチルアミン

B-1064
ジエチルエーテル
　B-1064
ジエチルエーテル，生薬純
　度試験用　B-1064
ジエチルエーテル，無水
　B-1065
ジエチルカルバマジンクエ
　ン酸塩　C-2154,
　C-9
ジエチルカルバマジンクエ
　ン酸塩錠　C-2157
N,N-ジエチルジチオカル
　バミド酸銀　B-1065
N,N-ジエチルジチオカル
　バミド酸ナトリウム三水
　和物　B-1065
ジエチルジチオカルバミン
　酸亜鉛　B-1065
ジエチルジチオカルバミン
　酸銀　B-1065
ジエチルジチオカルバミン
　酸ナトリウム
　B-1065
N,N-ジエチルジチオカル
　バミン酸ナトリウム三水
　和物　B-1065
N,N-ジエチル-N'-1-ナフ
　チルエチレンジアミンシ
　ュウ酸塩　B-1065
N,N-ジエチル-N'-1-ナフ
　チルエチレンジアミンシ
　ュウ酸塩・アセトン試液
　B-1065
N,N-ジエチル-N'-1-ナフ
　チルエチレンジアミンシ
　ュウ酸塩試液
　B-1065
ジエチレングリコール
　B-1066
ジエチレングリコールアジ
　ピン酸エステル，ガスク
　ロマトグラフィー用
　B-1066
ジエチレングリコールコハ

日本名索引　I -51

ク酸エステル，ガスクロマトグラフィー用　B -1066

ジエチレングリコールジメチルエーテル　B -1066

ジエチレングリコールモノエチルエーテル　B -1066

ジエチレングリコールモノエチルエーテル，水分測定用　B -1066

四塩化炭素　B -1066

ジオウ　D -452, D -12

地黄　D -452

ジオキサン　B -1066

1,4-ジオキサン　B -1066

ジオールシリカゲル，液体クロマトグラフィー用　B -1343

紫外可視吸光度測定法　B -192

歯科用アンチホルミン　C -456

歯科用次亜塩素酸ナトリウム液　C -456

歯科用トリオジンクパスタ　C -3645

歯科用パラホルムパスタ　C -4111

歯科用フェノール・カンフル　C -4637

歯科用ヨード・グリセリン　C -5935

ジギトニン　B -1066

シクラシリン　C -2160, C -9

シクラシリン（参照赤外吸収スペクトル）　E -265

ジクロキサシリンナトリウム水和物　C -2163

ジクロキサシリンナトリウム水和物（参照紫外可視吸収スペクトル）　E -63

ジクロキサシリンナトリウム水和物（参照赤外吸収スペクトル）　E -265

シクロスポリン　C -2166, C -9

シクロスポリンU　B -1066

シクロスポリン（参照赤外吸収スペクトル）　E -266

β-シクロデキストリン結合シリカゲル，液体クロマトグラフィー用　B -1343

ジクロフェナクナトリウム　B -1066, C -2173, C -9

ジクロフェナクナトリウム坐剤　C -2178

ジクロフェナクナトリウム（参照赤外吸収スペクトル）　E -266

ジクロフェナクナトリウム，定量用　B -1066

シクロブタンカルボン酸　B -1067

1,1-シクロブタンジカルボン酸　B -1067

シクロヘキサン　B -1067

シクロヘキシルアミン　B -1067

シクロヘキシルメタノール　B -1067

シクロペントラート塩酸塩　C -2181, C -9

シクロペントラート塩酸塩（参照赤外吸収スペクトル）　E -266

シクロホスファミド錠　C -2191

シクロホスファミド水和物　C -2184, C -9,

C -37

シクロホスファミド水和物（参照赤外吸収スペクトル）　E -12

シクロホスファミド水和物，定量用　B -1067

1,2-ジクロルエタン　B -1067

2,6-ジクロルフェノールインドフェノールナトリウム　B -1067

2,6-ジクロルフェノールインドフェノールナトリウム試液　B -1068

2,6-ジクロルフェノールインドフェノールナトリウム試液，滴定用　B -1068

ジクロルフルオレセイン　B -1068

ジクロルフルオレセイン試液　B -1068

ジクロルメタン　B -1068

3,4-ジクロロアニリン　B -1068

2,6-ジクロロインドフェノールナトリウム・酢酸ナトリウム試液　B -1068

2,6-ジクロロインドフェノールナトリウム試液　B -1068

2,6-ジクロロインドフェノールナトリウム試液，滴定用　B -1068

2,6-ジクロロインドフェノールナトリウム二水和物　B -1068

1,2-ジクロロエタン　B -1068

2,6-ジクロロフェノール　B -1068

ジクロロフルオレセイン　B -1068

I -52　日本名索引

ジクロロフルオレセイン試
　液　B - 1068
1,2-ジクロロベンゼン
　B - 1068
ジクロロメタン
　B - 1068
試験菌移植培地斜面, テセ
　ロイキン用　B - 1069
試験菌移植培地, テセロイ
　キン用　B - 1068
シゴカ　D - 456
刺五加　D - 456
ジゴキシン　B - 1069,
　C - 2194
ジゴキシン (参照赤外吸収
　スペクトル)　E - 267
ジゴキシン錠　C - 2203
ジゴキシン注射液
　C - 2207
ジコッピ　D - 458
地骨皮　D - 458
シコン　D - 460
紫根　D - 460
次酢酸鉛試液　B - 1069
次酢酸鉛試液, 希
　B - 1069
シザンドリン, 薄層クロマ
　トグラフィー用
　B - 1069
ジシクロヘキシル
　B - 1069
ジシクロヘキシルウレア
　B - 1069
N,N'-ジシクロヘキシルカ
　ルボジイミド
　B - 1070
N,N'-ジシクロヘキシルカ
　ルボジイミド・エタノー
　ル試液　B - 1070
N,N'-ジシクロヘキシルカ
　ルボジイミド・無水エタ
　ノール試液　B - 1070
次硝酸ビスマス
　B - 1070, C - 2210
次硝酸ビスマス試液

B - 1070
ジスチグミン臭化物
　C - 2214, C - 9
ジスチグミン臭化物 (参照
　紫外可視吸収スペクト
　ル)　E - 64
ジスチグミン臭化物 (参照
　赤外吸収スペクトル)
　E - 267
ジスチグミン臭化物錠
　C - 2217
ジスチグミン臭化物, 定量
　用　B - 1070
L-シスチン　B - 1070,
　C - 2219, C - 9
L-シスチン (参照赤外吸
　収スペクトル)
　E - 267
L-システイン　C - 2222,
　C - 9
L-システイン塩酸塩一水
　和物　B - 1070
L-システイン塩酸塩水和
　物　C - 2225, C - 9
L-システイン塩酸塩水和
　物 (参照赤外吸収スペク
　トル)　E - 268
L-システイン酸
　B - 1070
L-システイン (参照赤外
　吸収スペクトル)
　E - 268
システム適合性　F - 50,
　F - 11
システム適合性試験用アリ
　ピプラゾールN-オキシ
　ド標準品　B - 56
システム適合性試験用ゴセ
　レリン酢酸塩類縁物質標
　準品　B - 56
システム適合性試験用試
　液, フィルグラスチム用
　B - 1070
システム適合性試験用フェ
　ブキソスタット類縁物質

A標準品　B - 56
システム適合性試験用フェ
　ブキソスタット類縁物質
　B標準品　B - 56
シスプラチン　B - 1070,
　C - 2227
シスプラチン (参照紫外可
　視吸収スペクトル)
　E - 64
シスプラチン (参照赤外吸
　収スペクトル)
　E - 268
ジスルフィラム
　C - 2233, C - 9
ジスルフィラム (参照紫外
　可視吸収スペクトル)
　E - 64
ジスルフィラム (参照赤外
　吸収スペクトル)
　E - 269
磁製るつぼ　B - 1348
持続性注射剤　A - 94
ジソピラミド　C - 2238,
　C - 9
ジソピラミド (参照紫外可
　視吸収スペクトル)
　E - 65
ジソピラミド (参照赤外吸
　収スペクトル)
　E - 269
紫蘇葉　D - 609
2,6-ジ-第三ブチル-p-クレ
　ゾール　B - 1070
2,6-ジ-第三ブチル-p-クレ
　ゾール試液　B - 1070
シタグリプチンリン酸塩錠
　C - 2250
シタグリプチンリン酸塩水
　和物　C - 2242, C - 9
シタグリプチンリン酸塩水
　和物 (参照紫外可視吸収
　スペクトル)　E - 65
シタグリプチンリン酸塩水
　和物 (参照赤外吸収スペ
　クトル)　E - 269

日本名索引　　Ｉ-53

シタラビン　C-2254,
　C-9
シタラビン（参照紫外可視
　吸収スペクトル）
　E-65
シタラビン（参照赤外吸収
　スペクトル）　E-270
ジチオジグリコール酸
　B-1070
ジチオジプロピオン酸
　B-1070
ジチオスレイトール
　B-1070
1,1'-[3,3'-ジチオビス（2-
　メチル-1-オキソプロピ
　ル）]-L-ジプロリン
　B-1071
1,3-ジチオラン-2-イリデ
　ンマロン酸ジイソプロピ
　ル　B-1071
シチコリン　C-2259,
　C-9, C-39
シチコリン（参照紫外可視
　吸収スペクトル）
　E-66
シチコリン（参照赤外吸収
　スペクトル）　E-270
ジチゾン　B-1071
ジチゾン液, 抽出用
　B-1071
ジチゾン試液　B-1071
シツリシ　D-463
蒺藜子　D-463
質量分析法　B-419
シトシン　B-1071
ジドブジン　C-2264,
　C-9
ジドブジン（参照赤外吸収
　スペクトル）　E-270
ジドロゲステロン
　C-2270, C-9
ジドロゲステロン（参照紫
　外可視吸収スペクトル）
　E-66
ジドロゲステロン（参照赤

外吸収スペクトル）
　E-271
ジドロゲステロン錠
　C-2274
ジドロゲステロン, 定量用
　B-1071
2,2'-ジナフチルエーテル
　B-1071
2,4-ジニトロクロルベンゼ
　ン　B-1071
2,4-ジニトロフェニルヒド
　ラジン　B-1071
2,4-ジニトロフェニルヒド
　ラジン・エタノール試液
　B-1072
2,4-ジニトロフェニルヒド
　ラジン試液　B-1072
2,4-ジニトロフェニルヒド
　ラジン・ジエチレングリ
　コールジメチルエーテル
　試液　B-1072
2,4-ジニトロフェノール
　B-1072
2,4-ジニトロフェノール試
　液　B-1072
2,4-ジニトロフルオルベン
　ゼン　B-1072
1,2-ジニトロベンゼン
　B-1072
1,3-ジニトロベンゼン
　B-1072
m-ジニトロベンゼン
　B-1072
1,3-ジニトロベンゼン試液
　B-1072
m-ジニトロベンゼン試液
　B-1072
1,3-ジニトロベンゼン試
　液, アルカリ性
　B-1072
m-ジニトロベンゼン試液,
　アルカリ性　B-1072
シネオール, 定量用
　B-1072
シノキサシン　C-2276,

C-9
シノキサシンカプセル
　C-2278
シノキサシン（参照紫外可
　視吸収スペクトル）
　E-66
シノキサシン（参照赤外吸
　収スペクトル）
　E-271
シノキサシン, 定量用
　B-1073
シノブファギン, 成分含量
　測定用　B-1073
シノブファギン, 定量用
　B-1073
ジノプロスト　C-2281
ジノプロスト（参照紫外可
　視吸収スペクトル）
　E-67
ジノプロスト（参照赤外吸
　収スペクトル）
　E-271
シノメニン, 定量用
　B-1074, B-62
シノメニン, 薄層クロマト
　グラフィー用
　B-1076
ジピコリン酸　B-1076
ジヒドロエルゴクリスチン
　メシル酸塩, 薄層クロマ
　トグラフィー用
　B-1077
ジヒドロエルゴタミンメシ
　ル酸塩　C-2286
ジヒドロエルゴタミンメシ
　ル酸塩（参照紫外可視吸
　収スペクトル）
　E-67
ジヒドロエルゴタミンメシ
　ル酸塩（参照赤外吸収ス
　ペクトル）　E-272
ジヒドロエルゴトキシンメ
　シル酸塩　C-2290,
　C-9
ジヒドロエルゴトキシンメ

I-54　日本名索引

シル酸塩（参照赤外吸収
スペクトル）　E-272
2,4-ジヒドロキシ安息香酸
B-1077
1,3-ジヒドロキシナフタレ
ン　B-1077
2,7-ジヒドロキシナフタレ
ン　B-1077
2,7-ジヒドロキシナフタレ
ン試液　B-1077
ジヒドロコデインリン酸塩
C-2297
ジヒドロコデインリン酸塩
散1%　C-2300
ジヒドロコデインリン酸塩
散10%　C-2302
ジヒドロコデインリン酸塩
（参照紫外可視吸収スペ
クトル）　E-67
ジヒドロコデインリン酸塩
（参照赤外吸収スペクト
ル）　E-272
ジヒドロコデインリン酸
塩，定量用　B-1077
3,4-ジヒドロ-6-ヒドロキ
シ-2(1H)-キノリノン
B-1077
1-[(2R,5S)-2,5-ジヒドロ-
5-(ヒドロキシメチル)-
2-フリル]チミン，薄層
クロマトグラフィー用
B-1078
ジビニルベンゼン-N-ビニ
ルピロリドン共重合体,
カラムクロマトグラフィ
ー用　B-1343
ジビニルベンゼン-メタク
リラート共重合体，液体
クロマトグラフィー用
B-1343
α,α'-ジピリジル
B-1078
1,3-ジ-(4-ピリジル)プロ
パン　B-1078
ジピリダモール

C-2304,　C-10
ジピリダモール（参照紫外
可視吸収スペクトル）
E-68
ジピリダモール（参照赤外
吸収スペクトル）
E-273
ジフェニドール塩酸塩
B-1078，C-2309,
C-10
ジフェニル　B-1078
ジフェニルアミン
B-1078
ジフェニルアミン・酢酸試
液　B-1078
ジフェニルアミン試液
B-1078
ジフェニルアミン・氷酢酸
試液　B-1078
9,10-ジフェニルアントラ
セン　B-1078
ジフェニルイミダゾール
B-1079
ジフェニルエーテル
B-1079
ジフェニルカルバジド
B-1079
ジフェニルカルバジド試液
B-1079
ジフェニルカルバゾン
B-1079
ジフェニルカルバゾン試液
B-1079
1,5-ジフェニルカルボノヒ
ドラジド　B-1079
1,5-ジフェニルカルボノヒ
ドラジド試液
B-1079
5%ジフェニル・95%ジメ
チルポリシロキサン，ガ
スクロマトグラフィー用
B-1079
ジフェニルスルホン，定量
用　B-1079，B-113
1,1-ジフェニル-4-ピペリ

ジノ-1-ブテン塩酸塩,
薄層クロマトグラフィー
用　B-1081
1,4-ジフェニルベンゼン
B-1081
ジフェンヒドラミン
B-1082，C-2313,
C-10
ジフェンヒドラミン塩酸塩
C-2317，C-10
ジフェンヒドラミン塩酸塩
（参照紫外可視吸収スペ
クトル）　E-68
ジフェンヒドラミン塩酸塩
（参照赤外吸収スペクト
ル）　E-273
ジフェンヒドラミン・バレ
リル尿素散　C-2320
ジフェンヒドラミン・フェ
ノール・亜鉛華リニメン
ト　C-2322
ジブカイン塩酸塩
B-1082，C-2323,
C-10
ジブカイン塩酸塩（参照紫
外可視吸収スペクトル）
E-68
ジブカイン塩酸塩（参照赤
外吸収スペクトル）
E-273
ジブチルアミン
B-1082
ジ-n-ブチルエーテル
B-1082
2,6-ジ-t-ブチルクレゾール
B-1082
2,6-ジ-t-ブチルクレゾール
試液　B-1082
ジブチルジチオカルバミン
酸亜鉛　B-1082
ジフテリアトキソイド
C-2327
4,4'-ジフルオロベンゾフェ
ノン　B-1082
ジフルコルトロン吉草酸エ

日本名索引　　I −55

ステル　C −2329,
C − 10
ジフルコルトロン吉草酸エ
　ステル（参照紫外可視吸
　収スペクトル）
　E − 69
ジフルコルトロン吉草酸エ
　ステル（参照赤外吸収ス
　ペクトル）　E − 274
ジプロフィリン
　B − 1082
シプロフロキサシン
　C − 2333,　C − 10
シプロフロキサシン塩酸塩
　水和物　C − 2340,
　C − 10
シプロフロキサシン塩酸塩
　水和物（参照赤外吸収ス
　ペクトル）　E − 274
シプロフロキサシン（参照
　赤外吸収スペクトル）
　E − 274
シプロヘプタジン塩酸塩水
　和物　C − 2345,
　C − 10
シプロヘプタジン塩酸塩水
　和物（参照紫外可視吸収
　スペクトル）　E − 69
2,6−ジブロムキノンクロル
　イミド　B − 1083
2,6−ジブロムキノンクロル
　イミド試液　B − 1083
2,6−ジブロモ−N−クロロ−
　1,4−ベンゾキノンモノイ
　ミン　B − 1083
2,6−ジブロモ−N−クロロ−p−
　ベンゾキノンモノイミン
　B − 1083
2,6−ジブロモ−N−クロロ−
　1,4−ベンゾキノンモノイ
　ミン試液　B − 1083
2,6−ジブロモ−N−クロロ−p−
　ベンゾキノンモノイミン
　試液　B − 1083
2,6−ジブロモ−N−クロロ−

1,4−ベンゾキノンモノイ
　ミン試液，希
　B − 1083
2,6−ジブロモ−N−クロロ−p−
　ベンゾキノンモノイミン
　試液，希　B − 1083
ジフロラゾン酢酸エステル
　C − 2349
ジフロラゾン酢酸エステル
　（参照赤外吸収スペクト
　ル）　E − 275
ジベカシン硫酸塩
　B − 1083，C − 2353,
　C − 10
ジベカシン硫酸塩点眼液
　C − 2357
シベレスタットナトリウム
　水和物　B − 1083,
　C − 2359，C − 10
シベレスタットナトリウム
　水和物（参照紫外可視吸
　収スペクトル）
　E − 69
シベレスタットナトリウム
　水和物（参照赤外吸収ス
　ペクトル）　E − 275
ジベンジル　B − 1083
N,N'−ジベンジルエチレン
　ジアミン二酢酸塩
　B − 1083
ジベンズ [a,h] アントラセ
　ン　B − 1084
シベンゾリンコハク酸塩
　C − 2365,　C − 10
シベンゾリンコハク酸塩
　（参照紫外可視吸収スペ
　クトル）　E − 70
シベンゾリンコハク酸塩
　（参照赤外吸収スペクト
　ル）　E − 275
シベンゾリンコハク酸塩錠
　C − 2370
シベンゾリンコハク酸塩，
　定量用　B − 1085
脂肪酸メチルエステル混合

試液　B − 1086
脂肪油　B − 1086
シメチジン　C − 2372,
　C − 10
シメチジン（参照赤外吸収
　スペクトル）　E − 276
N,N−ジメチルアセトアミ
　ド　B − 1086
ジメチルアニリン
　B − 1087
2,6−ジメチルアニリン
　B − 1087
N,N−ジメチルアニリン
　B − 1087
（ジメチルアミノ）アゾベ
　ンゼンスルホニルクロリ
　ド　B − 1087
4−ジメチルアミノアンチ
　ピリン　B − 1087
4−ジメチルアミノシンナム
　アルデヒド　B − 1087
p−ジメチルアミノシンナム
　アルデヒド　B − 1087
4−ジメチルアミノシンナム
　アルデヒド試液
　B − 1087
p−ジメチルアミノシンナム
　アルデヒド試液
　B − 1087
ジメチルアミノフェノール
　B − 1087
ジメチルアミノプロピルシ
　リル化シリカゲル，液体
　クロマトグラフィー用
　B − 1343
4−ジメチルアミノベンジリ
　デンロダニン
　B − 1087
p−ジメチルアミノベンジリ
　デンロダニン
　B − 1087
4−ジメチルアミノベンジリ
　デンロダニン試液
　B − 1088
p−ジメチルアミノベンジリ

I-56　日本名索引

デンロダニン試液
　B-1088
4-ジメチルアミノベンズ
　アルデヒド　B-1088
p-ジメチルアミノベンズ
　アルデヒド　B-1088
p-ジメチルアミノベンズ
　アルデヒド・塩化第二鉄
　試液　B-1088
p-ジメチルアミノベンズ
　アルデヒド・塩化第二鉄
　試液, 希　B-1088
4-ジメチルアミノベンズ
　アルデヒド・塩化鉄(Ⅲ)
　試液　B-1088
p-ジメチルアミノベンズ
　アルデヒド・塩化鉄(Ⅲ)
　試液　B-1088
4-ジメチルアミノベンズ
　アルデヒド・塩化鉄(Ⅲ)
　試液, 希　B-1088
4-ジメチルアミノベンズ
　アルデヒド・塩酸・酢酸
　試液　B-1088
4-ジメチルアミノベンズ
　アルデヒド・塩酸試液
　B-1088
p-ジメチルアミノベンズ
　アルデヒド・塩酸試液
　B-1088
4-ジメチルアミノベンズ
　アルデヒド試液
　B-1088
p-ジメチルアミノベンズ
　アルデヒド試液
　B-1088
4-ジメチルアミノベンズ
　アルデヒド試液, 噴霧用
　B-1088
p-ジメチルアミノベンズ
　アルデヒド試液, 噴霧用
　B-1088
ジメチルアミン
　B-1088
N,N-ジメチル-n-オクチル

アミン　B-1089
ジメチルグリオキシム
　B-1089
ジメチルグリオキシム試液
　B-1089
ジメチルグリオキシム・チ
　オセミカルバジド試液
　B-1089
ジメチルシリル化シリカゲ
　ル(蛍光剤入り), 薄層
　クロマトグラフィー用
　B-1343
ジメチルスルホキシド
　B-1089
ジメチルスルホキシド, 吸
　収スペクトル用
　B-1089
3-(4,5-ジメチルチアゾー
　ル-2-イル)-2,5-ジフェ
　ニル-2H-テトラゾリウ
　ム臭化物　B-1089
3-(4,5-ジメチルチアゾー
　ル-2-イル)-2,5-ジフェ
　ニル-2H-テトラゾリウ
　ム臭化物試液
　B-1089
2,6-ジメチル-4-(2-ニトロ
　ソフェニル)-3,5-ピリジ
　ンジカルボン酸ジメチル
　エステル, 薄層クロマト
　グラフィー用
　B-1089
N,N-ジメチル-p-フェニレ
　ンジアンモニウム二塩酸
　塩　B-1090
ジメチルポリシロキサン,
　ガスクロマトグラフィー
　用　B-1090
ジメチルホルムアミド
　B-1090
N,N-ジメチルホルムアミ
　ド　B-1090
N,N-ジメチルホルムアミ
　ド, 液体クロマトグラフ
　ィー用　B-1090

ジメトキシメタン
　B-1090
ジメドン　B-1090
ジメモルファンリン酸塩
　C-2377, C-10
ジメモルファンリン酸塩
　(参照紫外可視吸収スペ
　クトル)　E-70
ジメモルファンリン酸塩
　(参照赤外吸収スペクト
　ル)　E-276
ジメルカプロール
　C-2380, C-10
ジメルカプロール(参照赤
　外吸収スペクトル)
　E-276
ジメルカプロール注射液
　C-2384
ジメンヒドリナート
　C-2385
ジメンヒドリナート錠
　C-2389
ジメンヒドリナート, 定量
　用　B-1090
次没食子酸ビスマス
　C-2391, C-10
ジモルホラミン
　C-2396, C-10
ジモルホラミン(参照紫外
　可視吸収スペクトル)
　E-70
ジモルホラミン(参照赤外
　吸収スペクトル)
　E-277
ジモルホラミン注射液
　C-2399
ジモルホラミン, 定量用
　B-1090
シャカンゾウ　D-465,
　D-23
炙甘草　D-465
弱アヘンアルカロイド・ス
　コポラミン注射液
　C-248
弱塩基性DEAE-架橋デキ

日本名索引　I-57

ストラン陰イオン交換体
（Cl 型）　B-1343
弱酸性イオン交換樹脂，液
体クロマトグラフィー用
B-1343
弱酸性イオン交換シリカゲ
ル，液体クロマトグラフ
ィー用　B-1344
弱酸性 CM-架橋セルロー
ス陽イオン交換体（H 型）
B-1344
試薬・試液　B-921，
B-107，B-128，
B-129，B-57，
B-67
シャクヤク　D-468
芍薬　D-468
芍薬甘草湯エキス
D-477
シャクヤク末　D-474
芍薬末　D-474
ジャショウシ　D-481，
D-24
蛇床子　D-481
シャゼンシ　D-482
車前子　D-482
シャゼンシ，薄層クロマト
グラフィー用
B-1090，B-115
シャゼンソウ　D-485，
D-24
車前草　D-485
重塩酸，核磁気共鳴スペク
トル測定用　B-1091
臭化 n-デシルトリメチル
アンモニウム
B-1093
臭化 n-デシルトリメチル
アンモニウム試液，
0.005 mol/L　B-1093
臭化カリウム　B-1092，
C-2401，C-10
臭化カリウム，赤外吸収ス
ペクトル用　B-1092
臭化シアン試液

B-1092
臭化ジスチグミン，定量用
B-1092
臭化ジミジウム
B-1092
臭化ジミジウム-パテント
ブルー混合試液
B-1092
臭化 3-(4,5-ジメチルチア
ゾール-2-イル)-2,5-ジ
フェニル-2H-テトラゾ
リウム　B-1092
臭化 3-(4,5-ジメチルチア
ゾール-2-イル)-2,5-ジ
フェニル-2H-テトラゾ
リウム試液　B-1092
臭化水素酸　B-1092
臭化水素酸アレコリン，薄
層クロマトグラフィー用
B-1092
臭化水素酸スコポラミン
B-1092
臭化水素酸スコポラミン，
薄層クロマトグラフィー
用　B-1092
臭化水素酸セファエリン
B-1092
臭化水素酸ホマトロピン
B-1092
臭化ダクロニウム，薄層ク
ロマトグラフィー用
B-1092
臭化テトラ n-ブチルアン
モニウム　B-1093
臭化テトラ n-プロピルア
ンモニウム　B-1093
臭化テトラ n-ヘプチルア
ンモニウム　B-1093
臭化テトラ n-ペンチルア
ンモニウム　B-1093
臭化ナトリウム
B-1093，C-2405，
C-10
臭化プロパンテリン
B-1093

臭化ヨウ素（Ⅱ）
B-1093
臭化ヨウ素（Ⅱ）試液
B-1093
臭化リチウム　B-1093
重金属試験法　B-25
重クロム酸カリウム
B-1093
1/60 mol/L 重クロム酸カ
リウム液　B-868
重クロム酸カリウム試液
B-1093
重クロム酸カリウム（標準
試薬）　B-1093
重クロム酸カリウム・硫酸
試液　B-1093
収載医薬品薬効分類
H-83
シュウ酸　B-1093
シュウ酸アンモニウム
B-1093
シュウ酸アンモニウム一水
和物　B-1093
シュウ酸アンモニウム試液
B-1093
0.005 mol/L シュウ酸液
B-869
0.05 mol/L シュウ酸液
B-868
シュウ酸塩 pH 標準液
B-1093，B-918
シュウ酸試液　B-1093
0.005 mol/L シュウ酸ナト
リウム液　B-869
シュウ酸ナトリウム（標準
試薬）　B-1094
シュウ酸 N-(1-ナフチル)-
N'-ジエチルエチレン
ジアミン　B-1094
シュウ酸 N-(1-ナフチル)-
N'-ジエチルエチレン
ジアミン・アセトン試液
B-1094
シュウ酸 N-(1-ナフチル)-
N'-ジエチルエチレン

I－58　日本名索引

ジアミン試液
　B－1094
シュウ酸二水和物
　B－1093
重水，核磁気共鳴スペクト
　ル測定用　B－1094
重水素化アセトン，核磁気
　共鳴スペクトル測定用
　B－1094
重水素化ギ酸，核磁気共鳴
　スペクトル測定用
　B－1094
重水素化クロロホルム，核
　磁気共鳴スペクトル測定
　用　B－1094
重水素化酢酸，核磁気共鳴
　スペクトル測定用
　B－71
重水素化ジメチルスルホキ
　シド，核磁気共鳴スペク
　トル測定用　B－1094
重水素化ピリジン，核磁気
　共鳴スペクトル測定用
　B－1094
重水素化メタノール，核磁
　気共鳴スペクトル測定用
　B－1094
重水素化溶媒，核磁気共鳴
　スペクトル測定用
　B－1094
十全大補湯エキス
　D－487
臭素　B－1094
重曹　C－3131
0.05 mol/L 臭素液
　B－869
臭素・酢酸試液
　B－1094
臭素酸カリウム
　B－1095
1/60 mol/L 臭素酸カリウ
　ム液　B－870
臭素試液　B－1094
臭素・シクロヘキサン試液
　B－1094

臭素・水酸化ナトリウム試
　液　B－1095
臭素・四塩化炭素試液
　B－1094
重炭酸ナトリウム
　C－3131
重炭酸ナトリウム注射液
　C－3135
収着－脱着等温線測定法及
　び水分活性測定法
　B－517
ジュウヤク　D－499
十薬　D－499
シュクシャ　D－502
縮砂　D－502
シュクシャ末　D－505
縮砂末　D－505
宿主細胞由来タンパク質試
　験法　F－148
酒精剤　A－163
酒石酸　B－1095,
　C－2409, C－10
L-酒石酸　B－1095
酒石酸アンモニウム
　B－1095
L-酒石酸アンモニウム
　B－1095
酒石酸カリウム
　B－1095
酒石酸カリウムナトリウム
　B－1095
酒石酸緩衝液, pH 3.0
　B－1095
酒石酸水素ナトリウム
　B－1095
酒石酸水素ナトリウム一水
　和物　B－1095
酒石酸水素ナトリウム試液
　B－1095
酒石酸第一鉄試液
　B－1095
酒石酸鉄（Ⅱ）試液
　B－1095
酒石酸ナトリウム
　B－1095

酒石酸ナトリウムカリウム
　四水和物　B－1095
酒石酸ナトリウム二水和物
　B－1095
酒石酸メトプロロール，定
　量用　B－1095
酒石酸レバロルファン，定
　量用　B－1095
純度試験用アコニチン
　B－1095
純度試験用アルテミシア・
　アルギイ　B－1095
純度試験用オキサリプラチ
　ン類縁物質B 二硝酸塩
　標準品　B－56
純度試験用ジェサコニチン
　B－1095
純度試験用ヒパコニチン
　B－1095
純度試験用ブシジエステル
　アルカロイド混合標準溶
　液　B－1095
純度試験用ペウケダヌム・
　レデボウリエルロイデス
　B－1095
純度試験用メサコニチン
　B－1095
純度試験用ラポンチシン
　B－1096
消化力試験法　B－566
ショウキョウ　D－506,
　D－24
生姜　D－506
ショウキョウ末
　D－512, D－26
生姜末　D－512
錠剤　A－33
錠剤硬度測定法　F－344
小柴胡湯エキス　D－514
錠剤の摩損度試験法
　F－346, F－38
硝酸　B－1096
硝酸アンモニウム
　B－1096
硝酸イソソルビド

日本名索引　Ⅰ-59

C-2416, <u>C-10</u>
硝酸イソソルビド錠
　C-2420
硝酸イソソルビド, 定量用
　B-1096
硝酸カリウム　B-1096
硝酸カルシウム
　B-1096
硝酸カルシウム四水和物
　B-1096
硝酸, 希　B-1096
硝酸銀　B-1096,
　C-2412, <u>C-10</u>
硝酸銀・アンモニア試液
　B-1097
0.001 mol/L 硝酸銀液
　B-872
0.005 mol/L 硝酸銀液
　B-872
0.01 mol/L 硝酸銀液
　B-872
0.02 mol/L 硝酸銀液
　B-872
0.1 mol/L 硝酸銀液
　B-871
硝酸銀試液　B-1096
硝酸銀点眼液　C-2414
硝酸コバルト　B-1097
硝酸コバルト(Ⅱ)六水和
　物　B-1097
硝酸試液, 2mol/L
　B-1096
硝酸ジルコニル
　B-1097
硝酸ジルコニル二水和物
　B-1097
硝酸ストリキニーネ, 定量
　用　B-1097
硝酸セリウム(Ⅲ)試液
　B-1097
硝酸セリウム(Ⅲ)六水和
　物　B-1097
硝酸第一セリウム
　B-1097
硝酸第一セリウム試液

B-1097
硝酸第二鉄　B-1097
硝酸第二鉄試液
　B-1097
硝酸チアミン　B-1097
硝酸鉄(Ⅲ)九水和物
　B-1097
硝酸鉄(Ⅲ)試液
　B-1097
硝酸デヒドロコリダリン,
　成分含量測定用
　B-1098
0.1 mol/L 硝酸銅(Ⅱ)液
　B-872
硝酸銅(Ⅱ)三水和物
　B-1098
硝酸ナトリウム
　B-1099
硝酸ナファゾリン
　B-1099
硝酸ナファゾリン, 定量用
　B-1099
硝酸鉛　B-1099
硝酸鉛(Ⅱ)　B-1099
硝酸二アンモニウムセリウ
　ム(Ⅳ)　B-1099
硝酸二アンモニウムセリウ
　ム(Ⅳ)試液　B-1099
硝酸, 発煙　B-1096
硝酸バリウム　B-1099
硝酸バリウム試液
　B-1099
硝酸ビスマス　B-1099
0.01 mol/L 硝酸ビスマス
　液　B-872
硝酸ビスマス五水和物
　B-1100
硝酸ビスマス試液
　B-1100
硝酸ビスマス・ヨウ化カリ
　ウム試液　B-1100
硝酸標準液　B-918
硝酸マグネシウム
　B-1100
硝酸マグネシウム六水和物

B-1100
硝酸マンガン(Ⅱ)六水和
　物　B-1100
硝酸ミコナゾール
　B-1100
常水　C-2505
ショウズク　D-523,
　<u>D-27</u>, <u>D-14</u>
小豆蔲　D-523,
　<u>D-27</u>, <u>D-14</u>
小豆蔲　<u>D-27</u>, <u>D-14</u>
小豆蔲　<u>D-27</u>
小豆蔲　D-523, <u>D-27</u>
焦性ブドウ酸ナトリウム
　B-1100
小青竜湯エキス　D-525
焼セッコウ　D-553
焼石膏　D-553
消毒法及び除染法
　F-252
消毒用アルコール
　C-884
消毒用エタノール
　B-1100, C-884
消毒用フェノール
　C-4631
消毒用フェノール水
　C-4634
樟脳　C-1488
ショウマ　D-535,
　<u>D-27</u>
升麻　D-535
焼ミョウバン　C-6141
生薬及び生薬製剤のアフラ
　トキシン試験法
　F-309
生薬及び生薬製剤の薄層ク
　ロマトグラフィー
　F-293, <u>F-69</u>
生薬及び生薬を主たる原料
　とする製剤の微生物限度
　試験法　B-642
生薬関連製剤　A-157
生薬関連製剤各条
　A-157

Ⅰ-60 日本名索引

生薬試験法 B-626,
 B-53
生薬純度試験用アセトン
 B-1100
生薬純度試験用アリストロ
 キア酸Ⅰ B-1100
生薬純度試験用エーテル
 B-1100
生薬純度試験用ジエチルエ
 ーテル B-1100
生薬純度試験用ヘキサン
 B-1100
生薬総則 A-19
生薬定量用エフェドリン塩
 酸塩 B-1100
生薬等の定量指標成分につ
 いて F-291
生薬の放射能測定法
 F-313
生薬類・漢方処方の薬効薬
 理 H-87
蒸留水，注射用
 B-1100
[6]-ショーガオール，定量
 用 B-1100, B-116
[6]-ショーガオール，薄層
 クロマトグラフィー用
 B-1102
食塩 C-1148
触媒用ラニーニッケル
 B-1103
植物油 B-1103
ジョサマイシン
 B-1103, C-2422,
 C-10
ジョサマイシン（参照紫外
 可視吸収スペクトル）
 E-71
ジョサマイシン錠
 C-2427
ジョサマイシンプロピオン
 酸エステル B-1103,
 C-2428, C-10
ジョサマイシンプロピオン
 酸エステル（参照紫外可

視吸収スペクトル）
 E-71
シラザプリル B-1103
シラザプリル錠
 C-2436
シラザプリル水和物
 B-1103, C-2432,
 C-10
シラザプリル水和物（参照
 赤外吸収スペクトル）
 E-277
シラザプリル水和物，定量
 用 B-1103
シラザプリル，定量用
 B-1103
シラスタチンアンモニウ
 ム，定量用 B-1103
シラスタチンナトリウム
 C-2440, C-10
シラスタチンナトリウム
 （参照赤外吸収スペクト
 ル） E-277
ジラゼプ塩酸塩水和物
 C-2446, C-10
ジラゼプ塩酸塩水和物（参
 照紫外可視吸収スペクト
 ル） E-71
ジラゼプ塩酸塩水和物（参
 照赤外吸収スペクトル）
 E-278
シリカゲル B-1105
シリカゲル，液体クロマト
 グラフィー用
 B-1344
シリカゲル，ガスクロマト
 グラフィー用
 B-1344
シリカゲル（蛍光剤入り），
 薄層クロマトグラフィー
 用 B-1344
シリカゲル（混合蛍光剤入
 り），薄層クロマトグラ
 フィー用 B-1344
シリカゲル，薄層クロマト
 グラフィー用

B-1344
シリカゲル（粒径5～7
 μm，蛍光剤入り），薄層
 クロマトグラフィー用
 B-1344
シリコーン樹脂
 B-1105
シリコン樹脂 B-1105
シリコーン油 B-1106
シリコン油 B-1106
試料緩衝液，エポエチンア
 ルファ用 B-1106
ジルコニル・アリザリンS
 試液 B-1106
ジルコニル・アリザリンレ
 ッドS試液 B-1106
ジルチアゼム塩酸塩
 B-1106, C-2450,
 C-10
ジルチアゼム塩酸塩（参照
 紫外可視吸収スペクト
 ル） E-72
ジルチアゼム塩酸塩徐放カ
 プセル C-2457
ジルチアゼム塩酸塩，定量
 用 B-1106
シルニジピン C-2460,
 C-10
シルニジピン（参照紫外可
 視吸収スペクトル）
 E-72
シルニジピン（参照赤外吸
 収スペクトル）
 E-278
シルニジピン錠
 C-2465
シロスタゾール
 C-2469, C-10
シロスタゾール（参照紫外
 可視吸収スペクトル）
 E-72
シロスタゾール（参照赤外
 吸収スペクトル）
 E-278
シロスタゾール錠

日本名索引　Ｉ−61

C − 2474
シロップ剤　A − 64
シロップ用アシクロビル
　C − 74
シロップ用クラリスロマイ
　シン　C − 1608
シロップ用剤　A − 64
シロップ用セファトリジン
　プロピレングリコール
　C − 2716
シロップ用セファドロキシ
　ル　C − 2724, C − 41
シロップ用セファレキシン
　C − 2738
シロップ用セフポドキシム
　プロキセチル
　C − 2923
シロップ用セフロキサジン
　C − 2950
シロップ用トラニラスト
　C − 3593
シロップ用ファロペネムナ
　トリウム　C − 4545
シロップ用ペミロラストカ
　リウム　C − 5281
シロップ用ホスホマイシン
　カルシウム　C − 5401
シロドシン　B − 1106,
　C − 2477, C − 10
シロドシン口腔内崩壊錠
　C − 2489
シロドシン（参照紫外可視
　吸収スペクトル）
　E − 73
シロドシン（参照赤外吸収
　スペクトル）　E − 279
シロドシン錠　C − 2485
シンイ　B − 1106,
　D − 539
辛夷　D − 539
辛夷清肺湯エキス
　D − 14
シンギ　D − 542, D − 20
晋耆　D − 542
シンコニジン　B − 1106

シンコニン　B − 1106
ジンコン　B − 1107
ジンコン試液　B − 1107
浸剤・煎剤　A − 164
親水クリーム　C − 1643
親水性シリカゲル，液体ク
　ロマトグラフィー用
　B − 1344
親水軟膏　C − 1643
親水ワセリン　C − 6374
診断用クエン酸ナトリウム
　液　C − 1589
浸透圧測定法（オスモル濃
　度測定法）　B − 280
シンドビスウイルス
　B − 1107, B − 118
シンナムアルデヒド，薄層
　クロマトグラフィー用
　B − 1107
(E)-シンナムアルデヒド，
　薄層クロマトグラフィー
　用　B − 1107
シンバスタチン
　C − 2495, C − 10
シンバスタチン（参照紫外
　可視吸収スペクトル）
　E − 73
シンバスタチン（参照赤外
　吸収スペクトル）
　E − 279
シンバスタチン錠
　C − 2501
真武湯エキス　D − 544,
　D − 27, D − 20

ス

水，核酸分解酵素不含
　B − 1107
水銀　B − 1107
水銀標準液　B − 918
水酸化カリウム
　B − 1107, C − 2521,
　C − 10
0.1 mol/L 水酸化カリウム

液　B − 874
0.5 mol/L 水酸化カリウム
　液　B − 874
1 mol/L 水酸化カリウム液
　B − 873
0.1 mol/L 水酸化カリウ
　ム・エタノール液
　B − 875
0.5 mol/L 水酸化カリウ
　ム・エタノール液
　B − 874
水酸化カリウム・エタノー
　ル試液　B − 1107
水酸化カリウム・エタノー
　ル試液，0.1 mol/L
　B − 1108
水酸化カリウム・エタノー
　ル試液，希　B − 1108
水酸化カリウム試液
　B − 1107
水酸化カリウム試液，0.02
　mol/L　B − 1107
水酸化カリウム試液，0.05
　mol/L　B − 1107
水酸化カリウム試液，8
　mol/L　B − 1107
水酸化カルシウム
　B − 1108, C − 2523,
　C − 10
水酸化カルシウム試液
　B − 1108
水酸化カルシウム，pH 測
　定用　B − 1108,
　B − 64
水酸化カルシウム pH 標準
　液　B − 918, B − 1108
水酸化第二銅　B − 1108
水酸化銅（Ⅱ）　B − 1108
水酸化ナトリウム
　B − 1108, C − 2525,
　C − 10
0.01 mol/L 水酸化ナトリ
　ウム液　B − 878
0.02 mol/L 水酸化ナトリ
　ウム液　B − 878

I-62   日本名索引

0.05 mol/L 水酸化ナトリウム液　B-878

0.1 mol/L 水酸化ナトリウム液　B-878

0.2 mol/L 水酸化ナトリウム液　B-877

0.5 mol/L 水酸化ナトリウム液　B-877

1 mol/L 水酸化ナトリウム液　B-876

0.025 mol/L 水酸化ナトリウム・エタノール (99.5)液　B-879

水酸化ナトリウム試液　B-1108

水酸化ナトリウム試液, 0.01 mol/L　B-1108

水酸化ナトリウム試液, 0.02 mol/L　B-71

水酸化ナトリウム試液, 0.05 mol/L　B-1108

水酸化ナトリウム試液, 0.2 mol/L　B-1108

水酸化ナトリウム試液, 0.5 mol/L　B-1108

水酸化ナトリウム試液, 2 mol/L　B-1108

水酸化ナトリウム試液, 4 mol/L　B-1108

水酸化ナトリウム試液, 5 mol/L　B-1108

水酸化ナトリウム試液, 6 mol/L　B-1109

水酸化ナトリウム試液, 8 mol/L　B-1109

水酸化ナトリウム試液, 希　B-1109

水酸化ナトリウム・ジオキサン試液　B-1109

水酸化ナトリウム・メタノール試液　B-1109

水酸化バリウム　B-1109

水酸化バリウム試液　B-1109

水酸化バリウム八水和物　B-1109

水酸化リチウム一水和物　B-1109

水素　B-1109

水素化ホウ素ナトリウム　B-1109

水分測定法（カールフィッシャー法）　B-290

水分測定用イミダゾール　B-1109

水分測定用エチレングリコール　B-1109

水分測定用塩化カルシウム　B-1109

水分測定用クロロホルム　B-1109

水分測定用試液　B-1109

水分測定用ジエチレングリコールモノエチルエーテル　B-1109

水分測定用炭酸プロピレン　B-1110

水分測定用ピリジン　B-1110

水分測定用ホルムアミド　B-1110

水分測定用メタノール　B-1110

水分測定用 2-メチルアミノピリジン　B-1110

水分測定用陽極液 A　B-1110

スウェルチアマリン, 薄層クロマトグラフィー用　B-1110

スキサメトニウム塩化物水和物　C-2529

スキサメトニウム塩化物水和物（参照赤外吸収スペクトル）　E-279

スキサメトニウム塩化物水和物, 薄層クロマトグラフィー用　B-1110

スキサメトニウム塩化物注射液　C-2533

スクラルファート水和物　C-2536, C-10

スクロース　B-1110

スクロース, 旋光度測定用　B-1110

スコポラミン臭化水素酸塩水和物　B-1110, C-2542

スコポラミン臭化水素酸塩水和物, 薄層クロマトグラフィー用　B-1110

スコポレチン, 薄層クロマトグラフィー用　B-1111

スズ　B-1111

スズ, 熱分析用　B-1352

スズ標準液　B-918

スタキオース, 薄層クロマトグラフィー用　B-1111

スダンⅢ　B-1111

ズダンⅢ　B-1112

スダンⅢ試液　B-1112

ズダンⅢ試液　B-1112

スチレン　B-1112

スチレン-ジビニルベンゼン共重合体, 液体クロマトグラフィー用　B-1344

p-スチレンスルホン酸ナトリウム　B-1112

スチレン-マレイン酸交互共重合体部分ブチルエステル　B-1112

ステアリルアルコール　B-1114, C-2546

ステアリルナトリウムフマル酸塩　B-1114

ステアリン酸　C-2547, C-10, C-54

ステアリン酸, ガスクロマトグラフィー用

日本名索引　I −63

B − 1114
ステアリン酸カルシウム
　C − 2552,　C − 10,
　C − 41
ステアリン酸ポリオキシル
　40　C − 2554,　C − 10,
　C − 41
ステアリン酸マグネシウム
　C − 2555,　C − 10,
　C − 55,　C − 41
ステアリン酸メチル，ガス
　クロマトグラフィー用
　B − 1114
ストリキニーネ硝酸塩，定
　量用　B − 1114
ストレプトマイシン硫酸塩
　C − 2560,　C − 10
ストロンチウム試液
　B − 1115
スピラマイシン酢酸エステ
　ル　C − 2566,　C − 10
スピラマイシン酢酸エステ
　ル（参照紫外可視吸収ス
　ペクトル）　E − 73
スピラマイシン酢酸エステ
　ル（参照赤外吸収スペク
　トル）　E − 280
スピロノラクトン
　C − 2571
スピロノラクトン（参照紫
　外可視吸収スペクトル）
　E − 74
スピロノラクトン（参照赤
　外吸収スペクトル）
　E − 280
スピロノラクトン錠
　C − 2576
スプレー剤　A − 141
スペクチノマイシン塩酸塩
　水和物　C − 2578
スリンダク　C − 2583,
　C − 10
スリンダク（参照紫外可視
　吸収スペクトル）
　E − 74

スリンダク（参照赤外吸収
　スペクトル）　E − 280
スルタミシリントシル酸塩
　錠　C − 2593
スルタミシリントシル酸塩
　水和物　C − 2587,
　C − 11
スルタミシリントシル酸塩
　水和物（参照紫外可視吸
　収スペクトル）
　E − 74
スルタミシリントシル酸塩
　水和物（参照赤外吸収ス
　ペクトル）　E − 281
スルチアム　C − 2596,
　C − 11
スルチアム（参照紫外可視
　吸収スペクトル）
　E − 75
スルバクタムナトリウム
　C − 2600,　C − 11
スルバクタムナトリウム
　（参照赤外吸収スペクト
　ル）　E − 281
スルバクタムナトリウム，
　スルバクタムペニシラミ
　ン用　B − 1115
スルバクタムペニシラミン
　用スルバクタムナトリウ
　ム　B − 1116
スルピリド　C − 2605,
　C − 11
スルピリドカプセル
　C − 2611
スルピリド（参照紫外可視
　吸収スペクトル）
　E − 75
スルピリド（参照赤外吸収
　スペクトル）　E − 281
スルピリド錠　C − 2609
スルピリド，定量用
　B − 1116
スルピリン　B − 1116
スルピリン水和物
　B − 1116,　C − 2612,

C − 11
スルピリン水和物，定量用
　B − 1116
スルピリン注射液
　C − 2616
スルピリン，定量用
　B − 1116
スルファサラジン
　C − 2055
スルファジアジン銀
　C − 2618
スルファジアジン銀（参照
　赤外吸収スペクトル）
　E − 282
スルファチアゾール
　B − 1116
スルファニルアミド
　B − 1116
スルファニルアミド，ジア
　ゾ化滴定用　B − 1116
スルファニル酸
　B − 1116
スルファフラゾール
　C − 2638
スルファミン酸アンモニウ
　ム　B − 1116
スルファミン酸アンモニウ
　ム試液　B − 1116
スルファミン酸（標準試薬）
　B − 1116
スルファメチゾール
　C − 2623,　C − 11
スルファメチゾール（参照
　赤外吸収スペクトル）
　E − 282
スルファメトキサゾール
　C − 2630,　C − 11
スルファメトキサゾール
　（参照赤外吸収スペクト
　ル）　E − 282
スルファモノメトキシン水
　和物　C − 2634,
　C − 11
スルファモノメトキシン水
　和物（参照赤外吸収スペ

I-64　日本名索引

クトル）　E-283
スルフイソキサゾール
　C-2638, C-11
スルベニシリンナトリウム
　C-2642, C-11
スルベニシリンナトリウム
　（参照赤外吸収スペクト
　ル）　E-283
スルホコハク酸ジ-2-エチ
　ルヘキシルナトリウム
　B-1116
スルホサリチル酸
　B-1117
スルホサリチル酸試液
　B-1117
5-スルホサリチル酸二水
　和物　B-1117
スルホブロモフタレインナ
　トリウム　C-2646,
　C-11
スルホブロモフタレインナ
　トリウム注射液
　C-2649
スルホンアミド基を結合し
　たヘキサデシルシリル化
　シリカゲル，液体クロマ
　トグラフィー用
　B-1344
スレオプロカテロール塩酸
　塩　B-1117

セ

製剤各条　A-30
製剤均一性試験法
　B-670
製剤総則　A-25
製剤通則　A-25
製剤に関連する添加剤の機
　能性関連特性について
　F-40
製剤の粒度の試験法
　B-680
製剤包装通則　A-29
制酸力試験法　B-681

青色リトマス紙
　B-1348
成人用沈降ジフテリアトキ
　ソイド　C-2328
精製塩酸　B-1117
精製水　B-1117,
　C-2507
精製水，アンモニウム試験
　用　B-1117
精製水，滅菌　B-1117
精製水（容器入り）
　C-2509
精製ゼラチン　C-2975,
　C-12
精製セラック　C-2980,
　C-12
精製デヒドロコール酸
　C-3383, C-13
精製白糖　C-4019
精製白糖（参照赤外吸収ス
　ペクトル）　E-329
精製ヒアルロン酸ナトリウ
　ム　B-1117,
　C-4215, C-16
精製ヒアルロン酸ナトリウ
　ム（参照赤外吸収スペク
　トル）　E-336
精製ヒアルロン酸ナトリウ
　ム注射液　C-4220
精製ヒアルロン酸ナトリウ
　ム点眼液　C-4223
精製ブドウ糖　C-4714,
　C-17
精製メタノール
　B-1117
精製ラノリン　D-1026
精製硫酸　B-1117
性腺刺激ホルモン試液，ヒ
　ト絨毛性　B-1117
成分含量測定用アミグダリ
　ン　B-1117
成分含量測定用アルブチン
　B-1117
成分含量測定用塩酸14-ア
　ニソイルアコニン

B-1118
成分含量測定用塩酸エメチ
　ン　B-1118
成分含量測定用塩酸ベンゾ
　イルヒパコニン
　B-1118
成分含量測定用塩酸ベンゾ
　イルメサコニン
　B-1118
成分含量測定用カプサイシ
　ン　B-1118
成分含量測定用 (E)-カプ
　サイシン　B-1118
成分含量測定用カルバゾク
　ロムスルホン酸ナトリウ
　ム　B-1118
成分含量測定用 [6]-ギンゲ
　ロール　B-1118
成分含量測定用クルクミン
　B-1118
成分含量測定用 (E)-ケイ
　皮酸　B-1118
成分含量測定用ゲニポシド
　B-1118
成分含量測定用サイコサポ
　ニンa　B-1118
成分含量測定用サイコサポ
　ニン b_2　B-1118
成分含量測定用サイコサポ
　ニンd　B-1118
成分含量測定用シノブファ
　ギン　B-1118
成分含量測定用硝酸デヒド
　ロコリダリン
　B-1118
成分含量測定用バルバロイ
　ン　B-1118
成分含量測定用 10-ヒドロ
　キシ-2-(E)-デセン酸
　B-1118
成分含量測定用ブシモノエ
　ステルアルカロイド混合
　標準試液　B-1118
成分含量測定用ブファリン
　B-1118

日本名索引　　I-65

成分含量測定用ペオノール
　B-1118
成分含量測定用ヘスペリジ
　ン　B-1118
成分含量測定用ペリルアル
　デヒド　B-1118
成分含量測定用マグノロー
　ル　B-1118
成分含量測定用リンコフィ
　リン　B-1118
成分含量測定用レジブフォ
　ゲニン　B-1118
成分含量測定用ロガニン
　B-1118
成分含量測定用ロスマリン
　酸　B-1118
製薬用水の品質管理
　F-381, F-41
精油　B-1118
西洋ワサビペルオキシダー
　ゼ　B-1119
生理食塩液　C-2662,
　B-1119, C-11
ゼオライト(孔径0.5 nm),
　ガスクロマトグラフィー
　用　B-1344
赤外吸収スペクトル測定法
　B-213
赤外吸収スペクトル用塩化
　カリウム　B-1119
赤外吸収スペクトル用臭化
　カリウム　B-1119
赤色リトマス紙
　B-1348
石油エーテル　B-1119
石油系ヘキサメチルテトラ
　コサン類分枝炭化水素混
　合物(L), ガスクロマト
　グラフィー用
　B-1119
石油ベンジン　B-1119,
　C-2664
赤リン　B-1119
セクレチン標準品用ウシ血
　清アルブミン試液

　B-1119
セクレチン用ウシ血清アル
　ブミン試液　B-1119
セサミン, 薄層クロマトグ
　ラフィー用　B-1119
セスキオレイン酸ソルビタ
　ン　B-1119
セタノール　B-1120,
　C-2666
セチリジン塩酸塩
　C-2667, C-11
セチリジン塩酸塩(参照紫
　外可視吸収スペクトル)
　E-75
セチリジン塩酸塩(参照赤
　外吸収スペクトル)
　E-283
セチリジン塩酸塩錠
　C-2672
セチリジン塩酸塩, 定量用
　B-1120
セチルピリジニウム塩化物
　一水和物　B-1120
石灰乳　B-1120
舌下錠　A-72
赤血球浮遊液, A型
　B-1120
赤血球浮遊液, B型
　B-1120
セッコウ　D-552
石膏　D-552
セトチアミン塩酸塩水和物
　C-2674, C-11
セトチアミン塩酸塩水和物
　(参照紫外可視吸収スペ
　クトル)　E-76
セトチアミン塩酸塩水和物
　(参照赤外吸収スペクト
　ル)　E-284
セトラキサート塩酸塩
　C-2678, C-11
セトラキサート塩酸塩(参
　照紫外可視吸収スペク
　トル)　E-76
セトラキサート塩酸塩(参

　照赤外吸収スペクトル)
　E-284
セトリミド　B-1120
セネガ　D-555
セネガシロップ　D-561
セネガ末　D-559
セファエリン臭化水素酸塩
　B-1121
セファクロル　C-2683,
　C-11
セファクロルカプセル
　C-2688
セファクロル細粒
　C-2697
セファクロル(参照紫外可
　視吸収スペクトル)
　E-76
セファクロル(参照赤外吸
　収スペクトル)
　E-284
セファクロル標準品
　B-107
セファクロル複合顆粒
　C-2692
セファゾリンナトリウム
　C-2700, C-11
セファゾリンナトリウム
　(参照紫外可視吸収スペ
　クトル)　E-77
セファゾリンナトリウム
　(参照赤外吸収スペクト
　ル)　E-285
セファゾリンナトリウム水
　和物　C-2705,
　C-11
セファゾリンナトリウム水
　和物(参照紫外可視吸収
　スペクトル)　E-77
セファゾリンナトリウム水
　和物(参照赤外吸収スペ
　クトル)　E-285
セファトリジンプロピレン
　グリコール　B-1121,
　C-2712, C-11
セファトリジンプロピレン

I -66　　日本名索引

グリコール（参照紫外可
視吸収スペクトル）
E -77
セファトリジンプロピレン
グリコール（参照赤外吸
収スペクトル）
E -285
セファドロキシル
B -1121, C -2718,
C -11, C -41
セファドロキシルカプセル
C -2722, C -41
セファドロキシル（参照紫
外可視吸収スペクトル）
E -78
セファドロキシル（参照赤
外吸収スペクトル）
E -286
セファドロキシル標準品
B -57
セファレキシン
C -2726, C -11
セファレキシンカプセル
C -2731
セファレキシン（参照紫外
可視吸収スペクトル）
E -78
セファレキシン（参照赤外
吸収スペクトル）
E -286
セファレキシン標準品
B -107
セファレキシン複合顆粒
C -2734
セファロチンナトリウム
C -2741, C -11
セファロチンナトリウム
（参照紫外可視吸収スペ
クトル）　E -78
セファロチンナトリウム
（参照赤外吸収スペクト
ル）　E -286
セフィキシムカプセル
C -2752
セフィキシム細粒

C -2755
セフィキシム水和物
C -2748
セフィキシム水和物（参照
紫外可視吸収スペクト
ル）　E -79
セフィキシム水和物（参照
赤外吸収スペクトル）
E -287
セフェピム塩酸塩水和物
C -2759, C -11
セフォジジムナトリウム
C -2769, C -11
セフォジジムナトリウム
（参照紫外可視吸収スペ
クトル）　E -79
セフォジジムナトリウム
（参照赤外吸収スペクト
ル）　E -287
セフォゾプラン塩酸塩
C -2774, C -11
セフォゾプラン塩酸塩標準
品　B -57
セフォタキシムナトリウム
C -2781, C -11
セフォタキシムナトリウム
（参照紫外可視吸収スペ
クトル）　E -79
セフォタキシムナトリウム
（参照赤外吸収スペクト
ル）　E -287
セフォチアム塩酸塩
C -2786, C -11
セフォチアム塩酸塩（参照
紫外可視吸収スペクト
ル）　E -80
セフォチアム塩酸塩（参照
赤外吸収スペクトル）
E -288
セフォチアム ヘキセチル
塩酸塩　C -2793,
C -11
セフォチアム ヘキセチル
塩酸塩（参照紫外可視吸
収スペクトル）

E -80
セフォテタン　C -2799,
C -11
セフォテタン（参照紫外可
視吸収スペクトル）
E -80
セフォテタン（参照赤外吸
収スペクトル）
E -288
セフォペラゾンナトリウム
C -2806, C -11
セフォペラゾンナトリウム
（参照紫外可視吸収スペ
クトル）　E -81
セフォペラゾン標準品
B -57
セフカペン ピボキシル塩
酸塩細粒　C -2829
セフカペン ピボキシル塩
酸塩錠　C -2825
セフカペン ピボキシル塩
酸塩水和物　B -1121,
C -2818, C -11
セフカペン ピボキシル塩
酸塩水和物（参照紫外可
視吸収スペクトル）
E -81
セフカペンピボキシル塩酸
塩標準品　B -57
セフジトレン ピボキシル
C -2832, C -11
セフジトレン ピボキシル
細粒　C -2841
セフジトレン ピボキシル
（参照紫外可視吸収スペ
クトル）　E -81
セフジトレン ピボキシル
錠　C -2838
セフジトレンピボキシル標
準品　B -57
セフジニル　C -2844,
C -11
セフジニルカプセル
C -2850
セフジニル細粒

日本名索引　　I -67

C - 2852

セフジニルラクタム環開裂
ラクトン　B - 1121

セフスロジンナトリウム
C - 2854, <u>C - 11</u>

セフスロジンナトリウム
（参照紫外可視吸収スペ
クトル）　E - 82

セフスロジンナトリウム
（参照赤外吸収スペクト
ル）　E - 288

セフタジジム水和物
C - 2859, <u>C - 11</u>

セフタジジム水和物（参照
紫外可視吸収スペクト
ル）　E - 82

セフタジジム水和物（参照
赤外吸収スペクトル）
E - 289

セフタジジム標準品
<u>B - 57</u>

セフチゾキシムナトリウム
C - 2869, <u>C - 11</u>

セフチゾキシムナトリウム
（参照紫外可視吸収スペ
クトル）　E - 82

セフチゾキシムナトリウム
（参照赤外吸収スペクト
ル）　E - 289

セフチブテン水和物
C - 2874, <u>C - 11</u>

セフチブテン水和物（参照
紫外可視吸収スペクト
ル）　E - 83

セフチブテン水和物（参照
赤外吸収スペクトル）
E - 289

セフテラム ピボキシル
C - 2880, <u>C - 11</u>

セフテラム ピボキシル細
粒　C - 2887

セフテラム ピボキシル
（参照紫外可視吸収スペ
クトル）　E - 83

セフテラム ピボキシル

（参照赤外吸収スペクト
ル）　E - 290

セフテラム ピボキシル錠
C - 2884

セフトリアキソンナトリウ
ム水和物　C - 2889,
<u>C - 11</u>

セフトリアキソンナトリウ
ム水和物（参照紫外可視
吸収スペクトル）
E - 83

セフピラミドナトリウム
C - 2897, <u>C - 11</u>

セフピラミドナトリウム
（参照紫外可視吸収スペ
クトル）　E - 84

セフピロム硫酸塩
C - 2903, <u>C - 11</u>

セフブペラゾンナトリウム
C - 2909, <u>C - 11</u>

セフブペラゾンナトリウム
（参照紫外可視吸収スペ
クトル）　E - 84

セフポドキシム プロキセ
チル　C - 2914,
<u>C - 11</u>

セフポドキシム プロキセ
チル（参照紫外可視吸収
スペクトル）　E - 84

セフポドキシム プロキセ
チル（参照赤外吸収スペ
クトル）　E - 290

セフポドキシム プロキセ
チル錠　C - 2920

セフポドキシムプロキセチ
ル標準品　<u>B - 57</u>

セフミノクスナトリウム水
和物　C - 2926,
<u>C - 11</u>

セフミノクスナトリウム水
和物（参照紫外可視吸収
スペクトル）　E - 85

セフミノクスナトリウム水
和物（参照赤外吸収スペ
クトル）　E - 290

セフメタゾールナトリウム
C - 2930, <u>C - 11</u>

セフメタゾールナトリウム
（参照紫外可視吸収スペ
クトル）　E - 85

セフメタゾールナトリウム
（参照赤外吸収スペクト
ル）　E - 291

セフメノキシム塩酸塩
C - 2937, <u>C - 11</u>

セフメノキシム塩酸塩（参
照紫外可視吸収スペクト
ル）　E - 85

セフメノキシム塩酸塩（参
照赤外吸収スペクトル）
E - 291

セフロキサジン水和物
C - 2944, <u>C - 12</u>

セフロキサジン水和物（参
照紫外可視吸収スペクト
ル）　E - 86

セフロキサジン水和物（参
照赤外吸収スペクトル）
E - 291

セフロキシム アキセチル
C - 2952, <u>C - 12</u>

セフロキシム アキセチル
（参照紫外可視吸収スペ
クトル）　E - 86

セフロキシム アキセチル
（参照赤外吸収スペクト
ル）　E - 292

セボフルラン　C - 2958

セボフルラン（参照赤外吸
収スペクトル）
E - 292

セミカルバジド塩酸塩
B - 1121

セラセフェート
C - 2963, <u>C - 12</u>

セラセフェート（参照赤外
吸収スペクトル）
E - 292

ゼラチン　B - 1121,
C - 2968, <u>C - 12</u>

I-68　日本名索引

ゼラチン，酸処理
　B-*1121*
ゼラチン試液　B-*1121*
ゼラチン製ペプトン
　B-*1122*
ゼラチン・トリス緩衝液
　B-*1121*
ゼラチン・トリス緩衝液，
　pH 8.0　B-*1122*
ゼラチン・リン酸塩緩衝液
　B-*1122*
ゼラチン・リン酸塩緩衝
　液，pH 7.0　B-*1122*
ゼラチン・リン酸塩緩衝
　液，pH 7.4　B-*1122*
L-セリン　B-*1122*，
　C-*2987*，C-*12*
L-セリン（参照赤外吸収
　スペクトル）　E-*293*
セルモロイキン（遺伝子組
　換え）　C-*2989*
セルモロイキン，液体クロ
　マトグラフィー用
　B-*1122*
セルモロイキン分子量測定
　用マーカータンパク質
　B-*1123*
セルモロイキン用緩衝液
　B-*1123*
セルモロイキン用基質緩衝
　液　B-*1123*
セルモロイキン用濃縮ゲル
　B-*1123*
セルモロイキン用培養液
　B-*1123*
セルモロイキン用分離ゲル
　B-*1123*
セルロース（蛍光剤入り），
　薄層クロマトグラフィー
　用　B-*1344*
セルローストリス(4-メチ
　ルベンゾエート)被覆シ
　リカゲル，液体クロマト
　グラフィー用
　B-*1344*

セルロース，薄層クロマト
　グラフィー用
　B-*1344*
セルロース誘導体被覆シリ
　カゲル，液体クロマトグ
　ラフィー用　B-*1344*
セレコキシブ　C-*3008*，
　C-*12*
セレコキシブ（参照紫外可
　視吸収スペクトル）
　E-*86*
セレコキシブ（参照赤外吸
　収スペクトル）
　E-*293*
セレン　B-*1123*
セレン標準液　B-*919*
セレン標準原液　B-*919*
センキュウ　D-*563*
川芎　D-*563*
センキュウ末　D-*567*
川芎末　D-*567*
ゼンコ　D-*569*
前胡　D-*569*
旋光度測定法　B-*301*
旋光度測定用スクロース
　B-*1123*
センコツ　D-*571*
川骨　D-*571*
洗浄液，ナルトグラスチム
　試験用　B-*1123*，
　B-*129*
センソ　D-*573*
蟾酥　D-*573*
センダイウイルス
　B-*1123*
せん断セル法による粉体の
　流動性測定法　F-*22*
センナ　D-*579*，
　D-*28*，D-*22*
センナ末　D-*586*，
　D-*29*
センノシド A，薄層クロマ
　トグラフィー用
　B-*1123*
センブリ　B-*1123*，

D-*589*
センブリ・重曹散
　D-*598*
センブリ末　D-*595*

ソ

ソイビーン・カゼイン・ダ
　イジェスト培地
　B-*1124*
ソウジュツ　D-*599*
蒼朮　D-*599*
ソウジュツ末　D-*603*
蒼朮末　D-*603*
ソウハクヒ　D-*604*
桑白皮　D-*604*
ソーダ石灰　B-*1124*
ゾニサミド　C-*3015*，
　C-*12*
ゾニサミド（参照紫外可視
　吸収スペクトル）
　E-*87*
ゾニサミド（参照赤外吸収
　スペクトル）　E-*293*
ゾニサミド錠　C-*3020*
ゾピクロン　C-*3022*，
　C-*12*
ゾピクロン（参照紫外可視
　吸収スペクトル）
　E-*87*
ゾピクロン（参照赤外吸収
　スペクトル）　E-*294*
ゾピクロン錠　C-*3028*
ゾピクロン，定量用
　B-*1124*
ソボク　D-*608*，D-*22*
蘇木　D-*608*
ソヨウ　D-*609*，D-*23*
蘇葉　D-*609*
ソルビタンセスキオレイン
　酸エステル　B-*1124*，
　C-*3031*，C-*12*，
　C-*42*
ゾルピデム酒石酸塩
　C-*3033*，C-*12*

日本名索引　I-69

ゾルピデム酒石酸塩（参照
　紫外可視吸収スペクト
　ル）　E-87
ゾルピデム酒石酸塩（参照
　赤外吸収スペクトル）
　E-294
ゾルピデム酒石酸塩錠
　C-3038
ゾルピデム酒石酸塩，定量
　用　B-1124
D-ソルビトール
　B-1124，C-3040，
　C-12
D-ソルビトール液
　C-3045，C-12
D-ソルビトール，ガスク
　ロマトグラフィー用
　B-1124

タ

ダイオウ　D-615，
　D-23
大黄　D-615
大黄甘草湯エキス
　D-629
ダイオウ末　D-624，
　D-24
大黄末　D-624
大柴胡湯エキス　D-638
第三アミルアルコール
　B-1124
第三ブタノール
　B-1124
第Xa因子　B-1124
第Xa因子試液　B-1124
第十八改正日本薬局方にお
　ける国際調和　F-394
ダイズ製ペプトン
　B-1124
ダイズ油　B-1124，
　D-644
タイソウ　D-646，
　D-25
大棗　D-646

大腸菌由来タンパク質
　B-1124
大腸菌由来タンパク質原液
　B-1124
第IIa因子　B-1125
第二ブタノール
　B-1125
胎盤性性腺刺激ホルモン
　C-2654
第四級アンモニウム基を結
　合した親水性ビニルポリ
　マーゲル，液体クロマト
　グラフィー用
　B-1344
ダウノルビシン塩酸塩
　C-3049，C-12
ダウノルビシン塩酸塩（参
　照紫外可視吸収スペクト
　ル）　E-88
ダウノルビシン塩酸塩（参
　照赤外吸収スペクトル）
　E-294
タウリン　B-1125，
　C-3054，C-12
タウリン（参照赤外吸収ス
　ペクトル）　E-295
タウロウルソデオキシコー
　ル酸ナトリウム，薄層ク
　ロマトグラフィー用
　B-1125
タカルシトール水和物
　C-3057
タカルシトール水和物（参
　照紫外可視吸収スペクト
　ル）　E-88
タカルシトール水和物（参
　照赤外吸収スペクトル）
　E-295
タカルシトール軟膏
　C-3063
タカルシトールローション
　C-3061
タクシャ　D-649
沢瀉　D-649
タクシャトリテルペン混合

試液，確認試験用
　B-1125
タクシャ末　D-653
沢瀉末　D-653
ダクチノマイシン
　C-32
濁度試験法　B-416
ダクロニウム臭化物，薄層
　クロマトグラフィー用
　B-1125
タクロリムスカプセル
　C-3073
タクロリムス水和物
　C-3067，C-12
タクロリムス水和物（参照
　赤外吸収スペクトル）
　E-295
多孔質シリカゲル，液体ク
　ロマトグラフィー用
　B-1344
多孔質シリカゲル，ガスク
　ロマトグラフィー用
　B-1345
多孔性アクリロニトリル-
　ジビニルベンゼン共重合
　体（孔径0.06〜0.08
　μm，100〜200 m^2/g），
　ガスクロマトグラフィー
　用　B-1345
多孔性エチルビニルベンゼ
　ン-ジビニルベンゼン共
　重合体，ガスクロマトグ
　ラフィー用　B-1345
多孔性エチルビニルベンゼ
　ン-ジビニルベンゼン共
　重合体（平均孔径
　0.0075 μm，500〜600
　m^2/g），ガスクロマトグ
　ラフィー用　B-1345
多孔性スチレン-ジビニル
　ベンゼン共重合体，液体
　クロマトグラフィー用
　B-1345
多孔性スチレン-ジビニル
　ベンゼン共重合体（平均

孔径 0.0085 μm, 300 〜
400 m²/g), ガスクロマ
トグラフィー用
B‐1345
多孔性スチレン‐ジビニル
ベンゼン共重合体 (平均
孔径 0.3 〜 0.4 μm,
50 m²/g 以下), ガスク
ロマトグラフィー用
B‐1345
多孔性ポリマービーズ, ガ
スクロマトグラフィー用
B‐1345
多孔性ポリメタクリレー
ト, 液体クロマトグラフ
ィー用　B‐1345
タゾバクタム　C‐3075,
C‐12
タゾバクタム (参照赤外吸
収スペクトル)
E‐296
脱色フクシン試液
B‐1126
ダナゾール　C‐3087,
C‐12
ダナゾール (参照紫外可視
吸収スペクトル)
E‐88
ダナゾール (参照赤外吸収
スペクトル)　E‐296
タムスロシン塩酸塩
B‐1126, C‐3091,
C‐12
タムスロシン塩酸塩 (参照
紫外可視吸収スペクト
ル)　E‐89
タムスロシン塩酸塩 (参照
赤外吸収スペクトル)
E‐296
タムスロシン塩酸塩徐放錠
C‐3096
タムスロシン塩酸塩, 定量
用　B‐1126
タモキシフェンクエン酸塩
C‐3098, C‐12

タモキシフェンクエン酸塩
(参照紫外可視吸収スペ
クトル)　E‐89
タモキシフェンクエン酸塩
(参照赤外吸収スペクト
ル)　E‐297
タランピシリン塩酸塩
C‐3102, C‐12
タランピシリン塩酸塩 (参
照赤外吸収スペクトル)
E‐297
多硫化アンモニウム試液
B‐1126
タルク　B‐1126,
C‐3106, C‐42
タルチレリン口腔内崩壊錠
C‐3117
タルチレリン錠
C‐3114
タルチレリン水和物
C‐3110, C‐12
タルチレリン水和物 (参照
赤外吸収スペクトル)
E‐297
タルチレリン水和物, 定量
用　B‐1126
タングステン酸ナトリウム
B‐1126
タングステン (VI) 酸ナト
リウム二水和物
B‐1126
炭酸アンモニウム
B‐1126
炭酸アンモニウム試液
B‐1126
炭酸塩緩衝液, 0.1 mol/L,
pH 9.6　B‐1126
炭酸塩 pH 標準液
B‐919
炭酸カリウム　B‐1126,
C‐3121, C‐12
炭酸カリウム・炭酸ナトリ
ウム試液　B‐1127
炭酸カリウム, 無水
B‐1127

炭酸カルシウム
B‐1127
炭酸カルシウム, 定量用
B‐1127
炭酸水素アンモニウム
B‐1127
炭酸水素アンモニウム試
液, 0.1 mol/L
B‐1127
炭酸水素カリウム
B‐1127
炭酸水素ナトリウム
B‐1127, C‐3131,
C‐12
炭酸水素ナトリウム試液
B‐1127
炭酸水素ナトリウム試液,
10%　B‐1127
炭酸水素ナトリウム注射液
C‐3135
炭酸水素ナトリウム注射
液, 7%　B‐1127
炭酸水素ナトリウム, pH
測定用　B‐1127
炭酸脱水酵素　B‐1127
炭酸銅　B‐1127
炭酸銅一水和物
B‐1127
炭酸ナトリウム
B‐1127
炭酸ナトリウム試液
B‐1128
炭酸ナトリウム試液,
0.55 mol/L　B‐1128
炭酸ナトリウム十水和物
B‐1127
炭酸ナトリウム水和物
C‐3139, C‐12,
C‐42
炭酸ナトリウム, pH 測定
用　B‐1127
炭酸ナトリウム (標準試薬)
B‐1127
炭酸ナトリウム, 無水
B‐1127

日本名索引　　I-71

炭酸プロピレン
　　B-1128
炭酸プロピレン，水分測定
　　用　B-1128
炭酸マグネシウム
　　C-3142, C-12
炭酸リチウム　C-3147,
　　C-12
炭酸リチウム錠　C-43
炭酸リチウム，定量用
　　B-71
胆汁酸塩　B-1128
単シロップ　C-3153
タンジン　D-655,
　　D-25
丹参　D-655
単糖分析及びオリゴ糖分析
　　／糖鎖プロファイル法
　　F-113
ダントロレンナトリウム水
　　和物　C-3155,
　　C-12
ダントロレンナトリウム水
　　和物（参照紫外可視吸収
　　スペクトル）　E-89
ダントロレンナトリウム水
　　和物（参照赤外吸収スペ
　　クトル）　E-298
タンナルビン　C-3161
単軟膏　D-658
タンニン酸　B-1128,
　　C-3159
タンニン酸アルブミン
　　C-3161
タンニン酸試液
　　B-1128
タンニン酸ジフェンヒドラ
　　ミン　B-1128,
　　C-3164, C-12
タンニン酸ベルベリン
　　C-3166
タンニン酸ベルベリン（参
　　照紫外可視吸収スペクト
　　ル）　E-90
タンニン酸ベルベリン（参

照赤外吸収スペクトル）
　　E-298
タンパク質医薬品注射剤の
　　不溶性微粒子試験法
　　B-797
タンパク質含量試験用アル
　　カリ性銅試液
　　B-1128
タンパク質消化酵素試液
　　B-1128
タンパク質定量法
　　F-169
タンパク質のアミノ酸分析
　　法　B-139

チ

チアプリド塩酸塩
　　C-3170, C-12
チアプリド塩酸塩（参照紫
　　外可視吸収スペクトル）
　　E-90
チアプリド塩酸塩（参照赤
　　外吸収スペクトル）
　　E-298
チアプリド塩酸塩錠
　　C-3174
チアプリド塩酸塩，定量用
　　B-1128
チアマゾール　C-3176,
　　C-12
チアマゾール錠
　　C-3180
チアミラールナトリウム
　　C-3181, C-12
チアミラールナトリウム
　　（参照紫外可視吸収スペ
　　クトル）　E-90
チアミラールナトリウム
　　（参照赤外吸収スペクト
　　ル）　E-299
チアミン塩化物塩酸塩
　　C-3188, C-12
チアミン塩化物塩酸塩散
　　C-3195

チアミン塩化物塩酸塩（参
　　照紫外可視吸収スペクト
　　ル）　E-91
チアミン塩化物塩酸塩（参
　　照赤外吸収スペクトル）
　　E-299
チアミン塩化物塩酸塩注射
　　液　C-3196
チアミン硝化物
　　B-1128, C-3198,
　　C-12
チアラミド塩酸塩
　　C-3201, C-12
チアラミド塩酸塩（参照赤
　　外吸収スペクトル）
　　E-299
チアラミド塩酸塩錠
　　C-3205
チアラミド塩酸塩，定量用
　　B-1128
チアントール　B-1128,
　　C-3207
3-チエニルエチルペニシ
　　リンナトリウム
　　B-1128
チオアセトアミド
　　B-1129
チオアセトアミド・グリセ
　　リン塩基性試液
　　B-1129
チオアセトアミド試液
　　B-1129
チオジグリコール
　　B-1130
チオグリコール酸
　　B-1129
チオグリコール酸ナトリウ
　　ム　B-1129
チオグリコール酸培地Ⅰ，
　　無菌試験用　B-1129
チオグリコール酸培地Ⅱ，
　　無菌試験用　B-1129
チオシアン酸アンモニウム
　　B-1129
0.02 mol/L チオシアン酸

I-72　日本名索引

アンモニウム液　B-880

0.1 mol/L チオシアン酸アンモニウム液　B-879

チオシアン酸アンモニウム試液　B-1129

チオシアン酸アンモニウム・硝酸コバルト試液　B-1129

チオシアン酸アンモニウム・硝酸コバルト（Ⅱ）試液　B-1129

チオシアン酸カリウム　B-1129

チオシアン酸カリウム試液　B-1130

チオシアン酸第一鉄試液　B-1130

チオシアン酸鉄（Ⅱ）試液　B-1130

チオセミカルバジド　B-1130

チオ尿素　B-1130

チオ尿素試液　B-1130

チオペンタール，定量用　B-1130

チオペンタールナトリウム　B-1131，C-3214，C-12

チオリダジン塩酸塩　C-3221，C-12

チオリダジン塩酸塩（参照赤外吸収スペクトル）　E-300

チオ硫酸ナトリウム　B-1131

0.002 mol/L チオ硫酸ナトリウム液　B-882

0.005 mol/L チオ硫酸ナトリウム液　B-882

0.01 mol/L チオ硫酸ナトリウム液　B-882

0.02 mol/L チオ硫酸ナトリウム液　B-882

0.05 mol/L チオ硫酸ナト

リウム液　B-881

0.1 mol/L チオ硫酸ナトリウム液　B-880

チオ硫酸ナトリウム五水和物　B-1131

チオ硫酸ナトリウム試液　B-1131

チオ硫酸ナトリウム水和物　C-3225，C-12

チオ硫酸ナトリウム注射液　C-3228

チクセツサポニンⅣ，薄層クロマトグラフィー用　B-1131

チクセツニンジン　D-659

竹節人参　D-659

チクセツニンジン末　D-662

竹節人参末　D-662

チクロピジン塩酸塩　C-3229，C-12

チクロピジン塩酸塩（参照赤外吸収スペクトル）　E-300

チクロピジン塩酸塩錠　C-3235

チクロピジン塩酸塩，定量用　B-1131

チザニジン塩酸塩　C-3238，C-13

チザニジン塩酸塩（参照紫外可視吸収スペクトル）　E-91

チザニジン塩酸塩（参照赤外吸収スペクトル）　E-300

チタンエロー　B-1132

腟錠　A-131

窒素　B-1132，C-3242

窒素定量法（セミミクロケルダール法）　B-29

腟に適用する製剤　A-131

腟用坐剤　A-132

チトクロム c　B-1132

チニダゾール　C-3245，C-13

チニダゾール（参照紫外可視吸収スペクトル）　E-91

チニダゾール（参照赤外吸収スペクトル）　E-301

チペピジンヒベンズ酸塩　C-3249，C-13

チペピジンヒベンズ酸塩（参照紫外可視吸収スペクトル）　E-92

チペピジンヒベンズ酸塩（参照赤外吸収スペクトル）　E-301

チペピジンヒベンズ酸塩錠　C-3254

チペピジンヒベンズ酸塩，定量用　B-1132

チミン，液体クロマトグラフィー用　B-1132

チメピジウム臭化物水和物　C-3257，C-13

チメピジウム臭化物水和物（参照紫外可視吸収スペクトル）　E-92

チメピジウム臭化物水和物（参照赤外吸収スペクトル）　E-301

チモ　B-1132，D-664

知母　D-664

チモール　B-1132，C-3261

チモール，定量用　B-1132

チモールフタレイン　B-1133

チモールフタレイン試液　B-1133

チモールブルー　B-1133

チモールブルー試液

日本名索引　　I-73

B-1133

チモールブルー試液，希
B-1133

チモールブルー・ジオキサ
ン試液　B-1133

チモールブルー・1,4-ジオ
キサン試液　B-1133

チモールブルー・ジメチル
ホルムアミド試液
B-1133

チモールブルー・N,N-ジ
メチルホルムアミド試液
B-1133

チモール，噴霧試液用
B-1132

チモール・硫酸・メタノー
ル試液，噴霧用
B-1133

チモロールマレイン酸塩
C-3266, C-13

チモロールマレイン酸塩
（参照紫外可視吸収スペ
クトル）　E-92

チモロールマレイン酸塩
（参照赤外吸収スペクト
ル）　E-302

茶剤　A-166

チュアブル錠　A-34

注射剤　A-79

注射剤の採取容量試験法
B-683

注射剤の不溶性異物検査法
B-687

注射剤の不溶性微粒子試験
法　B-689

注射剤用ガラス容器試験法
B-800

注射により投与する製剤
A-79

注射用アシクロビル
C-78

注射用アズトレオナム
C-114

注射用アセチルコリン塩化
物　C-139, C-3

注射用アセチルコリン塩化
物（参照赤外吸収スペク
トル）　E-197

注射用アミカシン硫酸塩
C-272

注射用アムホテリシンB
C-304, C-32

注射用アンピシリンナトリ
ウム　C-470

注射用アンピシリンナトリ
ウム・スルバクタムナト
リウム　C-473,
C-32

注射用イダルビシン塩酸塩
C-608

注射用イミペネム・シラス
タチンナトリウム
C-687, C-33

注射用オザグレルナトリウ
ム　C-1240

注射用シベレスタットナト
リウム　C-2363

注射用蒸留水　B-1133

注射用水　B-1133,
C-2511

注射用水（容器入り）
C-2515

注射用スキサメトニウム塩
化物　C-2535

注射用ストレプトマイシン
硫酸塩　C-2564

注射用スペクチノマイシン
塩酸塩　C-2581,
C-58

注射用セファゾリンナトリ
ウム　C-2709

注射用セファロチンナトリ
ウム　C-2745

注射用セフェピム塩酸塩
C-2766

注射用セフォゾプラン塩酸
塩　C-2779

注射用セフォチアム塩酸塩
C-2791

注射用セフォペラゾンナト

リウム　C-2812

注射用セフォペラゾンナト
リウム・スルバクタムナ
トリウム　C-2814,
C-58

注射用セフタジジム
C-2867

注射用セフメタゾールナト
リウム　C-2935

注射用胎盤性性腺刺激ホル
モン　C-2660

注射用タゾバクタム・ピペ
ラシリン　C-3080

注射用チアミラールナトリ
ウム　C-3186

注射用チオペンタールナト
リウム　C-3218,
C-12

注射用テセロイキン（遺伝
子組換え）　C-3369

注射用テモゾロミド
C-72

注射用ドキソルビシン塩酸
塩　C-3507

注射用ドセタキセル
C-3546

注射用ドリペネム
C-3688

注射用ナルトグラスチム
（遺伝子組換え）
C-3841, C-76

注射用パニペネム・ベタミ
プロン　C-4053

注射用バンコマイシン塩酸
塩　C-4204

注射用ヒト絨毛性性腺刺激
ホルモン　C-2660

注射用ヒドララジン塩酸塩
C-4312

注射用ピペラシリンナトリ
ウム　C-4413

注射用ビンブラスチン硫酸
塩　C-4519

注射用ファモチジン
C-4532

I −74 日本名索引

注射用フェニトインナトリウム C −4586, C −17

注射用プレドニゾロンコハク酸エステルナトリウム C −4958

注射用フロモキセフナトリウム C −5132

注射用ペニシリンGカリウム C −5337

注射用ペプロマイシン硫酸塩 C −5265

注射用ベンジルペニシリンカリウム C −5337

注射用ホスホマイシンナトリウム C −5407

注射用ボリコナゾール C −5445

注射用マイトマイシンC C −5491

注射用ミノサイクリン塩酸塩 C −5589

注射用メトトレキサート C −5745

注射用メロペネム C −5821

注射用ロキサチジン酢酸エステル塩酸塩 C −6301

抽出用ジチゾン液 B −1133

中心静脈栄養剤中の微量アルミニウム試験法 F −348

中性アルミナ，カラムクロマトグラフィー用 B −1345

中性アルミナ，4％含水 B −1133

中性アルミナ，クロマトグラフィー用 B −1345

中性洗剤 B −1133

注腸剤 A −130

中和エタノール B −1133

丁香 D −667

丁香末 D −670

チョウジ D −667, D −31

丁子 D −667

チョウジ末 D −670

丁子末 D −670

チョウジ油 D −672, D −31

丁子油 D −672

チョウトウコウ D −675, D −31, D −26

釣藤鈎 D −675

釣藤鈎 D −675

釣藤散エキス D −679

貼付剤 A −153

直腸に適用する製剤 A −126

直腸用半固形剤 A −130

チョレイ D −687

猪苓 D −687

チョレイ末 D −689

猪苓末 D −689

L−チロシン B −1133, C −3270, C −13

L−チロジン B −1134

L−チロシン（参照紫外可視吸収スペクトル） E −93

L−チロシン（参照赤外吸収スペクトル） E −302

チンキ剤 A −166

チンク油 C −3273

沈降ジフテリア破傷風混合トキソイド C −2328

沈降精製百日せきジフテリア破傷風混合ワクチン C −4443

沈降精製百日せきワクチン C −4443

沈降炭酸カルシウム C −3124, C −12

沈降炭酸カルシウム細粒

C −3129

沈降炭酸カルシウム錠 C −3127

沈降破傷風トキソイド C −4033

沈降B型肝炎ワクチン C −4253

チンピ D −690, D −27

陳皮 D −690

ツ

通則 A −5

ツバキ油 D −695

椿油 D −695

ツロブテロール C −3275, C −13

ツロブテロール塩酸塩 C −3281, C −13

ツロブテロール塩酸塩（参照紫外可視吸収スペクトル） E −93

ツロブテロール塩酸塩（参照赤外吸収スペクトル） E −303

ツロブテロール経皮吸収型テープ C −3279

ツロブテロール（参照紫外可視吸収スペクトル） E −93

ツロブテロール（参照赤外吸収スペクトル） E −302

ツロブテロール，定量用 B −1134

テ

DEAE−架橋デキストラン陰イオン交換体(Cl型)，弱塩基性 B −1345

DSS−d_6，核磁気共鳴スペクトル測定用 B −1134

DNA標準原液，インター

日本名索引　Ｉ－75

フェロンアルファ
(NAMALWA) 用
B－1134
テイコプラニン
C－3285,　C－13
定性反応　B－33
低置換度ヒドロキシプロピ
ルセルロース
C－4329,　C－16,
C－61
低置換度ヒドロキシプロピ
ルセルロース（参照赤外
吸収スペクトル）
E－339
p,p'-DDE(2,2-ビス (4-クロ
ロフェニル)-1,1-ジクロ
ロエチレン)　B－1135
o,p'-DDT(1,1,1-トリクロロ-
2-(2-クロロフェニル)-2-
(4-クロロフェニル) エタ
ン)　B－1135
p,p'-DDT(1,1,1-トリクロロ-
2,2-ビス (4-クロロフェ
ニル) エタン)
B－1135
p,p'-DDD(2,2-ビス (4-クロ
ロフェニル)-1,1-ジクロ
ロエタン)　B－1134
低分子量ヘパリン，分子量
測定用　B－1135
定量分析用ろ紙
B－1348
定量用アジマリン
B－1135
定量用アセトアルデヒド
B－1135
定量用アセメタシン
B－1136
定量用アゼラスチン塩酸塩
B－1136
定量用アゼルニジピン
B－1136
定量用アゾセミド
B－1136
定量用アトラクチレノリド

Ⅲ　B－1136
定量用アトラクチロジン
B－1136
定量用アトラクチロジン試
液　B－1136
定量用アトロピン硫酸塩水
和物　B－1136
定量用 14-アニソイルアコ
ニン塩酸塩　B－1136
定量用アプリンジン塩酸塩
B－1136
定量用アミオダロン塩酸塩
B－1136
定量用アミグダリン
B－1136
定量用アミドトリゾ酸
B－1136
定量用アモスラロール塩酸
塩　B－1136
定量用アラセプリル
B－1136
定量用アルジオキサ
B－1136
定量用アルブチン
B－1136
定量用アルミノプロフェン
B－1136
定量用アロプリノール
B－1136
定量用安息香酸　B－71
定量用アンピロキシカム
B－1136
定量用イオタラム酸
B－1136
定量用イオパミドール
B－1136
定量用イソクスプリン塩酸
塩　B－1136
定量用イソニアジド
B－1136
定量用 L-イソロイシン
B－1136
定量用一硝酸イソソルビド
B－1136
定量用イフェンプロジル酒

石酸塩　B－1136
定量用イブプロフェンピコ
ノール　B－1136
定量用イミダプリル塩酸塩
B－1136
定量用イリノテカン塩酸塩
水和物　B－1136
定量用イルソグラジンマレ
イン酸塩　B－1136
定量用イルベサルタン
B－1136
定量用ウシ血清アルブミン
B－1136
定量用ウベニメクス
B－1136
定量用ウルソデオキシコー
ル酸　B－1136
定量用エカベトナトリウム
水和物　B－1137
定量用エタクリン酸
B－1137
定量用エダラボン
B－1137
定量用エチゾラム
B－1137
定量用エチドロン酸二ナト
リウム　B－1137
定量用エチレフリン塩酸塩
B－1137
定量用エナント酸メテノロ
ン　B－1137
定量用エバスチン
B－1137
定量用エフェドリン塩酸塩
B－1137
定量用エボジアミン
B－1137
定量用エメダスチンフマル
酸塩　B－1137
定量用エメチン塩酸塩
B－1137
定量用エモルファゾン
B－1137
定量用塩化カリウム
B－1137

Ⅰ-76　　日本名索引

定量用塩化カルシウム水和物　B-1137
定量用塩化カルシウム二水和物　B-1137
定量用塩化ナトリウム　B-1137
定量用塩化ベンゼトニウム　B-1137
定量用塩酸アゼラスチン　B-1137
定量用塩酸アプリンジン　B-1137
定量用塩酸アミオダロン　B-1137
定量用塩酸アモスラロール　B-1137
定量用塩酸イソクスプリン　B-1137
定量用塩酸イミダプリル　B-1137
定量用塩酸エチレフリン　B-1137
定量用塩酸エフェドリン　B-1137
定量用塩酸オキシコドン　B-1137
定量用塩酸クロルプロマジン　B-1137
定量用塩酸セチリジン　B-1137
定量用塩酸チアプリド　B-1137
定量用塩酸チアラミド　B-1137
定量用塩酸ドパミン　B-1137
定量用塩酸トリメタジジン　B-1137
定量用塩酸ニカルジピン　B-1137
定量用塩酸パパベリン　B-1137
定量用塩酸ヒドララジン　B-1137
定量用塩酸ヒドロコタルニ

ン　B-1137
定量用塩酸ブホルミン　B-1138
定量用塩酸プロカイン　B-1138
定量用塩酸プロカインアミド　B-1138
定量用塩酸プロパフェノン　B-1138
定量用塩酸プロプラノロール　B-1138
定量用塩酸ペチジン　B-1138
定量用塩酸ベニジピン　B-1138
定量用塩酸ベラパミル　B-1138
定量用 dl-塩酸メチルエフェドリン　B-1138
定量用塩酸メトホルミン　B-1138
定量用塩酸メピバカイン　B-1138
定量用塩酸モルヒネ　B-1138
定量用塩酸ラベタロール　B-1138
定量用オキシコドン塩酸塩水和物　B-1138
定量用オメプラゾール　B-1138
定量用オロパタジン塩酸塩　B-1138
定量用カイニン酸　B-1138
定量用カイニン酸水和物　B-1138
定量用カドララジン　B-1138
定量用 (E)-カプサイシン　B-1138
定量用カルバミン酸クロルフェネシン　B-1138
定量用カルベジロール　B-1138

定量用 L-カルボシステイン　B-1138
定量用カンデサルタンシレキセチル　B-1138
定量用キナプリル塩酸塩　B-1138
定量用 [6]-ギンゲロール　B-1138
定量用グアヤコール　B-1138
定量用クエン酸モサプリド　B-1138
定量用クルクミン　B-1138
定量用クロチアゼパム　B-1138
定量用クロナゼパム　B-1138
定量用クロペラスチンフェンジゾ酸塩　B-1138
定量用クロミプラミン塩酸塩　B-1138
定量用クロラゼプ酸二カリウム　B-1138
定量用クロルジアゼポキシド　B-1139
定量用クロルフェネシンカルバミン酸エステル　B-1139
定量用クロルプロパミド　B-1139
定量用クロルプロマジン塩酸塩　B-1139
定量用 (E)-ケイ皮酸　B-1139
定量用ケトコナゾール　B-1139
定量用ゲニポシド　B-1139
定量用コデインリン酸塩水和物　B-1139
定量用コハク酸シベンゾリン　B-1139
定量用サイコサポニンa　B-1139

日本名索引　　I -77

定量用サイコサポニン a, d
　混合標準試液
　　B - 1139
定量用サイコサポニン b$_2$
　　B - 1139
定量用サイコサポニン b$_2$
　標準試液　B - 1139
定量用サイコサポニン d
　　B - 1139
定量用サリチル酸
　　B - 1139
定量用ザルトプロフェン
　　B - 1139
定量用酸素スパンガス
　　B - 1139
定量用酸素ゼロガス
　　B - 1139
定量用酸素比較ガス
　　B - 1139
定量用サントニン
　　B - 1139
定量用ジアゼパム
　　B - 1139
定量用ジクロフェナクナト
　リウム　B - 1139
定量用シクロホスファミド
　水和物　B - 1139
定量用ジスチグミン臭化物
　　B - 1139
定量用ジドロゲステロン
　　B - 1139
定量用シネオール
　　B - 1139
定量用シノキサシン
　　B - 1139
定量用シノブファギン
　　B - 1139
定量用シノメニン
　　B - 1139
定量用ジヒドロコデインリ
　ン酸塩　B - 1139
定量用ジフェニルスルホン
　　B - 1139
定量用シベンゾリンコハク
　酸塩　B - 1139

定量用ジメンヒドリナート
　　B - 1139
定量用ジモルホラミン
　　B - 1139
定量用臭化ジスチグミン
　　B - 1139
定量用酒石酸メトプロロー
　ル　B - 1140
定量用酒石酸レバロルファ
　ン　B - 1140
定量用硝酸イソソルビド
　　B - 1140
定量用硝酸ストリキニーネ
　　B - 1140
定量用硝酸ナファゾリン
　　B - 1140
定量用 [6]-ショーガオール
　　B - 1140
定量用シラザプリル
　　B - 1140
定量用シラザプリル水和物
　　B - 1140
定量用シラスタチンアンモ
　ニウム　B - 1140
定量用ジルチアゼム塩酸塩
　　B - 1140
定量用ストリキニーネ硝酸
　塩　B - 1140
定量用スルピリド
　　B - 1140
定量用スルピリン
　　B - 1140
定量用スルピリン水和物
　　B - 1140
定量用セチリジン塩酸塩
　　B - 1140
定量用ゾピクロン
　　B - 1140
定量用ゾルピデム酒石酸塩
　　B - 1140
定量用タムスロシン塩酸塩
　　B - 1140
定量用タルチレリン水和物
　　B - 1140
定量用炭酸カルシウム

　　B - 1140
定量用炭酸リチウム
　　B - 71
定量用チアプリド塩酸塩
　　B - 1140
定量用チアラミド塩酸塩
　　B - 1140
定量用チオペンタール
　　B - 1140
定量用チクロピジン塩酸塩
　　B - 1140
定量用チペピジンヒベンズ
　酸塩　B - 1140
定量用チモール
　　B - 1140
定量用ツロブテロール
　　B - 1140
定量用テオフィリン
　　B - 1140
定量用デヒドロコリダリン
　硝化物　B - 1140
定量用テモカプリル塩酸塩
　　B - 1140
定量用テルビナフィン塩酸
　塩　B - 1140
定量用テルミサルタン
　　B - 1140
定量用ドキシフルリジン
　　B - 1140
定量用ドパミン塩酸塩
　　B - 1140
定量用トラニラスト
　　B - 1140
定量用トリエンチン塩酸塩
　　B - 1140
定量用トリメタジジン塩酸
　塩　B - 1140
定量用ドロキシドパ
　　B - 1141
定量用ナファゾリン硝酸塩
　　B - 1141
定量用ナフトピジル
　　B - 1141
定量用ニカルジピン塩酸塩
　　B - 1141

定量用ニコモール B−1141

定量用ニセルゴリン B−1141

定量用ニトレンジピン B−1141

定量用ニフェジピン B−1141

定量用 L−乳酸ナトリウム 液 B−1141

定量用ノルトリプチリン塩 酸塩 B−1141

定量用パパベリン塩酸塩 B−1141

定量用パラアミノサリチル 酸カルシウム水和物 B−1141

定量用 L−バリン B−1141

定量用バルバロイン B−1141

定量用バルプロ酸ナトリウ ム B−1141

定量用ハロペリドール B−1141

定量用ヒアルロン酸ナトリ ウム B−1141

定量用ビソプロロールフマ ル酸塩 B−1141

定量用ヒト血清アルブミン B−1141

定量用ヒドララジン塩酸塩 B−1141

定量用 10−ヒドロキシ−2− (E)−デセン酸 B−1141

定量用ヒドロコタルニン塩 酸塩水和物 B−1141

定量用ヒベンズ酸チペピジ ン B−1141

定量用ビリルビン B−1141

定量用ピルシカイニド塩酸 塩水和物 B−1141

定量用ヒルスチン

B−1141

定量用ピロカルピン塩酸塩 B−1141

定量用ファモチジン B−1141

定量用フェニトイン B−1141

定量用フェノバルビタール B−1141

定量用フェノール B−1141

定量用フェノールスルホン フタレイン B−1141

定量用フェルビナク B−1142

定量用 (E)−フェルラ酸 B−1142

定量用フェロジピン B−1142

定量用ブシモノエステルア ルカロイド混合標準試液 B−1142

定量用ブシラミン B−1142

定量用ブテナフィン塩酸塩 B−1142

定量用フドステイン B−1142

定量用ブファリン B−1142

定量用ブホルミン塩酸塩 B−1142

定量用フマル酸ビソプロロ ール B−1142

定量用プラゼパム B−1142

定量用フルコナゾール B−1142

定量用フルジアゼパム B−1142

定量用フルトプラゼパム B−1142

定量用フルラゼパム B−1142

定量用フレカイニド酢酸塩

B−1142

定量用プロカインアミド塩 酸塩 B−1142

定量用プロカイン塩酸塩 B−1142

定量用ブロチゾラム B−1142

定量用プロパフェノン塩酸 塩 B−1142

定量用プロピルチオウラシ ル B−1142

定量用プロプラノロール塩 酸塩 B−1142

定量用フロプロピオン B−1142

定量用ペオノール B−1142

定量用ベザフィブラート B−1142

定量用ヘスペリジン B−1142

定量用ベタヒスチンメシル 酸塩 B−1142

定量用ベタミプロン B−1142

定量用ペチジン塩酸塩 B−1142

定量用ベニジピン塩酸塩 B−1142

定量用ベポタスチンベシル 酸塩 B−1142

定量用ベラパミル塩酸塩 B−1142

定量用ベラプロストナトリ ウム B−1142

定量用ペリルアルデヒド B−1142

定量用ペルフェナジンマレ イン酸塩 B−1142

定量用ベンゼトニウム塩化 物 B−1143

定量用ベンゾイルヒパコニ ン塩酸塩 B−1143

定量用ベンゾイルメサコニ ン塩酸塩 B−1143

定量用ボグリボース
　　B－1143

定量用マグノフロリンヨウ
　化物　B－1143

定量用マグノロール
　　B－1143

定量用マレイン酸イルソグ
　ラジン　B－1143

定量用マレイン酸ペルフェ
　ナジン　B－1143

定量用マレイン酸メチルエ
　ルゴメトリン
　　B－1143

定量用マンギフェリン
　　B－1143

定量用メキタジン
　　B－1143

定量用メサラジン
　　B－1143

定量用メシル酸ベタヒスチ
　ン　B－1143

定量用メチルエルゴメトリ
　ンマレイン酸塩
　　B－1143

定量用メチルドパ
　　B－1143

定量用メチルドパ水和物
　　B－1143

定量用dl－メチルエフェド
　リン塩酸塩　B－1143

定量用メテノロンエナント
　酸エステル　B－1143

定量用メトクロプラミド
　　B－1143

定量用メトプロロール酒石
　酸塩　B－1143

定量用メトホルミン塩酸塩
　　B－1143

定量用メトロニダゾール
　　B－1143

定量用メピバカイン塩酸塩
　　B－1143

定量用メフルシド
　　B－1143

定量用l－メントール

B－1143

定量用モサプリドクエン酸
　塩水和物　B－1143

定量用モルヒネ塩酸塩水和
　物　B－1143

定量用ヨウ化イソプロピル
　　B－1143

定量用ヨウ化カリウム
　　B－1143

定量用ヨウ化メチル
　　B－1143

定量用ヨウ素　B－1143

定量用ヨードエタン
　　B－1144

定量用ヨードメタン
　　B－1144

定量用ラフチジン
　　B－1144

定量用ラベタロール塩酸塩
　　B－1144

定量用リシノプリル
　　B－1144

定量用リシノプリル水和物
　　B－1144

定量用リスペリドン
　　B－1144

定量用リドカイン
　　B－1144

定量用硫酸アトロピン
　　B－1144

定量用リンコフィリン
　　B－1144

定量用リン酸コデイン
　　B－1144

定量用リン酸ジヒドロコデ
　イン　B－1144

定量用レイン　B－1144

定量用レジブフォゲニン
　　B－1144

定量用レバミピド
　　B－1144

定量用レバロルファン酒石
　酸塩　B－1144

定量用レボフロキサシン水
　和物　B－1144

定量用L－ロイシン
　　B－1144

定量用ロガニン
　　B－1144

定量用ロスマリン酸
　　B－1144

定量用ワルファリンカリウ
　ム　B－1144

2′－デオキシウリジン，液
　体クロマトグラフィー用
　　B－1144

デオキシコール酸，薄層ク
　ロマトグラフィー用
　　B－1144

テオフィリン　B－1145,
　C－3294,　C－13

テオフィリン（参照紫外可
　視吸収スペクトル）
　　E－94

テオフィリン（参照赤外吸
　収スペクトル）
　　E－303

テオフィリン，定量用
　　B－1145

テガフール　C－3299,
　C－13

テガフール（参照紫外可視
　吸収スペクトル）
　　E－94

テガフール（参照赤外吸収
　スペクトル）　E－303

1－デカンスルホン酸ナトリ
　ウム　B－1146

1－デカンスルホン酸ナトリ
　ウム試液，0.0375 mol/L
　　B－1146

デキサメサゾン
　　C－3305

デキサメタゾン
　　C－3305,　C－13

デキサメタゾン（参照紫外
　可視吸収スペクトル）
　　E－94

デキサメタゾン（参照赤外
　吸収スペクトル）

I-80　　日本名索引

E-304
デキストラン 40
　C-3314, C-13
デキストラン 40 注射液
　C-3320
デキストラン 70
　C-3322, C-13,
　C-45
デキストラン-高度架橋ア
　ガロースゲルろ過担体,
　液体クロマトグラフィー
　用　B-1345
デキストラン硫酸エステル
　ナトリウム イオウ 5
　C-3325, C-13
デキストラン硫酸エステル
　ナトリウム イオウ 18
　C-3328, C-13
デキストリン　C-3330,
　C-13
デキストロメトルファン臭
　化水素酸塩水和物
　C-3333, C-13
デキストロメトルファン臭
　化水素酸塩水和物（参照
　紫外可視吸収スペクト
　ル）　E-95
デキストロメトルファン臭
　化水素酸塩水和物（参照
　赤外吸収スペクトル）
　E-304
滴定終点検出法　B-307
滴定用 2,6-ジクロロインド
　フェノールナトリウム試
　液　B-1146
n-デシルトリメチルアン
　モニウム臭化物
　B-1146
n-デシルトリメチルアン
　モニウム臭化物試液,
　0.005 mol/L　B-1147
テストステロン
　B-1147
テストステロンエナント酸
　エステル　C-3338

テストステロンエナント酸
　エステル注射液
　C-3340
テストステロンプロピオン
　酸エステル　B-1147,
　C-3342
テストステロンプロピオン
　酸エステル（参照紫外可
　視吸収スペクトル）
　E-95
テストステロンプロピオン
　酸エステル（参照赤外吸
　収スペクトル）
　E-304
テストステロンプロピオン
　酸エステル注射液
　C-3346
デスラノシド　C-3348
デスラノシド注射液
　C-3353
テセロイキン（遺伝子組換
　え）　C-3355,
　C-46
テセロイキン SDS ポリア
　クリルアミドゲル電気泳
　動用緩衝液　B-71
テセロイキン, 確認試験用
　B-71
テセロイキン試料用緩衝液
　B-71
テセロイキン用細胞懸濁液
　B-1147
テセロイキン用参照抗イン
　ターロイキン-2 抗体
　B-1147
テセロイキン用試験菌移植
　培地　B-1147
テセロイキン用試験菌移植
　培地斜面　B-1147
テセロイキン用等電点マー
　カー　B-1147
テセロイキン用発色試液
　B-1147
テセロイキン用普通カンテ
　ン培地　B-1147

テセロイキン用分子量マー
　カー　B-1147
テセロイキン用ポリアクリ
　ルアミドゲル　B-71
テセロイキン用力価測定用
　培地　B-1147
テセロイキン用リシルエン
　ドペプチダーゼ
　B-71
デソキシコール酸ナトリウ
　ム　B-1147
鉄　B-1147
鉄試験法　B-69
鉄試験用アスコルビン酸
　B-1148
鉄試験用酢酸・酢酸ナトリ
　ウム緩衝液, pH 4.5
　B-1148
鉄標準液　B-919
鉄標準液, 原子吸光光度用
　B-919
鉄標準液 (2), 原子吸光光
　度用　B-919
鉄標準原液　B-919
鉄・フェノール試液
　B-1147
鉄・フェノール試液, 希
　B-1148
鉄粉　B-1148
テトラエチルアンモニウム
　ヒドロキシド試液
　B-1148
テトラカイン塩酸塩
　C-3371, C-13
テトラカイン塩酸塩（参照
　紫外可視吸収スペクト
　ル）　E-95
テトラキスヒドロキシプロ
　ピルエチレンジアミン,
　ガスクロマトグラフィー
　用　B-1148
テトラクロロ金（Ⅲ）酸試
　液　B-1148
テトラクロロ金（Ⅲ）酸四
　水和物　B-1148

日本名索引　Ｉ-81

テトラクロロ金試液
　　Ｂ-1148
テトラサイクリン
　　Ｂ-1148
テトラサイクリン塩酸塩
　　Ｂ-1149，Ｃ-3374，
　　C-13
テトラサイクリン塩酸塩
　（参照紫外可視吸収スペ
　　クトル）　Ｅ-96
テトラサイクリン塩酸塩
　（参照赤外吸収スペクト
　　ル）　Ｅ-305
テトラデシルトリメチルア
　　ンモニウム臭化物
　　Ｂ-1149
テトラヒドロキシキノン
　　Ｂ-1149
テトラヒドロキシキノン指
　　示薬　Ｂ-1149
テトラヒドロフラン
　　Ｂ-1149
テトラヒドロフラン，液体
　　クロマトグラフィー用
　　Ｂ-1149
テトラヒドロフラン，ガス
　　クロマトグラフィー用
　　Ｂ-1149
テトラフェニルホウ酸ナト
　　リウム　Ｂ-1150
0.02 mol/L テトラフェニ
　　ルホウ酸ナトリウム液
　　Ｂ-882
テトラフェニルボロンカリ
　　ウム試液　Ｂ-1150
テトラフェニルボロンナト
　　リウム　Ｂ-1150
0.02 mol/L テトラフェニ
　　ルボロンナトリウム液
　　Ｂ-884
テトラ-n-ブチルアンモニ
　　ウム塩化物　Ｂ-1150
テトラ-n-ブチルアンモニ
　　ウム臭化物　Ｂ-1150
0.1 mol/L テトラブチルア

ンモニウムヒドロキシド
　　液　Ｂ-884
テトラブチルアンモニウム
　　ヒドロキシド試液
　　Ｂ-1151
テトラブチルアンモニウム
　　ヒドロキシド試液，
　　0.005 mol/L　Ｂ-1151
テトラブチルアンモニウム
　　ヒドロキシド試液，40％
　　Ｂ-1151
テトラブチルアンモニウム
　　ヒドロキシド・メタノー
　　ル試液　Ｂ-1151
10％テトラブチルアンモ
　　ニウムヒドロキシド・メ
　　タノール試液
　　Ｂ-1151
テトラブチルアンモニウム
　　硫酸水素塩　Ｂ-1150
テトラブチルアンモニウム
　　リン酸二水素塩
　　Ｂ-1150
テトラ-n-プロピルアンモ
　　ニウム臭化物
　　Ｂ-1152
テトラブロムフェノールフ
　　タレインエチルエステル
　　カリウム塩　Ｂ-1152
テトラブロムフェノールフ
　　タレインエチルエステル
　　試液　Ｂ-1152
テトラブロモフェノールフ
　　タレインエチルエステル
　　カリウム　Ｂ-1152
テトラブロモフェノールフ
　　タレインエチルエステル
　　試液　Ｂ-1152
テトラ-n-ヘプチルアンモ
　　ニウム臭化物
　　Ｂ-1152
テトラ-n-ペンチルアンモ
　　ニウム臭化物
　　Ｂ-1152
テトラメチルアンモニウム

ヒドロキシド
　　Ｂ-1153
0.02 mol/L テトラメチル
　　アンモニウムヒドロキシ
　　ド液　Ｂ-885
0.1 mol/L テトラメチルア
　　ンモニウムヒドロキシド
　　液　Ｂ-885
0.2 mol/L テトラメチルア
　　ンモニウムヒドロキシド
　　液　Ｂ-884
テトラメチルアンモニウム
　　ヒドロキシド試液
　　Ｂ-1153
テトラメチルアンモニウム
　　ヒドロキシド試液，pH
　　5.5　Ｂ-1153
0.1 mol/L テトラメチルア
　　ンモニウムヒドロキシ
　　ド・メタノール液
　　Ｂ-886
テトラメチルアンモニウム
　　ヒドロキシド・メタノー
　　ル試液　Ｂ-1153
N,N,N′,N′-テトラメチルエ
　　チレンジアミン
　　Ｂ-1153
テトラメチルシラン，核磁
　　気共鳴スペクトル測定用
　　Ｂ-1154
テトラメチルベンジジン
　　B-71
テトラメチルベンジジン試
　　液　B-71
3,3′,5,5′-テトラメチルベン
　　ジジン二塩酸塩二水和物
　　Ｂ-1154
デバルダ合金　Ｂ-1154
デヒドロコリダリン硝化
　　物，定量用　Ｂ-1154，
　　B-118
デヒドロコリダリン硝化
　　物，薄層クロマトグラフ
　　ィー用　Ｂ-1155，
　　B-120

I-82　日本名索引

デヒドロコール酸
　C-3379, C-13
デヒドロコール酸注射液
　C-3385, C-13
デフェロキサミンメシル酸
　塩　C-3387, C-13
デフェロキサミンメシル酸
　塩（参照赤外吸収スペク
　トル）　E-305
テープ剤　A-153
テプレノン　C-3392,
　C-13
テプレノンカプセル
　C-3396
テプレノン（参照赤外吸収
　スペクトル）　E-305
N-デメチルエリスロマイ
　シン　B-1155
デメチルクロルテトラサイ
　クリン塩酸塩
　C-3399, C-13
デメチルクロルテトラサイ
　クリン塩酸塩（参照紫外
　可視吸収スペクトル）
　E-96
デメチルクロルテトラサイ
　クリン塩酸塩（参照赤外
　吸収スペクトル）
　E-306
N-デメチルロキシスロマ
　イシン　B-1155
デメトキシクルクミン
　B-1155
テモカプリル塩酸塩
　C-3404, C-13
テモカプリル塩酸塩（参照
　紫外可視吸収スペクト
　ル）　E-96
テモカプリル塩酸塩（参照
　赤外吸収スペクトル）
　E-306
テモカプリル塩酸塩錠
　C-3410
テモカプリル塩酸塩，定量
　用　B-1156

テモゾロミド　B-128,
　C-61
テモゾロミドカプセル
　C-67
テモゾロミド（参照紫外可
　視吸収スペクトル）
　E-5
テモゾロミド（参照赤外吸
　収スペクトル）
　E-12
テモゾロミド標準品
　B-106
テルビナフィン塩酸塩
　C-3413, C-13
テルビナフィン塩酸塩液
　C-3421
テルビナフィン塩酸塩クリ
　ーム　C-3424
テルビナフィン塩酸塩（参
　照紫外可視吸収スペクト
　ル）　E-97
テルビナフィン塩酸塩（参
　照赤外吸収スペクトル）
　E-306
テルビナフィン塩酸塩錠
　C-3418
テルビナフィン塩酸塩スプ
　レー　C-3422
テルビナフィン塩酸塩，定
　量用　B-1156
テルフェニル　B-1156
p-テルフェニル
　B-1156
テルブタリン硫酸塩
　C-3425, C-13
テルブタリン硫酸塩（参照
　紫外可視吸収スペクト
　ル）　E-97
デルマタン硫酸エステル
　B-1156
テルミサルタン
　C-3430, C-13
テルミサルタン・アムロジ
　ピンベシル酸塩錠
　C-3438

テルミサルタン（参照紫外
　可視吸収スペクトル）
　E-97
テルミサルタン（参照赤外
　吸収スペクトル）
　E-307
テルミサルタン錠
　C-3436
テルミサルタン，定量用
　B-1157
テルミサルタン・ヒドロク
　ロロチアジド錠
　C-3446
テレビン油　B-1157,
　D-696
テレフタル酸　B-1157
テレフタル酸，ガスクロマ
　トグラフィー用
　B-1345
テレフタル酸ジエチル
　B-1157
点眼剤　A-113
点眼剤の不溶性異物検査法
　B-729
点眼剤の不溶性微粒子試験
　法　B-697
点耳剤　A-121
天台鳥薬　D-63
天然ケイ酸アルミニウム
　C-1898, C-8
点鼻液剤　A-124
点鼻剤　A-123
点鼻粉末剤　A-123
デンプン　B-1157
デンプン・塩化ナトリウム
　試液　B-1157
デンプングリコール酸ナト
　リウム　C-3469,
　C-13
デンプングリコール酸ナト
　リウムタイプA（参照赤
　外吸収スペクトル）
　E-307
デンプングリコール酸ナト
　リウムタイプB（参照赤

日本名索引　　I -83

外吸収スペクトル）
　E - 307
デンプン試液　B - 1157
でんぷん消化力試験用バレ
　イショデンプン試液
　B - 1158
でんぷん消化力試験用フェ
　ーリング試液
　B - 1158
デンプン，溶性
　B - 1157
テンマ　D - 698
天麻　D - 698
テンモンドウ　D - 700,
　D - 28
天門冬　D - 700

ト

銅　B - 1158
銅エチレンジアミン試液,
　1 mol/L　B - 1158
桃核承気湯エキス
　D - 702, D - 33
トウガシ　D - 710
冬瓜子　D - 710
トウガラシ　D - 712
トウガラシ・サリチル酸精
　D - 722
トウガラシチンキ
　D - 719
トウガラシ末　D - 717
透過率校正用光学フィル
　ター　B - 1353
トウキ　D - 723
当帰　D - 723
当帰芍薬散エキス
　D - 732, D - 28
トウキ末　D - 730
当帰末　D - 730
糖鎖試験法　B - 443
銅試液，アルカリ性
　B - 1158
銅試液 (2)，アルカリ性
　B - 1158

銅試液，タンパク質含量試
　験用アルカリ性
　B - 1158
トウジン　D - 739,
　D - 30
党参　D - 739
透析に用いる製剤
　A - 100
透析用剤　A - 100
透析用ヘパリンナトリウム
　液　C - 5254
動的光散乱法による液体中
　の粒子径測定法
　F - 71, B - 45,
　F - 28
等電点電気泳動法
　F - 122
等電点マーカー，テセロイ
　キン用　B - 1159
導電率測定法　B - 321
導電率測定用塩化カリウム
　B - 1159
トウニン　D - 741,
　D - 34
桃仁　D - 741
トウニン末　D - 745,
　D - 35
桃仁末　D - 745
Cu-PAN 試液　B - 1160
トウヒ　B - 1159,
　D - 747
橙皮　D - 747
トウヒシロップ　D - 751
橙皮シロップ　D - 751
トウヒチンキ　D - 752
橙皮チンキ　D - 752
銅標準液　B - 919
銅標準原液　B - 919
銅（標準試薬）　B - 1158
トウモロコシデンプン
　C - 3461
トウモロコシ油
　B - 1160, D - 753
当薬　D - 589
当薬末　D - 595

銅溶液，アルカリ性
　B - 1158
ドキサゾシンメシル酸塩
　C - 3474, C - 13
ドキサゾシンメシル酸塩
　（参照紫外可視吸収スペ
　クトル）　E - 98
ドキサゾシンメシル酸塩
　（参照赤外吸収スペクト
　ル）　E - 308
ドキサゾシンメシル酸塩錠
　C - 3478
ドキサプラム塩酸塩水和物
　C - 3481, C - 13
ドキサプラム塩酸塩水和物
　（参照紫外可視吸収スペ
　クトル）　E - 98
ドキサプラム塩酸塩水和物
　（参照赤外吸収スペクト
　ル）　E - 308
ドキシサイクリン塩酸塩錠
　C - 3492
ドキシサイクリン塩酸塩水
　和物　C - 3484,
　C - 13
ドキシサイクリン塩酸塩水
　和物（参照紫外可視吸収
　スペクトル）　E - 98
ドキシサイクリン塩酸塩水
　和物（参照赤外吸収スペ
　クトル）　E - 308
ドキシフルリジン
　B - 1160, C - 3495,
　C - 13
ドキシフルリジンカプセル
　C - 3499
ドキシフルリジン（参照紫
　外可視吸収スペクトル）
　E - 99
ドキシフルリジン（参照赤
　外吸収スペクトル）
　E - 309
ドキセピン塩酸塩
　B - 1160
ドキソルビシン塩酸塩

B－1160，C－3501
ドキソルビシン塩酸塩（参
照紫外可視吸収スペクト
ル）　E－99
ドキソルビシン塩酸塩（参
照赤外吸収スペクトル）
E－309
ドキソルビシン塩酸塩標準
品　B－107
ドクカツ　D－755
独活　D－755
ドコサン酸メチル
B－1160
トコフェロール
B－1160，C－3510，
C－13
トコフェロールコハク酸エ
ステル　B－1160
トコフェロールコハク酸エ
ステルカルシウム
B－1160，C－3516
トコフェロールコハク酸エ
ステルカルシウム（参照
赤外吸収スペクトル）
E－310
トコフェロール酢酸エステ
ル　B－1160，
C－3520，C－13
トコフェロール酢酸エステ
ル（参照赤外吸収スペク
トル）　E－310
トコフェロール（参照赤外
吸収スペクトル）
E－309
トコフェロールニコチン酸
エステル　C－3524，
C－13
トコフェロールニコチン酸
エステル（参照紫外可視
吸収スペクトル）
E－99
トコフェロールニコチン酸
エステル（参照赤外吸収
スペクトル）　E－310
トコン　D－756

吐根　D－756
トコンシロップ　D－764
吐根シロップ　D－764
トコン末　D－761
吐根末　D－761
トスフロキサシントシル酸
塩錠　C－3535
トスフロキサシントシル酸
塩水和物　C－3528，
C－13
トスフロキサシントシル酸
塩水和物（参照紫外可視
吸収スペクトル）
E－100
トスフロキサシントシル酸
塩水和物（参照赤外吸収
スペクトル）　E－311
ドセタキセル水和物
B－1160，C－3537，
C－13
ドセタキセル水和物（参照
紫外可視吸収スペクト
ル）　E－100
ドセタキセル水和物（参照
赤外吸収スペクトル）
E－311
ドセタキセル注射液
C－3543
トチュウ　D－767
杜仲　D－767
ドッカツ　D－755
ドデシルベンゼンスルホン
酸ナトリウム
B－1160
ドデシルベンゼンスルホン
酸ナトリウム標準液
B－919
トドララジン塩酸塩水和物
C－3549，C－13
トドララジン塩酸塩水和物
（参照紫外可視吸収スペ
クトル）　E－100
トドララジン塩酸塩水和物
（参照赤外吸収スペクト
ル）　E－311

ドネペジル塩酸塩
C－3552，C－13
ドネペジル塩酸塩細粒
C－3559
ドネペジル塩酸塩（参照紫
外可視吸収スペクトル）
E－101
ドネペジル塩酸塩（参照赤
外吸収スペクトル）
E－312
ドネペジル塩酸塩錠
C－3557
ドパミン塩酸塩
C－3562，C－14
ドパミン塩酸塩（参照紫外
可視吸収スペクトル）
E－101
ドパミン塩酸塩（参照赤外
吸収スペクトル）
E－312
ドパミン塩酸塩注射液
C－3566
ドパミン塩酸塩，定量用
B－1160
トフィソパム　C－3568，
C－14
トフィソパム（参照紫外可
視吸収スペクトル）
E－101
トフィソパム（参照赤外吸
収スペクトル）
E－312
ドブタミン塩酸塩
C－3571，C－14
ドブタミン塩酸塩（参照赤
外吸収スペクトル）
E－313
トブラマイシン
C－3577，C－14
トブラマイシン注射液
C－3582
ドーフル散　D－20
トラガント　D－768
トラガント末　B－1161，
D－770

日本名索引　I-85

ドラーゲンドルフ試液
　B-1161
ドラーゲンドルフ試液，噴
　霧用　B-1161
トラニラスト　C-3583,
　C-14
トラニラストカプセル
　C-3588
トラニラスト細粒
　C-3590
トラニラスト（参照紫外可
　視吸収スペクトル）
　E-102
トラニラスト（参照赤外吸
　収スペクトル）
　E-313
トラニラスト，定量用
　B-1161
トラニラスト点眼液
　C-3596
トラネキサム酸
　C-3598,　C-14
トラネキサム酸カプセル
　C-3605
トラネキサム酸（参照赤外
　吸収スペクトル）
　E-313
トラネキサム酸錠
　C-3603
トラネキサム酸注射液
　C-3607
トラピジル　C-3609,
　C-14
トラピジル（参照紫外可視
　吸収スペクトル）
　E-102
トラマドール塩酸塩
　C-3612,　C-14
トラマドール塩酸塩（参照
　紫外可視吸収スペクト
　ル）　E-102
トラマドール塩酸塩（参照
　赤外吸収スペクトル）
　E-314
トリアコンチルシリル化シ

リカゲル，液体クロマト
　グラフィー用
　B-1345
トリアゾラム　C-3618,
　C-14
トリアゾラム（参照紫外可
　視吸収スペクトル）
　E-103
トリアゾラム（参照赤外吸
　収スペクトル）
　E-314
トリアムシノロン
　C-3624,　C-14
トリアムシノロンアセトニ
　ド　B-1161,
　C-3631,　C-14
トリアムシノロンアセトニ
　ド（参照紫外可視吸収ス
　ペクトル）　E-103
トリアムシノロンアセトニ
　ド（参照赤外吸収スペク
　トル）　E-315
トリアムシノロン（参照赤
　外吸収スペクトル）
　E-314
トリアムテレン
　C-3636,　C-14
トリアムテレン（参照紫外
　可視吸収スペクトル）
　E-103
トリエタノールアミン
　B-1161
トリエチルアミン
　B-1161
トリエチルアミン，エポエ
　チンベータ用
　B-1161
トリエチルアミン緩衝液，
　pH 3.2　B-1161
1％トリエチルアミン・リ
　ン酸緩衝液，pH 3.0
　B-1161
トリエチルアミン・リン酸
　緩衝液，pH 5.0
　B-1161

トリエンチン塩酸塩
　C-3640,　C-14
トリエンチン塩酸塩カプセ
　ル　C-3643
トリエンチン塩酸塩（参照
　赤外吸収スペクトル）
　E-315
トリエンチン塩酸塩，定量
　用　B-1161
トリクロホスナトリウム
　C-3646,　C-14
トリクロホスナトリウム
　（参照赤外吸収スペクト
　ル）　E-315
トリクロホスナトリウムシ
　ロップ　C-3650
トリクロル酢酸
　B-1162
トリクロルメチアジド
　C-3652,　C-14
トリクロルメチアジド（参
　照紫外可視吸収スペクト
　ル）　E-104
トリクロルメチアジド（参
　照赤外吸収スペクトル）
　E-316
トリクロルメチアジド錠
　C-3657
トリクロロエチレン
　B-1162
トリクロロ酢酸
　B-1162
トリクロロ酢酸試液
　B-1162
トリクロロ酢酸・ゼラチ
　ン・トリス緩衝液
　B-1162
1,1,2-トリクロロ-1,2,2-ト
　リフルオロエタン
　B-1162
トリクロロフルオロメタン
　B-1162
トリコマイシン
　C-3662
トリシン　B-1162

Ｉ-86 日本名索引

トリス・塩化カルシウム緩
衝液, pH 6.5
B-*1164*

トリス・塩化ナトリウム緩
衝液, pH 8.0
B-*1164*

トリス塩緩衝液,
0.02 mol/L, pH 7.5
B-*1162*

トリス・塩酸塩緩衝液,
0.05 mol/L, pH 7.5
B-*1164*

トリス・塩酸塩緩衝液,
0.2 mol/L, pH 7.4
B-*1164*

トリス緩衝液, 0.02 mol/L,
pH 7.4 B-*1162*

トリス緩衝液, 0.05 mol/L,
pH 7.0 B-*1163*

トリス緩衝液, 0.05 mol/L,
pH 8.6 B-*1163*

トリス緩衝液, 0.1 mol/L,
pH 7.3 B-*1163*

トリス緩衝液, 0.1 mol/L,
pH 8.0 B-*1163*

トリス緩衝液, 0.2 mol/L,
pH 8.1 B-*1163*

トリス緩衝液, 0.5 mol/L,
pH 6.8 B-*1163*

トリス緩衝液, 0.5 mol/L,
pH 8.1 B-*1163*

トリス緩衝液, 1 mol/L,
pH 7.5 B-*1163*

トリス緩衝液, 1 mol/L,
pH 8.0 B-*1163*

トリス緩衝液, 1 mol/L,
pH 9.0 B-*71*

トリス緩衝液, 1.5 mol/L,
pH 8.8 B-*1163*

トリス緩衝液, pH 6.8
B-*1163*

トリス緩衝液, pH 7.0
B-*1163*

トリス緩衝液, pH 8.2
B-*1163*

トリス緩衝液, pH 8.3
B-*1164*

トリス緩衝液, pH 8.4
B-*1164*

トリス緩衝液, pH 8.8
B-*1164*

トリス緩衝液, pH 9.5
B-*1164*

トリス緩衝液・塩化ナトリ
ウム試液, 0.01 mol/L,
pH 7.4 B-*1164*

トリス緩衝液, エンドトキ
シン試験用 B-*1162*

トリス・グリシン緩衝液,
pH 6.8 B-*1164*

トリス・酢酸緩衝液, pH
6.5 B-*1164*

トリス・酢酸緩衝液, pH
8.0 B-*1164*

トリスヒドロキシメチルア
ミノメタン B-*1165*

トリデカンスルホン酸ナト
リウム B-*1165*

2,4,6-トリニトロフェノー
ル B-*1165*

2,4,6-トリニトロフェノー
ル・エタノール試液
B-*1165*

2,4,6-トリニトロフェノー
ル試液 B-*1165*

2,4,6-トリニトロフェノー
ル試液, アルカリ性
B-*1165*

2,4,6-トリニトロベンゼン
スルホン酸 B-*1165*

2,4,6-トリニトロベンゼン
スルホン酸ナトリウム二
水和物 B-*1165*

2,4,6-トリニトロベンゼン
スルホン酸二水和物
B-*1166*

2,3,5-トリフェニル-2*H*-テ
トラゾリウム塩酸塩
B-*1166*

2,3,5-トリフェニル-2*H*-テ

トラゾリウム塩酸塩試液
B-*1166*

トリフェニルアンチモン
B-*1166*

トリフェニルクロルメタン
B-*1166*

トリフェニルクロロメタン
B-*1166*

トリフェニルメタノール,
薄層クロマトグラフィー
用 B-*1166*

トリフェニルメタン
B-*1166*

トリプシン B-*1166*

トリプシンインヒビター
B-*1168*

トリプシンインヒビター試
液 B-*1168*

トリプシン, 液体クロマト
グラフィー用
B-*1167*

トリプシン, エポエチンア
ルファ液体クロマトグラ
フィー用 B-*1167*

トリプシン試液
B-*1167*

トリプシン試液, ウリナス
タチン試験用
B-*1167*

トリプシン試液, エポエチ
ンアルファ用
B-*1168*

トリプシン試液, エルカト
ニン試験用 B-*1168*

ʟ-トリプトファン
B-*1168*, C-*3667*,
C-*14*

ʟ-トリプトファン (参照
赤外吸収スペクトル)
E-*316*

トリフルオロ酢酸
B-*1168*

トリフルオロ酢酸, エポエ
チンベータ用
B-*1168*

日本名索引　I -87

トリフルオロ酢酸, 核磁気
　共鳴スペクトル測定用
　B -1168
トリフルオロ酢酸試液
　B -1168
トリフルオロメタンスルホ
　ン酸アンモニウム
　B -1168
トリヘキシフェニジル塩酸
　塩　C -3671,　C -14
トリヘキシフェニジル塩酸
　塩錠　C -3675
ドリペネム水和物
　C -3678,　C -14
ドリペネム水和物（参照紫
　外可視吸収スペクトル）
　E -104
ドリペネム水和物（参照赤
　外吸収スペクトル）
　E -316
トリメタジオン
　C -3690,　C -14
トリメタジオン（参照赤外
　吸収スペクトル）
　E -317
トリメタジジン塩酸塩
　C -3694,　C -14
トリメタジジン塩酸塩（参
　照紫外可視吸収スペクト
　ル）　E -104
トリメタジジン塩酸塩（参
　照赤外吸収スペクトル）
　E -317
トリメタジジン塩酸塩錠
　C -3698
トリメタジジン塩酸塩, 定
　量用　B -1168
トリメチルシリルイミダゾ
　ール　B -1168
トリメチルシリル化シリカ
　ゲル, 液体クロマトグラ
　フィー用　B -1345
3-トリメチルシリルプロ
　パンスルホン酸ナトリウ
　ム, 核磁気共鳴スペクト

ル測定用　B -1168
3-トリメチルシリルプロピ
　オン酸ナトリウム-d_4,
　核磁気共鳴スペクトル測
　定用　B -1168
トリメトキノール塩酸塩水
　和物　C -3701,
　C -14
トリメトキノール塩酸塩水
　和物（参照紫外可視吸収
　スペクトル）　E -105
トリメトキノール塩酸塩水
　和物（参照赤外吸収スペ
　クトル）　E -317
トリメブチンマレイン酸塩
　C -3705,　C -14
トリメブチンマレイン酸塩
　（参照紫外可視吸収スペ
　クトル）　E -105
トリメブチンマレイン酸塩
　（参照赤外吸収スペクト
　ル）　E -318
トルイジンブルー
　B -1168
トルイジンブルー O
　B -1169
o-トルイル酸　B -1169
トルエン　B -1169
o-トルエンスルホンアミド
　B -1169
p-トルエンスルホンアミド
　B -1169
トルエンスルホンクロロア
　ミドナトリウム三水和物
　B -1170
トルエンスルホンクロロア
　ミドナトリウム試液
　B -1170
p-トルエンスルホン酸
　B -1170
p-トルエンスルホン酸一
　水和物　B -1170
ドルゾラミド塩酸塩
　C -3708,　C -14
ドルゾラミド塩酸塩（参照

紫外可視吸収スペクト
　ル）　E -105
ドルゾラミド塩酸塩（参照
　赤外吸収スペクトル）
　E -318
ドルゾラミド塩酸塩・チモ
　ロールマレイン酸塩点眼
　液　C -3716
ドルゾラミド塩酸塩点眼液
　C -3714
トルナフタート
　C -3724,　C -14
トルナフタート液
　C -3727
トルナフタート（参照紫外
　可視吸収スペクトル）
　E -106
トルナフタート（参照赤外
　吸収スペクトル）
　E -318
トルバプタン　C -51
トルバプタン（参照紫外可
　視吸収スペクトル）
　E -5
トルバプタン（参照赤外吸
　収スペクトル）
　E -12
トルバプタン錠　C -58
トルバプタン標準品
　B -56
トルブタミド　B -1170,
　C -3729,　C -14,
　C -60
トルブタミド錠
　C -3732,　C -60
トルブタミド標準品
　B -56
トルペリゾン塩酸塩
　C -3734,　C -14
L-トレオニン　B -1170,
　C -3737,　C -14
L-トレオニン（参照赤外
　吸収スペクトル）
　E -319
トレハロース水和物

I −88　　日本名索引

C − 3741, C − 14

トレハロース水和物（参照
赤外吸収スペクトル）
E − 319

トレピブトン　C − 3744,
C − 14

トレピブトン（参照紫外可
視吸収スペクトル）
E − 106

ドロキシドパ　C − 3749,
C − 14

ドロキシドパカプセル
C − 3753

ドロキシドパ細粒
C − 3756

ドロキシドパ（参照紫外可
視吸収スペクトル）
E − 106

ドロキシドパ（参照赤外吸
収スペクトル）
E − 319

ドロキシドパ，定量用
B − 1170

トロキシピド　C − 3758,
C − 14

トロキシピド細粒
C − 3763

トロキシピド（参照紫外可
視吸収スペクトル）
E − 107

トロキシピド（参照赤外吸
収スペクトル）
E − 320

トロキシピド錠
C − 3761

トローチ剤　A − 71

トロピカミド　C − 3765,
C − 14

ドロペリドール
C − 3768, C − 14

ドロペリドール（参照紫外
可視吸収スペクトル）
E − 107

ドロペリドール（参照赤外
吸収スペクトル）

E − 320

トロンビン　B − 1170,
C − 3772

豚脂　D − 771

ドンペリドン　C − 3776,
C − 14

ドンペリドン（参照紫外可
視吸収スペクトル）
E − 107

ドンペリドン（参照赤外吸
収スペクトル）
E − 320

ナ

ナイスタチン　C − 3782,
C − 14

ナイスタチン（参照紫外可
視吸収スペクトル）
E − 108

ナイルブルー　B − 1170

ナタネ油　D − 774

菜種油　D − 774

ナタマイシン　C − 4430

ナテグリニド　C − 3784,
C − 14

ナテグリニド（参照紫外可
視吸収スペクトル）
E − 108

ナテグリニド（参照赤外吸
収スペクトル）
E − 321

ナテグリニド錠
C − 3789

ナトリウム　B − 1170

ナトリウム，金属
B − 1170

ナトリウム標準原液
B − 919

ナトリウムペンタシアノア
ンミンフェロエート
B − 1170

0.1 mol/L ナトリウムメト
キシド液　B − 886

0.1 mol/L ナトリウムメト

キシド・ジオキサン液
B − 887

0.1 mol/L ナトリウムメト
キシド・1,4−ジオキサン
液　B − 887

ナドロール　C − 3792,
C − 14

ナドロール（参照紫外可視
吸収スペクトル）
E − 108

七モリブデン酸六アンモニ
ウム試液　B − 1170

七モリブデン酸六アンモニ
ウム四水和物
B − 1170

七モリブデン酸六アンモニ
ウム四水和物・硫酸セリ
ウム（Ⅳ）試液
B − 1170

七モリブデン酸六アンモニ
ウム四水和物・硫酸第二
セリウム試液
B − 1170

七モリブデン酸六アンモニ
ウム・硫酸試液
B − 1170

ナファゾリン塩酸塩
B − 1170, C − 3797

ナファゾリン・クロルフェ
ニラミン液　C − 3802

ナファゾリン硝酸塩
B − 1170, C − 3800,
C − 14

ナファゾリン硝酸塩，定量
用　B − 1170

ナファモスタットメシル酸
塩　C − 3805, C − 14

ナファモスタットメシル酸
塩（参照紫外可視吸収ス
ペクトル）　E − 109

ナファモスタットメシル酸
塩（参照赤外吸収スペク
トル）　E − 321

ナフタレン　B − 1170

1,3−ナフタレンジオール

日本名索引　I-89

B-1171

1,3-ナフタレンジオール試
液　B-1171

2-ナフタレンスルホン酸
B-1171

2-ナフタレンスルホン酸
一水和物　B-1171

2-ナフタレンスルホン酸
ナトリウム　B-1171

α-ナフチルアミン
B-1171

1-ナフチルアミン
B-1171

ナフチルエチレンジアミン
試液　B-1171

N-1-ナフチルエチレンジ
アミン二塩酸塩
B-1171

ナフトキノンスルホン酸カ
リウム　B-1171

1,2-ナフトキノン-4-スル
ホン酸カリウム
B-1171

ナフトキノンスルホン酸カ
リウム試液　B-1171

1,2-ナフトキノン-4-スル
ホン酸カリウム試液
B-1171

β-ナフトキノンスルホン
酸ナトリウム
B-1171

ナフトキノンスルホン酸ナ
トリウム試液
B-1171

ナフトピジル　C-3809,
C-14

ナフトピジル口腔内崩壊錠
C-3816

ナフトピジル（参照紫外可
視吸収スペクトル）
E-109

ナフトピジル（参照赤外吸
収スペクトル）
E-321

ナフトピジル錠

C-3813

ナフトピジル，定量用
B-1171

α-ナフトール　B-1172

β-ナフトール　B-1172

1-ナフトール　B-1172

2-ナフトール　B-1172

α-ナフトール試液
B-1172

β-ナフトール試液
B-1172

1-ナフトール試液
B-1172

2-ナフトール試液
B-1172

α-ナフトールベンゼイン
B-1172

p-ナフトールベンゼイン
B-1172

α-ナフトールベンゼイン
試液　B-1172

p-ナフトールベンゼイン
試液　B-1172

1-ナフトール・硫酸試液
B-1172

ナフトレゾルシン・リン酸
試液　B-1172

ナブメトン　C-3818,
C-14

ナブメトン（参照紫外可視
吸収スペクトル）
E-109

ナブメトン（参照赤外吸収
スペクトル）　E-322

ナブメトン錠　C-3823

ナプロキセン　C-3825,
C-14

ナプロキセン（参照紫外可
視吸収スペクトル）
E-110

ナプロキセン（参照赤外吸
収スペクトル）
E-322

鉛標準液　B-919

鉛標準原液　B-919

ナマルバ細胞　B-1172

ナリジクス酸　B-1172,
C-3830, C-14

ナリジクス酸（参照紫外可
視吸収スペクトル）
E-110

ナリジクス酸（参照赤外吸
収スペクトル）
E-322

ナリンギン，薄層クロマト
グラフィー用
B-1172

ナルトグラスチム（遺伝子
組換え）　C-3834,
C-76

ナルトグラスチム試験用ウ
シ血清アルブミン試液
B-1172, B-129

ナルトグラスチム試験用継
代培地　B-1173,
B-129

ナルトグラスチム試験用洗
浄液　B-1173,
B-129

ナルトグラスチム試験用ブ
ロッキング試液
B-1173, B-129

ナルトグラスチム試験用分
子量マーカー
B-1173, B-129

ナルトグラスチム試験用力
価測定培地　B-1173,
B-129

ナルトグラスチム試料用還
元緩衝液　B-1173,
B-129

ナルトグラスチム試料用緩
衝液　B-1173,
B-129

ナルトグラスチム標準品
B-106

ナルトグラスチム用ポリア
クリルアミドゲル
B-1173, B-129

ナロキソン塩酸塩

I −90　　日本名索引

C −3843
ナロキソン塩酸塩（参照紫外可視吸収スペクトル）E −110
ナロキソン塩酸塩（参照赤外吸収スペクトル）E −323
軟滑石　D −189
軟膏剤　A −148

ニ

二亜硫酸ナトリウム　B −1173
二亜硫酸ナトリウム試液　B −1173
ニガキ　D −775, D −36
苦木　D −775
ニガキ末　D −778, D −36
苦木末　D −778
ニカルジピン塩酸塩　C −3848, C −14
ニカルジピン塩酸塩（参照紫外可視吸収スペクトル）E −111
ニカルジピン塩酸塩（参照赤外吸収スペクトル）E −323
ニカルジピン塩酸塩注射液　C −3853
ニカルジピン塩酸塩，定量用　B −1173
肉エキス　B −1173
ニクジュウヨウ　D −779
ニクジュヨウ　D −779
肉蓯蓉　D −779
肉蓯蓉　D −779
ニクズク　D −782, D −37, D −31
肉豆蔲　D −782, D −37, D −31
肉豆蔲　D −37, D −31
肉豆蔲　D −37
肉豆蔲　D −782, D −37

肉製ペプトン　B −1173
二クロム酸カリウム　B −1173
1/60 mol/L 二クロム酸カリウム液　B −888
二クロム酸カリウム試液　B −1173
二クロム酸カリウム（標準試薬）　B −1173
二クロム酸カリウム・硫酸試液　B −1173
β−ニコチンアミドアデニンジヌクレオチド（β−NAD）　B −1173
β−ニコチンアミドアデニンジヌクレオチド還元型（β−NADH）　B −1174
β−ニコチンアミドアデニンジヌクレオチド還元型試液　B −1174
β−ニコチンアミドアデニンジヌクレオチド試液　B −1174
ニコチン酸　B −1174, C −3856, C −14
ニコチン酸アミド　B −1174, C −3863, C −14
ニコチン酸アミド（参照紫外可視吸収スペクトル）E −111
ニコチン酸（参照紫外可視吸収スペクトル）E −111
ニコチン酸注射液　C −3861
ニコモール　C −3867, C −15
ニコモール（参照紫外可視吸収スペクトル）E −112
ニコモール（参照赤外吸収スペクトル）　E −323
ニコモール錠　C −3871
ニコモール，定量用

B −1174
ニコランジル　C −3872, C −15
ニコランジル（参照紫外可視吸収スペクトル）E −112
ニコランジル（参照赤外吸収スペクトル）E −324
二酢酸 N,N'−ジベンジルエチレンジアミン　B −1174
ニザチジン　C −3876, C −15
ニザチジンカプセル　C −3880
ニザチジン（参照紫外可視吸収スペクトル）E −112
ニザチジン（参照赤外吸収スペクトル）　E −324
二酸化イオウ　B −1174
二酸化硫黄　B −1174
二酸化セレン　B −1174
二酸化炭素　B −1175, C −3883
二酸化炭素測定用検知管　B −1354
二酸化チタン　B −1175
二酸化チタン試液　B −1175
二酸化鉛　B −1175
二酸化マンガン　B −1175
二次抗体試液　B −1175
二シュウ酸三水素カリウム二水和物，pH 測定用　B −1175
ニセリトロール　C −3887, C −15
ニセリトロール（参照紫外可視吸収スペクトル）E −113
ニセリトロール（参照赤外吸収スペクトル）

日本名索引　　I −91

E − 324

ニセルゴリン　C − 3891,
　C − 15

ニセルゴリン散
　C − 3897

ニセルゴリン（参照紫外可
　視吸収スペクトル）
　E − 113

ニセルゴリン（参照赤外吸
　収スペクトル）
　E − 325

ニセルゴリン錠
　C − 3895

ニセルゴリン，定量用
　B − 1175

二相性イソフェンインスリ
　ン ヒト（遺伝子組換え）
　水性懸濁注射液
　C − 748, C − 39

日局生物薬品のウイルス安
　全性確保の基本要件
　F − 176

ニッケル標準液　B − 919

ニッケル標準液，原子吸光
　光度用　B − 920

ニッケル標準原液
　B − 919

ニトラゼパム　C − 3900,
　C − 15

ニトラゼパム（参照紫外可
　視吸収スペクトル）
　E − 113

ニトリロ三酢酸
　B − 1175

2,2′,2″-ニトリロトリエタ
　ノール　B − 1176

2,2′,2″-ニトリロトリエタ
　ノール塩酸塩
　B − 1176

2,2′,2″-ニトリロトリエタ
　ノール塩酸塩緩衝液，
　0.6 mol/L, pH 8.0
　B − 1176

2,2′,2″-ニトリロトリエタ
　ノール緩衝液, pH 7.8

B − 1176

ニトレンジピン
　C − 3904, C − 15

ニトレンジピン（参照紫外
　可視吸収スペクトル）
　E − 114

ニトレンジピン（参照赤外
　吸収スペクトル）
　E − 325

ニトレンジピン錠
　C − 3908

ニトレンジピン，定量用
　B − 1176

3-ニトロアニリン
　B − 1176

4-ニトロアニリン
　B − 1176

p-ニトロアニリン
　B − 1176

4-ニトロアニリン・亜硝
　酸ナトリウム試液
　B − 1176

p-ニトロアニリン・亜硝
　酸ナトリウム試液
　B − 1176

ニトロエタン　B − 1176

4-ニトロ塩化ベンジル
　B − 1177

p-ニトロ塩化ベンジル
　B − 1177

4-ニトロ塩化ベンゾイル
　B − 1177

p-ニトロ塩化ベンゾイル
　B − 1177

ニトログリセリン錠
　C − 3911

α-ニトロソ-β-ナフトー
　ル　B − 1177

1-ニトロソ-2-ナフトール
　B − 1177

α-ニトロソ-β-ナフトー
　ル試液　B − 1177

1-ニトロソ-2-ナフトール
　試液　B − 1177

1-ニトロソ-2-ナフトール-

3,6-ジスルホン酸二ナト
　リウム　B − 1177

2-ニトロフェニル-β-D-
　ガラクトピラノシド
　B − 1177

o-ニトロフェニル-β-D-
　ガラクトピラノシド
　B − 1178

2-ニトロフェノール
　B − 1178

3-ニトロフェノール
　B − 1178

4-ニトロフェノール
　B − 1178

ニトロプルシドナトリウム
　B − 1178

ニトロプルシドナトリウム
　試液　B − 1178

4-(4-ニトロベンジル)ピ
　リジン　B − 1178

2-ニトロベンズアルデヒ
　ド　B − 1178

o-ニトロベンズアルデヒド
　B − 1178

ニトロベンゼン
　B − 1178

4-ニトロベンゼンジアゾニ
　ウム塩酸塩試液
　B − 1178

p-ニトロベンゼンジアゾ
　ウム塩酸塩試液
　B − 1178

4-ニトロベンゼンジアゾニ
　ウム塩酸塩試液，噴霧用
　B − 1178

p-ニトロベンゼンジアゾニ
　ウム塩酸塩試液，噴霧用
　B − 1178

4-ニトロベンゼンジアゾニ
　ウムフルオロボレート
　B − 1179

p-ニトロベンゼンジアゾニ
　ウムフルオロボレート
　B − 1179

ニトロメタン　B − 1179

I-92　日本名索引

2倍濃厚乳糖ブイヨン
　B-1179
ニフェジピン　B-1179,
　C-3916, C-15
ニフェジピン細粒
　C-3924
ニフェジピン（参照紫外可
　視吸収スペクトル）
　E-114
ニフェジピン（参照赤外吸
　収スペクトル）
　E-325
ニフェジピン徐放カプセル
　C-3922
ニフェジピン腸溶細粒
　C-3927
ニフェジピン，定量用
　B-1179
日本薬局方収載生薬の学名
　表記について
　F-271, F-37,
　F-49
日本薬局方における標準品
　及び標準物質　F-374
日本薬局方における秤量の
　考え方　F-13
日本薬局方の通則等に規定
　する動物由来医薬品起源
　としての動物に求められ
　る要件　F-215
乳剤　A-61
乳酸　B-1180,
　C-3930, C-15
L-乳酸　C-3934,
　C-15
乳酸エタクリジン
　C-41
乳酸カルシウム水和物
　C-3937, C-15
乳酸試液　B-1180
L-乳酸ナトリウム液
　C-3940, C-15
L-乳酸ナトリウム液，定
　量用　B-1180
L-乳酸ナトリウムリンゲ

ル液　C-3943,
　C-15
乳製カゼイン　B-1180
乳糖　B-1180
乳糖一水和物　B-1180
乳糖基質試液　B-1180
乳糖基質試液，ペニシリウ
　ム由来β-ガラクトシダ
　ーゼ用　B-1180
乳糖水和物　C-3952,
　C-15
乳糖水和物（参照赤外吸収
　スペクトル）　E-326
α-乳糖・β-乳糖混合物
　（1：1）　B-1180
乳糖ブイヨン　B-1180
乳糖ブイヨン，2倍濃厚
　B-1180
乳糖ブイヨン，3倍濃厚
　B-1180
ニュートラルレッド
　B-1180
ニュートラルレッド・ウシ
　血清加イーグル最小必須
　培地　B-1180
ニュートラルレッド試液
　B-1180
尿素　B-1181,
　C-3956, C-15
尿素・EDTA試液
　B-1181
二硫化炭素　B-1181
二硫酸カリウム
　B-1181
ニルバジピン　C-3959,
　C-15
ニルバジピン（参照紫外可
　視吸収スペクトル）
　E-114
ニルバジピン（参照赤外吸
　収スペクトル）
　E-326
ニルバジピン錠
　C-3963
ニワトコレクチン

B-1181
ニワトコレクチン試液
　B-1181
ニワトリ赤血球浮遊液，
　0.5 vol%　B-1181
認証ヒ素標準液　B-920
ニンジン　D-784
人参　D-784
ニンジン末　D-796
人参末　D-796
ニンドウ　D-799,
　D-31
忍冬　D-799
ニンヒドリン　B-1181
ニンヒドリン・アスコルビ
　ン酸試液　B-1181
ニンヒドリン・L-アスコル
　ビン酸試液　B-1181
ニンヒドリン・エタノール
　試液，噴霧用
　B-1181
ニンヒドリン・塩化スズ
　（II）試液　B-1181
ニンヒドリン・塩化第一ス
　ズ試液　B-1181
ニンヒドリン・クエン酸・
　酢酸試液　B-1181
ニンヒドリン・酢酸試液
　B-1182
ニンヒドリン試液
　B-1181
ニンヒドリン・ブタノール
　試液　B-1182
0.2%ニンヒドリン・水飽
　和1-ブタノール試液
　B-1182
ニンヒドリン・硫酸試液
　B-1182

ネ

ネオカルチノスタチン
　B-1182
ネオカルチノスタチン・ス
　チレン-マレイン酸交互

日本名索引　　I-93

共重合体部分ブチルエステル 2 対 3 縮合物
B-1182
ネオスチグミンメチル硫酸塩　C-3966
ネオスチグミンメチル硫酸塩（参照紫外可視吸収スペクトル）　E-115
ネオスチグミンメチル硫酸塩（参照赤外吸収スペクトル）　E-327
ネオスチグミンメチル硫酸塩注射液　C-3970
ネオマイシン硫酸塩
C-4770
ネスラー管　B-1354
熱分析法　B-329
熱分析用インジウム
B-1352
熱分析用スズ　B-1352
粘着力試験法　B-729
粘度計校正用標準液
B-920
粘度測定法　B-346

ノ

濃グリセリン　C-1627,
C-7, C-26
濃グリセリン（参照赤外吸収スペクトル）
E-246
濃グリセロール
C-1627
濃クロモトロープ酸試液
B-1184
濃クロモトロプ酸試液
B-1184
濃厚乳糖ブイヨン，2 倍
B-1184
濃厚乳糖ブイヨン，3 倍
B-1184
濃ジアゾベンゼンスルホン酸試液　B-1184
濃縮ゲル，セルモロイキン

用　B-1184
濃ベンザルコニウム塩化物液 50　C-5325
濃ヨウ化カリウム試液
B-1184
ノオトカトン，薄層クロマトグラフィー用
B-128
ノスカピン　C-3972,
C-15
ノスカピン塩酸塩水和物
C-3975
ノスカピン（参照紫外可視吸収スペクトル）
E-115
ノスカピン（参照赤外吸収スペクトル）　E-327
ノダケニン，薄層クロマトグラフィー用
B-1184
1-ノナンスルホン酸ナトリウム　B-1185
ノニル酸バニリルアミド
B-1185
ノニルフェノキシポリ（エチレンオキシ）エタノール，ガスクロマトグラフィー用　B-1185
ノルアドレナリン
C-3979
ノルアドレナリン（参照紫外可視吸収スペクトル）
E-115
ノルアドレナリン（参照赤外吸収スペクトル）
E-327
ノルアドレナリン注射液
C-3984
ノルエチステロン
C-3986
ノルエチステロン（参照赤外吸収スペクトル）
E-328
ノルエピネフリン
C-3979

ノルエピネフリン注射液
C-3984
ノルゲストレル
C-3989, C-15
ノルゲストレル・エチニルエストラジオール錠
C-3992
ノルゲストレル（参照赤外吸収スペクトル）
E-328
ノルトリプチリン塩酸塩
B-1185, C-3997,
C-15
ノルトリプチリン塩酸塩（参照紫外可視吸収スペクトル）　E-116
ノルトリプチリン塩酸塩（参照赤外吸収スペクトル）　E-328
ノルトリプチリン塩酸塩錠
C-4002
ノルトリプチリン塩酸塩，定量用　B-1185
ノルフロキサシン
C-4005, C-15
ノルフロキサシン（参照紫外可視吸収スペクトル）
E-116
ノルフロキサシン（参照赤外吸収スペクトル）
E-329
L-ノルロイシン
B-1185

ハ

バイオテクノロジー応用医薬品／生物起源由来医薬品の製造に用いる細胞基材に対するマイコプラズマ否定試験　F-206
バイオテクノロジー応用医薬品（バイオ医薬品）の品質確保の基本的考え方
F-77

バイカリン一水和物，薄層
クロマトグラフィー用
B-1185
バイカリン，薄層クロマト
グラフィー用
B-1185
バイカレイン，分離確認用
B-1185
ハイドロサルファイトナト
リウム　B-1186
バイモ　D-802
貝母　D-802
培養液，セルモロイキン用
B-1186
はかり及び分銅
B-1354
はかり（天秤）及び分銅
B-74
はかり（天秤）の校正，点
検と分銅　F-16
はかり（天秤）の設置環
境，基本的な取扱い方法
と秤量時の留意点
F-18
バカンピシリン塩酸塩
C-4011，C-15
バカンピシリン塩酸塩（参
照紫外可視吸収スペクト
ル）　E-116
バカンピシリン塩酸塩（参
照赤外吸収スペクトル）
E-329
バクガ　D-804
麦芽　D-804
白色セラック　C-2984，
C-12
白色軟膏　C-3847
白色ワセリン　C-6371，
C-22，C-127
白色ワセリン（参照赤外吸
収スペクトル）
E-13
薄層クロマトグラフィー
B-135，B-3
薄層クロマトグラフィー用

アクテオシド
B-1186
薄層クロマトグラフィー用
アサリニン　B-1186
薄層クロマトグラフィー用
アストラガロシドIV
B-1186
薄層クロマトグラフィー用
アトラクチレノリドIII
B-1186
薄層クロマトグラフィー用
アトロピン硫酸塩水和物
B-1186
薄層クロマトグラフィー用
アマチャジヒドロイソク
マリン　B-1186
薄層クロマトグラフィー用
アミグダリン
B-1186
薄層クロマトグラフィー用
2-アミノ-5-クロロベン
ゾフェノン　B-1186
薄層クロマトグラフィー用
アラントイン
B-1187
薄層クロマトグラフィー用
アリソールA
B-1187
薄層クロマトグラフィー用
アルブチン　B-1187
薄層クロマトグラフィー用
アレコリン臭化水素酸塩
B-1187
薄層クロマトグラフィー用
イカリイン　B-1187
薄層クロマトグラフィー用
(E)-イソフェルラ酸・
(E)-フェルラ酸混合試液
B-1187
薄層クロマトグラフィー用
イソプロメタジン塩酸塩
B-1187
薄層クロマトグラフィー用
イミダゾール
B-1187

薄層クロマトグラフィー用
ウンベリフェロン
B-1187
薄層クロマトグラフィー用
塩化スキサメトニウム
B-1187
薄層クロマトグラフィー用
塩化ベルベリン
B-1187
薄層クロマトグラフィー用
塩酸イソプロメタジン
B-1187
薄層クロマトグラフィー用
塩酸1,1-ジフェニル-4-
ピペリジノ-1-ブテン
B-1187
薄層クロマトグラフィー用
塩酸ベンゾイルメサコニ
ン　B-1187
薄層クロマトグラフィー用
オイゲノール
B-1187
薄層クロマトグラフィー用
オウゴニン　B-1187
薄層クロマトグラフィー用
オクタデシルシリル化シ
リカゲル　B-1345
薄層クロマトグラフィー用
オクタデシルシリル化シ
リカゲル（蛍光剤入り）
B-1346
薄層クロマトグラフィー用
オストール　B-1187
薄層クロマトグラフィー用
果糖　B-1187
薄層クロマトグラフィー用
カプサイシン
B-1187
薄層クロマトグラフィー用
(E)-カプサイシン
B-1188
薄層クロマトグラフィー用
[6]-ギンゲロール
B-1188
薄層クロマトグラフィー用

ギンセノシド Rb$_1$
B -1188
薄層クロマトグラフィー用
ギンセノシド Rg$_1$
B -1188
薄層クロマトグラフィー用
グリココール酸ナトリウ
ム B -1188
薄層クロマトグラフィー用
グリチルリチン酸
B -1188
薄層クロマトグラフィー用
4'-O-グルコシル-5-O-
メチルビサミノール
B -1188
薄層クロマトグラフィー用
グルコン酸カルシウム
B -1188
薄層クロマトグラフィー用
グルコン酸カルシウム水
和物 B -1188
薄層クロマトグラフィー用
クロロゲン酸
B -1188
薄層クロマトグラフィー用
(E)-クロロゲン酸
B -1188
薄層クロマトグラフィー用
(2-クロロフェニル)-ジ
フェニルメタノール
B -1188
薄層クロマトグラフィー用
(E)-ケイ皮酸
B -1188
薄層クロマトグラフィー用
ゲニポシド B -1188
薄層クロマトグラフィー用
ケノデオキシコール酸
B -1188
薄層クロマトグラフィー用
ゲンチオピクロシド
B -1188
薄層クロマトグラフィー用
ゴシツ B -1188
薄層クロマトグラフィー用

コプチシン塩化物
B -1188
薄層クロマトグラフィー用
コール酸 B -1188
薄層クロマトグラフィー用
サイコサポニン a
B -1189
薄層クロマトグラフィー用
サイコサポニン b$_2$
B -1189
薄層クロマトグラフィー用
サルササポゲニン
B -1189
薄層クロマトグラフィー用
シザンドリン
B -1189
薄層クロマトグラフィー用
シノメニン B -1189
薄層クロマトグラフィー用
ジヒドロエルゴクリスチ
ンメシル酸塩
B -1189
薄層クロマトグラフィー用
1-[(2R,5S)-2,5-ジヒド
ロ-5-(ヒドロキシメチ
ル)-2-フリル]チミン
B -1189
薄層クロマトグラフィー用
1,1-ジフェニル-4-ピペ
リジノ-1-ブテン塩酸塩
B -1189
薄層クロマトグラフィー用
ジメチルシリル化シリカ
ゲル(蛍光剤入り)
B -1346
薄層クロマトグラフィー用
2,6-ジメチル-4-(2-ニト
ロソフェニル)-3,5-ピリ
ジンジカルボン酸ジメチ
ルエステル B -1189
薄層クロマトグラフィー用
シャゼンシ B -1189
薄層クロマトグラフィー用
臭化水素酸アレコリン
B -1189

薄層クロマトグラフィー用
臭化水素酸スコポラミン
B -1189
薄層クロマトグラフィー用
臭化ダクロニウム
B -1189
薄層クロマトグラフィー用
[6]-ショーガオール
B -1189
薄層クロマトグラフィー用
シリカゲル B -1346
薄層クロマトグラフィー用
シリカゲル(蛍光剤入り)
B -1346
薄層クロマトグラフィー用
シリカゲル(混合蛍光剤
入り) B -1346
薄層クロマトグラフィー用
シリカゲル(粒径5～7
μm,蛍光剤入り)
B -1346
薄層クロマトグラフィー用
シンナムアルデヒド
B -1189
薄層クロマトグラフィー用
(E)-シンナムアルデヒド
B -1189
薄層クロマトグラフィー用
スウェルチアマリン
B -1189
薄層クロマトグラフィー用
スキサメトニウム塩化物
水和物 B -1190
薄層クロマトグラフィー用
スコポラミン臭化水素酸
塩水和物 B -1190
薄層クロマトグラフィー用
スコポレチン
B -1190
薄層クロマトグラフィー用
スタキオース
B -1190
薄層クロマトグラフィー用
セサミン B -1190
薄層クロマトグラフィー用

I-96　　日本名索引

セルロース　B-1346
薄層クロマトグラフィー用
セルロース(蛍光剤入り)
B-1346
薄層クロマトグラフィー用
センノシドA
B-1190
薄層クロマトグラフィー用
タウロウルソデオキシコ
ール酸ナトリウム
B-1190
薄層クロマトグラフィー用
ダクロニウム臭化物
B-1190
薄層クロマトグラフィー用
チクセツサポニンⅣ
B-1190
薄層クロマトグラフィー用
デオキシコール酸
B-1190
薄層クロマトグラフィー用
デヒドロコリダリン硝化
物　B-1190
薄層クロマトグラフィー用
トリフェニルメタノール
B-1190
薄層クロマトグラフィー用
ナリンギン　B-1190
薄層クロマトグラフィー用
ノオトカトン　B-128
薄層クロマトグラフィー用
ノダケニン　B-1190
薄層クロマトグラフィー用
バイカリン　B-1190
薄層クロマトグラフィー用
バイカリン一水和物
B-1190
薄層クロマトグラフィー用
バルバロイン
B-1190
薄層クロマトグラフィー用
ヒオデオキシコール酸
B-1190
薄層クロマトグラフィー用
10-ヒドロキシ-2-(E)-デ

セン酸　B-1190
薄層クロマトグラフィー用
3-(3-ヒドロキシ-4-メト
キシフェニル)-2-(E)-プ
ロペン酸・(E)-フェルラ
酸混合試液　B-1191
薄層クロマトグラフィー用
ヒペロシド　B-1191
薄層クロマトグラフィー用
ヒルスチン　B-1191
薄層クロマトグラフィー用
プエラリン　B-1191
薄層クロマトグラフィー用
フェルラ酸シクロアルテ
ニル　B-1191
薄層クロマトグラフィー用
ブタ胆汁末　B-1191
薄層クロマトグラフィー用
フマル酸　B-1191
薄層クロマトグラフィー用
(±)-プラエルプトリンA
B-1191
薄層クロマトグラフィー用
プラチコジンD
B-1191
薄層クロマトグラフィー用
フルオロキノロン酸
B-1191
薄層クロマトグラフィー用
ペオニフロリン
B-1191
薄層クロマトグラフィー用
ペオノール　B-1191
薄層クロマトグラフィー用
ヘスペリジン
B-1191
薄層クロマトグラフィー用
ペリルアルデヒド
B-1191
薄層クロマトグラフィー用
ベルゲニン　B-1191
薄層クロマトグラフィー用
ベルバスコシド
B-1191
薄層クロマトグラフィー用

ベルベリン塩化物水和物
B-1191
薄層クロマトグラフィー用
ベンゾイルメサコニン塩
酸塩　B-1191
薄層クロマトグラフィー用
ポリアミド　B-1346
薄層クロマトグラフィー用
ポリアミド(蛍光剤入り)
B-1346
薄層クロマトグラフィー用
マグノロール
B-1192
薄層クロマトグラフィー用
マンニノトリオース
B-1192
薄層クロマトグラフィー用
ミリスチシン
B-1192
薄層クロマトグラフィー用
メシル酸ジヒドロエルゴ
クリスチン　B-1192
薄層クロマトグラフィー用
メチルオフィオポゴナノ
ンA　B-71
薄層クロマトグラフィー用
2-メチル-5-ニトロイミ
ダゾール　B-1192
薄層クロマトグラフィー用
3-O-メチルメチルドパ
B-1192
薄層クロマトグラフィー用
(E)-2-メトキシシンナム
アルデヒド　B-1192
薄層クロマトグラフィー用
リオチロニンナトリウム
B-1192
薄層クロマトグラフィー用
リクイリチン
B-1192
薄層クロマトグラフィー用
(Z)-リグスチリド
B-1192
薄層クロマトグラフィー用
(Z)-リグスチリド試液

日本名索引　　Ｉ-97

B－1192
薄層クロマトグラフィー用
　リトコール酸
　B－1192
薄層クロマトグラフィー用
　リモニン　B－1192
薄層クロマトグラフィー用
　硫酸アトロピン
　B－1192
薄層クロマトグラフィー用
　リンコフィリン
　B－1192
薄層クロマトグラフィー用
　ルチン　B－1192
薄層クロマトグラフィー用
　ルテオリン　B－1192
薄層クロマトグラフィー用
　レイン　B－1192
薄層クロマトグラフィー用
　レジブフォゲニン
　B－1192
薄層クロマトグラフィー用
　レボチロキシンナトリウ
　ム　B－1193
薄層クロマトグラフィー用
　レボチロキシンナトリウ
　ム水和物　B－1193
薄層クロマトグラフィー用
　ロガニン　B－1193
薄層クロマトグラフィー用
　ロスマリン酸
　B－1193
白糖　B－1193,
　C－4015, C－15,
　C－60
バクモンドウ　B－1193,
　D－806, D－32
麦門冬　D－806
麦門冬湯エキス　D－809
白蠟　D－985
バクロフェン　C－4023,
　C－15
バクロフェン（参照紫外可
　視吸収スペクトル）
　E－117

バクロフェン錠
　C－4028
バシトラシン　C－4031,
　C－15
パスカルシウム顆粒
　C－4074
パスカルシウム水和物
　C－4068
パズフロキサシンメシル酸
　塩　C－4034, C－15
パズフロキサシンメシル酸
　塩（参照紫外可視吸収ス
　ペクトル）　E－117
パズフロキサシンメシル酸
　塩（参照赤外吸収スペク
　トル）　E－330
パズフロキサシンメシル酸
　塩注射液　C－4040
バソプレシン　B－1193
バソプレシン注射液
　C－4042
八味地黄丸エキス
　D－815, D－37,
　D－33
ハチミツ　D－823
蜂蜜　D－823
波長及び透過率校正用光学
　フィルター　B－1353
波長校正用光学フィルター
　B－1353
発煙硝酸　B－1193
発煙硫酸　B－1193
ハッカ　B－1193,
　D－826, D－34
薄荷　D－826
ハッカ水　D－829
ハッカ油　B－1193,
　D－830
薄荷油　D－830
バッカル錠　A－72
発色試液，テセロイキン用
　B－1193
発色性合成基質
　B－1193
発熱性物質試験法

B－578
パップ剤　A－154
パップ用複方オウバク散
　D－111
発泡顆粒剤　A－48
発泡錠　A－34
パテントブルー
　B－1193
ハートインフュージョンカ
　ンテン培地　B－1194
バナジン酸アンモニウム
　B－1194
バナジン（Ⅴ）酸アンモニ
　ウム　B－1194
鼻に適用する製剤
　A－123
パニペネム　C－4046,
　C－15
パニペネム（参照紫外可視
　吸収スペクトル）
　E－117
パニペネム（参照赤外吸収
　スペクトル）　E－330
バニリン　B－1194
バニリン・塩酸試液
　B－1194
バニリン・硫酸・エタノー
　ル試液　B－1194
バニリン・硫酸・エタノー
　ル試液，噴霧用
　B－1194
バニリン・硫酸試液
　B－1194
ハヌス試液　B－1194
パパベリン塩酸塩
　B－1194, C－4058
パパベリン塩酸塩注射液
　C－4062
パパベリン塩酸塩，定量用
　B－1194
パーフルオロヘキシルプロ
　ピルシリル化シリカゲ
　ル，液体クロマトグラフ
　ィー用　B－1346
ハマボウフウ　D－833,

D－*38*

浜防風　D－*833*

バメタン硫酸塩
　B－*1194*，C－*4064*，
　C－*15*

バメタン硫酸塩（参照紫外
　可視吸収スペクトル）
　E－*118*

パラアミノサリチル酸カル
　シウム顆粒　C－*4074*

パラアミノサリチル酸カル
　シウム水和物
　C－*4068*，C－*15*

パラアミノサリチル酸カル
　シウム水和物（参照赤外
　吸収スペクトル）
　E－*330*

パラアミノサリチル酸カル
　シウム水和物，定量用
　B－*1194*

パラオキシ安息香酸
　B－*1194*

パラオキシ安息香酸イソア
　ミル　B－*1195*

パラオキシ安息香酸イソブ
　チル　B－*1195*

パラオキシ安息香酸イソプ
　ロピル　B－*1195*

パラオキシ安息香酸エチル
　B－*1195*，C－*4075*，
　C－*15*，C－*76*

パラオキシ安息香酸エチル
　（参照赤外吸収スペクト
　ル）　E－*331*

パラオキシ安息香酸-2-エ
　チルヘキシル
　B－*1195*

パラオキシ安息香酸ブチル
　B－*1196*，C－*4081*，
　C－*15*，C－*79*

パラオキシ安息香酸ブチル
　（参照赤外吸収スペクト
　ル）　E－*331*

パラオキシ安息香酸ブチ
　ル，分離確認用

B－*1196*

パラオキシ安息香酸プロピ
　ル　B－*1196*，
　C－*4084*，C－*15*，
　C－*83*

パラオキシ安息香酸プロピ
　ル（参照赤外吸収スペク
　トル）　E－*331*

パラオキシ安息香酸プロピ
　ル，分離確認用
　B－*1196*

パラオキシ安息香酸ヘキシ
　ル　B－*1197*

パラオキシ安息香酸ヘプチ
　ル　B－*1197*

パラオキシ安息香酸ベンジ
　ル　B－*1198*，B－*121*

パラオキシ安息香酸メチル
　B－*1198*，C－*4088*，
　C－*15*，C－*86*

パラオキシ安息香酸メチル
　（参照赤外吸収スペクト
　ル）　E－*332*

パラオキシ安息香酸メチ
　ル，分離確認用
　B－*1198*

パラジウム標準液，ICP分
　析用　B－*920*

バラシクロビル塩酸塩
　C－*4091*，C－*15*

バラシクロビル塩酸塩（参
　照紫外可視吸収スペクト
　ル）　E－*118*

バラシクロビル塩酸塩（参
　照赤外吸収スペクトル）
　E－*332*

バラシクロビル塩酸塩錠
　C－*4098*

パラセタモール　C－*146*

パラフィン　B－*1199*，
　C－*4100*，C－*15*，
　C－*60*

パラフィン，流動
　B－*1199*

パラホルムアルデヒド

C－*4108*

H－D－バリル－L－ロイシル－
　L－アルギニン-4-ニトロ
　アニリド二塩酸塩
　B－*1199*

L－バリン　B－*1199*，
　C－*4112*，C－*15*

L－バリン（参照赤外吸収
　スペクトル）　E－*332*

L－バリン，定量用
　B－*1199*

バルサム　B－*1199*

バルサルタン　B－*1199*，
　C－*4116*，C－*15*

バルサルタン（参照紫外可
　視吸収スペクトル）
　E－*118*

バルサルタン（参照赤外吸
　収スペクトル）
　E－*333*

バルサルタン錠
　C－*4123*

バルサルタン・ヒドロクロ
　ロチアジド錠
　C－*4125*

パルナパリンナトリウム
　C－*4132*，C－*15*

バルバロイン，成分含量測
　定用　B－*1199*

バルバロイン，定量用
　B－*1199*

バルバロイン，薄層クロマ
　トグラフィー用
　B－*1200*

バルビタール　B－*1200*，
　C－*4140*，C－*15*

バルビタール緩衝液
　B－*1200*

バルビタールナトリウム
　B－*1200*

バルプロ酸ナトリウム
　C－*4144*，C－*15*

バルプロ酸ナトリウム（参
　照赤外吸収スペクトル）
　E－*333*

日本名索引　Ｉ-99

バルプロ酸ナトリウム錠　C-4149
バルプロ酸ナトリウム徐放錠Ａ　C-4151
バルプロ酸ナトリウム徐放錠Ｂ　C-4155
バルプロ酸ナトリウムシロップ　C-4158
バルプロ酸ナトリウム，定量用　B-1200
パルマチン塩化物　B-1201
パルミチン酸，ガスクロマトグラフィー用　B-1201
パルミチン酸メチル，ガスクロマトグラフィー用　B-1201
パルミトアミドプロピルシリル化シリカゲル，液体クロマトグラフィー用　B-1346
パルミトレイン酸メチル，ガスクロマトグラフィー用　B-1201
バレイショデンプン　B-1201, C-3465
バレイショデンプン試液　B-1201
バレイショデンプン試液，でんぷん消化力試験用　B-1201
ハロキサゾラム　C-4160, C-15
ハロキサゾラム（参照紫外可視吸収スペクトル）　E-119
ハロキサゾラム（参照赤外吸収スペクトル）　E-333
パロキセチン塩酸塩錠　C-4173
パロキセチン塩酸塩水和物　C-4165, C-15
パロキセチン塩酸塩水和物

（参照紫外可視吸収スペクトル）　E-119
パロキセチン塩酸塩水和物（参照赤外吸収スペクトル）　E-334
ハロタン　C-4176
ハロタン（参照赤外吸収スペクトル）　E-334
ハロペリドール　C-4180, C-15
ハロペリドール細粒　C-4187
ハロペリドール（参照紫外可視吸収スペクトル）　E-119
ハロペリドール（参照赤外吸収スペクトル）　E-334
ハロペリドール錠　C-4185
ハロペリドール注射液　C-4190
ハロペリドール，定量用　B-1201
パンクレアチン　C-4192
パンクレアチン用リン酸塩緩衝液　B-1201
パンクロニウム臭化物　C-4195
パンクロニウム臭化物（参照赤外吸収スペクトル）　E-335
ハンゲ　D-835
半夏　D-835
半夏厚朴湯エキス　D-838, D-38
半夏瀉心湯エキス　D-843
半固形製剤の流動学的測定法　B-784
バンコマイシン塩酸塩　C-4199, C-16
バンコマイシン塩酸塩（参照紫外可視吸収スペクト

ル）　E-120
バンコマイシン塩酸塩（参照赤外吸収スペクトル）　E-335
蕃椒　D-712
蕃椒末　D-717
パンテチン　C-4206, C-16
パントテン酸カルシウム　B-1201, C-4210, C-16
パントテン酸カルシウム（参照赤外吸収スペクトル）　E-335

ヒ

ヒアルロニダーゼ　B-1201
ヒアルロン酸　B-1202
ヒアルロン酸ナトリウム，精製　B-1202
ヒアルロン酸ナトリウム，定量用　B-1202
pH測定法　B-366
pH測定用水酸化カルシウム　B-1203
pH測定用炭酸水素ナトリウム　B-1203
pH測定用炭酸ナトリウム　B-1203
pH測定用二シュウ酸三水素カリウム二水和物　B-1203
pH測定用フタル酸水素カリウム　B-1203
pH測定用ホウ酸ナトリウム　B-1203
pH測定用無水リン酸一水素ナトリウム　B-1203
pH測定用四シュウ酸カリウム　B-1203
pH測定用四ホウ酸ナトリウム十水和物

I-100　　日本名索引

B-1204

pH 測定用リン酸水素二ナトリウム　B-1204

pH 測定用リン酸二水素カリウム　B-1204

ピオグリタゾン塩酸塩　C-4226, C-16

ピオグリタゾン塩酸塩・グリメピリド錠　C-4234

ピオグリタゾン塩酸塩（参照紫外可視吸収スペクトル）　E-120

ピオグリタゾン塩酸塩（参照赤外吸収スペクトル）　E-336

ピオグリタゾン塩酸塩錠　C-4232

ピオグリタゾン塩酸塩・メトホルミン塩酸塩錠　C-4242

ビオチン　C-4250, C-16

ビオチン（参照赤外吸収スペクトル）　E-336

ビオチン標識ニワトコレクチン　B-1204

ヒオデオキシコール酸，薄層クロマトグラフィー用　B-1204

比較乳濁液 I　B-1204

B 型赤血球浮遊液　B-1204

光遮蔽型自動微粒子測定器校正用標準粒子　B-1352

ビカルタミド　C-4254, C-16

ビカルタミド（参照紫外可視吸収スペクトル）　E-120

ビカルタミド（参照赤外吸収スペクトル）　E-337

ビカルタミド錠　C-89

ピクリン酸　B-1204

ピクリン酸・エタノール試液　B-1204

ピクリン酸試液　B-1204

ピクリン酸試液，アルカリ性　B-1204

ピコスルファートナトリウム水和物　C-4263, C-16

ピコスルファートナトリウム水和物（参照紫外可視吸収スペクトル）　E-121

ピコスルファートナトリウム水和物（参照赤外吸収スペクトル）　E-337

ビサコジル　C-4267, C-16

ビサコジル坐剤　C-4269

ビサコジル（参照紫外可視吸収スペクトル）　E-121

ビサコジル（参照赤外吸収スペクトル）　E-337

PCR 2 倍反応液, SYBR Green 含有　B-1204

比重及び密度測定法　B-383

非水滴定用アセトン　B-1205

非水滴定用酢酸　B-1205

非水滴定用酢酸水銀（Ⅱ）試液　B-1205

非水滴定用酢酸第二水銀試液　B-1205

非水滴定用氷酢酸　B-1205

4,4'-ビス（ジエチルアミノ）ベンゾフェノン　B-1205

L-ヒスチジン　B-1205, C-4273, C-16

L-ヒスチジン塩酸塩一水和物　B-1205

L-ヒスチジン塩酸塩水和物　C-4275, C-16

L-ヒスチジン塩酸塩水和物（参照赤外吸収スペクトル）　E-338

L-ヒスチジン（参照赤外吸収スペクトル）　E-338

ビスデメトキシクルクミン　B-1205

ビス（1,1-トリフルオロアセトキシ）ヨードベンゼン　B-1206

ビストリメチルシリルアセトアミド　B-1206

1,4-ビス（トリメチルシリル）ベンゼン-d_4，核磁気共鳴スペクトル測定用　B-1206

N,N'-ビス[2-ヒドロキシ-1-（ヒドロキシメチル）エチル]-5-ヒドロキシアセチルアミノ-2,4,6-トリヨードイソフタルアミド　B-1206

ビス-(1-フェニル-3-メチル-5-ピラゾロン)　B-1207

ビスマス酸ナトリウム　B-1207

微生物限度試験法　B-583

微生物試験における微生物の取扱いのバイオリスク管理　F-29

微生物試験に用いる培地及び微生物株の管理　F-225

微生物迅速試験法　F-240

ヒ素試験法　B-71

ヒ素標準液　B-920

ヒ素標準原液　B-920

日本名索引　Ⅰ-101

ビソプロロールフマル酸塩
　C-4277，C-16

ビソプロロールフマル酸塩
　（参照紫外可視吸収スペ
　クトル）　E-121

ビソプロロールフマル酸塩
　（参照赤外吸収スペクト
　ル）　E-338

ビソプロロールフマル酸塩
　錠　C-4281

ビソプロロールフマル酸
　塩，定量用　B-1207

ヒ素分析用亜鉛
　B-1207

非多孔性強酸性イオン交換
　樹脂，液体クロマトグラ
　フィー用　B-1346

ピタバスタチンカルシウム
　口腔内崩壊錠
　C-4297

ピタバスタチンカルシウム
　錠　C-4292

ピタバスタチンカルシウム
　水和物　C-4285，
　C-16

ピタバスタチンカルシウム
　水和物（参照紫外可視吸
　収スペクトル）
　E-122

ビタミンA酢酸エステル
　C-6209

ビタミンA定量法
　B-378

ビタミンA定量用2-プロ
　パノール　B-1207

ビタミンAパルミチン酸
　エステル　C-6214

ビタミンA油　C-4302

ビタミンB₁塩酸塩
　C-3188

ビタミンB₁塩酸塩散
　C-3195

ビタミンB₁塩酸塩注射液
　C-3196

ビタミンB₁硝酸塩

C-3198

ビタミンB₂　C-6111

ビタミンB₂散　C-6118

ビタミンB₂酪酸エステル
　C-6120

ビタミンB₂リン酸エステ
　ル　C-6124

ビタミンB₂リン酸エステ
　ル注射液　C-6129

ビタミンB₆　C-4460

ビタミンB₆注射液
　C-4465

ビタミンB₁₂　C-2147

ビタミンB₁₂注射液
　C-2152

ビタミンC　C-95

ビタミンC散　C-100

ビタミンC注射液
　C-103

ビタミンD　C-1116

ビタミンD₃　C-2020

ビタミンE　C-3510

ビタミンEコハク酸エス
　テルカルシウム
　C-3516

ビタミンE酢酸エステル
　C-3520

ビタミンEニコチン酸エ
　ステル　C-3524

ビタミンH　C-4250

ビタミンK₁　C-4548

1,4-BTMSB-d_4，核磁気共
　鳴スペクトル測定用
　B-1207

ヒトアルブミン化学結合シ
　リカゲル，液体クロマト
　グラフィー用
　B-1346

ヒトインスリン
　B-1207

ヒトインスリンデスアミド
　体含有試液　B-1207

ヒトインスリン二量体含有
　試液　B-1207

ヒト下垂体性性腺刺激ホル

モン　C-2650

ヒト血清アルブミン，定量
　用　B-1208

ヒト絨毛性性腺刺激ホルモ
　ン　C-2654

ヒト絨毛性性腺刺激ホルモ
　ン試液　B-1208

ヒト正常血漿　B-1208

ヒト正常血漿乾燥粉末
　B-1208

人全血液　C-4304

人免疫グロブリン
　C-4305

ヒト由来アンチトロンビン
　B-1208

ヒト由来アンチトロンビン
　Ⅲ　B-1208

ヒドラジン一水和物
　B-1208

ヒドララジン塩酸塩
　B-1208，C-4305，
　C-16

ヒドララジン塩酸塩散
　C-4310

ヒドララジン塩酸塩（参照
　紫外可視吸収スペクト
　ル）　E-122

ヒドララジン塩酸塩（参照
　赤外吸収スペクトル）
　E-339

ヒドララジン塩酸塩錠
　C-4309

ヒドララジン塩酸塩，定量
　用　B-1208

m-ヒドロキシアセトフェ
　ノン　B-1208

p-ヒドロキシアセトフェ
　ノン　B-1208

3-ヒドロキシ安息香酸
　B-1208

4-ヒドロキシイソフタル
　酸　B-1209

N-(2-ヒドロキシエチル)
　イソニコチン酸アミド硝
　酸エステル　B-1209

ヒドロキシエチルセルロー
ス　C－4313,　C－16

1-(2-ヒドロキシエチル)-
1H-テトラゾール-5-チ
オール　B－1209

N-2-ヒドロキシエチルピ
ペラジン-N′-2-エタン
スルホン酸　B－1209

d-3-ヒドロキシ-cis-2,3-
ジヒドロ-5-[2-(ジメチ
ルアミノ)エチル]-2-
(4-メトキシフェニル)-
1,5-ベンゾチアゼピン-
4(5H)-オン塩酸塩
B－1210

d-3-ヒドロキシ-cis-2,3-
ジヒドロ-5-[2-(ジメチ
ルアミノ)エチル]-2-
(p-メトキシフェニル)-
1,5-ベンゾチアゼピン-
4(5H)-オン塩酸塩
B－1210

ヒドロキシジン塩酸塩
C－4318,　C－16

ヒドロキシジン塩酸塩(参
照紫外可視吸収スペクト
ル)　E－122

ヒドロキシジンパモ酸塩
C－4321,　C－16

ヒドロキシジンパモ酸塩
(参照紫外可視吸収スペ
クトル)　E－123

10-ヒドロキシ-2-(E)-デセ
ン酸,成分含量測定用
B－1210

10-ヒドロキシ-2-(E)-デセ
ン酸,定量用
B－1210,　B－64

10-ヒドロキシ-2-(E)-デセ
ン酸,薄層クロマトグラ
フィー用　B－1213

2-ヒドロキシ-1-(2-ヒドロ
キシ-4-スルホ-1-ナフチ
ルアゾ)-3-ナフトエ酸
B－1213

N-(3-ヒドロキシフェニル)
アセトアミド
B－1213

3-(p-ヒドロキシフェニル)
プロピオン酸
B－1213

2-ヒドロキシプロピル-β-
シクロデキストリル化シ
リカゲル,液体クロマト
グラフィー用
B－1346

ヒドロキシプロピルシリル
化シリカゲル,液体クロ
マトグラフィー用
B－1346

ヒドロキシプロピルセルロ
ース　C－4326,
C－16

ヒドロキシプロピルセルロ
ース(参照赤外吸収スペ
クトル)　E－339

2-[4-(2-ヒドロキシメチル)-
1-ピペラジニル]プロパ
ンスルホン酸
B－1214

3-(3-ヒドロキシ-4-メトキ
シフェニル)-2-(E)-プ
ロペン酸　B－1214

3-(3-ヒドロキシ-4-メトキ
シフェニル)-2-(E)-プロ
ペン酸・(E)-フェルラ酸
混合試液,薄層クロマト
グラフィー用
B－1214

ヒドロキシルアミン過塩素
酸塩　B－1214

ヒドロキシルアミン過塩素
酸塩・エタノール試液
B－1214

ヒドロキシルアミン過塩素
酸塩試液　B－1214

ヒドロキシルアミン過塩素
酸塩・無水エタノール試
液　B－1214

ヒドロキシルアミン試液

B－1214

ヒドロキシルアミン試液,
アルカリ性　B－1214

ヒドロキソコバラミン酢酸
塩　B－1214,
C－4333

ヒドロキソコバラミン酢酸
塩(参照紫外可視吸収ス
ペクトル)　E－123

ヒドロキノン　B－1215

ヒドロクロロチアジド
B－1215,　C－4338,
C－16

ヒドロクロロチアジド(参
照紫外可視吸収スペクト
ル)　E－123

ヒドロコタルニン塩酸塩水
和物　C－4343,
C－16

ヒドロコタルニン塩酸塩水
和物(参照紫外可視吸収
スペクトル)　E－124

ヒドロコタルニン塩酸塩水
和物(参照赤外吸収スペ
クトル)　E－340

ヒドロコタルニン塩酸塩水
和物,定量用
B－1215

ヒドロコルチゾン
B－1215,　C－4346

ヒドロコルチゾンコハク酸
エステル　C－4353

ヒドロコルチゾンコハク酸
エステル(参照赤外吸収
スペクトル)　E－340

ヒドロコルチゾンコハク酸
エステルナトリウム
C－4356

ヒドロコルチゾンコハク酸
エステルナトリウム(参
照赤外吸収スペクトル)
E－341

ヒドロコルチゾン酢酸エス
テル　B－1215,
C－4361

日本名索引　　I－103

ヒドロコルチゾン（参照赤
　外吸収スペクトル）
　E－340
ヒドロコルチゾン・ジフェ
　ンヒドラミン軟膏
　C－4364
ヒドロコルチゾン酪酸エス
　テル　C－4366,
　C－16
ヒドロコルチゾン酪酸エス
　テル（参照赤外吸収スペ
　クトル）　E－341
ヒドロコルチゾンリン酸エ
　ステルナトリウム
　C－4370,　C－16
ヒドロコルチゾンリン酸エ
　ステルナトリウム（参照
　赤外吸収スペクトル）
　E－341
2-ビニルピリジン
　B－1215
4-ビニルピリジン
　B－1215
1-ビニル-2-ピロリドン
　B－1215
ヒパコニチン，純度試験用
　B－1215
非必須アミノ酸試液
　B－1217
比表面積測定法　B－487
比表面積測定用α-アルミ
　ナ　B－1352
2,2′-ビピリジル
　B－1217
2-(4-ビフェニリル）プロ
　ピオン酸　B－1217
皮膚などに適用する製剤
　A－133
皮膚に適用する製剤の放出
　試験法　B－737
ピブメシリナム塩酸塩
　C－4376,　C－16
ピブメシリナム塩酸塩（参
　照赤外吸収スペクトル）
　E－342

ピブメシリナム塩酸塩錠
　C－4380
ヒプロメロース
　C－4382,　C－16,
　C－62
ヒプロメロースカプセル
　C－1334
ヒプロメロース酢酸エステ
　ルコハク酸エステル
　C－4388,　C－16
ヒプロメロースフタル酸エ
　ステル　C－4394,
　C－16,　C－92
ヒプロメロースフタル酸エ
　ステル置換度タイプ
　200731（参照赤外吸収
　スペクトル）　E－342
ヒプロメロースフタル酸エ
　ステル置換度タイプ
　220824（参照赤外吸収
　スペクトル）　E－342
ピペミド酸水和物
　C－4398,　C－16
ピペミド酸水和物（参照紫
　外可視吸収スペクトル）
　E－124
ピペミド酸水和物（参照赤
　外吸収スペクトル）
　E－343
ピペラシリン水和物
　B－1217,　C－4402,
　C－16
ピペラシリン水和物（参照
　赤外吸収スペクトル）
　E－343
ピペラシリンナトリウム
　C－4408,　C－16
ピペラシリンナトリウム
　（参照赤外吸収スペクト
　ル）　E－343
ピペラジンアジピン酸塩
　C－4415,　C－16
ピペラジンアジピン酸塩
　（参照赤外吸収スペクト
　ル）　E－344

ピペラジンリン酸塩錠
　C－4421
ピペラジンリン酸塩水和物
　C－4418,　C－16
ピペラジンリン酸塩水和物
　（参照赤外吸収スペクト
　ル）　E－344
ビペリジン塩酸塩
　B－1217
ビペリデン塩酸塩
　C－4422,　C－16
ビペリデン塩酸塩（参照紫
　外可視吸収スペクトル）
　E－124
ビペリデン塩酸塩（参照赤
　外吸収スペクトル）
　E－344
ヒペロシド，薄層クロマト
　グラフィー用
　B－1217
ヒベンズ酸チペピジン，定
　量用　B－1218
ヒポキサンチン
　B－1218
ビホナゾール　B－1218,
　C－4426,　C－16
ビホナゾール（参照紫外可
　視吸収スペクトル）
　E－125
ビホナゾール（参照赤外吸
　収スペクトル）
　E－345
ヒマシ油　B－1218,
　D－851
ピマリシン　C－4430,
　C－16
ピマリシン（参照紫外可視
　吸収スペクトル）
　E－125
非無菌医薬品の微生物学的
　品質特性　F－220
ヒメクロモン　C－4433,
　C－16
ヒメクロモン（参照紫外可
　視吸収スペクトル）

Ⅰ-104　日本名索引

E-125

ヒメクロモン（参照赤外吸
収スペクトル）
E-345

ピモジド　C-4437,
C-16

ピモジド（参照紫外可視吸
収スペクトル）
E-126

ピモジド（参照赤外吸収ス
ペクトル）　E-345

ビャクゴウ　D-855

百合　D-855

ビャクシ　D-856

白芷　D-856

ビャクジュツ　D-859

白朮　D-859

ビャクジュツ末　D-865

白朮末　D-865

白虎加人参湯エキス
D-866

氷酢酸　B-1218,
C-2037,　C-9

氷酢酸，非水滴定用
B-1218

氷酢酸・硫酸試液
B-1218

標準液　B-915

pH標準液，シュウ酸塩
B-920

pH標準液，水酸化カルシ
ウム　B-920

pH標準液，炭酸塩
B-920

pH標準液，フタル酸塩
B-920

pH標準液，ホウ酸塩
B-920

pH標準液，リン酸塩
B-920

標準品　B-833,
B-106,　B-56

標準粒子等　B-1352

標準粒子，光遮蔽型自動微
粒子測定器校正用

B-1352

表面プラズモン共鳴法
F-154

ピラジナミド　C-4444,
C-16

ピラジナミド（参照紫外可
視吸収スペクトル）
E-126

ピラジナミド（参照赤外吸
収スペクトル）
E-346

ピラゾール　B-1218

ピラルビシン　C-4447,
C-16

ピラルビシン（参照紫外可
視吸収スペクトル）
E-126

ピランテルパモ酸塩
C-4452,　C-16

ピランテルパモ酸塩（参照
紫外可視吸収スペクト
ル）　E-127

ピランテルパモ酸塩（参照
赤外吸収スペクトル）
E-346

1-(2-ピリジルアゾ)-2-ナ
フトール　B-1218

1-(4-ピリジル)ピリジニ
ウム塩化物塩酸塩
B-1219

ピリジン　B-1219

ピリジン・ギ酸緩衝液，
0.2 mol/L，pH 3.0
B-1219

ピリジン・酢酸試液
B-1219

ピリジン，水分測定用
B-1219

ピリジン・ピラゾロン試液
B-1219

ピリジン，無水
B-1219

ピリドキサールリン酸エス
テル水和物　C-4456,
C-16

ピリドキサールリン酸エス
テル水和物（参照紫外可
視吸収スペクトル）
E-127

ピリドキサールリン酸エス
テル水和物（参照赤外吸
収スペクトル）
E-346

ピリドキシン塩酸塩
B-1219，C-4460,
C-16

ピリドキシン塩酸塩（参照
紫外可視吸収スペクト
ル）　E-127

ピリドキシン塩酸塩（参照
赤外吸収スペクトル）
E-347

ピリドキシン塩酸塩注射液
C-4465

ピリドスチグミン臭化物
C-4467,　C-16

ピリドスチグミン臭化物
（参照紫外可視吸収スペ
クトル）　E-128

ビリルビン，定量用
B-1219

ピルシカイニド塩酸塩カプ
セル　C-4474

ピルシカイニド塩酸塩水和
物　C-4471,　C-17

ピルシカイニド塩酸塩水和
物（参照紫外可視吸収ス
ペクトル）　E-128

ピルシカイニド塩酸塩水和
物（参照赤外吸収スペク
トル）　E-347

ピルシカイニド塩酸塩水和
物，定量用　B-1220

ヒルスチン　B-1220

ヒルスチン，定量用
B-1220,　B-121

ヒルスチン，薄層クロマト
グラフィー用
B-1221

ピルビン酸ナトリウム

日本名索引　Ｉ-105

B-1221
ピルビン酸ナトリウム試
液，100 mmol/L
B-1221
ピレノキシン　C-4477,
C-17
ピレノキシン（参照紫外可
視吸収スペクトル）
E-128
ピレノキシン（参照赤外吸
収スペクトル）
E-347
ピレンゼピン塩酸塩水和物
C-4481, C-17
ピレンゼピン塩酸塩水和物
（参照紫外可視吸収スペ
クトル）　E-129
ピレンゼピン塩酸塩水和物
（参照赤外吸収スペクト
ル）　E-348
ピロ亜硫酸ナトリウム
C-4485, C-17,
C-64
ピロアンチモン酸カリウム
B-1221
ピロアンチモン酸カリウム
試液　B-1221
ピロカルピン塩酸塩
C-4487
ピロカルピン塩酸塩錠
C-4490
ピロカルピン塩酸塩，定量
用　B-1222
ピロガロール　B-1222
ピロキシカム　C-4494,
C-17
ピロキシカム（参照紫外可
視吸収スペクトル）
E-129
ピロキシカム（参照赤外吸
収スペクトル）
E-348
ピロキシリン　C-4499
L-ピログルタミルグリシ
ル-L-アルギニン-p-ニ

トロアニリン塩酸塩
B-1222
L-ピログルタミルグリシ
ル-L-アルギニン-p-ニト
ロアニリン塩酸塩試液
B-1222
ピロリジンジチオカルバミ
ン酸アンモニウム
B-1223
2-ピロリドン　B-1223
ピロ硫酸カリウム
B-1223
ピロリン酸塩緩衝液，pH
9.0　B-1223
ピロリン酸塩緩衝液，0.05
mol/L，pH 9.0
B-1223
ピロリン酸カリウム
B-1223
ピロール　B-1223
ピロールニトリン
C-4501
ピロールニトリン（参照紫
外可視吸収スペクトル）
E-129
ピロールニトリン（参照赤
外吸収スペクトル）
E-348
ビワヨウ　D-873,
D-35
枇杷葉　D-873
ビンクリスチン硫酸塩
B-1223, C-4505
ビンクリスチン硫酸塩（参
照紫外可視吸収スペクト
ル）　E-130
ビンクリスチン硫酸塩（参
照赤外吸収スペクトル）
E-349
品質リスクマネジメントの
基本的考え方　F-13
ピンドロール　C-4510,
C-17
ピンドロール（参照紫外可
視吸収スペクトル）

E-130
ピンドロール（参照赤外吸
収スペクトル）
E-349
ビンブラスチン硫酸塩
B-1224, C-4514
ビンブラスチン硫酸塩（参
照紫外可視吸収スペクト
ル）　E-130
ビンブラスチン硫酸塩（参
照赤外吸収スペクトル）
E-349
ビンロウジ　D-875
檳榔子　D-875

フ

ファモチジン　C-4521,
C-17
ファモチジン散
C-4526
ファモチジン（参照紫外可
視吸収スペクトル）
E-131
ファモチジン（参照赤外吸
収スペクトル）
E-350
ファモチジン錠
C-4524
ファモチジン注射液
C-4529
ファモチジン，定量用
B-1224
ファロペネムナトリウム錠
C-4540
ファロペネムナトリウム水
和物　C-4535,
C-17
フィトナジオン
B-1224, C-4548,
C-17
フィトナジオン1（参照紫
外可視吸収スペクトル）
E-131
フィトナジオン2（参照紫

外可視吸収スペクトル）
E－131

フィトナジオン（参照赤外
吸収スペクトル）
E－350

フィブリノーゲン
B－1224

ブイヨン，普通
B－1224

フィルグラスチム（遺伝子
組換え）　C－4555

フィルグラスチム（遺伝子
組換え）注射液
C－4565

フィルグラスチム試料用緩
衝液　B－1224

フィルグラスチム用イスコ
フ改変ダルベッコ液体培
地　B－1224

フィルグラスチム用システ
ム適合性試験用試液
B－1224

フィルグラスチム用ポリア
クリルアミドゲル
B－1224

フェキソフェナジン塩酸塩
C－4567，C－17

フェキソフェナジン塩酸塩
（参照紫外可視吸収スペ
クトル）　E－132

フェキソフェナジン塩酸塩
（参照赤外吸収スペクト
ル）　E－350

フェキソフェナジン塩酸塩
錠　C－4572

フェナセチン　B－1224

フェナゾン　C－452

o－フェナントロリン
B－1224

1,10－フェナントロリン一
水和物　B－1224

1,10－フェナントロリン試
液　B－1224

o－フェナントロリン試液
B－1224

フェニトイン　C－4575，
C－17

フェニトイン散
C－4585

フェニトイン錠
C－4583

フェニトイン，定量用
B－1224

H－D－フェニルアラニル－L－
ピペコリル－L－アルギニ
ル－p－ニトロアニリド
二塩酸塩　B－1225

フェニルアラニン
B－1225

L－フェニルアラニン
C－4588，B－1225，
C－17

L－フェニルアラニン（参
照赤外吸収スペクトル）
E－351

フェニルイソチオシアネー
ト　B－1225

フェニル化シリカゲル，液
体クロマトグラフィー用
B－1346

フェニルカルバモイル化セ
ルロースで被覆したシリ
カゲル，液体クロマトグ
ラフィー用　B－73

D－フェニルグリシン
B－1225

25％フェニル－25％シアノ
プロピル－メチルシリコ
ーンポリマー，ガスクロ
マトグラフィー用
B－1225

フェニルシリル化シリカゲ
ル，液体クロマトグラフ
ィー用　B－1346

フェニルヒドラジン
B－1225

1－フェニルピペラジン一
塩酸塩　B－1226

フェニルブタゾン
C－4592，C－17

フェニルブタゾン（参照紫
外可視吸収スペクトル）
E－132

フェニルフルオロン
B－1226

フェニルフルオロン・エタ
ノール試液　B－1226

フェニルヘキシルシリル化
シリカゲル，液体クロマ
トグラフィー用
B－1346

5％フェニル－メチルシリコ
ーンポリマー，ガスクロ
マトグラフィー用
B－1226

35％フェニル－メチルシリ
コーンポリマー，ガスク
ロマトグラフィー用
B－1226

50％フェニル－メチルシリ
コーンポリマー，ガスク
ロマトグラフィー用
B－1226

65％フェニル－メチルシリ
コーンポリマー，ガスク
ロマトグラフィー用
B－1226

1－フェニル－3－メチル－5－
ピラゾロン　B－1226

50％フェニル－50％メチル
ポリシロキサン，ガスク
ロマトグラフィー用
B－1226

フェニレフリン塩酸塩
C－4596

o－フェニレンジアミン
B－1226

1,3－フェニレンジアミン塩
酸塩　B－1226

o－フェニレンジアミン二塩
酸塩　B－1227

フェネチシリンカリウム
C－4600，C－17

フェネチシリンカリウム
（参照紫外可視吸収スペ

クトル） E-132

フェネチシリンカリウム（参照赤外吸収スペクトル） E-351

フェネチルアミン塩酸塩 B-1227

フェノバルビタール C-4604, C-17

フェノバルビタール散10％ C-4613

フェノバルビタール（参照紫外可視吸収スペクトル） E-133

フェノバルビタール（参照赤外吸収スペクトル） E-351

フェノバルビタール錠 C-4610

フェノバルビタール，定量用 B-1227

フェノフィブラート C-4615, C-17

フェノフィブラート（参照紫外可視吸収スペクトル） E-133

フェノフィブラート（参照赤外吸収スペクトル） E-352

フェノフィブラート錠 C-4621

フェノール B-1227, C-4624

フェノール・亜鉛華リニメント C-4635

フェノール塩酸試液 B-1227

フェノール水 C-4633

p-フェノールスルホン酸ナトリウム B-1227

p-フェノールスルホン酸ナトリウム二水和物 B-1227

フェノールスルホンフタレイン C-4638

フェノールスルホンフタレ

イン（参照紫外可視吸収スペクトル） E-133

フェノールスルホンフタレイン注射液 C-4642

フェノールスルホンフタレイン，定量用 B-1228

フェノール，定量用 B-1227

フェノール・ニトロプルシドナトリウム試液 B-1227

フェノールフタレイン B-1228

フェノールフタレイン試液 B-1228

フェノールフタレイン試液，希 B-1228

フェノールフタレイン・チモールブルー試液 B-1228

フェノール・ペンタシアノニトロシル鉄（Ⅲ）酸ナトリウム試液 B-1227

フェノールレッド B-1228

フェノールレッド試液 B-1228

フェノールレッド試液，希 B-1228

フェブキソスタット C-64

フェブキソスタット（参照紫外可視吸収スペクトル） E-6

フェブキソスタット（参照赤外吸収スペクトル） E-12

フェブキソスタット錠 C-73

フェブキソスタット標準品 B-56

プエラリン，薄層クロマトグラフィー用

B-1228

フェリシアン化カリウム B-1228

0.05 mol/L フェリシアン化カリウム液 B-888

0.1 mol/L フェリシアン化カリウム液 B-888

フェリシアン化カリウム試液 B-1228

フェリシアン化カリウム試液，アルカリ性 B-1228

フェーリング試液 B-1229

フェーリング試液，でんぷん消化力試験用 B-1229

フェルビナク C-4644, C-17

フェルビナク（参照紫外可視吸収スペクトル） E-134

フェルビナク（参照赤外吸収スペクトル） E-352

フェルビナク，定量用 B-1229

フェルビナクテープ C-4647

フェルビナクパップ C-4648

(E)-フェルラ酸 B-1229

フェルラ酸シクロアルテニル，薄層クロマトグラフィー用 B-1232

(E)-フェルラ酸，定量用 B-1229, B-66

フェロシアン化カリウム B-1232

フェロシアン化カリウム試液 B-1232

フェロジピン C-4651, C-17

フェロジピン（参照紫外可

Ⅰ-108   日本名索引

視吸収スペクトル）
　E-134
フェロジピン（参照赤外吸
　収スペクトル）
　E-352
フェロジピン錠
　C-4656
フェロジピン，定量用
　B-1232
フェンタニルクエン酸塩
　C-4659, C-17
フェンタニルクエン酸塩
　（参照紫外可視吸収スペ
　クトル）　E-134
フェンタニルクエン酸塩
　（参照赤外吸収スペクト
　ル）　E-353
フェンネル油　D-56
フェンブフェン
　C-4663, C-17
フェンブフェン（参照紫外
　可視吸収スペクトル）
　E-135
フェンブフェン（参照赤外
　吸収スペクトル）
　E-353
フォリン試液　B-1232
フォリン試液，希
　B-1232
フクシン　B-1232
フクシン亜硫酸試液
　B-1232
フクシン・エタノール試液
　B-1233
フクシン試液，脱色
　B-1232
複方アクリノール・チンク
　油　C-48
複方オキシコドン・アトロ
　ピン注射液　C-1195
複方オキシコドン注射液
　C-1192
複方サリチル酸精
　C-2066
複方サリチル酸メチル精

C-2079
複方ジアスターゼ・重曹散
　C-2134
複方ダイオウ・センナ散
　D-627
複方チアントール・サリチ
　ル酸液　C-3210
複方ヨード・グリセリン
　C-5938
複方ロートエキス・ジアス
　ターゼ散　D-1078,
　D-46
腹膜透析用剤　A-101
ブクモロール塩酸塩
　C-4667, C-17
ブクモロール塩酸塩（参照
　紫外可視吸収スペクト
　ル）　E-135
ブクモロール塩酸塩（参照
　赤外吸収スペクトル）
　E-353
ブクリョウ　D-878
茯苓　D-878
ブクリョウ末　D-881
茯苓末　D-881
ブシ　D-883, D-35
ブシジエステルアルカロイ
　ド混合標準溶液，純度試
　験用　B-1233
フシジン酸ナトリウム
　C-4670, C-17
フシジン酸ナトリウム（参
　照赤外吸収スペクトル）
　E-354
ブシ末　D-889
ブシモノエステルアルカロ
　イド混合標準試液，成分
　含量測定用　B-1233
ブシモノエステルアルカロ
　イド混合標準試液，定量
　用　B-1233
ブシモノエステルアルカロ
　イド混合標準試液，分離
　確認用　B-71
ブシ用リン酸塩緩衝液

B-1233
ブシラミン　B-1233,
　C-4677, C-17
ブシラミン（参照赤外吸収
　スペクトル）　E-354
ブシラミン錠　C-4680
ブシラミン，定量用
　B-1233
ブスルファン　C-4683,
　C-17
ブスルファン（参照赤外吸
　収スペクトル）
　E-354
プソイドエフェドリン塩酸
　塩　B-1233
ブタ胆汁末，薄層クロマト
　グラフィー用
　B-1234
1-ブタノール　B-1234
2-ブタノール　B-1234
n-ブタノール　B-1234
1-ブタノール，アンモニ
　ア飽和　B-1234
ブタノール，イソ
　B-1234
1-ブタノール試液，アン
　モニア飽和　B-1234
ブタノール，第三
　B-1234
ブタノール，第二
　B-1234
2-ブタノン　B-1234
o-フタルアルデヒド
　B-1234
フタルイミド　B-1235
フタル酸　B-1235
フタル酸塩 pH 標準液
　B-920
フタル酸緩衝液，pH 5.8
　B-1235
フタル酸ジエチル
　B-1235
フタル酸ジシクロヘキシル
　B-1235
フタル酸ジノニル

日本名索引　I－109

B－1236
フタル酸ジフェニル
　B－1236
フタル酸ジ-n-ブチル
　B－1236
フタル酸ジメチル
　B－1236
フタル酸水素カリウム
　B－1236
フタル酸水素カリウム緩衝
　液，pH 3.5　B－1236
フタル酸水素カリウム緩衝
　液，pH 4.6　B－1236
フタル酸水素カリウム緩衝
　液，pH 5.6　B－1237
フタル酸水素カリウム緩衝
　液，0.3 mol/L，pH 4.6
　B－1236
フタル酸水素カリウム試
　液，0.2 mol/L，緩衝液
　用　B－1237
フタル酸水素カリウム，
　pH 測定用　B－1236
フタル酸水素カリウム（標
　準試薬）　B－1236
フタル酸ビス（シス-3,3,5-
　トリメチルシクロヘキシ
　ル）　B－1237
フタレインパープル
　B－1237
付着錠　A－72
n-ブチルアミン
　B－1237
t-ブチルアルコール
　B－1237
ブチルシリル化シリカゲ
　ル，液体クロマトグラフ
　ィー用　B－1347
ブチルスコポラミン臭化物
　C－4687，C－17
ブチルスコポラミン臭化物
　（参照紫外可視吸収スペ
　クトル）　E－135
ブチルスコポラミン臭化物
　（参照赤外吸収スペクト

ル）　E－355
n-ブチルボロン酸
　B－1237
tert-ブチルメチルエーテ
　ル　B－1237
ブチロラクトン
　B－1237
普通カンテン培地
　B－1237
普通カンテン培地，テセロ
　イキン用　B－1238
普通ブイヨン　B－1238
フッ化水素酸　B－1238
フッ化ナトリウム
　B－1238
フッ化ナトリウム・塩酸試
　液　B－1238
フッ化ナトリウム試液
　B－1238
フッ化ナトリウム（標準試
　薬）　B－1238
フッ素標準液　B－920
沸点測定法及び蒸留試験法
　B－391
ブデソニド　C－93
ブデソニド（参照紫外可視
　吸収スペクトル）
　E－6
ブデソニド（参照赤外吸収
　スペクトル）　E－12
ブデソニド標準品
　B－106
ブテナフィン塩酸塩
　C－4692，C－17
ブテナフィン塩酸塩液
　C－4695
ブテナフィン塩酸塩クリー
　ム　C－4698
ブテナフィン塩酸塩（参照
　紫外可視吸収スペクト
　ル）　E－136
ブテナフィン塩酸塩（参照
　赤外吸収スペクトル）
　E－355
ブテナフィン塩酸塩スプ

レー　C－4696
ブテナフィン塩酸塩，定量
　用　B－1238
ブドウ酒　C－4700，
　C－17
ブドウ糖　B－1238，
　C－4709，C－17，
　C－77
ブドウ糖試液　B－1238
ブドウ糖水和物
　C－4718，C－17
ブドウ糖注射液
　C－4721
N-t-ブトキシカルボニル-
　L-グルタミン酸-α-フ
　ェニルエステル
　B－1238
フドステイン　C－4724，
　C－17
フドステイン（参照赤外吸
　収スペクトル）
　E－355
フドステイン錠
　C－4728
フドステイン，定量用
　B－1238
ブトロピウム臭化物
　C－4730，C－17，
　C－103
ブトロピウム臭化物1（参
　照紫外可視吸収スペクト
　ル）　E－136
ブトロピウム臭化物2（参
　照紫外可視吸収スペクト
　ル）　E－136
ブナゾシン塩酸塩
　C－4734，C－17
ブナゾシン塩酸塩（参照赤
　外吸収スペクトル）
　E－356
ブピバカイン塩酸塩水和物
　C－4738，C－17
ブピバカイン塩酸塩水和物
　（参照紫外可視吸収スペ
　クトル）　E－137

ブピバカイン塩酸塩水和物
（参照赤外吸収スペクト
ル）　E - 356
ブファリン，成分含量測定
用　B - 1238
ブファリン，定量用
B - 1239
ブフェトロール塩酸塩
C - 4743, C - 17
ブフェトロール塩酸塩（参
照紫外可視吸収スペクト
ル）　E - 137
ブフェトロール塩酸塩（参
照赤外吸収スペクトル）
E - 356
ブプラノロール塩酸塩
C - 4747, C - 17
ブプラノロール塩酸塩（参
照紫外可視吸収スペクト
ル）　E - 137
ブプラノロール塩酸塩（参
照赤外吸収スペクトル）
E - 357
ブプレノルフィン塩酸塩
C - 4750, C - 17
ブプレノルフィン塩酸塩
（参照紫外可視吸収スペ
クトル）　E - 138
ブプレノルフィン塩酸塩
（参照赤外吸収スペクト
ル）　E - 357
ブホルミン塩酸塩
C - 4755, C - 17
ブホルミン塩酸塩（参照紫
外可視吸収スペクトル）
E - 138
ブホルミン塩酸塩（参照赤
外吸収スペクトル）
E - 357
ブホルミン塩酸塩錠
C - 4760
ブホルミン塩酸塩腸溶錠
C - 4762
ブホルミン塩酸塩，定量用
B - 1239

フマル酸，薄層クロマトグ
ラフィー用　B - 1240
フマル酸ビソプロロール，
定量用　B - 1240
ブメタニド　C - 4765,
C - 17
ブメタニド（参照紫外可視
吸収スペクトル）
E - 138
ブメタニド（参照赤外吸収
スペクトル）　E - 358
浮遊培養用培地
B - 1240
Primer F 試液　B - 1240
Primer R 試液　B - 1240
(±)-プラエルプトリン A,
薄層クロマトグラフィー
用　B - 1240
フラジオマイシン硫酸塩
C - 4770, C - 17
ブラジキニン　B - 1241
プラスチック製医薬品容器
及び輸液用ゴム栓の容器
設計における一般的な考
え方と求められる要件
F - 356
プラスチック製医薬品容器
試験法　B - 804
プラステロン硫酸エステル
ナトリウム水和物
C - 4774, C - 17
プラステロン硫酸エステル
ナトリウム水和物（参照
赤外吸収スペクトル）
E - 358
プラゼパム　C - 4778,
C - 17
プラゼパム（参照紫外可視
吸収スペクトル）
E - 139
プラゼパム（参照赤外吸収
スペクトル）　E - 358
プラゼパム錠　C - 4783
プラゼパム，定量用
B - 1241

プラゾシン塩酸塩
C - 4785, C - 17
プラゾシン塩酸塩（参照紫
外可視吸収スペクトル）
E - 139
プラゾシン塩酸塩（参照赤
外吸収スペクトル）
E - 359
プラチコジン D, 薄層クロ
マトグラフィー用
B - 1241
プラノプロフェン
C - 4789, C - 17
プラノプロフェン（参照紫
外可視吸収スペクトル）
E - 139
プラノプロフェン（参照赤
外吸収スペクトル）
E - 359
プラバスタチンナトリウム
B - 1241, C - 4794,
C - 18
プラバスタチンナトリウム
液　C - 4806
プラバスタチンナトリウム
細粒　C - 4802
プラバスタチンナトリウム
（参照紫外可視吸収スペ
クトル）　E - 140
プラバスタチンナトリウム
錠　C - 4799
フラビンアデニンジヌクレ
オチドナトリウム
C - 4809, C - 18
フラビンアデニンジヌクレ
オチドナトリウム（参照
赤外吸収スペクトル）
E - 359
フラボキサート塩酸塩
C - 4815, C - 18
フラボキサート塩酸塩（参
照紫外可視吸収スペクト
ル）　E - 140
フラボキサート塩酸塩（参
照赤外吸収スペクトル）

日本名索引　　I -111

E - 360
プランルカスト水和物
　C - 4818, C - 18
プランルカスト水和物（参
　照紫外可視吸収スペクト
　ル）　E - 140
プランルカスト水和物（参
　照赤外吸収スペクトル）
　E - 360
プリミドン　C - 4822,
　C - 18
ブリリアントグリン
　B - 1241
ふるい　B - 1354
フルオシノニド
　C - 4828
フルオシノニド（参照紫外
　可視吸収スペクトル）
　E - 141
フルオシノロンアセトニド
　B - 1241, C - 4832
フルオシノロンアセトニド
　（参照赤外吸収スペクト
　ル）　E - 360
フルオレスカミン
　B - 1241
フルオレセイン
　B - 1242
フルオレセインナトリウム
　B - 1242, C - 4837
フルオレセインナトリウム
　試液　B - 1242
9-フルオレニルメチルクロ
　ロギ酸　B - 1242
4-フルオロ安息香酸
　B - 1242
フルオロウラシル
　C - 4842, C - 18
フルオロウラシル（参照紫
　外可視吸収スペクトル）
　E - 141
フルオロキノロン酸, 薄層
　クロマトグラフィー用
　B - 1242
1-フルオロ-2,4-ジニトロ

ベンゼン　B - 1243
フルオロシリル化シリカゲ
　ル, 液体クロマトグラフ
　ィー用　B - 1347
7-フルオロ-4-ニトロベン
　ゾ-2-オキサ-1,3-ジアゾ
　ール　B - 1243
フルオロメトロン
　C - 4848, C - 18
フルオロメトロン（参照紫
　外可視吸収スペクトル）
　E - 141
フルオロメトロン（参照赤
　外吸収スペクトル）
　E - 361
フルコナゾール
　C - 4852, C - 18
フルコナゾールカプセル
　C - 4857
フルコナゾール（参照紫外
　可視吸収スペクトル）
　E - 142
フルコナゾール（参照赤外
　吸収スペクトル）
　E - 361
フルコナゾール注射液
　C - 4860
フルコナゾール, 定量用
　B - 1243
フルジアゼパム
　C - 4862, C - 18
フルジアゼパム1（参照紫
　外可視吸収スペクトル）
　E - 142
フルジアゼパム2（参照紫
　外可視吸収スペクトル）
　E - 142
フルジアゼパム（参照赤外
　吸収スペクトル）
　E - 361
フルジアゼパム錠
　C - 4866
フルジアゼパム, 定量用
　B - 1243
フルシトシン　C - 4869,

C - 18
フルシトシン（参照紫外可
　視吸収スペクトル）
　E - 143
ブルシン　B - 1244
ブルシンn水和物
　B - 1244
ブルシン二水和物
　B - 1244
フルスルチアミン塩酸塩
　C - 4874, C - 18
フルスルチアミン塩酸塩
　（参照赤外吸収スペクト
　ル）　E - 362
フルタミド　C - 4879,
　C - 18
フルタミド（参照紫外可視
　吸収スペクトル）
　E - 143
フルタミド（参照赤外吸収
　スペクトル）　E - 362
ブルーテトラゾリウム
　B - 1244
ブルーテトラゾリウム試
　液, アルカリ性
　B - 1244
フルトプラゼパム
　C - 4883, C - 18
フルトプラゼパム（参照紫
　外可視吸収スペクトル）
　E - 143
フルトプラゼパム（参照赤
　外吸収スペクトル）
　E - 362
フルトプラゼパム錠
　C - 4886
フルトプラゼパム, 定量用
　B - 1244
フルドロコルチゾン酢酸エ
　ステル　C - 4889,
　C - 18
フルドロコルチゾン酢酸エ
　ステル（参照紫外可視
　収スペクトル）
　E - 144

Ｉ-*112*　　日本名索引

フルドロコルチゾン酢酸エ
　ステル（参照赤外吸収ス
　ペクトル）　Ｅ-*363*
フルニトラゼパム
　Ｃ-*4894*, Ｃ-*18*
フルニトラゼパム（参照紫
　外可視吸収スペクトル）
　Ｅ-*144*
フルニトラゼパム（参照赤
　外吸収スペクトル）
　Ｅ-*363*
フルフェナジンエナント酸
　エステル　Ｃ-*4898*,
　Ｃ-*18*
フルフェナジンエナント酸
　エステル（参照紫外可視
　吸収スペクトル）
　Ｅ-*144*
フルフェナジンエナント酸
　エステル（参照赤外吸収
　スペクトル）　Ｅ-*363*
フルフラール　Ｂ-*1244*
フルボキサミンマレイン酸
　塩　Ｃ-*4902*, Ｃ-*18*
フルボキサミンマレイン酸
　塩（参照紫外可視吸収ス
　ペクトル）　Ｅ-*145*
フルボキサミンマレイン酸
　塩（参照赤外吸収スペク
　トル）　Ｅ-*364*
フルボキサミンマレイン酸
　塩錠　Ｃ-*4908*
フルラゼパム塩酸塩
　Ｃ-*4910*, Ｃ-*18*
フルラゼパム塩酸塩（参照
　紫外可視吸収スペクト
　ル）　Ｅ-*145*
フルラゼパム塩酸塩（参照
　赤外吸収スペクトル）
　Ｅ-*364*
フルラゼパム，定量用
　Ｂ-*1244*
プルラナーゼ　Ｂ-*1244*
プルラナーゼ試液
　Ｂ-*1244*

プルラン　Ｃ-*4915*,
　Ｃ-*18*
プルランカプセル
　Ｃ-*1334*
フルルビプロフェン
　Ｃ-*4918*, Ｃ-*18*
フルルビプロフェン（参照
　紫外可視吸収スペクト
　ル）　Ｅ-*145*
フルルビプロフェン（参照
　赤外吸収スペクトル）
　Ｅ-*364*
ブレオマイシン塩酸塩
　Ｃ-*4924*, Ｃ-*18*
ブレオマイシン塩酸塩（参
　照紫外可視吸収スペクト
　ル）　Ｅ-*146*
ブレオマイシン塩酸塩（参
　照赤外吸収スペクトル）
　Ｅ-*365*
ブレオマイシン硫酸塩
　Ｃ-*4931*, Ｃ-*18*
ブレオマイシン硫酸塩（参
　照紫外可視吸収スペクト
　ル）　Ｅ-*146*
ブレオマイシン硫酸塩（参
　照赤外吸収スペクトル）
　Ｅ-*365*
フレカイニド酢酸塩
　Ｂ-*1244*, Ｃ-*4937*,
　Ｃ-*18*
フレカイニド酢酸塩（参照
　紫外可視吸収スペクト
　ル）　Ｅ-*146*
フレカイニド酢酸塩（参照
　赤外吸収スペクトル）
　Ｅ-*365*
フレカイニド酢酸塩錠
　Ｃ-*4942*
フレカイニド酢酸塩，定量
　用　Ｂ-*1244*
プレドニゾロン
　Ｂ-*1244*, Ｃ-*4944*,
　Ｃ-*18*
プレドニゾロンコハク酸エ

　ステル　Ｃ-*4955*
プレドニゾロンコハク酸エ
　ステル（参照赤外吸収ス
　ペクトル）　Ｅ-*366*
プレドニゾロン酢酸エステ
　ル　Ｂ-*1245*,
　Ｃ-*4961*
プレドニゾロン酢酸エステ
　ル（参照赤外吸収スペク
　トル）　Ｅ-*366*
プレドニゾロン（参照赤外
　吸収スペクトル）
　Ｅ-*366*
プレドニゾロン錠
　Ｃ-*4952*
プレドニゾロンリン酸エス
　テルナトリウム
　Ｃ-*4965*, Ｃ-*18*
プレドニゾロンリン酸エス
　テルナトリウム（参照紫
　外可視吸収スペクトル）
　Ｅ-*147*
プレドニゾロンリン酸エス
　テルナトリウム（参照赤
　外吸収スペクトル）
　Ｅ-*367*
プレドニゾン　Ｂ-*1245*
フローイメージング法によ
　るバイオテクノロジー応
　用医薬品（バイオ医薬
　品）原薬／製剤中の不溶
　性微粒子の評価法
　Ｆ-*45*
フロイント完全アジュバン
　ト　Ｂ-*1245*, Ｂ-*129*
プロカインアミド塩酸塩
　Ｂ-*1245*, Ｃ-*4976*,
　Ｃ-*18*
プロカインアミド塩酸塩
　（参照赤外吸収スペクト
　ル）　Ｅ-*367*
プロカインアミド塩酸塩錠
　Ｃ-*4980*
プロカインアミド塩酸塩注
　射液　Ｃ-*4982*

日本名索引　Ｉ-113

プロカインアミド塩酸塩，
　定量用　Ｂ-1245
プロカイン塩酸塩
　Ｂ-1245, Ｃ-4970,
　C-18
プロカイン塩酸塩（参照紫
　外可視吸収スペクトル）
　Ｅ-147
プロカイン塩酸塩（参照赤
　外吸収スペクトル）
　Ｅ-367
プロカイン塩酸塩注射液
　Ｃ-4974
プロカイン塩酸塩，定量用
　Ｂ-1245
プロカテロール塩酸塩水和
　物　Ｂ-1245,
　Ｃ-4984, C-18
プロカテロール塩酸塩水和
　物（参照紫外可視吸収ス
　ペクトル）　Ｅ-147
プロカテロール塩酸塩水和
　物（参照赤外吸収スペク
　トル）　Ｅ-368
プロカルバジン塩酸塩
　Ｃ-4988, C-18
プロカルバジン塩酸塩（参
　照紫外可視吸収スペクト
　ル）　Ｅ-148
プロカルバジン塩酸塩（参
　照赤外吸収スペクトル）
　Ｅ-368
プログルミド　Ｃ-4993,
　C-18
プログルミド（参照赤外吸
　収スペクトル）
　Ｅ-368
プロクロルペラジンマレイ
　ン酸塩　Ｃ-4996,
　C-18
プロクロルペラジンマレイ
　ン酸塩錠　Ｃ-5001
プロゲステロン
　Ｂ-1245, Ｃ-5004
プロゲステロン（参照紫外

可視吸収スペクトル）
　Ｅ-148
プロゲステロン（参照赤外
　吸収スペクトル）
　Ｅ-369
プロゲステロン注射液
　Ｃ-5008
フローサイトメトリー
　F-40
プロスタグランジン A₁
　Ｂ-1245
プロセス解析工学によるリ
　アルタイムリリース試験
　における含量均一性評価
　のための判定基準
　Ｆ-330
フロセミド　Ｃ-5010,
　C-18
フロセミド（参照紫外可視
　吸収スペクトル）
　Ｅ-148
フロセミド（参照赤外吸収
　スペクトル）　Ｅ-369
フロセミド錠　Ｃ-5016
フロセミド注射液
　Ｃ-5018
プロタミン硫酸塩
　Ｃ-5021
プロタミン硫酸塩注射液
　Ｃ-5025
プロチオナミド
　Ｃ-5026, C-18
ブロチゾラム　Ｃ-5029,
　C-18
ブロチゾラム（参照紫外可
　視吸収スペクトル）
　Ｅ-149
ブロチゾラム（参照赤外吸
　収スペクトル）
　Ｅ-369
ブロチゾラム錠
　Ｃ-5033
ブロチゾラム，定量用
　Ｂ-1246
プロチレリン　Ｃ-5037,

C-18
プロチレリン（参照赤外吸
　収スペクトル）
　Ｅ-370
プロチレリン酒石酸塩水和
　物　Ｃ-5041, C-18
ブロッキング剤
　Ｂ-1246
ブロッキング試液，エポエ
　チンアルファ用
　Ｂ-1246
ブロッキング試液，ナルト
　グラスチム試験用
　Ｂ-1246, B-129
ブロック緩衝液
　Ｂ-1246
ブロッティング試液
　Ｂ-1246
V8 プロテアーゼ
　Ｂ-1246
V8 プロテアーゼ，インス
　リングラルギン用
　Ｂ-1246
V8 プロテアーゼ酵素試液
　Ｂ-1246
プロテイン銀　Ｃ-5044
プロテイン銀液
　Ｃ-5047
1-プロパノール
　Ｂ-1246
2-プロパノール
　Ｂ-1246
n-プロパノール
　Ｂ-1247
プロパノール，イソ
　Ｂ-1247
2-プロパノール，液体ク
　ロマトグラフィー用
　Ｂ-1246
2-プロパノール，ビタミ
　ン A 定量用　Ｂ-1247
プロパフェノン塩酸塩
　Ｃ-5049, C-18
プロパフェノン塩酸塩（参
　照紫外可視吸収スペクト

I -*114* 日本名索引

ル） E -*149*

プロパフェノン塩酸塩（参
照赤外吸収スペクトル）
E -*370*

プロパフェノン塩酸塩錠
C -*5054*

プロパフェノン塩酸塩，定
量用 B -*1247*

プロパンテリン臭化物
B -*1247*, C -*5056*

プロピオン酸 B -*1247*

プロピオン酸エチル
B -*1247*

プロピオン酸ジョサマイシ
ン B -*1247*

プロピオン酸テストステロ
ン B -*1247*

プロピオン酸ベクロメタゾ
ン B -*1247*

プロピフェナゾン
C -*585*

プロピベリン塩酸塩
C -*5060*, C -*18*

プロピベリン塩酸塩（参照
紫外可視吸収スペクト
ル） E -*149*

プロピベリン塩酸塩（参照
赤外吸収スペクトル）
E -*370*

プロピベリン塩酸塩錠
C -*5064*

プロピルアミン，イソ
B -*1247*

プロピルエーテル，イソ
B -*1247*

プロピルチオウラシル
C -*5067*

プロピルチオウラシル錠
C -*5071*

プロピルチオウラシル，定
量用 B -*1248*

プロピレングリコール
B -*1248*, C -*5073*,
C -*18*, C -*78*

プロピレングリコール，ガ

スクロマトグラフィー用
B -*1248*

プロブコール C -*5078*,
C -*18*

プロブコール細粒
C -*5085*

プロブコール（参照紫外可
視吸収スペクトル）
E -*150*

プロブコール（参照赤外吸
収スペクトル）
E -*371*

プロブコール錠
C -*5083*

プロプラノロール塩酸塩
C -*5087*, C -*18*

プロプラノロール塩酸塩
（参照紫外可視吸収スペ
クトル） E -*150*

プロプラノロール塩酸塩
（参照赤外吸収スペクト
ル） E -*371*

プロプラノロール塩酸塩錠
C -*5093*

プロプラノロール塩酸塩，
定量用 B -*1248*

フロプロピオン
B -*1248*, C -*5096*,
C -*18*

フロプロピオンカプセル
C -*5099*

フロプロピオン（参照紫外
可視吸収スペクトル）
E -*150*

フロプロピオン（参照赤外
吸収スペクトル）
E -*371*

フロプロピオン，定量用
B -*1248*

プロベネシド B -*1248*,
C -*5102*, C -*18*

プロベネシド（参照紫外可
視吸収スペクトル）
E -*151*

プロベネシド錠

C -*5105*

ブロマゼパム C -*5108*,
C -*18*

ブロマゼパム（参照紫外可
視吸収スペクトル）
E -*151*

ブロマゼパム（参照赤外吸
収スペクトル）
E -*372*

ブロムクレゾールグリン
B -*1248*

ブロムクレゾールグリン・
塩化メチルロザニリン試
液 B -*1248*

ブロムクレゾールグリン試
液 B -*1248*

ブロムクレゾールグリン・
水酸化ナトリウム・酢酸・
酢酸ナトリウム試液
B -*1248*

ブロムクレゾールグリン・
水酸化ナトリウム試液
B -*1248*

ブロムクレゾールグリン・
メチルレッド試液
B -*1248*

ブロムクレゾールパープル
B -*1248*

ブロムクレゾールパープル
試液 B -*1248*

ブロムクレゾールパープル・
水酸化ナトリウム試液
B -*1248*

ブロムクレゾールパープル・
リン酸一水素カリウム・
クエン酸試液
B -*1248*

N-ブロムサクシンイミド
B -*1248*

N-ブロムサクシンイミド
試液 B -*1248*

ブロムチモールブルー
B -*1248*

ブロムチモールブルー試液
B -*1248*

日本名索引 I −115

ブロムチモールブルー・水
　酸化ナトリウム試液
　B − 1248
ブロムフェナクナトリウム
　水和物　C − 5112,
　C − 19
ブロムフェナクナトリウム
　水和物（参照紫外可視吸
　収スペクトル）
　E − 151
ブロムフェナクナトリウム
　水和物（参照赤外吸収ス
　ペクトル）　E − 372
ブロムフェナクナトリウム
　点眼液　C − 5116
ブロムフェノールブルー
　B − 1249
ブロムフェノールブルー試
　液　B − 1249
ブロムフェノールブルー試
　液, pH 7.0　B − 1249
ブロムフェノールブルー試
　液, 希　B − 1249
ブロムフェノールブルー・
　フタル酸水素カリウム試
　液　B − 1249
ブロムヘキシン塩酸塩
　C − 5118,　C − 19,
　C − 103
ブロムヘキシン塩酸塩（参
　照紫外可視吸収スペクト
　ル）　E − 152
ブロムヘキシン塩酸塩（参
　照赤外吸収スペクトル）
　E − 372
ブロムワレリル尿素
　B − 1249, C − 5140
プロメタジン塩酸塩
　C − 5122,　C − 19
プロメタジン塩酸塩（参照
　紫外可視吸収スペクト
　ル）　E − 152
プロメタジン塩酸塩（参照
　赤外吸収スペクトル）
　E − 373

フロモキセフナトリウム
　C − 5126,　C − 19
フロモキセフナトリウム
　（参照紫外可視吸収スペ
　クトル）　E − 152
フロモキセフナトリウム
　（参照赤外吸収スペクト
　ル）　E − 373
ブロモクリプチンメシル酸
　塩　C − 5135, C − 19
ブロモクリプチンメシル酸
　塩（参照紫外可視吸収ス
　ペクトル）　E − 153
ブロモクリプチンメシル酸
　塩（参照赤外吸収スペク
　トル）　E − 373
ブロモクレゾールグリン
　B − 1249
ブロモクレゾールグリーン
　B − 1249
ブロモクレゾールグリン・
　クリスタルバイオレット
　試液　B − 1249
ブロモクレゾールグリー
　ン・クリスタルバイオレ
　ット試液　B − 1249
ブロモクレゾールグリン試
　液　B − 1249
ブロモクレゾールグリーン
　試液　B − 1249
ブロモクレゾールグリン・
　水酸化ナトリウム・エタ
　ノール試液　B − 1249
ブロモクレゾールグリー
　ン・水酸化ナトリウム・
　エタノール試液
　B − 1249
ブロモクレゾールグリン・
　水酸化ナトリウム・酢
　酸・酢酸ナトリウム試液
　B − 1249
ブロモクレゾールグリー
　ン・水酸化ナトリウム・
　酢酸・酢酸ナトリウム試
　液　B − 1249

ブロモクレゾールグリン・
　水酸化ナトリウム試液
　B − 1249
ブロモクレゾールグリー
　ン・水酸化ナトリウム試
　液　B − 1249
ブロモクレゾールグリン・
　メチルレッド試液
　B − 1249
ブロモクレゾールグリー
　ン・メチルレッド試液
　B − 1250
ブロモクレゾールパープル
　B − 1250
ブロモクレゾールパープル
　試液　B − 1250
ブロモクレゾールパープル・
　水酸化ナトリウム試液
　B − 1250
ブロモクレゾールパープル・
　リン酸水素二カリウム・
　クエン酸試液
　B − 1250
N−ブロモスクシンイミド
　B − 1250
N−ブロモスクシンイミド
　試液　B − 1250
ブロモチモールブルー
　B − 1250
ブロモチモールブルー・エ
　タノール性水酸化ナトリ
　ウム試液　B − 1250
ブロモチモールブルー試液
　B − 1250
ブロモチモールブルー・水
　酸化ナトリウム試液
　B − 1250
ブロモバレリル尿素
　B − 1250, C − 5140,
　C − 19
ブロモフェノールブルー
　B − 1250
ブロモフェノールブルー試
　液　B − 1250
ブロモフェノールブルー試

I –116　　日本名索引

液, 0.05％　B – 1250
ブロモフェノールブルー試
　液, pH 7.0　B – 1250
ブロモフェノールブルー試
　液, 希　B – 1250
ブロモフェノールブルー・
　フタル酸水素カリウム試
　液　B – 1251
L-プロリン　B – 1251,
　C – 5144, C – 19
L-プロリン（参照赤外吸
　収スペクトル）
　E – 374
フロログルシノール二水和
　物　B – 1251
フロログルシン
　B – 1251
フロログルシン二水和物
　B – 1251
分散錠　A – 34
分子量試験用還元液
　B – 1251
分子量測定用低分子量ヘパ
　リン　B – 1251
分子量測定用マーカータン
　パク質　B – 1251
分子量標準原液
　B – 1251
分子量マーカー, インター
　フェロンアルファ用
　B – 1251
分子量マーカー, エポエチ
　ンアルファ用
　B – 1252
分子量マーカー, テセロイ
　キン用　B – 1252,
　B – 67
分子量マーカー, ナルトグ
　ラスチム試験用
　B – 1252, B – 129
分析法バリデーション
　F – 44
粉体の細かさの表示法
　F – 63
粉体の粒子密度測定法

B – 493
粉体の流動性　F – 64,
　F – 22
粉末飴　D – 315
粉末 X 線回折測定法
　B – 394, B – 89
粉末セルロース
　C – 3006, C – 12,
　C – 59
噴霧試液用チモール
　B – 1252
噴霧用塩化 2,3,5-トリフェ
　ニル-2H-テトラゾリウ
　ム・メタノール試液
　B – 1252
噴霧用塩化 p-ニトロベン
　ゼンジアゾニウム試液
　B – 1252
噴霧用希次硝酸ビスマス・
　ヨウ化カリウム試液
　B – 1252
噴霧用 4-ジメチルアミノ
　ベンズアルデヒド試液
　B – 1252
噴霧用 p-ジメチルアミノ
　ベンズアルデヒド試液
　B – 1252
噴霧用チモール・硫酸・メ
　タノール試液
　B – 1252
噴霧用ドラーゲンドルフ試
　液　B – 1252
噴霧用 4-ニトロベンゼン
　ジアゾニウム塩酸塩試液
　B – 1252
噴霧用 p-ニトロベンゼン
　ジアゾニウム塩酸塩試液
　B – 1252
噴霧用ニンヒドリン・エタ
　ノール試液　B – 1252
噴霧用バニリン・硫酸・エ
　タノール試液
　B – 1252
噴霧用 4-メトキシベンズ
　アルデヒド・硫酸・酢

酸・エタノール試液
　B – 1252
分離確認用グリチルリチン
　酸一アンモニウム
　B – 1252
分離確認用バイカレイン
　B – 1252
分離確認用パラオキシ安息
　香酸ブチル　B – 1252
分離確認用パラオキシ安息
　香酸プロピル
　B – 1253
分離確認用パラオキシ安息
　香酸メチル　B – 1253
分離確認用ブシモノエステ
　ルアルカロイド混合標準
　試液　B – 72
分離ゲル, セルモロイキン
　用　B – 1253

へ

ペウケダヌム・レデボウリ
　エルロイデス, 純度試験
　用　B – 1253
ペオニフロリン, 薄層クロ
　マトグラフィー用
　B – 1253
ペオノール, 成分含量測定
　用　B – 1253
ペオノール, 定量用
　B – 1253
ペオノール, 薄層クロマト
　グラフィー用
　B – 1255
ベカナマイシン硫酸塩
　B – 1255, C – 5147,
　C – 19
α-ヘキサクロロシクロヘ
　キサン　B – 1202
β-ヘキサクロロシクロヘ
　キサン　B – 1203
γ-ヘキサクロロシクロヘ
　キサン　B – 1203
δ-ヘキサクロロシクロヘ

日本名索引　Ⅰ-117

キサン　B-1203
ヘキサクロロ白金（Ⅳ）酸
　試液　B-1255
ヘキサクロロ白金（Ⅳ）
　酸・ヨウ化カリウム試液
　B-1255
ヘキサクロロ白金（Ⅳ）酸
　六水和物　B-1255
ヘキサシアノ鉄（Ⅲ）酸カ
　リウム　B-1255
0.05 mol/L ヘキサシアノ
　鉄（Ⅲ）酸カリウム液
　B-890
0.1 mol/L ヘキサシアノ鉄
　（Ⅲ）酸カリウム液
　B-888
ヘキサシアノ鉄（Ⅱ）酸カ
　リウム三水和物
　B-1255
ヘキサシアノ鉄（Ⅱ）酸カ
　リウム試液　B-1255
ヘキサシアノ鉄（Ⅲ）酸カ
　リウム試液　B-1255
ヘキサシアノ鉄（Ⅲ）酸カ
　リウム試液, アルカリ性
　B-1255
ヘキサシリル化シリカゲ
　ル, 液体クロマトグラフ
　ィー用　B-1347
ヘキサニトロコバルト（Ⅲ）
　酸ナトリウム
　B-1255
ヘキサニトロコバルト（Ⅲ）
　酸ナトリウム試液
　B-1255
1-ヘキサノール
　B-1255
ヘキサヒドロキソアンチモ
　ン（Ⅴ）酸カリウム
　B-1255
ヘキサヒドロキソアンチモ
　ン（Ⅴ）酸カリウム試液
　B-1256
ヘキサミン　B-1256
1,1,1,3,3,3-ヘキサメチル

ジシラザン　B-1256
ヘキサメチレンテトラミン
　B-1256
ヘキサメチレンテトラミン
　試液　B-1256
ヘキサン　B-1256
ヘキサン, 液体クロマトグ
　ラフィー用　B-1256
n-ヘキサン, 液体クロマト
　グラフィー用
　B-1257
ヘキサン, 吸収スペクトル
　用　B-1256
n-ヘキサン, 吸収スペクト
　ル用　B-1257
ヘキサン, 生薬純度試験用
　B-1256
1-ヘキサンスルホン酸ナト
　リウム　B-1257
ベクロメタゾンプロピオン
　酸エステル　B-1257,
　C-5151, C-19,
　C-78
ベクロメタゾンプロピオン
　酸エステル（参照赤外吸
　収スペクトル）
　E-374
ベザフィブラート
　C-5155, C-19
ベザフィブラート（参照紫
　外可視吸収スペクトル）
　E-153
ベザフィブラート（参照赤
　外吸収スペクトル）
　E-374
ベザフィブラート徐放錠
　C-5159
ベザフィブラート, 定量用
　B-1257
ヘスペリジン, 成分含量測
　定用　B-1257
ヘスペリジン, 定量用
　B-1257
ヘスペリジン, 薄層クロマ
　トグラフィー用

B-1258
ベタキソロール塩酸塩
　C-5161, C-19
ベタキソロール塩酸塩（参
　照紫外可視吸収スペクト
　ル）　E-153
ベタキソロール塩酸塩（参
　照赤外吸収スペクトル）
　E-375
ベタネコール塩化物
　C-5168, C-19
ベタネコール塩化物（参照
　赤外吸収スペクトル）
　E-375
ベタヒスチンメシル酸塩
　B-1258, C-5171,
　C-19
ベタヒスチンメシル酸塩
　（参照紫外可視吸収スペ
　クトル）　E-154
ベタヒスチンメシル酸塩
　（参照赤外吸収スペクト
　ル）　E-375
ベタヒスチンメシル酸塩錠
　C-5174
ベタヒスチンメシル酸塩,
　定量用　B-1258
ベタミプロン　B-1258,
　C-5178, C-19
ベタミプロン（参照紫外可
　視吸収スペクトル）
　E-154
ベタミプロン（参照赤外吸
　収スペクトル）
　E-376
ベタミプロン, 定量用
　B-1258
ベタメタゾン　C-5181,
　C-19
ベタメタゾン吉草酸エステ
　ル　C-5191
ベタメタゾン吉草酸エステ
　ル・ゲンタマイシン硫酸
　塩軟膏　C-5195
ベタメタゾン吉草酸エステ

Ⅰ-118 日本名索引

ル・ゲンタマイシン硫酸
塩クリーム C-5199
ベタメタゾン吉草酸エステ
ル（参照赤外吸収スペク
トル） E-376
ベタメタゾン（参照紫外可
視吸収スペクトル）
E-154
ベタメタゾン（参照赤外吸
収スペクトル）
E-376
ベタメタゾンジプロピオン
酸エステル C-5202,
C-19
ベタメタゾンジプロピオン
酸エステル（参照紫外可
視吸収スペクトル）
E-155
ベタメタゾンジプロピオン
酸エステル（参照赤外吸
収スペクトル）
E-377
ベタメタゾン錠
C-5188
ベタメタゾンリン酸エステ
ルナトリウム
C-5207
ベタメタゾンリン酸エステ
ルナトリウム（参照赤外
吸収スペクトル）
E-377
ペチジン塩酸塩
C-5212
ペチジン塩酸塩（参照紫外
可視吸収スペクトル）
E-155
ペチジン塩酸塩（参照赤外
吸収スペクトル）
E-377
ペチジン塩酸塩注射液
C-5217
ペチジン塩酸塩，定量用
B-1258
ベニジピン塩酸塩
B-1258, C-5219,

C-19
ベニジピン塩酸塩（参照紫
外可視吸収スペクトル）
E-155
ベニジピン塩酸塩（参照赤
外吸収スペクトル）
E-378
ベニジピン塩酸塩錠
C-5223
ベニジピン塩酸塩，定量用
B-1258
ペニシリウム由来β-ガラ
クトシダーゼ用グルコー
ス検出用試液
B-1259
ペニシリウム由来β-ガラ
クトシダーゼ用乳糖基質
試液 B-1259
ペニシリウム由来β-ガラ
クトシダーゼ用リン酸水
素二ナトリウム・クエン
酸緩衝液，pH 4.5
B-1259
ペニシリンGカリウム
C-5333
ベニバナ D-317
ヘパリンカルシウム
C-5227, C-19
ヘパリンナトリウム
B-1259, C-5238,
C-19
ヘパリンナトリウム注射液
C-5251, C-19
ペプシン，含糖
B-1259
ヘプタフルオロ酪酸
B-1259
ヘプタン B-1259
ヘプタン，液体クロマトグ
ラフィー用 B-1259
1-ヘプタンスルホン酸ナト
リウム B-1259
ペプチド及びタンパク質の
質量分析 F-108
ペプチドマップ法

F-100, F-28
ペプトン B-1259
ペプトン，カゼイン製
B-1260
ペプトン，ゼラチン製
B-1260
ペプトン，ダイズ製
B-1260
ペプトン，肉製
B-1260
ペプロマイシン硫酸塩
C-5260, C-19
ペプロマイシン硫酸塩（参
照紫外可視吸収スペクト
ル） E-156
ペプロマイシン硫酸塩（参
照赤外吸収スペクトル）
E-378
ヘペス緩衝液，pH 7.5
B-1260
ベヘン酸メチル
B-1260
ベポタスチンベシル酸塩
C-5268, C-19
ベポタスチンベシル酸塩
（参照紫外可視吸収スペ
クトル） E-156
ベポタスチンベシル酸塩
（参照赤外吸収スペクト
ル） E-378
ベポタスチンベシル酸塩錠
C-5272
ベポタスチンベシル酸塩，
定量用 B-1260
ヘマトキシリン
B-1260
ヘマトキシリン試液
B-1260
ペミロラストカリウム
B-1260, C-5275,
C-19
ペミロラストカリウム（参
照紫外可視吸収スペクト
ル） E-156
ペミロラストカリウム（参

日本名索引　I‑119

照赤外吸収スペクトル）
　E‑379
ペミロラストカリウム錠
　C‑5279
ペミロラストカリウム点眼
　液　C‑5282
ベラドンナエキス
　D‑896，D‑37
ベラドンナコン　D‑893
ベラドンナ根　D‑893
ベラドンナ総アルカロイド
　D‑897
ベラパミル塩酸塩
　C‑5285，C‑19
ベラパミル塩酸塩（参照紫
　外可視吸収スペクトル）
　E‑157
ベラパミル塩酸塩（参照赤
　外吸収スペクトル）
　E‑379
ベラパミル塩酸塩錠
　C‑5290
ベラパミル塩酸塩注射液
　C‑5292
ベラパミル塩酸塩，定量用
　B‑1260
ベラプロストナトリウム
　B‑1261，C‑5295
ベラプロストナトリウム
　（参照紫外可視吸収スペ
　クトル）　E‑157
ベラプロストナトリウム
　（参照赤外吸収スペクト
　ル）　E‑379
ベラプロストナトリウム錠
　C‑5300
ベラプロストナトリウム，
　定量用　B‑1261
ヘリウム　B‑1261
ペリルアルデヒド，成分含
　量測定用　B‑1261
ペリルアルデヒド，定量用
　B‑1261
ペリルアルデヒド，薄層ク
　ロマトグラフィー用

B‑1261
ペルオキシダーゼ
　B‑1262
ペルオキシダーゼ測定用基
　質液　B‑1262
ペルオキシダーゼ標識アビ
　ジン　B‑1262
ペルオキシダーゼ標識アビ
　ジン試液　B‑1262
ペルオキシダーゼ標識抗ウ
　サギ抗体　B‑1262
ペルオキシダーゼ標識抗ウ
　サギ抗体試液
　B‑1262
ペルオキシダーゼ標識ブラ
　ジキニン　B‑1262
ペルオキシダーゼ標識ブラ
　ジキニン試液
　B‑1262
ペルオキソ二硫酸アンモニ
　ウム　B‑1262
ペルオキソ二硫酸アンモニ
　ウム試液，10％
　B‑1262
ペルオキソ二硫酸カリウム
　B‑1262
ベルゲニン，薄層クロマト
　グラフィー用
　B‑1262
ベルバスコシド，薄層クロ
　マトグラフィー用
　B‑1263
ペルフェナジン
　C‑5303，C‑19
ペルフェナジン1（参照紫
　外可視吸収スペクトル）
　E‑157
ペルフェナジン2（参照紫
　外可視吸収スペクトル）
　E‑158
ペルフェナジン錠
　C‑5308
ペルフェナジンマレイン酸
　塩　C‑5311，C‑19
ペルフェナジンマレイン酸

塩1（参照紫外可視吸収
　スペクトル）　E‑158
ペルフェナジンマレイン酸
　塩2（参照紫外可視吸収
　スペクトル）　E‑158
ペルフェナジンマレイン酸
　塩錠　C‑5314
ペルフェナジンマレイン酸
　塩，定量用　B‑1263
ベルベリン塩化物水和物
　B‑1263，C‑5316，
　C‑19
ベルベリン塩化物水和物
　（参照紫外可視吸収スペ
　クトル）　E‑159
ベルベリン塩化物水和物
　（参照赤外吸収スペクト
　ル）　E‑380
ベルベリン塩化物水和物，
　薄層クロマトグラフィー
　用　B‑1263
ベンザルコニウム塩化物
　B‑1263，C‑5320
ベンザルコニウム塩化物液
　C‑5324
ベンザルコニウム塩化物
　（参照紫外可視吸収スペ
　クトル）　E‑159
ベンザルフタリド
　B‑1263
ベンジルアルコール
　B‑1264，C‑5327，
　C‑104
ベンジルアルコール（参照
　赤外吸収スペクトル）
　E‑380
p‑ベンジルフェノール
　B‑1264
ベンジルペニシリンカリウ
　ム　B‑1264，
　C‑5333，C‑19
ベンジルペニシリンカリウ
　ム（参照紫外可視吸収ス
　ペクトル）　E‑159
ベンジルペニシリンカリウ

Ⅰ-120　日本名索引

ム（参照赤外吸収スペクトル）　E-380
ベンジルペニシリンベンザチン　B-1264
ベンジルペニシリンベンザチン水和物　B-1264,
C-5340, C-19
ベンジルペニシリンベンザチン水和物（参照紫外可視吸収スペクトル）
E-160
ベンジルペニシリンベンザチン水和物（参照赤外吸収スペクトル）
E-381
ヘンズ　D-900
扁豆　D-900
ベンズアルデヒド
B-1264
ベンズ[a]アントラセン
B-1264
ベンズブロマロン
C-5345, C-19
ベンズブロマロン（参照紫外可視吸収スペクトル）
E-160
ベンズブロマロン（参照赤外吸収スペクトル）
E-381
ベンゼトニウム塩化物
C-5349
ベンゼトニウム塩化物液
C-5352
0.004 mol/L ベンゼトニウム塩化物液　B-890
ベンゼトニウム塩化物（参照紫外可視吸収スペクトル）　E-160
ベンゼトニウム塩化物, 定量用　B-1265
ベンセラジド塩酸塩
C-5354, C-19
ベンセラジド塩酸塩（参照紫外可視吸収スペクトル）　E-161

ベンセラジド塩酸塩（参照赤外吸収スペクトル）
E-381
ベンゼン　B-1265
N-α-ベンゾイル-L-アルギニンエチル塩酸塩
B-1265
N-α-ベンゾイル-L-アルギニンエチル試液
B-1265
N-α-ベンゾイル-L-アルギニン-4-ニトロアニリド塩酸塩　B-1265
N-α-ベンゾイル-L-アルギニン-4-ニトロアニリド試液　B-1266
N-ベンゾイル-L-イソロイシル-L-グルタミル（γ-OR）-グリシル-L-アルギニル-p-ニトロアニリド塩酸塩　B-1266
ベンゾイルヒパコニン塩酸塩　B-72
ベンゾイルヒパコニン塩酸塩, 定量用　B-1266
ベンゾイルメサコニン塩酸塩, 定量用　B-1267
ベンゾイルメサコニン塩酸塩, 薄層クロマトグラフィー用　B-1267
ベンゾイン　B-1267
ベンゾカイン　C-286
p-ベンゾキノン
B-1268
p-ベンゾキノン試液
B-1268
ベンゾ[a]ピレン
B-1268
ベンゾフェノン
B-1269
ペンタエチレンヘキサアミノ化ポリビニルアルコールポリマービーズ, 液体クロマトグラフィー用
B-1347

ペンタシアノアンミン鉄（Ⅱ）酸ナトリウム n 水和物　B-1269
ペンタシアノニトロシル鉄（Ⅲ）酸ナトリウム試液
B-1269
ペンタシアノニトロシル鉄（Ⅲ）酸ナトリウム二水和物　B-1269
ペンタシアノニトロシル鉄（Ⅲ）酸ナトリウム・ヘキサシアノ鉄（Ⅲ）酸カリウム試液　B-1269
ペンタシアノニトロシル鉄（Ⅲ）酸ナトリウム・ヘキサシアノ鉄（Ⅲ）酸カリウム試液, 希
B-1269
ペンタゾシン　C-5358,
C-19
ペンタゾシン（参照紫外可視吸収スペクトル）
E-161
ペンタン　B-1269
1-ペンタンスルホン酸ナトリウム　B-1269
ペントキシベリンクエン酸塩　C-5362, C-19
ペントキシベリンクエン酸塩（参照赤外吸収スペクトル）　E-382
ベントナイト　C-5365
ペントバルビタールカルシウム　C-5368,
C-19
ペントバルビタールカルシウム（参照赤外吸収スペクトル）　E-382
ペントバルビタールカルシウム錠　C-5373
ペンブトロール硫酸塩
C-5376, C-19
ペンブトロール硫酸塩（参照紫外可視吸収スペクトル）　E-161

日本名索引　　I −121

ペンブトロール硫酸塩（参
　照赤外吸収スペクトル）
　E − 382
変法チオグリコール酸培地
　B − 1270

ホ

ボウイ　D − 902，　D − 39
防已　D − 902
防已黄耆湯エキス
　D − 905，　D − 37
崩壊試験第 1 液
　B − 1270
崩壊試験第 2 液
　B − 1270
崩壊試験法　B − 700
芳香水剤　A − 169
ボウコン　D − 912
茅根　D − 912
ホウ砂　B − 1270，
　C − 19
ホウ酸　B − 1270，
　C − 5379，　C − 19
ホウ酸塩・塩酸緩衝液，
　pH 9.0　B − 1271
0.2 mol/L ホウ酸・0.2
　mol/L 塩化カリウム試
　液，緩衝液用
　B − 1270
ホウ酸・塩化カリウム・水
　酸化ナトリウム緩衝液，
　pH 9.0　B − 1270
ホウ酸・塩化カリウム・水
　酸化ナトリウム緩衝液，
　pH 9.2　B − 1270
ホウ酸・塩化カリウム・水
　酸化ナトリウム緩衝液，
　pH 9.6　B − 1270
ホウ酸・塩化カリウム・水
　酸化ナトリウム緩衝液，
　pH 10.0　B − 1270
ホウ酸・塩化マグネシウム
　緩衝液，pH 9.0
　B − 1270

ホウ酸塩 pH 標準液
　B − 920
ホウ酸・水酸化ナトリウム
　緩衝液，pH 8.4
　B − 1270
ホウ酸ナトリウム
　B − 1271
ホウ酸ナトリウム，pH 測
　定用　B − 1271
ホウ酸・メタノール緩衝液
　B − 1271
ホウ砂　C − 5381，
　C − 19
放射性医薬品　H − 33
ボウショウ　D − 914
芒硝　D − 914
抱水クロラール
　B − 1271，C − 5384
抱水クロラール試液
　B − 1271
抱水ヒドラジン
　B − 1271
ホウ素標準液　B − 920
ボウフウ　D − 918
防風　D − 918
防風通聖散エキス
　D − 921
飽和ヨウ化カリウム試液
　B − 1271
ボクソク　D − 934，
　D − 38
樸樕　D − 934
ボグリボース　C − 5388，
　C − 19
ボグリボース口腔内崩壊錠
　C − 105
ボグリボース（参照赤外吸
　収スペクトル）
　E − 383
ボグリボース錠
　C − 5393，　C − 104
ボグリボース，定量用
　B − 1271
ホスゲン紙　B − 1348
ホスファターゼ，アルカリ

性　　B − 1271
ホスファターゼ試液，アル
　カリ性　B − 1271
ホスフィン酸　B − 1271
ホスホマイシンカルシウム
　水和物　C − 5397，
　C − 19
ホスホマイシンカルシウム
　水和物（参照赤外吸収ス
　ペクトル）　E − 383
ホスホマイシンナトリウム
　C − 5403，　C − 19
ホスホマイシンナトリウム
　（参照赤外吸収スペクト
　ル）　E − 383
保存効力試験法　F − 229
ボタンピ　D − 935
牡丹皮　D − 935
ボタンピ末　D − 940
牡丹皮末　D − 940
補中益気湯エキス
　D − 943
ポテトエキス　B − 1272
ホノキオール　B − 1272
ポビドン　C − 5410，
　C − 19
ポビドン（参照赤外吸収ス
　ペクトル）　E − 384
ポビドンヨード
　C − 5418，　C − 19
ホマトロピン臭化水素酸塩
　B − 1272，C − 5422
ホミカ　D − 952
ホミカエキス　D − 957，
　D − 39
ホミカエキス散
　D − 959，　D − 39
ホミカチンキ　D − 961，
　D − 39
ホモクロルシクリジン塩酸
　塩　C − 5425，　C − 19
ホモクロルシクリジン塩酸
　塩（参照紫外可視吸収ス
　ペクトル）　E − 162
ホモクロルシクリジン塩酸

Ⅰ-*122*　日本名索引

塩（参照赤外吸収スペク
　トル）　E-*384*
ポラプレジンク
　C-*5428*,　C-*19*
ポラプレジンク顆粒
　C-*5433*
ポラプレジンク（参照赤外
　吸収スペクトル）
　E-*384*
ボラン-ピリジン錯体
　B-*1272*
ポリアクリルアミドゲル,
　エポエチンアルファ用
　B-*1272*
ポリアクリルアミドゲル,
　テセロイキン用
　B-*72*
ポリアクリルアミドゲル,
　ナルトグラスチム用
　B-*1272*,　B-*129*
ポリアクリルアミドゲル,
　フィルグラスチム用
　B-*1272*
ポリアクリル酸メチル, ガ
　スクロマトグラフィー用
　B-*1272*
ポリアミド, カラムクロマ
　トグラフィー用
　B-*1347*
ポリアミド（蛍光剤入り），
　薄層クロマトグラフィー
　用　B-*1347*
ポリアミド, 薄層クロマト
　グラフィー用
　B-*1347*
ポリアミンシリカゲル, 液
　体クロマトグラフィー用
　B-*130*
ポリアルキレングリコール,
　ガスクロマトグラフィー
　用　B-*1272*
ポリアルキレングリコール
　モノエーテル, ガスクロ
　マトグラフィー用
　B-*1272*

ポリエチレングリコール
　400　C-*5493*
ポリエチレングリコール
　1500　C-*5498*
ポリエチレングリコール
　4000　C-*5499*
ポリエチレングリコール
　6000　C-*5501*
ポリエチレングリコール
　20000　C-*5503*
ポリエチレングリコールエ
　ステル化物, ガスクロマ
　トグラフィー用
　B-*1273*
ポリエチレングリコール
　20 M, ガスクロマトグ
　ラフィー用　B-*1272*
ポリエチレングリコール
　400, ガスクロマトグラ
　フィー用　B-*1272*
ポリエチレングリコール
　600, ガスクロマトグラ
　フィー用　B-*1272*
ポリエチレングリコール
　1500, ガスクロマトグ
　ラフィー用　B-*1272*
ポリエチレングリコール
　6000, ガスクロマトグ
　ラフィー用　B-*1273*
ポリエチレングリコール
　15000-ジエポキシド,
　ガスクロマトグラフィー
　用　B-*1273*
ポリエチレングリコール軟
　膏　C-*5504*
ポリエチレングリコール
　2-ニトロテレフタレート,
　ガスクロマトグラフィー
　用　B-*1273*
ポリオキシエチレン(40)
　オクチルフェニルエーテ
　ル　B-*1273*
ポリオキシエチレン硬化ヒ
　マシ油60　B-*1273*
ポリオキシエチレン(23)

ラウリルエーテル
　B-*1273*
ボリコナゾール
　B-*1274*, C-*5436*,
　C-*19*
ボリコナゾール（参照紫外
　可視吸収スペクトル）
　E-*162*
ボリコナゾール（参照赤外
　吸収スペクトル）
　E-*385*
ボリコナゾール錠
　C-*5443*
ポリスチレン（参照赤外吸
　収スペクトル）
　E-*195*
ポリスチレンスルホン酸カ
　ルシウム　C-*5450*,
　C-*19*
ポリスチレンスルホン酸カ
　ルシウム（参照赤外吸収
　スペクトル）　E-*385*
ポリスチレンスルホン酸ナ
　トリウム　C-*5456*,
　C-*20*, C-*79*
ポリスチレンスルホン酸ナ
　トリウム（参照赤外吸収
　スペクトル）　E-*385*
ポリソルベート 20
　B-*1274*
ポリソルベート 80
　B-*1275*, C-*5460*,
　C-*20*, C-*109*
ポリソルベート 20, エポ
　エチンベータ用
　B-*1275*
ポリテトラフルオロエチレ
　ン, ガスクロマトグラフ
　ィー用　B-*1347*
ホリナートカルシウム
　C-*5468*
ホリナートカルシウム水和
　物　C-*5468*, C-*20*
ホリナートカルシウム水和
　物（参照紫外可視吸収ス

日本名索引　I－123

ペクトル）　E－162
ホリナートカルシウム水和
　物（参照赤外吸収スペク
　トル）　E－386
ポリビニリデンフロライド
　膜　B－1275
ポリビニルアルコール
　B－1275
ポリビニルアルコールI
　B－1275
ポリビニルアルコールII
　B－1276
ポリビニルアルコール試液
　B－1277
ポリミキシンB硫酸塩
　C－5474，　C－20
ポリメチルシロキサン，ガ
　スクロマトグラフィー用
　B－1277
ボルネオール酢酸エステル
　B－1277
ホルマジン乳濁原液
　B－920
ホルマジン標準乳濁液
　B－1277
ホルマリン　B－1277，
　C－5478
ホルマリン試液
　B－1277
ホルマリン水　C－5481
ホルマリン・硫酸試液
　B－1277
2-ホルミル安息香酸
　B－1277
ホルムアミド　B－1278
ホルムアミド，水分測定用
　B－1278
ホルムアルデヒド液
　B－1278
ホルムアルデヒド液試液
　B－1278
ホルムアルデヒド液・硫酸
　試液　B－1278
ホルムアルデヒド試液，希
　B－1278

ホルモテロールフマル酸塩
　水和物　C－5482，
　C－20，C－114
ホルモテロールフマル酸塩
　水和物（参照紫外可視吸
　収スペクトル）
　E－163
ホルモテロールフマル酸塩
　水和物（参照赤外吸収ス
　ペクトル）　E－386
ボレイ　D－962
牡蛎　D－962
ボレイ末　D－964
牡蛎末　D－964
ポンプスプレー剤
　A－146

マ

マイクロプレート
　B－1278
マイクロプレート洗浄用リ
　ン酸塩緩衝液
　B－1278
マイトマイシンC
　C－5486
マイトマイシンC（参照紫
　外可視吸収スペクトル）
　E－163
マイトマイシンC（参照赤
　外吸収スペクトル）
　E－386
マウス抗エポエチンアルフ
　ァモノクローナル抗体
　B－1278
前処理用アミノプロピルシ
　リル化シリカゲル
　B－1278
前処理用オクタデシルシリ
　ル化シリカゲル
　B－1278
マオウ　D－966
麻黄　D－966
麻黄湯エキス　D－971，
　D－40

マーカータンパク質，セル
　モロイキン分子量測定用
　B－1278
マグネシア試液
　B－1278
マグネシウム　B－1278
マグネシウム標準液，原子
　吸光光度用　B－920
マグネシウム標準原液
　B－920
マグネシウム粉末
　B－1278
マグネシウム末
　B－1278
マグノフロリンヨウ化物，
　定量用　B－1279
マグノロール，成分含量測
　定用　B－1281
マグノロール，定量用
　B－1281
マグノロール，薄層クロマ
　トグラフィー用
　B－1282
マクリ　D－978，D－40
マクロゴール400
　C－5493
マクロゴール600
　B－1283
マクロゴール1500
　C－5498
マクロゴール4000
　C－5499
マクロゴール6000
　C－5501
マクロゴール20000
　C－5503
マクロゴール軟膏
　C－5504
マシニン　D－981
麻子仁　D－981
麻酔用エーテル
　B－1283，C－955
マニジピン塩酸塩
　C－5506，C－20
マニジピン塩酸塩（参照紫

I-*124*　日本名索引

外可視吸収スペクトル）
　E-*163*
マニジピン塩酸塩（参照赤
　外吸収スペクトル）
　E-*387*
マニジピン塩酸塩錠
　C-*5511*
マプロチリン塩酸塩
　C-*5514*，C-*20*
マプロチリン塩酸塩（参照
　紫外可視吸収スペクト
　ル）　E-*164*
マプロチリン塩酸塩（参照
　赤外吸収スペクトル）
　E-*387*
マラカイトグリーン
　B-*1283*
マラカイトグリーンシュウ
　酸塩　B-*1283*
マルチトール　B-*1283*
マルトース　B-*1283*
マルトース水和物
　B-*1283*，C-*5520*，
　C-*20*
マルトトリオース
　B-*1283*
4-（マレイミドメチル）シ
　クロヘキシルカルボン酸-
　N-ヒドロキシコハク酸
　イミドエステル
　B-*1283*
マレイン酸　B-*1283*
マレイン酸イルソグラジン
　B-*1283*
マレイン酸イルソグラジ
　ン，定量用　B-*1283*
マレイン酸エナラプリル
　B-*1283*
マレイン酸クロルフェニラ
　ミン　B-*1283*
マレイン酸ペルフェナジ
　ン，定量用　B-*1283*
マレイン酸メチルエルゴメ
　トリン，定量用
　B-*1283*

マロン酸ジメチル
　B-*1283*
マンギフェリン，定量用
　B-*1284*
D-マンニトール
　B-*1285*，C-*5524*，
　C-*20*，C-*120*
D-マンニトール（参照赤
　外吸収スペクトル）
　E-*387*
D-マンニトール注射液
　C-*5528*
マンニノトリオース，薄層
　クロマトグラフィー用
　B-*1285*
D-マンノサミン塩酸塩
　B-*1286*
D-マンノース　B-*1286*

ミ

ミオイノシトール
　B-*1286*
ミオグロビン　B-*1286*
ミグリトール　B-*1286*，
　C-*5530*，C-*20*
ミグリトール（参照赤外吸
　収スペクトル）
　E-*388*
ミグリトール錠
　C-*5535*
ミグレニン　C-*5538*，
　C-*20*
ミクロノマイシン硫酸塩
　C-*5541*，C-*20*
ミコナゾール　C-*5546*，
　C-*20*
ミコナゾール（参照紫外可
　視吸収スペクトル）
　E-*164*
ミコナゾール（参照赤外吸
　収スペクトル）
　E-*388*
ミコナゾール硝酸塩
　B-*1286*，C-*5549*，

C-*20*
ミコナゾール硝酸塩（参照
　紫外可視吸収スペクト
　ル）　E-*164*
水・メタノール標準液
　B-*920*
ミゾリビン　C-*5553*，
　C-*20*
ミゾリビン（参照紫外可視
　吸収スペクトル）
　E-*165*
ミゾリビン（参照赤外吸収
　スペクトル）　E-*388*
ミゾリビン錠　C-*5557*
ミチグリニドカルシウム錠
　C-*5566*
ミチグリニドカルシウム水
　和物　B-*1286*，
　C-*5560*，C-*20*
ミチグリニドカルシウム水
　和物（参照紫外可視吸収
　スペクトル）　E-*165*
ミチグリニドカルシウム水
　和物（参照赤外吸収スペ
　クトル）　E-*389*
ミツロウ　B-*1286*，
　D-*983*
ミデカマイシン
　C-*5571*，C-*20*
ミデカマイシン酢酸エステ
　ル　C-*5574*，C-*20*
ミデカマイシン酢酸エステ
　ル（参照紫外可視吸収ス
　ペクトル）　E-*166*
ミデカマイシン酢酸エステ
　ル（参照赤外吸収スペク
　トル）　E-*389*
ミデカマイシン（参照紫外
　可視吸収スペクトル）
　E-*165*
ミデカマイシン（参照赤外
　吸収スペクトル）
　E-*389*
ミノサイクリン塩酸塩
　B-*1286*，C-*5577*，

日本名索引　Ⅰ－125

C－20
ミノサイクリン塩酸塩顆粒
　C－5585
ミノサイクリン塩酸塩（参
　照紫外可視吸収スペクト
　ル）　E－166
ミノサイクリン塩酸塩（参
　照赤外吸収スペクトル）
　E－390
ミノサイクリン塩酸塩錠
　C－5582
耳に投与する製剤
　A－121
ミョウバン　C－6143
ミョウバン水　C－5592
ミリスチシン，薄層クロマ
　トグラフィー用
　B－1286
ミリスチン酸イソプロピル
　B－1286
ミリスチン酸イソプロピ
　ル，無菌試験用
　B－1287
ミリスチン酸メチル，ガス
　クロマトグラフィー用
　B－1287

ム

無アルデヒドエタノール
　B－1287
無菌医薬品の包装完全性の
　評価　F－361
無菌医薬品包装の漏れ試験
　法　F－367
無菌試験法　B－616
無菌試験用チオグリコール
　酸培地Ⅰ　B－1287
無菌試験用チオグリコール
　酸培地Ⅱ　B－1287
無菌試験用ミリスチン酸イ
　ソプロピル　B－1287
無コウイ大建中湯エキス
　D－633，D－30
無水亜硫酸ナトリウム

B－1287
無水アルコール　C－880
無水アンピシリン
　C－458，C－4
無水アンピシリン（参照赤
　外吸収スペクトル）
　E－209
無水エタノール
　B－1287，C－880，
　C－40
無水エタノール（参照赤外
　吸収スペクトル）
　E－222
無水エーテル　B－1287
無水塩化第二鉄・ピリジン
　試液　B－1287
無水塩化鉄（Ⅲ）・ピリジ
　ン試液　B－1287
無水カフェイン
　B－1287，C－1325，
　C－6
無水クエン酸　C－1579，
　C－7
無水クエン酸（参照赤外吸
　収スペクトル）
　E－244
無水コハク酸　B－1287
無水酢酸　B－1288
無水酢酸ナトリウム
　B－1288
無水酢酸・ピリジン試液
　B－1288
無水ジエチルエーテル
　B－1288
無水炭酸カリウム
　B－1288
無水炭酸ナトリウム
　B－1288
無水トリフルオロ酢酸，ガ
　スクロマトグラフィー用
　B－1288
無水乳糖　B－1288，
　C－3948，C－15
無水乳糖（参照赤外吸収ス
　ペクトル）　E－326

無水ヒドラジン，アミノ酸
　分析用　B－1288
無水ピリジン　B－1288
無水フタル酸　B－1288
無水ボウショウ　D－916
無水芒硝　D－916
無水メタノール
　B－1288
無水硫酸銅　B－1288
無水硫酸ナトリウム
　B－1288，D－916
無水リン酸一水素ナトリウ
　ム　B－1288
無水リン酸一水素ナトリウ
　ム，pH測定用
　B－1288
無水リン酸水素カルシウム
　C－6185，C－22
無水リン酸水素二ナトリウ
　ム　B－1288
無水リン酸二水素ナトリウ
　ム　B－1288
無ヒ素亜鉛　B－1288
ムピロシンカルシウム水和
　物　C－5594，C－20
ムピロシンカルシウム軟膏
　C－5599
ムレキシド　B－1288
ムレキシド・塩化ナトリウ
　ム指示薬　B－1289

メ

メキシレチン塩酸塩
　C－5601，C－20
メキシレチン塩酸塩（参照
　紫外可視吸収スペクト
　ル）　E－166
メキシレチン塩酸塩（参照
　赤外吸収スペクトル）
　E－390
メキタジン　C－5606，
　C－20
メキタジン（参照紫外可視
　吸収スペクトル）

I-126　日本名索引

E-167
メキタジン（参照赤外吸収スペクトル）　E-390
メキタジン錠　C-5609
メキタジン，定量用　B-1289
メグルミン　B-1289，C-5611，C-20，C-81
メクロフェノキサート塩酸塩　C-5614，C-20
メクロフェノキサート塩酸塩（参照紫外可視吸収スペクトル）　E-167
メコバラミン　C-5618
メコバラミン1（参照紫外可視吸収スペクトル）　E-167
メコバラミン2（参照紫外可視吸収スペクトル）　E-168
メコバラミン錠　C-5623
メサコニチン，純度試験用　B-1289
メサラジン　C-5626，C-20
メサラジン（参照紫外可視吸収スペクトル）　E-168
メサラジン（参照赤外吸収スペクトル）　E-391
メサラジン徐放錠　C-5633
メサラジン，定量用　B-1290
メシル酸ジヒドロエルゴクリスチン，薄層クロマトグラフィー用　B-1290
メシル酸ベタヒスチン　B-1290
メシル酸ベタヒスチン，定量用　B-1290
メストラノール

C-5636，C-20
メストラノール（参照紫外可視吸収スペクトル）　E-168
メストラノール（参照赤外吸収スペクトル）　E-391
メタクレゾールパープル　B-1290
メタクレゾールパープル試液　B-1290
メタケイ酸アルミン酸マグネシウム　C-1907，C-8
メタサイクリン塩酸塩　B-1290
メタ重亜硫酸ナトリウム　B-1290
メタ重亜硫酸ナトリウム試液　B-1290
メタ重亜硫酸ナトリウム　C-4485
メダゼパム　C-5640，C-20
メダゼパム（参照紫外可視吸収スペクトル）　E-169
メダゼパム（参照赤外吸収スペクトル）　E-391
メタニルイエロー　B-1290
メタニルイエロー試液　B-1290
メタノール標準液　B-920
メタノール　B-1290
メタノール，液体クロマトグラフィー用　B-1290
メタノール試験法　B-78
メタノール，水分測定用　B-1291
メタノール，精製　B-1291

メタノール不含エタノール　B-1291
メタノール不含エタノール（95）　B-1291
メタノール，無水　B-1291
メタリン酸　B-1291
メタリン酸・酢酸試液　B-1291
メタンスルホン酸　B-1291
メタンスルホン酸カリウム　B-1291
メタンスルホン酸試液　B-1291
メタンスルホン酸試液，0.1 mol/L　B-1291
メタンフェタミン塩酸塩　C-5645
メチオニン　B-1292
L-メチオニン　B-1292，C-5649，C-20
L-メチオニン（参照赤外吸収スペクトル）　E-392
メチクラン　C-5653，C-20
メチクラン（参照紫外可視吸収スペクトル）　E-169
メチクラン（参照赤外吸収スペクトル）　E-392
メチラポン　C-5658，C-20
メチラポン（参照紫外可視吸収スペクトル）　E-169
2-メチルアミノピリジン　B-1292
2-メチルアミノピリジン，水分測定用　B-1292
4-メチルアミノフェノール硫酸塩　B-1292
4-メチルアミノフェノール硫酸塩試液

日本名索引　I－127

B－1292
メチルイエロー
　B－1292
メチルイエロー試液
　B－1292
メチルイソブチルケトン
　B－1292
メチルエチルケトン
　B－1292
dl－メチルエフェドリン塩
　酸塩　B－1292,
　C－5661,　C－20
dl－メチルエフェドリン塩
　酸塩散10％　C－5665
dl－メチルエフェドリン塩
　酸塩（参照紫外可視吸収
　スペクトル）　E－170
dl－メチルエフェドリン塩
　酸塩（参照赤外吸収スペ
　クトル）　E－392
dl－メチルエフェドリン塩
　酸塩，定量用
　B－1292
メチルエルゴメトリンマレ
　イン酸塩　C－5668
メチルエルゴメトリンマレ
　イン酸塩（参照紫外可視
　吸収スペクトル）
　E－170
メチルエルゴメトリンマレ
　イン酸塩錠　C－5672
メチルエルゴメトリンマレ
　イン酸塩，定量用
　B－1292
メチルエロー　B－1292
メチルエロー試液
　B－1292
メチルオフィオポゴナノン
　A，薄層クロマトグラフ
　ィー用　B－72
メチルオレンジ
　B－1292
メチルオレンジ・キシレン
　シアノールFF試液
　B－1292

メチルオレンジ試液
　B－1292
メチルオレンジ・ホウ酸試
　液　B－1292
メチルシクロヘキサン
　B－1292
メチルジゴキシン
　C－5675,　C－20
メチルジゴキシン（参照紫
　外可視吸収スペクトル）
　E－170
メチルジゴキシン（参照赤
　外吸収スペクトル）
　E－393
メチルシリコーンポリマー，
　ガスクロマトグラフィー
　用　B－1293
メチルセルロース
　C－5682,　C－20,
　C－81
メチルセロソルブ
　B－1293
メチルチモールブルー
　B－1293
メチルチモールブルー・塩
　化ナトリウム指示薬
　B－1293
メチルチモールブルー・硝
　酸カリウム指示薬
　B－1293,　B－67
メチルテストステロン
　B－1293,　C－5687
メチルテストステロン（参
　照紫外可視吸収スペクト
　ル）　E－171
メチルテストステロン（参
　照赤外吸収スペクトル）
　E－393
メチルテストステロン錠
　C－5691
1－メチル－1H－テトラゾー
　ル－5－チオール
　B－1293
1－メチル－1H－テトラゾー
　ル－5－チオール，液体ク

ロマトグラフィー用
　B－1294
1－メチル－1H－テトラゾー
　ル－5－チオラートナトリ
　ウム　B－1293
1－メチル－1H－テトラゾー
　ル－5－チオラートナトリ
　ウム二水和物
　B－1293
メチルドパ　B－1294
メチルドパ錠　C－5699
メチルドパ水和物
　B－1294，C－5694,
　C－20
メチルドパ水和物（参照紫
　外可視吸収スペクトル）
　E－171
メチルドパ水和物（参照赤
　外吸収スペクトル）
　E－393
メチルドパ水和物，定量用
　B－1294
メチルドパ，定量用
　B－1294
2－メチル－5－ニトロイミダ
　ゾール，薄層クロマトグ
　ラフィー用　B－1294
N－メチルピロリジン
　B－1294
3－メチル－1－フェニル－5－
　ピラゾロン　B－1294
3－メチル－1－ブタノール
　B－1294
メチルプレドニゾロン
　B－1294，C－5702
メチルプレドニゾロンコハ
　ク酸エステル
　C－5708,　C－20
メチルプレドニゾロンコハ
　ク酸エステル（参照紫外
　可視吸収スペクトル）
　E－172
メチルプレドニゾロンコハ
　ク酸エステル（参照赤外
　吸収スペクトル）

I −128　日本名索引

E −394
メチルプレドニゾロン（参照紫外可視吸収スペクトル）　E −171
2−メチル−1−プロパノール　B −1295
メチルベナクチジウム臭化物　C −5713
D−（＋）−α−メチルベンジルアミン　B −1295
3−メチル−2−ベンゾチアゾロンヒドラゾン塩酸塩一水和物　B −1295
4−メチルベンゾフェノン　B −1295
4−メチル−2−ペンタノン　B −1295
4−メチルペンタン−2−オール　B −1295
3−O−メチルメチルドパ，薄層クロマトグラフィー用　B −1295
メチルレッド　B −1296
メチルレッド試液　B −1296
メチルレッド試液，希　B −1296
メチルレッド試液，酸又はアルカリ試験用　B −1296
メチルレッド・水酸化ナトリウム試液　B −1296
メチルレッド・メチレンブルー試液　B −1296
N,N′−メチレンビスアクリルアミド　B −1296
メチレンブルー　B −1296
メチレンブルー試液　B −1296
メチレンブルー・硫酸・リン酸二水素ナトリウム試液　B −1296
滅菌精製水　B −1296，C −2510

滅菌精製水（容器入り）C −2510
滅菌法及び滅菌指標体　F −257
メテノロンエナント酸エステル　B −1296，C −5716，C −20
メテノロンエナント酸エステル注射液　C −5719
メテノロンエナント酸エステル，定量用　B −1296
メテノロン酢酸エステル　C −5721，C −20
メテノロン酢酸エステル（参照赤外吸収スペクトル）　E −394
メトキサレン　C −5724，C −20
メトキサレン（参照紫外可視吸収スペクトル）E −172
4′−メトキシアセトフェノン　B −1297
2−メトキシエタノール　B −1297
(E)−2−メトキシシンナムアルデヒド，薄層クロマトグラフィー用　B −1297
1−メトキシ−2−プロパノール　B −1297
4−メトキシベンズアルデヒド　B −1297
4−メトキシベンズアルデヒド・酢酸試液　B −1298
4−メトキシベンズアルデヒド・硫酸・酢酸・エタノール試液，噴霧用　B −1298
4−メトキシベンズアルデヒド・硫酸・酢酸試液　B −1298
4−メトキシベンズアルデ

ヒド・硫酸試液　B −1298
2−メトキシ−4−メチルフェノール　B −1298
メトクロプラミド　C −5728，C −20
メトクロプラミド（参照紫外可視吸収スペクトル）E −172
メトクロプラミド錠　C −5731
メトクロプラミド，定量用　B −1299
メトトレキサート　B −1299，C −5733
メトトレキサートカプセル　C −5742
メトトレキサート（参照紫外可視吸収スペクトル）E −173
メトトレキサート（参照赤外吸収スペクトル）E −394
メトトレキサート錠　C −5738
メトプロロール酒石酸塩　C −5747，C −20
メトプロロール酒石酸塩（参照紫外可視吸収スペクトル）　E −173
メトプロロール酒石酸塩（参照赤外吸収スペクトル）　E −395
メトプロロール酒石酸塩錠　C −5751
メトプロロール酒石酸塩，定量用　B −1299
メトホルミン塩酸塩　C −5754，C −20
メトホルミン塩酸塩（参照紫外可視吸収スペクトル）E −173
メトホルミン塩酸塩（参照赤外吸収スペクトル）E −395

日本名索引　　I - 129

メトホルミン塩酸塩錠
　C - 5758
メトホルミン塩酸塩，定量
　用　B - 1299
メドロキシプロゲステロン
　酢酸エステル
　C - 5760, C - 20
メドロキシプロゲステロン
　酢酸エステル（参照紫外
　可視吸収スペクトル）
　E - 174
メドロキシプロゲステロン
　酢酸エステル（参照赤外
　吸収スペクトル）
　E - 395
メトロニダゾール
　B - 1299, C - 5765,
　C - 20
メトロニダゾール（参照紫
　外可視吸収スペクトル）
　E - 174
メトロニダゾール（参照赤
　外吸収スペクトル）
　E - 396
メトロニダゾール錠
　C - 5768
メトロニダゾール，定量用
　B - 1299
メナテトレノン
　C - 5771, C - 20
メナテトレノン（参照赤外
　吸収スペクトル）
　E - 396
目に投与する製剤
　A - 113
メピチオスタン
　C - 5776, C - 21
メピチオスタン（参照赤外
　吸収スペクトル）
　E - 396
メピバカイン塩酸塩
　C - 5780, C - 21
メピバカイン塩酸塩（参照
　紫外可視吸収スペクト
　ル）　E - 174

メピバカイン塩酸塩（参照
　赤外吸収スペクトル）
　E - 397
メピバカイン塩酸塩注射液
　C - 5784
メピバカイン塩酸塩，定量
　用　B - 1300
メフェナム酸　C - 5786,
　C - 21
メフェナム酸（参照紫外可
　視吸収スペクトル）
　E - 175
メフルシド　C - 5791,
　C - 21
メフルシド（参照紫外可視
　吸収スペクトル）
　E - 175
メフルシド（参照赤外吸収
　スペクトル）　E - 397
メフルシド錠　C - 5794
メフルシド，定量用
　B - 1300
メフロキン塩酸塩
　B - 1300, C - 5796,
　C - 21
メフロキン塩酸塩（参照紫
　外可視吸収スペクトル）
　E - 175
メフロキン塩酸塩（参照赤
　外吸収スペクトル）
　E - 397
メペンゾラート臭化物
　C - 5801, C - 21
メペンゾラート臭化物（参
　照紫外可視吸収スペクト
　ル）　E - 176
メベンダゾール
　B - 1300
2-メルカプトエタノール
　B - 1300
2-メルカプトエタノール，
　エポエチンベータ用
　B - 1300
メルカプトエタンスルホン
　酸　B - 1301

メルカプト酢酸
　B - 1301
メルカプトプリン
　B - 1301
メルカプトプリン水和物
　B - 1301, C - 5805,
　C - 21
メルカプトプリン水和物
　（参照紫外可視吸収スペ
　クトル）　E - 176
メルファラン　C - 5811,
　C - 21
メルファラン（参照紫外可
　視吸収スペクトル）
　E - 176
メロペネム水和物
　C - 5816, C - 21
綿実油　B - 1301
メントール　B - 1301
dl-メントール
　C - 5824, C - 124
l-メントール　C - 5827,
　C - 124
l-メントール，定量用
　B - 1301

モ

木クレオソート　D - 987
モクツウ　D - 992,
　D - 41, D - 40
木通　D - 992
モサプリドクエン酸塩散
　C - 5839
モサプリドクエン酸塩錠
　C - 5836
モサプリドクエン酸塩水和
　物　C - 5832, C - 21
モサプリドクエン酸塩水和
　物（参照紫外可視吸収ス
　ペクトル）　E - 177
モサプリドクエン酸塩水和
　物（参照赤外吸収スペク
　トル）　E - 398
モサプリドクエン酸塩水和

Ⅰ-130 日本名索引

物，定量用 B-1302
モッコウ B-1302,
　D-995
木香 D-995
没食子酸 B-1302
没食子酸一水和物
　B-1302
モノエタノールアミン
　B-1302
モノステアリン酸アルミニ
　ウム C-5843,
　C-21, C-82
モノステアリン酸グリセリ
　ン C-5846, C-125
モリブデン酸アンモニウム
　B-1302
モリブデン酸アンモニウム
　試液 B-1302
モリブデン酸アンモニウ
　ム・硫酸試液
　B-1302
モリブデン酸ナトリウム
　B-1302
モリブデン(Ⅵ)酸二ナト
　リウム二水和物
　B-1302
モリブデン硫酸試液
　B-1302
モルヒネ・アトロピン注射
　液 C-5859
モルヒネ塩酸塩錠
　C-5855
モルヒネ塩酸塩水和物
　B-1302, C-5849
モルヒネ塩酸塩水和物1
　（参照紫外可視吸収スペ
　クトル） E-177
モルヒネ塩酸塩水和物2
　（参照紫外可視吸収スペ
　クトル） E-177
モルヒネ塩酸塩水和物（参
　照赤外吸収スペクトル）
　E-398
モルヒネ塩酸塩水和物，定
　量用 B-1302

モルヒネ塩酸塩注射液
　C-5857
モルヒネ硫酸塩水和物
　C-5863
モルヒネ硫酸塩水和物1
　（参照紫外可視吸収スペ
　クトル） E-178
モルヒネ硫酸塩水和物2
　（参照紫外可視吸収スペ
　クトル） E-178
モルヒネ硫酸塩水和物（参
　照赤外吸収スペクトル）
　E-398
2-(*N*-モルホリノ)エタン
　スルホン酸 B-73
3-(*N*-モルホリノ)プロパ
　ンスルホン酸
　B-1302
3-(*N*-モルホリノ)プロパ
　ンスルホン酸緩衝液，
　0.02 mol/L，pH 7.0
　B-1302
3-(*N*-モルホリノ)プロパ
　ンスルホン酸緩衝液，
　0.02 mol/L，pH 8.0
　B-1302
3-(*N*-モルホリノ)プロパ
　ンスルホン酸緩衝液，
　0.1 mol/L，pH 7.0
　B-1302
モンテルカストナトリウム
　C-5867, C-21
モンテルカストナトリウム
　顆粒 C-5887
モンテルカストナトリウム
　（参照紫外可視吸収スペ
　クトル） E-178
モンテルカストナトリウム
　（参照赤外吸収スペクト
　ル） E-399
モンテルカストナトリウム
　錠 C-5877
モンテルカストナトリウム
　チュアブル錠
　C-5882

ヤ

ヤギ抗大腸菌由来タンパク
　質抗体 B-1302
ヤギ抗大腸菌由来タンパク
　質抗体試液 B-1303
ヤクチ D-999, D-41
益智 D-999
薬物体内動態パラメータの
　読み方 H-142
ヤクモソウ D-1001,
　D-42, D-41
益母草 D-1001
薬用石ケン C-5893,
　C-21
薬用炭 C-5896,
　C-21
ヤシ油 D-1002
椰子油 D-1002
薬局方の概説 H-3

ユ

有機体炭素試験法
　B-405
ユウタン D-1004
熊胆 D-1004
融点測定法 B-410
誘導結合プラズマ発光分光
　分析法及び誘導結合プラ
　ズマ質量分析法
　B-431
輸液用ゴム栓試験法
　B-826
ユーカリ油 D-1007
輸液剤 A-91
輸血用クエン酸ナトリウム
　注射液 C-1590
油脂試験法 B-80
ユビキノン-9 B-1303
ユビデカレノン
　C-5900, C-21
ユビデカレノン（参照赤外
　吸収スペクトル）

日本名索引　Ⅰ-131

E-399

ヨ

ヨウ化亜鉛デンプン紙
　B-1348
ヨウ化亜鉛デンプン試液
　B-1303
溶解アセチレン
　B-1303
溶解錠　A-34
ヨウ化イソプロピル，定量
　用　B-1303
ヨウ化エチル　B-1304
ヨウ化カリウム
　B-1304，C-5904，
　C-21
ヨウ化カリウム試液
　B-1304
ヨウ化カリウム試液，濃
　B-1304
ヨウ化カリウム試液，飽和
　B-1304
ヨウ化カリウム，定量用
　B-1304
ヨウ化カリウムデンプン紙
　B-1348
ヨウ化カリウムデンプン試
　液　B-1304
ヨウ化カリウム・硫酸亜鉛
　試液　B-1304
ヨウ化水素酸　B-1304
ヨウ化ナトリウム
　C-5909，C-21，
　C-82
ヨウ化ナトリウム（¹³¹I）
　液　C-5913
ヨウ化ナトリウム（¹²³I）
　カプセル　C-5911
ヨウ化ナトリウム（¹³¹I）
　カプセル　C-5912
ヨウ化ビスマスカリウム試
　液　B-1304
ヨウ化人血清アルブミン
　（¹³¹I）注射液　C-5914

ヨウ化ヒプル酸ナトリウム
　（¹³¹I）注射液　C-5915
ヨウ化メチル　B-1304
ヨウ化メチル，定量用
　B-1304
陽極液A，水分測定用
　B-1304
葉酸　B-1304，
　C-5917
葉酸（参照紫外可視吸収ス
　ペクトル）　E-179
葉酸錠　C-5922
葉酸注射液　C-5925
溶出試験装置の機械的校正
　の標準的方法　F-335
溶出試験第1液
　B-1304
溶出試験第2液
　B-1305
溶出試験法　B-708
溶性デンプン　B-1305
溶性デンプン試液
　B-1305
ヨウ素　B-1305，
　C-5927
0.002 mol/L ヨウ素液
　B-891
0.005 mol/L ヨウ素液
　B-891
0.01 mol/L ヨウ素液
　B-891
0.025 mol/L ヨウ素液
　B-891
0.05 mol/L ヨウ素液
　B-890
ヨウ素酸カリウム
　B-1305
0.05 mol/L ヨウ素酸カリ
　ウム液　B-892
1/60 mol/L ヨウ素酸カリ
　ウム液　B-892
1/1200 mol/L ヨウ素酸カ
　リウム液　B-893
ヨウ素酸カリウムデンプン
　紙　B-1348

ヨウ素酸カリウム（標準試
　薬）　B-1305
ヨウ素試液　B-1305
ヨウ素試液，0.0002 mol/L
　B-1305
ヨウ素試液，0.5 mol/L
　B-1305
ヨウ素試液，希
　B-1305
ヨウ素，定量用
　B-1305
ヨウ素・デンプン試液
　B-1305
容量分析用標準液
　B-842
容量分析用硫酸亜鉛
　B-1305
ヨクイニン　D-1010，
　D-41
薏苡仁　D-1010
ヨクイニン末　D-1013，
　D-42
薏苡仁末　D-1013
抑肝散エキス　D-1014
抑肝散加陳皮半夏エキス
　D-42，D-43
5-ヨードウラシル，液体
　クロマトグラフィー用
　B-1305
ヨードエタン　B-1306
ヨードエタン，定量用
　B-1306
ヨード酢酸　B-1306
ヨード・サリチル酸・フェ
　ノール精　C-5943
ヨードチンキ　C-5931
ヨードホルム　C-5948
ヨードメタン　B-1306
ヨードメタン，定量用
　B-1306
4級アルキルアミノ化スチ
　レン-ジビニルベンゼン
　共重合体，液体クロマト
　グラフィー用
　B-1336

I－132 日本名索引

四酢酸鉛 B－128
四酢酸鉛・フルオレセインナトリウム試液 B－128
四シュウ酸カリウム，pH測定用 B－1306
四フッ化エチレンポリマー，ガスクロマトグラフィー用 B－1347
四ホウ酸ナトリウム・塩化カルシウム緩衝液，pH8.0 B－1306
四ホウ酸ナトリウム十水和物 B－1306
四ホウ酸ナトリウム十水和物，pH測定用 B－1306
四ホウ酸ナトリウム・硫酸試液 B－1307
四ホウ酸二カリウム四水和物 B－1307

ラ

ライセート試液 B－1307
ライセート試薬 B－1307
ライネッケ塩 B－1307
ライネッケ塩一水和物 B－1307
ライネッケ塩試液 B－1307
ラウリル硫酸ナトリウム B－1307，C－5951
0.01 mol/L ラウリル硫酸ナトリウム液 B－893
ラウリル硫酸ナトリウム（参照赤外吸収スペクトル） E－399
ラウリル硫酸ナトリウム試液 B－1307
ラウリル硫酸ナトリウム試液，0.2％ B－1307
ラウリル硫酸リチウム

B－73
ラウリン酸メチル，ガスクロマトグラフィー用 B－1307
ラウロマクロゴール B－1307，C－5955
ラクツロース C－5957，C－21
α-ラクトアルブミン B－1307
β-ラクトグロブリン B－1307
ラクトビオン酸 B－1307
ラタモキセフナトリウム C－5962，C－21
ラタモキセフナトリウム（参照紫外可視吸収スペクトル） E－179
ラタモキセフナトリウム（参照赤外吸収スペクトル） E－400
ラッカセイ油 B－1308，D－1022
落花生油 D－1022
ラニチジン塩酸塩 C－5967，C－21
ラニチジン塩酸塩（参照紫外可視吸収スペクトル） E－179
ラニチジン塩酸塩（参照赤外吸収スペクトル） E－400
ラニチジンジアミン B－1308
ラニーニッケル，触媒用 B－1308
ラノコナゾール B－1308，C－5971，C－21
ラノコナゾール外用液 C－5976
ラノコナゾールクリーム C－5979
ラノコナゾール（参照紫外

可視吸収スペクトル） E－180
ラノコナゾール（参照赤外吸収スペクトル） E－400
ラノコナゾール軟膏 C－5977
ラフチジン C－5981，C－21
ラフチジン（参照紫外可視吸収スペクトル） E－180
ラフチジン（参照赤外吸収スペクトル） E－401
ラフチジン錠 C－5984
ラフチジン，定量用 B－1308
ラベタロール塩酸塩 B－1308，C－5988，C－21
ラベタロール塩酸塩（参照紫外可視吸収スペクトル） E－180
ラベタロール塩酸塩（参照赤外吸収スペクトル） E－401
ラベタロール塩酸塩錠 C－5993
ラベタロール塩酸塩，定量用 B－1308
ラベプラゾールナトリウム C－5995，C－21
ラベプラゾールナトリウム（参照紫外可視吸収スペクトル） E－181
ラベプラゾールナトリウム（参照赤外吸収スペクトル） E－401
ラポンチシン，純度試験用 B－1308
ラマンスペクトル測定法 B－229
L-ラムノース一水和物 B－1308
LAL 試液 B－1309

日本名索引　I -133

LAL 試薬　B - 1309
ランソプラゾール
　C - 6001, C - 21
ランソプラゾール（参照紫
　外可視吸収スペクトル）
　E - 181
ランソプラゾール（参照赤
　外吸収スペクトル）
　E - 402
ランソプラゾール腸溶カプ
　セル　C - 6010
ランソプラゾール腸溶性口
　腔内崩壊錠　C - 6007
ランタン-アリザリンコン
　プレキソン試液
　B - 1309
卵白アルブミン，ゲルろ過
　分子量マーカー用
　B - 1309

リ

リオチロニンナトリウム
　B - 1309, C - 6012
リオチロニンナトリウム
　（参照紫外可視吸収スペ
　クトル）　E - 181
リオチロニンナトリウム錠
　C - 6017
リオチロニンナトリウム，
　薄層クロマトグラフィー
　用　B - 1309
力価測定培地，ナルトグラ
　スチム試験用
　B - 1309, B - 129
力価測定用培地，テセロイ
　キン用　B - 1309
リクイリチン，薄層クロマ
　トグラフィー用
　B - 1309
(Z)-リグスチリド試液，薄
　層クロマトグラフィー用
　B - 1310
(Z)-リグスチリド，薄層ク
　ロマトグラフィー用

B - 1310
リグノセリン酸メチル，ガ
　スクロマトグラフィー用
　B - 1310
リシノプリル　B - 1310
リシノプリル錠
　C - 6026
リシノプリル水和物
　B - 1310, C - 6021,
　C - 21
リシノプリル水和物（参照
　紫外可視吸収スペクト
　ル）　E - 182
リシノプリル水和物（参照
　赤外吸収スペクトル）
　E - 402
リシノプリル水和物，定量
　用　B - 1310
リシノプリル，定量用
　B - 1310
リシルエンドペプチダーゼ
　B - 1310
リジルエンドペプチダーゼ
　B - 1310
リシルエンドペプチダー
　ゼ，テセロイキン用
　B - 73
L-リシン塩酸塩
　B - 1310, C - 6029,
　C - 21
L-リジン塩酸塩
　B - 1310
L-リシン塩酸塩（参照赤
　外吸収スペクトル）
　E - 402
L-リシン酢酸塩
　C - 6034, C - 21
L-リシン酢酸塩（参照赤
　外吸収スペクトル）
　E - 403
リスペリドン　C - 6037,
　C - 21
リスペリドン細粒
　C - 6046
リスペリドン（参照紫外可

視吸収スペクトル）
　E - 182
リスペリドン（参照赤外吸
　収スペクトル）
　E - 403
リスペリドン錠
　C - 6043
リスペリドン，定量用
　B - 1310
リスペリドン内服液
　C - 6049
リセドロン酸ナトリウム錠
　C - 6058
リセドロン酸ナトリウム水
　和物　C - 6052,
　C - 21
リセドロン酸ナトリウム水
　和物（参照紫外可視吸収
　スペクトル）　E - 182
リセドロン酸ナトリウム水
　和物（参照赤外吸収スペ
　クトル）　E - 403
リゾチーム塩酸塩
　C - 6061, C - 21
リゾチーム塩酸塩（参照紫
　外可視吸収スペクトル）
　E - 183
リゾチーム塩酸塩用基質試
　液　B - 1311
六君子湯エキス
　D - 1029
リドカイン　C - 6065,
　C - 21
リドカイン（参照紫外可視
　吸収スペクトル）
　E - 183
リドカイン（参照赤外吸収
　スペクトル）　E - 404
リドカイン注射液
　C - 6069
リドカイン，定量用
　B - 1311
リトコール酸，薄層クロマ
　トグラフィー用
　B - 1311

Ⅰ-*134* 日本名索引

リトドリン塩酸塩
B-*1311*，C-*6071*，
C-*21*
リトドリン塩酸塩（参照紫
外可視吸収スペクトル）
E-*183*
リトドリン塩酸塩（参照赤
外吸収スペクトル）
E-*404*
リトドリン塩酸塩錠
C-*6076*
リトドリン塩酸塩注射液
C-*6079*
リトマス紙，青色
B-*1348*
リトマス紙，赤色
B-*1348*
リニメント剤　A-*137*
リノール酸メチル，ガスク
ロマトグラフィー用
B-*1311*
リノレン酸メチル，ガスク
ロマトグラフィー用
B-*1311*
リバビリン　B-*1311*，
C-*6082*，C-*21*
リバビリンカプセル
C-*6089*
リバビリン（参照紫外可視
吸収スペクトル）
E-*184*
リバビリン（参照赤外吸収
スペクトル）　E-*404*
リファンピシン
C-*6092*，C-*21*
リファンピシンカプセル
C-*6103*
リファンピシン（参照紫外
可視吸収スペクトル）
E-*184*
リファンピシン（参照赤外
吸収スペクトル）
E-*405*
リボスタマイシン硫酸塩
C-*6107*，C-*21*

リポソーム注射剤
A-*96*
リボヌクレアーゼA，ゲル
ろ過分子量マーカー用
B-*1311*
リボフラビン　B-*1311*，
C-*6111*
リボフラビン散
C-*6118*
リボフラビン（参照紫外可
視吸収スペクトル）
E-*184*
リボフラビン酪酸エステル
C-*6120*，C-*21*
リボフラビン酪酸エステル
（参照紫外可視吸収スペ
クトル）　E-*185*
リボフラビンリン酸エステ
ルナトリウム
B-*1311*，C-*6124*
リボフラビンリン酸エステ
ルナトリウム（参照紫外
可視吸収スペクトル）
E-*185*
リボフラビンリン酸エステ
ルナトリウム注射液
C-*6129*
リマプロストアルファデク
ス　C-*6131*
リマプロストアルファデク
ス（参照紫外可視吸収ス
ペクトル）　E-*185*
リモナーデ剤　A-*63*
リモニン，薄層クロマトグ
ラフィー用　B-*1311*
リモネン　B-*1312*
流エキス剤　A-*170*
硫化アンモニウム試液
B-*1312*
硫化水素　B-*1312*
硫化水素試液　B-*1312*
硫化鉄　B-*1312*
硫化鉄（Ⅱ）　B-*1312*
硫化ナトリウム
B-*1312*

硫化ナトリウム九水和物
B-*1312*
硫化ナトリウム試液
B-*1312*
リュウガンニク
D-*1037*
竜眼肉　D-*1037*
リュウコツ　D-*1038*
竜骨　D-*1038*
リュウコツ末　D-*1041*
竜骨末　D-*1041*
硫酸　B-*1312*
0.0005 mol/L 硫酸
B-*895*
0.005 mol/L 硫酸
B-*895*
0.01 mol/L 硫酸　B-*895*
0.02 mol/L 硫酸　B-*895*
0.025 mol/L 硫酸
B-*895*
0.05 mol/L 硫酸　B-*895*
0.1 mol/L 硫酸　B-*894*
0.25 mol/L 硫酸　B-*894*
0.5 mol/L 硫酸　B-*893*
硫酸亜鉛　B-*1314*
0.02 mol/L 硫酸亜鉛液
B-*896*
0.05 mol/L 硫酸亜鉛液
B-*896*
0.1 mol/L 硫酸亜鉛液
B-*896*
硫酸亜鉛試液　B-*1314*
硫酸亜鉛水和物
C-*6136*，C-*21*
硫酸亜鉛点眼液
C-*6139*
硫酸亜鉛七水和物
B-*1314*
硫酸亜鉛，容量分析用
B-*1314*
硫酸アトロピン
B-*1314*
硫酸アトロピン，定量用
B-*1314*
硫酸アトロピン，薄層クロ

日本名索引　I -135

マトグラフィー用
　B - 1314
硫酸 4-アミノ-N,N-ジエ
　チルアニリン
　B - 1314
硫酸 4-アミノ-N,N-ジエ
　チルアニリン試液
　B - 1314
硫酸アルミニウムカリウム
　B - 1314
硫酸アルミニウムカリウム
　水和物　C - 6143,
　C - 21
硫酸アンモニウム
　B - 1314
硫酸アンモニウム緩衝液
　B - 1314
硫酸アンモニウム試液
　B - 1314
0.02 mol/L 硫酸アンモニ
　ウム鉄（Ⅱ）液
　B - 897
0.1 mol/L 硫酸アンモニウ
　ム鉄（Ⅱ）液　B - 896
0.1 mol/L 硫酸アンモニウ
　ム鉄（Ⅲ）液　B - 897
硫酸アンモニウム鉄（Ⅲ）
　試液　B - 1314
硫酸アンモニウム鉄（Ⅲ）
　試液, 希　B - 1314
硫酸アンモニウム鉄（Ⅲ）
　試液, 酸性　B - 1314
硫酸アンモニウム鉄（Ⅲ）
　十二水和物　B - 1314
硫酸アンモニウム鉄（Ⅱ）
　六水和物　B - 1314
硫酸・エタノール試液
　B - 1313
硫酸塩試験法　B - 88
硫酸カナマイシン
　B - 1314
硫酸カリウム　B - 1314,
　C - 6145, C - 21
硫酸カリウムアルミニウム
　十二水和物　B - 1314

硫酸カリウム試液
　B - 1314
硫酸, 希　B - 1312
硫酸キニジン　B - 1314
硫酸キニーネ　B - 1314
硫酸試液　B - 1313
硫酸試液, 0.05 mol/L
　B - 1313
硫酸試液, 0.25 mol/L
　B - 1313
硫酸試液, 0.5 mol/L
　B - 1313
硫酸試液, 1 mol/L
　B - 1313
硫酸試液, 2 mol/L
　B - 1313
硫酸試液, 5 mol/L
　B - 1313
硫酸ジベカシン
　B - 1314
硫酸・水酸化ナトリウム試
　液　B - 1313
硫酸水素カリウム
　B - 1314
硫酸水素テトラブチルアン
　モニウム　B - 1314
硫酸, 精製　B - 1312
0.1 mol/L 硫酸セリウム
　（Ⅳ）液　B - 898
硫酸セリウム（Ⅳ）四水和
　物　B - 1315
硫酸第一鉄　B - 1315
硫酸第一鉄アンモニウム
　B - 1315
0.02 mol/L 硫酸第一鉄ア
　ンモニウム液　B - 898
0.1 mol/L 硫酸第一鉄アン
　モニウム液　B - 898
硫酸第一鉄試液
　B - 1315
硫酸第二セリウムアンモニ
　ウム　B - 1315
0.01 mol/L 硫酸第二セリ
　ウムアンモニウム液
　B - 899

0.1 mol/L 硫酸第二セリウ
　ムアンモニウム液
　B - 899
硫酸第二セリウムアンモニ
　ウム試液　B - 1315
硫酸第二セリウムアンモニ
　ウム・リン酸試液
　B - 1315
硫酸第二鉄　B - 1315
硫酸第二鉄アンモニウム
　B - 1315
0.1 mol/L 硫酸第二鉄アン
　モニウム液　B - 899
硫酸第二鉄アンモニウム試
　液　B - 1315
硫酸第二鉄アンモニウム試
　液, 希　B - 1315
硫酸第二鉄試液
　B - 1315
硫酸呈色物試験法
　B - 89
硫酸呈色物用硫酸
　B - 1315
硫酸鉄（Ⅱ）試液
　B - 1315
硫酸鉄（Ⅱ）七水和物
　B - 1315
硫酸鉄（Ⅲ）試液
　B - 1315
硫酸鉄（Ⅲ）n 水和物
　B - 1315
硫酸鉄水和物　C - 6148,
　C - 21
硫酸銅　B - 1315
硫酸銅（Ⅱ）　B - 1315
硫酸銅（Ⅱ）五水和物
　B - 1315
硫酸銅試液　B - 1315
硫酸銅（Ⅱ）試液
　B - 1315
硫酸銅試液, アルカリ性
　B - 1315
硫酸銅（Ⅱ）試液, アルカ
　リ性　B - 1315
硫酸銅・ピリジン試液

I –136　　日本名索引

B – 1315
硫酸銅（Ⅱ）・ピリジン試液　B – 1315
硫酸銅，無水　B – 1315
硫酸ナトリウム　B – 1315, D – 914
硫酸ナトリウム十水塩　D – 914
硫酸ナトリウム十水和物　B – 1316
硫酸ナトリウム，無水　B – 1315
硫酸ニッケルアンモニウム　B – 1316
硫酸ニッケル（Ⅱ）アンモニウム六水和物　B – 1316
硫酸ニッケル（Ⅱ）六水和物　B – 1316
硫酸，発煙　B – 1313
硫酸バメタン　B – 1316
硫酸バリウム　C – 6151, C – 21
硫酸ヒドラジニウム　B – 1316
硫酸ヒドラジニウム試液　B – 1316
硫酸ヒドラジン　B – 1316
硫酸ビンクリスチン　B – 1316
硫酸ビンブラスチン　B – 1316
硫酸ベカナマイシン　B – 1316
硫酸・ヘキサン・メタノール試液　B – 1313
硫酸マグネシウム　B – 1316
硫酸マグネシウム試液　B – 1316
硫酸マグネシウム水和物　C – 6154, C – 21
硫酸マグネシウム水　C – 6158

硫酸マグネシウム注射液　C – 6159
硫酸マグネシウム七水和物　B – 1316
硫酸・メタノール試液　B – 1313
硫酸・メタノール試液，0.05 mol/L　B – 1313
硫酸 4-メチルアミノフェノール　B – 1316
硫酸 p-メチルアミノフェノール　B – 1316
硫酸 4-メチルアミノフェノール試液　B – 1316
硫酸 p-メチルアミノフェノール試液　B – 1317
0.01 mol/L 硫酸四アンモニウムセリウム（Ⅳ）液　B – 900
0.1 mol/L 硫酸四アンモニウムセリウム（Ⅳ）液　B – 899
硫酸四アンモニウムセリウム（Ⅳ）試液　B – 1317
硫酸四アンモニウムセリウム（Ⅳ）二水和物　B – 1317
硫酸四アンモニウムセリウム（Ⅳ）・リン酸試液　B – 1317
硫酸リチウム　B – 1317
硫酸リチウム一水和物　B – 1317
硫酸，硫酸呈色物用　B – 1313
硫酸・リン酸二水素ナトリウム試液　B – 1313
粒子計数装置　B – 1317
粒子計数装置用希釈液　B – 1317
粒子密度測定用校正球　B – 1352
リュウタン　D – 1042
竜胆　D – 1042
リュウタン末　D – 1047

竜胆末　D – 1047
流動パラフィン　B – 1317, C – 4102, C – 15, C – 60
粒度測定法　B – 503, B – 101
リュープロレリン酢酸塩　C – 6160
リュープロレリン酢酸塩（参照赤外吸収スペクトル）　E – 405
リョウキョウ　D – 1049
良姜　D – 1049
苓桂朮甘湯エキス　D – 1051
両性担体液，pH 3 ～ 10 用　B – 1317
両性担体液，pH 6 ～ 9 用　B – 1317
両性担体液，pH 7 ～ 9 用　B – 73
両性担体液，pH 8 ～ 10.5 用　B – 1317
リルマザホン塩酸塩錠　C – 6175
リルマザホン塩酸塩水和物　B – 1317, C – 6168, C – 21
リルマザホン塩酸塩水和物（参照紫外可視吸収スペクトル）　E – 186
リルマザホン塩酸塩水和物（参照赤外吸収スペクトル）　E – 405
リンゲル液　C – 6177, C – 21
リンコフィリン，成分含量測定用　B – 1317
リンコフィリン，定量用　B – 1317, B – 124
リンコフィリン，薄層クロマトグラフィー用　B – 1318
リンコマイシン塩酸塩水和物　C – 6180, C – 21

日本名索引　I-137

リンコマイシン塩酸塩水和
　物（参照赤外吸収スペク
　トル）　E-406
リンコマイシン塩酸塩注射
　液　C-6184
リン酸　B-1318
リン酸一水素カリウム
　B-1318
リン酸一水素カリウム・ク
　エン酸緩衝液，pH 5.3
　B-1318
リン酸一水素カリウム試
　液，1 mol/L，緩衝液用
　B-1318
リン酸一水素ナトリウム
　B-1318
リン酸一水素ナトリウム・
　クエン酸塩緩衝液，pH
　5.4　B-1319
リン酸一水素ナトリウム・
　クエン酸緩衝液，pH 4.5
　B-1319
リン酸一水素ナトリウム・
　クエン酸緩衝液，pH 6.0
　B-1319
リン酸一水素ナトリウム試
　液　B-1319
リン酸一水素ナトリウム試
　液，0.05 mol/L
　B-1319
リン酸一水素ナトリウム試
　液，0.5 mol/L
　B-1319
リン酸一水素ナトリウム，
　無水　B-1318
リン酸一水素ナトリウム，
　無水，pH 測定用
　B-1319
リン酸塩緩衝液，
　0.01 mol/L　B-1319
リン酸塩緩衝液，
　0.01 mol/L，pH 6.8
　B-1319
リン酸塩緩衝液，
　0.02 mol/L，pH 3.0

B-1319
リン酸塩緩衝液，
　0.02 mol/L，pH 3.5
　B-1320
リン酸塩緩衝液，
　0.02 mol/L，pH 7.5
　B-1320
リン酸塩緩衝液，
　0.02 mol/L，pH 8.0
　B-1320
リン酸塩緩衝液，
　0.03 mol/L，pH 7.5
　B-1320
リン酸塩緩衝液，
　0.05 mol/L，pH 3.5
　B-1320
リン酸塩緩衝液，
　0.05 mol/L，pH 6.0
　B-1320
リン酸塩緩衝液，
　0.05 mol/L，pH 7.0
　B-1320
リン酸塩緩衝液，0.1 mol/L，
　pH 4.5　B-1320
リン酸塩緩衝液，0.1 mol/L，
　pH 5.3　B-1320
リン酸塩緩衝液，0.1 mol/L，
　pH 6.8　B-1320
リン酸塩緩衝液，0.1 mol/L，
　pH 7.0　B-1320
リン酸塩緩衝液，0.1 mol/L，
　pH 8.0　B-1320
リン酸塩緩衝液，0.1 mol/L，
　pH 8.0，抗生物質用
　B-1320
リン酸塩緩衝液，0.2 mol/L，
　pH 10.5　B-1321
リン酸塩緩衝液，
　1/15 mol/L，pH 5.6
　B-1321
リン酸塩緩衝液，pH 3.0
　B-1321
リン酸塩緩衝液，pH 3.1
　B-1321
リン酸塩緩衝液，pH 3.2

B-128
リン酸塩緩衝液，pH 4.0
　B-1321
リン酸塩緩衝液，pH 5.9
　B-1321
リン酸塩緩衝液，pH 6.0
　B-1321
リン酸塩緩衝液，pH 6.2
　B-1321
リン酸塩緩衝液，pH 6.5
　B-1321
リン酸塩緩衝液，pH 6.5,
　抗生物質用　B-1321
リン酸塩緩衝液，pH 6.8
　B-1321
リン酸塩緩衝液，pH 7.0
　B-1321
リン酸塩緩衝液，pH 7.2
　B-1321
リン酸塩緩衝液，pH 7.4
　B-1321
リン酸塩緩衝液，pH 8.0
　B-1321
リン酸塩緩衝液，pH 12
　B-1322
リン酸塩緩衝液，エポエチ
　ンアルファ用
　B-1319
リン酸塩緩衝液・塩化ナト
　リウム試液，0.01 mol/L，
　pH 7.4　B-1322
リン酸塩緩衝液，サイコ成
　分含量測定用
　B-1319
リン酸塩緩衝液，サイコ定
　量用　B-1319
リン酸塩緩衝液，細胞毒性
　試験用　B-1319
リン酸塩緩衝液，パンクレ
　アチン用　B-1319
リン酸塩緩衝液，ブシ用
　B-1319
リン酸塩緩衝液，マイクロ
　プレート洗浄用
　B-1319

I –138　　日本名索引

リン酸塩緩衝塩化ナトリウ
　ム試液　B – 1322
リン酸塩試液　B – 1322
リン酸塩 pH 標準液
　B – 920
リン酸カリウム三水和物
　B – 128
リン酸緩衝液, 0.1 mol/L,
　pH 7　B – 1322
リン酸コデイン, 定量用
　B – 1322
リン酸・酢酸・ホウ酸緩衝
　液, pH 2.0　B – 1318
リン酸三ナトリウム十二水
　和物　B – 1322
リン酸ジヒドロコデイン,
　定量用　B – 1322
リン酸水素アンモニウムナ
　トリウム　B – 1322
リン酸水素アンモニウムナ
　トリウム四水和物
　B – 1322
リン酸水素カルシウム水和
　物　C – 6188, C – 22
リン酸水素ナトリウム水和
　物　C – 6191, C – 22
リン酸水素二アンモニウム
　B – 1322
リン酸水素二カリウム
　B – 1322
リン酸水素二カリウム・ク
　エン酸緩衝液, pH 5.3
　B – 1322
リン酸水素二カリウム試
　液, 1 mol/L, 緩衝液用
　B – 1322
リン酸水素二ナトリウム・
　クエン酸塩緩衝液, pH
　3.0　B – 1324
リン酸水素二ナトリウム・
　クエン酸塩緩衝液, pH
　5.4　B – 1324
リン酸水素二ナトリウム・
　クエン酸緩衝液, 0.05
　mol/L, pH 6.0

　B – 1323
リン酸水素二ナトリウム・
　クエン酸緩衝液, pH 3.0
　B – 1323
リン酸水素二ナトリウム・
　クエン酸緩衝液, pH 4.5
　B – 1323
リン酸水素二ナトリウム・
　クエン酸緩衝液, pH 5.0
　B – 1323
リン酸水素二ナトリウム・
　クエン酸緩衝液, pH 5.4
　B – 1323
リン酸水素二ナトリウム・
　クエン酸緩衝液, pH 5.5
　B – 1323
リン酸水素二ナトリウム・
　クエン酸緩衝液, pH 6.0
　B – 1323
リン酸水素二ナトリウム・
　クエン酸緩衝液, pH 6.8
　B – 1323
リン酸水素二ナトリウム・
　クエン酸緩衝液, pH 7.2
　B – 1323
リン酸水素二ナトリウム・
　クエン酸緩衝液, pH 7.5
　B – 1324
リン酸水素二ナトリウム・
　クエン酸緩衝液, pH 8.2
　B – 1324
リン酸水素二ナトリウム・
　クエン酸緩衝液, ペニシ
　リウム由来 β–ガラクト
　シダーゼ用, pH 4.5
　B – 1323
リン酸水素二ナトリウム試
　液　B – 1322
リン酸水素二ナトリウム試
　液, 0.05 mol/L
　B – 1323
リン酸水素二ナトリウム試
　液, 0.5 mol/L
　B – 1323
リン酸水素二ナトリウム十

　二水和物　B – 1322
リン酸水素二ナトリウム,
　pH 測定用　B – 1322
リン酸水素二ナトリウム,
　無水　B – 1322
リン酸テトラブチルアンモ
　ニウム　B – 1324
リン酸トリス (4–t–ブチル
　フェニル)　B – 1324
リン酸ナトリウム
　B – 1324
リン酸ナトリウム緩衝液,
　0.1 mol/L, pH 7.0
　B – 1324
リン酸ナトリウム試液
　B – 1324
リン酸二水素アンモニウム
　B – 1324
リン酸二水素アンモニウム
　試液, 0.02 mol/L
　B – 1324
リン酸二水素カリウム
　B – 1324
リン酸二水素カリウム試
　液, 0.01 mol/L, pH 4.0
　B – 1324
リン酸二水素カリウム試
　液, 0.02 mol/L
　B – 1324
リン酸二水素カリウム試
　液, 0.05 mol/L
　B – 1324
リン酸二水素カリウム試
　液, 0.05 mol/L, pH 3.0
　B – 1324
リン酸二水素カリウム試
　液, 0.05 mol/L, pH 4.7
　B – 1325
リン酸二水素カリウム試
　液, 0.1 mol/L
　B – 1325
リン酸二水素カリウム試
　液, 0.1 mol/L, pH 2.0
　B – 1325
リン酸二水素カリウム試

日本名索引　I-139

液, 0.2 mol/L
B-1325
リン酸二水素カリウム試
液, 0.2 mol/L, 緩衝液
用　B-1325
リン酸二水素カリウム試
液, 0.25 mol/L, pH 3.5
B-1325
リン酸二水素カリウム試
液, 0.33 mol/L
B-1325
リン酸二水素カリウム,
pH測定用　B-1324
リン酸二水素カルシウム水
和物　C-6194,
C-22
リン酸二水素ナトリウム
B-1325
リン酸二水素ナトリウム一
水和物　B-1325
リン酸二水素ナトリウム・
エタノール試液
B-1326
リン酸二水素ナトリウム試
液, 0.01 mol/L, pH 7.5
B-1325
リン酸二水素ナトリウム試
液, 0.05 mol/L
B-1325
リン酸二水素ナトリウム試
液, 0.05 mol/L, pH 2.6
B-1325
リン酸二水素ナトリウム試
液, 0.05 mol/L, pH 3.0
B-1325
リン酸二水素ナトリウム試
液, 0.05 mol/L, pH 5.5
B-1326
リン酸二水素ナトリウム試
液, 0.1 mol/L
B-1326
リン酸二水素ナトリウム試
液, 0.1 mol/L, pH 3.0
B-1326
リン酸二水素ナトリウム試

液, 2 mol/L　B-1326
リン酸二水素ナトリウム試
液, pH 2.2　B-1326
リン酸二水素ナトリウム試
液, pH 2.5　B-1326
リン酸二水素ナトリウム二
水和物　B-1325
リン酸二水素ナトリウム,
無水　B-1325
リン酸標準液　B-920
リン酸リボフラビンナトリ
ウム　B-1326
リン酸・硫酸ナトリウム緩
衝液, pH 2.3
B-1318
リンタングステン酸
B-1326
リンタングステン酸試液
B-1326
リンタングステン酸n水
和物　B-1326
リンモリブデン酸
B-1326
リンモリブデン酸n水和
物　B-1326

ル

ルチン, 薄層クロマトグラ
フィー用　B-1326
ルテオリン, 薄層クロマト
グラフィー用
B-1327

レ

レイン, 定量用
B-1327
レイン, 薄層クロマトグラ
フィー用　B-1329
レーザー回折・散乱法によ
る粒子径測定法
B-525
レザズリン　B-1329
レザズリン液　B-1329

レシチン　B-1329
レジブフォゲニン, 成分含
量測定用　B-1329
レジブフォゲニン, 定量用
B-1329
レジブフォゲニン, 薄層ク
ロマトグラフィー用
B-1330
レセルピン　C-6197
レセルピン散0.1%
C-6206
レセルピン（参照紫外可視
吸収スペクトル）
E-186
レセルピン（参照赤外吸収
スペクトル）　E-406
レセルピン錠　C-6203
レセルピン注射液
C-6207
レソルシノール
B-1330
レソルシノール試液
B-1330
レソルシノール・硫酸試液
B-1330
レソルシノール・硫酸銅
（Ⅱ）試液　B-1330
レゾルシン　B-1330
レゾルシン試液
B-1330
レゾルシン硫酸試液
B-1330
レチノール酢酸エステル
C-6209
レチノールパルミチン酸エ
ステル　C-6214
レナンピシリン塩酸塩
C-6216, C-22
レナンピシリン塩酸塩（参
照赤外吸収スペクトル）
E-406
レノグラスチム（遺伝子組
換え）　C-6223
レバミピド　C-6232,
C-22

I −140　日本名索引

レバミピド（参照紫外可視
　吸収スペクトル）
　E −186
レバミピド（参照赤外吸収
　スペクトル）　E −407
レバミピド錠　C −6237
レバミピド，定量用
　B −1330
レバロルファン酒石酸塩
　C −6240, C −22
レバロルファン酒石酸塩
　（参照紫外可視吸収スペ
　クトル）　E −187
レバロルファン酒石酸塩
　（参照赤外吸収スペクト
　ル）　E −407
レバロルファン酒石酸塩注
　射液　C −6244
レバロルファン酒石酸塩，
　定量用　B −1330
レボチロキシンナトリウム
　B −1330
レボチロキシンナトリウム
　錠　C −6251
レボチロキシンナトリウム
　水和物　B −1330,
　C −6246
レボチロキシンナトリウム
　水和物（参照紫外可視吸
　収スペクトル）
　E −187
レボチロキシンナトリウム
　水和物，薄層クロマトグ
　ラフィー用　B −1330
レボチロキシンナトリウ
　ム，薄層クロマトグラフ
　ィー用　B −1330
レボドパ　C −6254,
　C −22
レボドパ（参照紫外可視吸
　収スペクトル）
　E −187
レボフロキサシン細粒
　C −6268
レボフロキサシン錠

C −6265
レボフロキサシン水和物
　C −6260, C −22
レボフロキサシン水和物
　（参照紫外可視吸収スペ
　クトル）　E −188
レボフロキサシン水和物
　（参照赤外吸収スペクト
　ル）　E −407
レボフロキサシン水和物，
　定量用　B −1331
レボフロキサシン注射液
　C −6271
レボフロキサシン点眼液
　C −6273
レボホリナートカルシウム
　水和物　C −6276,
　C −22
レボホリナートカルシウム
　水和物（参照紫外可視吸
　収スペクトル）
　E −188
レボホリナートカルシウム
　水和物（参照赤外吸収ス
　ペクトル）　E −408
レボメプロマジンマレイン
　酸塩　C −6284,
　C −22
レンギョウ　B −1331,
　D −1057
連翹　D −1057
レンニク　D −1060,
　D −44
蓮肉　D −1060

ロ

ロイコボリンカルシウム
　C −5468
L−ロイシン　B −1331,
　C −6288, C −22
L−ロイシン（参照赤外吸
　収スペクトル）
　E −408
L−ロイシン，定量用

B −1331
ロカイ　D −31
ロカイ末　D −36
ロガニン，成分含量測定用
　B −1331
ロガニン，定量用
　B −1331, B −126
ロガニン，薄層クロマトグ
　ラフィー用　B −1333
ロキサチジン酢酸エステル
　塩酸塩　B −1333,
　C −6291, C −22
ロキサチジン酢酸エステル
　塩酸塩（参照紫外可視吸
　収スペクトル）
　E −188
ロキサチジン酢酸エステル
　塩酸塩（参照赤外吸収ス
　ペクトル）　E −408
ロキサチジン酢酸エステル
　塩酸塩徐放カプセル
　C −6297
ロキサチジン酢酸エステル
　塩酸塩徐放錠
　C −6295
ロキシスロマイシン
　C −6303, C −22
ロキシスロマイシン（参照
　赤外吸収スペクトル）
　E −409
ロキシスロマイシン錠
　C −6308
ロキソプロフェンナトリウ
　ム錠　C −6316
ロキソプロフェンナトリウ
　ム水和物　C −6311,
　C −22, C −83
ロキソプロフェンナトリウ
　ム水和物（参照紫外可視
　吸収スペクトル）
　E −189
ロキソプロフェンナトリウ
　ム水和物（参照赤外吸収
　スペクトル）　E −409
ロサルタンカリウム

日本名索引　　I－141

B－1333，C－6319，C－22

ロサルタンカリウム（参照紫外可視吸収スペクトル）　E－189

ロサルタンカリウム（参照赤外吸収スペクトル）　E－409

ロサルタンカリウム錠　C－6324

ロサルタンカリウム・ヒドロクロロチアジド錠　C－6326

ろ紙　B－1348

ろ紙，定量分析用　B－1348

ローション剤　A－139

ろ紙，ろ過フィルター，試験紙，るつぼ等　B－1347

ロジン　D－1062

ロスバスタチンカルシウム　B－1333，C－6336，C－22

ロスバスタチンカルシウム鏡像異性体　B－1333

ロスバスタチンカルシウム（参照紫外可視吸収スペクトル）　E－189

ロスバスタチンカルシウム（参照赤外吸収スペクトル）　E－410

ロスバスタチンカルシウム錠　C－6348

ローズベンガル　B－1333

ロスマリン酸，成分含量測定用　B－1333

ロスマリン酸，定量用　B－1334

ロスマリン酸，薄層クロマトグラフィー用　B－1335

ロック用ヘパリンナトリウム液　C－5257

ロック・リンゲル試液　B－1336

ロートエキス　D－1069，D－45

ロートエキス散　D－1071，D－45

ロートエキス・アネスタミン散　D－1074，D－45

ロートエキス・カーボン散　D－1077，D－46

ロートエキス・タンニン坐剤　D－1079

ロートコン　D－1063

ロバスタチン　B－1336

ロフラゼプ酸エチル　C－6353，C－22

ロフラゼプ酸エチル（参照紫外可視吸収スペクトル）　E－190

ロフラゼプ酸エチル（参照赤外吸収スペクトル）　E－410

ロフラゼプ酸エチル錠　C－6359

ロベンザリットナトリウム　C－6362，C－22

ロベンザリットナトリウム（参照紫外可視吸収スペクトル）　E－190

ロベンザリットナトリウム

（参照赤外吸収スペクトル）　E－410

ローヤルゼリー　D－1080，D－46

ロラゼパム　C－6365，C－22

ロラゼパム（参照紫外可視吸収スペクトル）　E－190

ロラゼパム（参照赤外吸収スペクトル）　E－411

ロルノキシカム　C－84

ロルノキシカム（参照紫外可視吸収スペクトル）　E－6

ロルノキシカム（参照赤外吸収スペクトル）　E－13

ロルノキシカム錠　C－91

ロルノキシカム標準品　B－56

ワ

ワセリン　B－1336

ワルファリンカリウム　C－6375，C－22

ワルファリンカリウム（参照紫外可視吸収スペクトル）　E－191

ワルファリンカリウム（参照赤外吸収スペクトル）　E－411

ワルファリンカリウム錠　C－6388

ワルファリンカリウム，定量用　B－1336

INDEX

A

Absorptive Cream   C − 1641
Acacia   D − 26
Acebutolol Hydrochloride   C − 156
Acemetacin   C − 160
Acemetacin Capsules   C − 167
Acemetacin Tablets   C − 164
Acetaminophen   C − 146
Acetazolamide   C − 134
Acetic Acid   C − 2035
Acetohexamide   C − 150
Acetylcholine Chloride for Injection
   C − 139
Acetylcysteine   C − 142
Achyranthes Root   D − 341
Aciclovir   C − 62
Aciclovir for Injection   C − 78
Aciclovir for Syrup   C − 74
Aciclovir Granules   C − 70
Aciclovir Injection   C − 76
Aciclovir Ointment   C − 80
Aciclovir Ophthalmic Ointment   C − 79
Aciclovir Syrup   C − 72
Aciclovir Tablets   C − 68
Aclarubicin Hydrochloride   C − 36
Acrinol and Zinc Oxide Oil   C − 46
Acrinol and Zinc Oxide Ointment
   C − 45
Acrinol Hydrate   C − 41
Actinomycin D   C − 32
Adrenaline   C − 204
Adrenaline Injection   C − 211
Adrenaline Solution   C − 209
Adsorbed Diphtheria−Purified Pertussis−
   Tetanus Combined Vaccine   C − 4443
Adsorbed Diphtheria−Tetanus Combined
   Toxoid   C − 2328
Adsorbed Diphtheria Toxoid for Adult
   Use   C − 2328
Adsorbed Hepatitis B Vaccine   C − 4253
Adsorbed Purified Pertussis Vaccine
   C − 4443
Adsorbed Tetanus Toxoid   C − 4033
Aerosols for Cutaneous Application
   A − 142
Afloqualone   C − 231
Agar   D − 239
Ajmaline   C − 86
Ajmaline Tablets   C − 89
Akebia Stem   D − 992
Alacepril   C − 339
Alacepril Tablets   C − 344
L−Alanine   C − 347
Albumin Tannate   C − 3161
Aldioxa   C − 373
Aldioxa Granules   C − 379
Aldioxa Tablets   C − 377
Alendronate Sodium Hydrate   C − 420
Alendronate Sodium Injection   C − 428
Alendronate Sodium Tablets   C − 426
Alimemazine Tartrate   C − 351
Alisma Tuber   D − 649
Allopurinol   C − 434
Allopurinol Tablets   C − 438
Alminoprofen   C − 413
Alminoprofen Tablets   C − 417
Aloe   D − 31
Alpinia Officinarum Rhizome   D − 1049
Alprazolam   C − 381
Alprenolol Hydrochloride   C − 385
Alprostadil   C − 388
Alprostadil Alfadex   C − 400
Alprostadil Injection   C − 393
Aluminum Monostearate   C − 5843

英名索引　Ⅰ-143

Aluminum Potassium Sulfate Hydrate
　C - 6143
Aluminum Silicate Hydrate with Silicon
　Dioxide　D - 189
Alum Solution　C - 5592
Amantadine Hydrochloride　C - 252
Ambenonium Chloride　C - 484
Amidotrizoic Acid　C - 273
Amikacin Sulfate　C - 266
Amikacin Sulfate for Injection　C - 272
Amikacin Sulfate Injection　C - 270
Aminophylline Hydrate　C - 289
Aminophylline Injection　C - 294
Amiodarone Hydrochloride　C - 256
Amiodarone Hydrochloride Tablets
　C - 263
Amitriptyline Hydrochloride　C - 280
Amitriptyline Hydrochloride Tablets
　C - 283
Amlexanox　C - 490
Amlexanox Tablets　C - 496
Amlodipine Besilate　C - 306
Amlodipine Besilate Orally Disintegrating
　Tablets　C - 313
Amlodipine Besilate Tablets　C - 311
Ammonia Water　C - 487
Amobarbital　C - 335
Amomum Seed　D - 502
Amosulalol Hydrochloride　C - 328
Amosulalol Hydrochloride Tablets
　C - 332
Amoxapine　C - 317
Amoxicillin Capsules　C - 325
Amoxicillin Hydrate　C - 321
Amphotericin B　C - 297
Amphotericin B for Injection　C - 304
Amphotericin B Syrup　C - 303
Amphotericin B Tablets　C - 301
Ampicillin Hydrate　C - 462
Ampicillin Sodium　C - 467
Ampicillin Sodium and Sulbactam Sodium
　for Injection　C - 473
Ampicillin Sodium for Injection
　C - 470
Ampiroxicam　C - 477

Ampiroxicam Capsules　C - 481
Amyl Nitrite　C - 91
Anastrozole　C - 23
Anastrozole Tablets　C - 28
Anemarrhena Rhizome　D - 664
Anesthetic Ether　C - 955
Angelica Dahurica Root　D - 856
Anhydrous Ampicillin　C - 458
Anhydrous Caffeine　C - 1325
Anhydrous Citric Acid　C - 1579
Anhydrous Dibasic Calcium Phosphate
　C - 6185
Anhydrous Ethanol　C - 880
Anhydrous Lactose　C - 3948
Anhydrous Sodium Sulfate　D - 916
Antipyrine　C - 452
Apricot Kernel　D - 264
Apricot Kernel Water　D - 269
Aprindine Hydrochloride　C - 224
Aprindine Hydrochloride Capsules
　C - 228
Aralia Rhizome　D - 755
Arbekacin Sulfate　C - 406
Arbekacin Sulfate Injection　C - 412
Areca　D - 875
Argatroban Hydrate　C - 360
L-Arginine　C - 366
L-Arginine Hydrochloride　C - 369
L-Arginine Hydrochloride Injection
　C - 372
Aripiprazole　C - 3
Aromatic Castor Oil　D - 854
Aromatic Waters　A - 169
Arotinolol Hydrochloride　C - 431
Arsenical Paste　C - 222
Arsenic Trioxide　C - 2117
Artemisia Capillaris Flower　D - 45
Artemisia Leaf　D - 152
Ascorbic Acid　C - 95
Ascorbic Acid and Calcium Pantothenate
　Tablets　C - 104
Ascorbic Acid Injection　C - 103
Ascorbic Acid Powder　C - 100
Asiasarum Root　D - 399
Asparagus Root　D - 700

L-Aspartic Acid   C - 116
Aspirin   C - 119
Aspirin Aluminum   C - 126
Aspirin Tablets   C - 124
Aspoxicillin Hydrate   C - 130
Astragalus Root   D - 87
Atenolol   C - 191
Atorvastatin Calcium Hydrate   C - 195
Atorvastatin Calcium Tablets   C - 201
Atractylodes Lancea Rhizome   D - 599
Atractylodes Rhizome   D - 859
Atropine Sulfate Hydrate   C - 214
Atropine Sulfate Injection   C - 220
Auranofin   C - 1254
Auranofin Tablets   C - 1258
Azathioprine   C - 50
Azathioprine Tablets   C - 54
Azelastine Hydrochloride   C - 169
Azelastine Hydrochloride Granules
    C - 173
Azelnidipine   C - 175
Azelnidipine Tablets   C - 180
Azithromycin Hydrate   C - 82
Azosemide   C - 184
Azosemide Tablets   C - 188
Aztreonam   C - 109
Aztreonam for Injection   C - 114

B

Bacampicillin Hydrochloride   C - 4011
Bacitracin   C - 4031
Baclofen   C - 4023
Baclofen Tablets   C - 4028
Bakumondoto Extract   D - 809
Bamethan Sulfate   C - 4064
Barbital   C - 4140
Barium Sulfate   C - 6151
Bearberry Leaf   D - 65
Bear Bile   D - 1004
Beclometasone Dipropionate   C - 5151
Beef Tallow   D - 260
Bekanamycin Sulfate   C - 5147
Belladonna Extract   D - 896
Belladonna Root   D - 893

Belladonna Total Alkaloids   D - 897
Benidipine Hydrochloride   C - 5219
Benidipine Hydrochloride Tablets
    C - 5223
Benincasa Seed   D - 710
Benserazide Hydrochloride   C - 5354
Bentonite   C - 5365
Benzalkonium Chloride   C - 5320
Benzalkonium Chloride Concentrated
    Solution 50   C - 5325
Benzalkonium Chloride Solution
    C - 5324
Benzbromarone   C - 5345
Benzethonium Chloride   C - 5349
Benzethonium Chloride Solution
    C - 5352
Benzoic Acid   C - 440
Benzoin   D - 39
Benzyl Alcohol   C - 5327
Benzyl Benzoate   C - 450
Benzylpenicillin Benzathine Hydrate
    C - 5340
Benzylpenicillin Potassium   C - 5333
Benzylpenicillin Potassium for Injection
    C - 5337
Bepotastine Besilate   C - 5268
Bepotastine Besilate Tablets   C - 5272
Beraprost Sodium   C - 5295
Beraprost Sodium Tablets   C - 5300
Berberine Chloride Hydrate   C - 5316
Berberine Tannate   C - 3166
Betahistine Mesilate   C - 5171
Betahistine Mesilate Tablets   C - 5174
Betamethasone   C - 5181
Betamethasone Dipropionate   C - 5202
Betamethasone Sodium Phosphate
    C - 5207
Betamethasone Tablets   C - 5188
Betamethasone Valerate   C - 5191
Betamethasone Valerate and Gentamicin
    Sulfate Ointment   C - 5195
Betamethasone Valerate and Gentamicin
    Sulfate Cream   C - 5199
Betamipron   C - 5178
Betaxolol Hydrochloride   C - 5161

英名索引　　I -145

Bethanechol Chloride　C - 5168

Bezafibrate　C - 5155

Bezafibrate Extended-release Tablets
C - 5159

BGLB　B - 1204

α-BHC　B - 1202

β-BHC　B - 1203

γ-BHC　B - 1203

δ-BHC　B - 1203

Bicalutamide　C - 4254

Bicalutamide Tablets　C - 89

Bifonazole　C - 4426

Biotin　C - 4250

Biperiden Hydrochloride　C - 4422

Biphasic Isophane Insulin Human (Genetical Recombination) Injectable Aqueous Suspension　C - 748

Bisacodyl　C - 4267

Bisacodyl Suppositories　C - 4269

Bismuth Subgallate　C - 2391

Bismuth Subnitrate　C - 2210

Bisoprolol Fumarate　C - 4277

Bisoprolol Fumarate Tablets　C - 4281

Bitter Cardamon　D - 999

Bitter Orange Peel　D - 747

Bitter Tincture　D - 279

Bleomycin Hydrochloride　C - 4924

Bleomycin Sulfate　C - 4931

Bofutsushosan Extract　D - 921

Boiogito Extract　D - 905

Boric Acid　C - 5379

Bromazepam　C - 5108

Bromfenac Sodium Hydrate　C - 5112

Bromfenac Sodium Ophthalmic Solution
C - 5116

Bromhexine Hydrochloride　C - 5118

Bromocriptine Mesilate　C - 5135

Bromovalerylurea　C - 5140

Brotizolam　C - 5029

Brotizolam Tablets　C - 5033

Brown Rice　D - 329

Buccal Tablets　A - 72

Bucillamine　C - 4677

Bucillamine Tablets　C - 4680

Bucumolol Hydrochloride　C - 4667

Budesonide　C - 93

Bufetolol Hydrochloride　C - 4743

Buformin Hydrochloride　C - 4755

Buformin Hydrochloride Delayed-release
Tablets　C - 4762

Buformin Hydrochloride Tablets
C - 4760

Bumetanide　C - 4765

Bunazosin Hydrochloride　C - 4734

Bupivacaine Hydrochloride Hydrate
C - 4738

Bupleurum Root　D - 382

Bupranolol Hydrochloride　C - 4747

Buprenorphine Hydrochloride　C - 4750

Burdock Fruit　D - 361

Busulfan　C - 4683

Butenafine Hydrochloride　C - 4692

Butenafine Hydrochloride Cream
C - 4698

Butenafine Hydrochloride Solution
C - 4695

Butenafine Hydrochloride Spray
C - 4696

Butropium Bromide　C - 4730

Butyl Parahydroxybenzoate　C - 4081,
C - 79

Byakkokaninjinto Extract　D - 866

C

Cabergoline　C - 1346

Cacao Butter　D - 154

Cadralazine　C - 1309

Cadralazine Tablets　C - 1313

Caffeine and Sodium Benzoate　C - 446

Caffeine Hydrate　C - 1327

Calcitonin Salmon　C - 1377

Calcium Chloride Hydrate　C - 1142

Calcium Chloride Injection　C - 1146

Calcium Folinate Hydrate　C - 5468

Calcium Gluconate Hydrate　C - 1674

Calcium Hydroxide　C - 2523

Calcium Lactate Hydrate　C - 3937

Calcium Levofolinate Hydrate　C - 6276

Calcium Oxide　C - 2104

Calcium Pantothenate C – 4210

Calcium Paraaminosalicylate Hydrate
  C – 4068

Calcium Paraaminosalicylate Granules
  C – 4074

Calcium Polystyrene Sulfonate
  C – 5450

Calcium Sodium Edetate Hydrate
  C – 944

Calcium Stearate C – 2552

Calumba D – 375

Camellia Oil D – 695

Camostat Mesilate C – 1355

d–Camphor C – 1488

dl–Camphor C – 1493

Candesartan Cilexetil C – 1455

Candesartan Cilexetil and Amlodipine
  Besylate Tablets C – 1466

Candesartan Cilexetil and Hydrochloroth-
  iazide Tablets C – 1475

Candesartan Cilexetil Tablets C – 1462

Capsicum D – 712

Capsicum and Salicylic Acid Spirit
  D – 722

Capsicum Tincture D – 719

Capsules A – 44, C – 1332

Captopril C – 1335

Carbamazepine C – 1394

Carbazochrome Sodium Sulfonate Hy-
  drate C – 1390

Carbidopa Hydrate C – 1401

L–Carbocisteine C – 1415

L–Carbocisteine Tablets C – 1418

Carbon Dioxide C – 3883

Carboplatin C – 1420

Carboplatin Injection C – 1426

Cardamon D – 523

Carmellose C – 1429

Carmellose Calcium C – 1431

Carmellose Sodium C – 1435

Carmofur C – 1452

Carnauba Wax D – 214

Carteolol Hydrochloride C – 1386

Carumonam Sodium C – 1445

Carvedilol C – 1406

Carvedilol Tablets C – 1410

Cassia Seed D – 299

Castor Oil D – 851

Catalpa Fruit D – 254

Cataplasms A – 154

Cefaclor C – 2683

Cefaclor Capsules C – 2688

Cefaclor Combination Granules
  C – 2692

Cefaclor Fine Granules C – 2697

Cefadroxil C – 2718

Cefadroxil Capsules C – 2722

Cefadroxil for Syrup C – 2724

Cefalexin C – 2726

Cefalexin Capsules C – 2731

Cefalexin Combination Granules
  C – 2734

Cefalexin for Syrup C – 2738

Cefalotin Sodium C – 2741

Cefalotin Sodium for Injection
  C – 2745

Cefatrizine Propylene Glycolate
  C – 2712

Cefatrizine Propylene Glycolate for Syr-
  up C – 2716

Cefazolin Sodium C – 2700

Cefazolin Sodium for Injection
  C – 2709

Cefazolin Sodium Hydrate C – 2705

Cefbuperazone Sodium C – 2909

Cefcapene Pivoxil Hydrochloride Hydrate
  C – 2818

Cefcapene Pivoxil Hydrochloride Tablets
  C – 2825

Cefcapene Pivoxil Hydrochloride Fine
  Granules C – 2829

Cefdinir C – 2844

Cefdinir Capsules C – 2850

Cefdinir Fine Granules C – 2852

Cefditoren Pivoxil C – 2832

Cefditoren Pivoxil Fine Granules
  C – 2841

Cefditoren Pivoxil Tablets C – 2838

Cefepime Dihydrochloride for Injection
  C – 2766

英名索引　Ⅰ-147

Cefepime Dihydrochloride Hydrate
　C - 2759
Cefixime Capsules　C - 2752
Cefixime Fine Granules　C - 2755
Cefixime Hydrate　C - 2748
Cefmenoxime Hydrochloride　C - 2937
Cefmetazole Sodium　C - 2930
Cefmetazole Sodium for Injection
　C - 2935
Cefminox Sodium Hydrate　C - 2926
Cefodizime Sodium　C - 2769
Cefoperazone Sodium　C - 2806
Cefoperazone Sodium and Sulbactam Sodium for Injection　C - 2814
Cefoperazone Sodium for Injection
　C - 2812
Cefotaxime Sodium　C - 2781
Cefotetan　C - 2799
Cefotiam Hexetil Hydrochloride
　C - 2793
Cefotiam Hydrochloride　C - 2786
Cefotiam Hydrochloride for Injection
　C - 2791
Cefozopran Hydrochloride　C - 2774
Cefozopran Hydrochloride for Injection
　C - 2779
Cefpiramide Sodium　C - 2897
Cefpirome Sulfate　C - 2903
Cefpodoxime Proxetil　C - 2914
Cefpodoxime Proxetil for Syrup
　C - 2923
Cefpodoxime Proxetil Tablets　C - 2920
Cefroxadine for Syrup　C - 2950
Cefroxadine Hydrate　C - 2944
Cefsulodin Sodium　C - 2854
Ceftazidime for Injection　C - 2867
Ceftazidime Hydrate　C - 2859
Cefteram Pivoxil　C - 2880
Cefteram Pivoxil Fine Granules
　C - 2887
Cefteram Pivoxil Tablets　C - 2884
Ceftibuten Hydrate　C - 2874
Ceftizoxime Sodium　C - 2869
Ceftriaxone Sodium Hydrate　C - 2889
Cefuroxime Axetil　C - 2952

Celecoxib　C - 3008
Cellacefate　C - 2963
Celmoleukin (Genetical Recombination)
　C - 2989
Cetanol　C - 2666
Cetirizine Hydrochloride　C - 2667
Cetirizine Hydrochloride Tablets
　C - 2672
Cetotiamine Hydrochloride Hydrate
　C - 2674
Cetraxate Hydrochloride　C - 2678
Chenodeoxycholic Acid　C - 1936
Cherry Bark　D - 114
Chewable Tablets　A - 34
Chloral Hydrate　C - 5384
Chloramphenicol　C - 1808
Chloramphenicol and Colistin Sodium
　Methanesulfonate Ophthalmic Solution
　C - 1815
Chloramphenicol Palmitate　C - 1818
Chloramphenicol Sodium Succinate
　C - 1812
Chlordiazepoxide　C - 1822
Chlordiazepoxide Powder　C - 1829
Chlordiazepoxide Tablets　C - 1826
Chlorhexidine Gluconate Solution
　C - 1877
Chlorhexidine Hydrochloride　C - 1874
Chlorinated Lime　C - 2052
Chlormadinone Acetate　C - 1881
Chlorobutanol　C - 1885
Chlorphenesin Carbamate　C - 1850
Chlorphenesin Carbamate Tablets
　C - 1854
Chlorpheniramine Maleate　C - 1832
d-Chlorpheniramine Maleate　C - 1846
Chlorpheniramine Maleate Injection
　C - 1844
Chlorpheniramine Maleate Powder
　C - 1842
Chlorpheniramine Maleate Tablets
　C - 1838
Chlorpromazine Hydrochloride　C - 1864
Chlorpromazine Hydrochloride Tablets
　C - 1869

Chlorpromazine Hydrochloride Injection
　　C－1872
Chlorpropamide　C－1857
Chlorpropamide Tablets　C－1861
Cholecalciferol　C－2020
Cholesterol　C－2030
Chotosan Extract　D－679
Chrysanthemum Flower　D－251
Cibenzoline Succinate　C－2365
Cibenzoline Succinate Tablets　C－2370
Ciclacillin　C－2160
Ciclosporin　C－2166
Cilastatin Sodium　C－2440
Cilazapril Hydrate　C－2432
Cilazapril Tablets　C－2436
Cilnidipine　C－2460
Cilnidipine Tablets　C－2465
Cilostazol　C－2469
Cilostazol Tablets　C－2474
Cimetidine　C－2372
Cimicifuga Rhizome　D－535
Cinnamon Bark　D－289
Cinnamon Oil　D－297
Cinoxacin　C－2276
Cinoxacin Capsules　C－2278
Ciprofloxacin　C－2333
Ciprofloxacin Hydrochloride Hydrate
　　C－2340
Cisplatin　C－2227
Cistanche Herb　D－779
Citicoline　C－2259
Citric Acid Hydrate　C－1581
Citrus Unshiu Peel　D－690
Clarithromycin　C－1597
Clarithromycin for Syrup　C－1608
Clarithromycin Tablets　C－1605
Clebopride Malate　C－1697
Clemastine Fumarate　C－1700
Clematis Root　D－42
Clindamycin Hydrochloride　C－1655
Clindamycin Hydrochloride Capsules
　　C－1659
Clindamycin Phosphate　C－1662
Clindamycin Phosphate Injection
　　C－1667

Clinofibrate　C－1632
Clobetasol Propionate　C－1767
Clocapramine Hydrochloride Hydrate
　　C－1705
Clofedanol Hydrochloride　C－1764
Clofibrate　C－1758
Clofibrate Capsules　C－1762
Clomifene Citrate　C－1782
Clomifene Citrate Tablets　C－1786
Clomipramine Hydrochloride　C－1789
Clomipramine Hydrochloride Tablets
　　C－1792
Clonazepam　C－1735
Clonazepam Fine Granules　C－1742
Clonazepam Tablets　C－1739
Clonidine Hydrochloride　C－1744
Cloperastine Fendizoate　C－1776
Cloperastine Fendizoate Tablets
　　C－1780
Cloperastine Hydrochloride　C－1772
Clopidogrel Sulfate　C－1748
Clopidogrel Sulfate Tablets　C－1754
Clorazepate Dipotassium　C－1800
Clorazepate Dipotassium Capsules
　　C－1805
Clotiazepam　C－1724
Clotiazepam Tablets　C－1728
Clotrimazole　C－1731
Clove　D－667
Clove Oil　D－672
Cloxacillin Sodium Hydrate　C－1709
Cloxazolam　C－1714
Cnidium Monnieri Fruit　D－481
Cnidium Rhizome　D－563
Cocaine Hydrochloride　C－1970
Coconut Oil　D－1002
Codeine Phosphate Hydrate　C－1974
1％ Codeine Phosphate Powder
　　C－1981
10％ Codeine Phosphate Powder
　　C－1983
Codeine Phosphate Tablets　C－1978
Cod Liver Oil　C－1495
Codonopsis Root　D－739
Coix Seed　D－1010

英名索引　Ｉ–*149*

Colchicine　C – *2013*
Colestimide　C – *2024*
Colestimide Granules　C – *2029*
Colestimide Tablets　C – *2027*
Colistin Sodium Methanesulfonate
　C – *1999*
Colistin Sulfate　C – *2002*
Compound Acrinol and Zinc Oxide Oil
　C – *48*
Compound Diastase and Sodium Bicar-
　bonate Powder　C – *2134*
Compound Iodine Glycerin　C – *5938*
Compound Methyl Salicylate Spirit
　C – *2079*
Compound Oxycodone and Atropine In-
　jection　C – *1195*
Compound Oxycodone Injection
　C – *1192*
Compound Phellodendron Powder for
　Cataplasm　D – *111*
Compound Rhubarb and Senna Powder
　D – *627*
Compound Salicylic Acid Spirit
　C – *2066*
Compound Scopolia Extract and Diastase
　Powder　D – *1078*
Compound Thianthol and Salicylic Acid
　Solution　C – *3210*
Concentrated Glycerin　C – *1627*
Condurango　D – *378*
Condurango Fluidextract　D – *380*
Copovidone　C – *1992*
Coptis Rhizome　D – *116*
Corn Oil　D – *753*
Corn Starch　C – *3461*
Cornus Fruit　D – *437*
Cortisone Acetate　C – *2007*
Corydalis Tuber　D – *81*
Crataegus Fruit　D – *427*
Creams　A – *150*
Cresol　C – *1688*
Cresol Solution　C – *1692*
Croconazole Hydrochloride　C – *1717*
Croscarmellose Sodium　C – *1442*
Crospovidone　C – *1720*

Crude Glycyrrhiza Extract　D – *236*
Cu–PAN　B – *1159*
Curcuma Rhizome　D – *162*
Cyanamide　C – *2143*
Cyanocobalamin　C – *2147*
Cyanocobalamin Injection　C – *2152*
Cyclopentolate Hydrochloride　C – *2181*
Cyclophosphamide Hydrate　C – *2184*,
　C – *37*
Cyclophosphamide Tablets　C – *2191*
Cycloserine　C – *2033*
Cyperus Rhizome　D – *326*
Cyproheptadine Hydrochloride Hydrate
　C – *2345*
ʟ-Cysteine　C – *2222*
ʟ-Cysteine Hydrochloride Hydrate
　C – *2225*
ʟ-Cystine　C – *2219*
Cytarabine　C – *2254*

D

Daiokanzoto Extract　D – *629*
Daisaikoto Extract　D – *638*
Danazol　C – *3087*
Dantrolene Sodium Hydrate　C – *3155*
Daunorubicin Hydrochloride　C – *3049*
Deferoxamine Mesilate　C – *3387*
Dehydrocholic Acid　C – *3379*
Dehydrocholic Acid Injection　C – *3385*
Demethylchlortetracycline Hydrochloride
　C – *3399*
Dental Antiformin　C – *456*
Dental Iodine Glycerin　C – *5935*
Dental Paraformaldehyde Paste
　C – *4111*
Dental Phenol with Camphor　C – *4637*
Dental Triozinc Paste　C – *3645*
Deslanoside　C – *3348*
Deslanoside Injection　C – *3353*
Dexamethasone　C – *3305*
Dextran Sulfate Sodium Sulfur 5
　C – *3325*
Dextran Sulfate Sodium Sulfur 18
　C – *3328*

I -150 英名索引

Dextran 40 C -3314
Dextran 40 Injection C -3320
Dextran 70 C -3322
Dextrin C -3330
Dextromethorphan Hydrobromide Hydrate C -3333
Diagnostic Sodium Citrate Solution C -1589
Dialysis Agents A -100
Diastase C -2131
Diastase and Sodium Bicarbonate Powder C -2133
Diazepam C -2135
Diazepam Tablets C -2140
Dibasic Calcium Phosphate Hydrate C -6188
Dibasic Sodium Phosphate Hydrate C -6191
Dibekacin Sulfate C -2353
Dibekacin Sulfate Ophthalmic Solution C -2357
Dibucaine Hydrochloride C -2323
Diclofenac Sodium C -2173
Diclofenac Sodium Suppositories C -2178
Dicloxacillin Sodium Hydrate C -2163
Diethylcarbamazine Citrate C -2154
Diethylcarbamazine Citrate Tablets C -2157
Difenidol Hydrochloride C -2309
Diflorasone Diacetate C -2349
Diflucortolone Valerate C -2329
Digenea D -978
Digoxin C -2194
Digoxin Injection C -2207
Digoxin Tablets C -2203
Dihydrocodeine Phosphate C -2297
1% Dihydrocodeine Phosphate Powder C -2300
10% Dihydrocodeine Phosphate Powder C -2302
Dihydroergotamine Mesilate C -2286
Dihydroergotoxine Mesilate C -2290
Dilazep Hydrochloride Hydrate C -2446

Diltiazem Hydrochloride C -2450
Diltiazem Hydrochloride Extended-release Capsules C -2457
Diluted Opium Powder D -16
Dilute Hydrochloric Acid C -1157
Dilute Iodine Tincture C -5933
Dimemorfan Phosphate C -2377
Dimenhydrinate C -2385
Dimenhydrinate Tablets C -2389
Dimercaprol C -2380
Dimercaprol Injection C -2384
Dimorpholamine C -2396
Dimorpholamine Injection C -2399
Dinoprost C -2281
Dioscorea Rhizome D -448
Diphenhydramine C -2313
Diphenhydramine and Bromovalerylurea Powder C -2320
Diphenhydramine Hydrochloride C -2317
Diphenhydramine, Phenol and Zinc Oxide Liniment C -2322
Diphenhydramine Tannate C -3164
Diphtheria Toxoid C -2327
Dipyridamole C -2304
Disodium Edetate Hydrate C -947
Disopyramide C -2238
Dispersible Tablets A -34
Distigmine Bromide C -2214
Distigmine Bromide Tablets C -2217
Disulfiram C -2233
Dobutamine Hydrochloride C -3571
Docetaxel for Injection C -3546
Docetaxel Hydrate C -3537
Docetaxel Injection C -3543
Dolichos Seed D -900
Domperidone C -3776
Donepezil Hydrochloride C -3552
Donepezil Hydrochloride Fine Granules C -3559
Donepezil Hydrochloride Tablets C -3557
Dopamine Hydrochloride C -3562
Dopamine Hydrochloride Injection C -3566

英名索引　Ⅰ-151

Doripenem for Injection　C-3688
Doripenem Hydrate　C-3678
Dorzolamide Hydrochloride　C-3708
Dorzolamide Hydrochloride and Timolol
　Maleate　C-3716
Dorzolamide Hydrochloride Ophthalmic
　Solution　C-3714
Doxapram Hydrochloride Hydrate
　C-3481
Doxazosin Mesilate　C-3474
Doxazosin Mesilate Tablets　C-3478
Doxifluridine　C-3495
Doxifluridine Capsules　C-3499
Doxorubicin Hydrochloride　C-3501
Doxorubicin Hydrochloride for Injection
　C-3507
Doxycycline Hydrochloride Hydrate
　C-3484
Doxycycline Hydrochloride Tablets
　C-3492
Dried Aluminum Hydroxide Gel
　C-2516
Dried Aluminum Hydroxide Gel Fine
　Granules　C-2520
Dried Aluminum Potassium Sulfate
　C-6141
Dried Sodium Carbonate　C-3137
Dried Sodium Sulfite　C-357
Dried Thyroid　C-1963
Dried Yeast　C-1967
Droperidol　C-3768
Droxidopa　C-3749
Droxidopa Capsules　C-3753
Droxidopa Fine Granules　C-3756
Dry Powder Inhalers　A-107
Dydrogesterone　C-2270
Dydrogesterone Tablets　C-2274

E

Ear Preparations　A-121
Ebastine　C-993
Ebastine Orally Disintegrating Tablets
　C-1000
Ebastine Tablets　C-997

Ecabet Sodium Granules　C-843
Ecabet Sodium Hydrate　C-840
Ecothiopate Iodide　C-846
Edaravone　C-886
Edaravone Injection　C-890
Edrophonium Chloride　C-973
Edrophonium Chloride Injection
　C-976
Effervescent Granules　A-48
Effervescent Tablets　A-34
Elcatonin　C-1107
Eleutherococcus Senticosus Rhizome
　D-456
Elixirs　A-56
Emedastine Fumarate　C-1066
Emedastine Fumarate Extended-release
　Capsules　C-1070
Emorfazone　C-1072
Emorfazone Tablets　C-1075
Emulsions　A-61
Enalapril Maleate　C-978
Enalapril Maleate Tablets　C-984
Enemas for Rectal Application　A-130
Enflurane　C-1173
Enoxacin Hydrate　C-988
Entacapone　C-1160
Entacapone Tablets　C-1166
Enviomycin Sulfate　C-1169
Epalrestat　C-1003
Epalrestat Tablets　C-1007
Eperisone Hydrochloride　C-1040
Ephedra Herb　D-966
Ephedrine Hydrochloride　C-1018
Ephedrine Hydrochloride Injection
　C-1029
10% Ephedrine Hydrochloride Powder
　C-1026
Ephedrine Hydrochloride Tablets
　C-1024
Epimedium Herb　D-48
Epirizole　C-1009
Epirubicin Hydrochloride　C-1013
Eplerenone　C-1031
Eplerenone Tablets　C-1037
Epoetin Alfa (Genetical Recombination)

C − 1044

Epoetin Beta (Genetical Recombination) C − 1057

Ergocalciferol C − 1116

Ergometrine Maleate C − 1126

Ergometrine Maleate Injection C − 1132

Ergometrine Maleate Tablets C − 1130

Ergotamine Tartrate C − 1121

Eribulin Mesilate C − 1095

Erythromycin C − 1078

Erythromycin Delayed-release Tablets C − 1085

Erythromycin Ethylsuccinate C − 1087

Erythromycin Lactobionate C − 1092

Erythromycin Stearate C − 1090

Estazolam C − 850

Estradiol Benzoate C − 854

Estradiol Benzoate Injection (Aqueous Suspension) C − 858

Estriol C − 859

Estriol Injection (Aqueous Suspension) C − 865

Estriol Tablets C − 863

Etacrynic Acid C − 866

Etacrynic Acid Tablets C − 870

Ethambutol Hydrochloride C − 895

Ethanol C − 872

Ethanol for Disinfection C − 884

Ethenzamide C − 957

Ether C − 951

Ethinylestradiol C − 919

Ethinylestradiol Tablets C − 923

Ethionamide C − 899

Ethosuximide C − 961

Ethyl Aminobenzoate C − 286

Ethylcellulose C − 930

Ethyl L-Cysteine Hydrochloride C − 926

Ethylenediamine C − 942

Ethyl Icosapentate C − 539

Ethyl Icosapentate Capsules C − 543

Ethyl Loflazepate C − 6353

Ethyl Loflazepate Tablets C − 6359

Ethylmorphine Hydrochloride Hydrate C − 934

Ethyl Parahydroxybenzoate C − 4075, C − 76

Etidronate Disodium C − 913

Etidronate Disodium Tablets C − 917

Etilefrine Hydrochloride C − 937

Etilefrine Hydrochloride Tablets C − 939

Etizolam C − 904

Etizolam Fine Granules C − 910

Etizolam Tablets C − 907

Etodolac C − 965

Etoposide C − 969

Eucalyptus Oil D − 1007

Eucommia Bark D − 767

Euodia Fruit D − 353

Exsiccated Gypsum D − 553

Extracts A − 159

F

Famotidine C − 4521

Famotidine for Injection C − 4532

Famotidine Injection C − 4529

Famotidine Powder C − 4526

Famotidine Tablets C − 4524

Faropenem Sodium for Syrup C − 4545

Faropenem Sodium Hydrate C − 4535

Faropenem Sodium Tablets C − 4540

FBS・IMDM B − 975

Febuxostat C − 64

Febuxostat Tablets C − 73

Felbinac C − 4644

Felbinac Cataplasm C − 4648

Felbinac Tape C − 4647

Felodipine C − 4651

Felodipine Tablets C − 4656

Fenbufen C − 4663

Fennel D − 52

Fennel Oil D − 56

Fenofibrate C − 4615

Fenofibrate Tablets C − 4621

Fentanyl Citrate C − 4659

Ferrous Sulfate Hydrate C − 6148

Fexofenadine Hydrochloride C − 4567

Fexofenadine Hydrochloride Tablets

英名索引　　I −153

C − 4572

Filgrastim (Genetical Recombination) C − 4555

Filgrastim (Genetical Recombination) Injection　C − 4565

Films for Oral Administration　A − 70

Flavin Adenine Dinucleotide Sodium C − 4809

Flavoxate Hydrochloride　C − 4815

Flecainide Acetate　C − 4937

Flecainide Acetate Tablet　C − 4942

Flomoxef Sodium　C − 5126

Flomoxef Sodium for Injection C − 5132

Flopropione　C − 5096

Flopropione Capsules　C − 5099

Fluconazole　C − 4852

Fluconazole Capsules　C − 4857

Fluconazole Injection　C − 4860

Flucytosine　C − 4869

Fludiazepam　C − 4862

Fludiazepam Tablets　C − 4866

Fludrocortisone Acetate　C − 4889

Fluidextracts　A − 170

Flunitrazepam　C − 4894

Fluocinolone Acetonide　C − 4832

Fluocinonide　C − 4828

Fluorescein Sodium　C − 4837

Fluorometholone　C − 4848

Fluorouracil　C − 4842

Fluphenazine Enanthate　C − 4898

Flurazepam Hydrochloride　C − 4910

Flurbiprofen　C − 4918

Flutamide　C − 4879

Flutoprazepam　C − 4883

Flutoprazepam Tablets　C − 4886

Fluvoxamine Maleate　C − 4902

Fluvoxamine Maleate Tablets　C − 4908

Foeniculated Ammonia Spirit　D − 41

Folic Acid　C − 5917

Folic Acid Injection　C − 5925

Folic Acid Tablets　C − 5922

Formalin　C − 5478

Formalin Water　C − 5481

Formoterol Fumarate Hydrate　C − 5482

Forsythia Fruit　D − 1057

Fosfomycin Calcium for Syrup C − 5401

Fosfomycin Calcium Hydrate　C − 5397

Fosfomycin Sodium　C − 5403

Fosfomycin Sodium for Injection C − 5407

Fradiomycin Sulfate　C − 4770

Freeze−dried BCG Vaccine (for Percutaneous Use)　C − 4272

Freeze−dried Botulism Antitoxin, Equine C − 5409

Freeze−dried Diphtheria Antitoxin, Equine　C − 2327

Freeze−dried Habu Antivenom, Equine C − 4064

Freeze−dried Inactivated Tissue Culture Rabies Vaccine　C − 1547

Freeze−dried Live Attenuated Mumps Vaccine　C − 1241

Freeze−dried Live Attenuated Rubella Vaccine　C − 4566

Freeze−dried Live Attenuated Measles Vaccine　C − 5505

Freeze−dried Mamushi Antivenom, Equine　C − 5519

Freeze−dried Smallpox Vaccine C − 3473

Freeze−dried Smallpox Vaccine Prepared in Cell Culture　C − 3473

Fritillaria Bulb　D − 802

Fructose　C − 1303

Fructose Injection　C − 1308

Fudosteine　C − 4724

Fudosteine Tablets　C − 4728

Furosemide　C − 5010

Furosemide Injection　C − 5018

Furosemide Tablets　C − 5016

Fursultiamine Hydrochloride　C − 4874

G

Gabexate Mesilate　C − 1341

β −Galactosidase (Aspergillus) C − 1359

β−Galactosidase (Penicillium)
　C − 1363
Gallium (67Ga) Citrate Injection
　C − 1585
Gambir　D − 7
Gardenia Fruit　D − 429
Gastrodia Tuber　D − 698
Gatifloxacin Hydrate　C − 1292
Gatifloxacin Ophthalmic Solution
　C − 1298
Gefarnate　C − 1940
Gefitinib　C − 1945
Gefitinib Tablets　C − 28
Gelatin　C − 2968
Gel Patches　A − 154
Gels　A − 152
Gentamicin Sulfate　C − 1951
Gentamicin Sulfate Injection　C − 1956
Gentamicin Sulfate Ointment　C − 1959
Gentamicin Sulfate Ophthalmic Solution
　C − 1958
Gentian　D − 303
Gentian and Sodium Bicarbonate Powder
　D − 309
Geranium Herb　D − 310
Ginger　D − 506
Ginseng　D − 784
Glacial Acetic Acid　C − 2037
Glehnia Root and Rhizome　D − 833
Glibenclamide　C − 1636
Gliclazide　C − 1612
Glimepiride　C − 1644
Glimepiride Tablets　C − 1651
Glucagon (Genetical Recombination)
　C − 1668
Glucose　C − 4709
Glucose Hydrate　C − 4718
Glucose Injection　C − 4721
L−Glutamic Acid　C − 1685
L−Glutamine　C − 1682
Glutathione　C − 1678
Glycerin　C − 1621
Glycerin and Potash Solution　C − 1631
Glyceryl Monostearate　C − 5846
Glycine　C − 1617

Glycyrrhiza　D − 221
Glycyrrhiza Extract　D − 234
Gonadorelin Acetate　C − 1985
Goreisan Extract　D − 371
Goserelin Acetate　C − 30
Goshajinkigan Extract　D − 344
Goshuyuto Extract　D − 356
Granules　A − 47
Guaifenesin　C − 1553
Guanabenz Acetate　C − 1556
Guanethidine Sulfate　C − 1561
Gypsum　D − 552

H

Hachimijiogan Extract　D − 815
Haloperidol　C − 4180
Haloperidol Fine Granules　C − 4187
Haloperidol Injection　C − 4190
Haloperidol Tablets　C − 4185
Halothane　C − 4176
Haloxazolam　C − 4160
Hangekobokuto Extract　D − 838
Hangeshashinto Extract　D − 843
Hedysarum Root　D − 542
Hemodialysis Agents　A − 104
Hemp Fruit　D − 981
Heparin Calcium　C − 5227
Heparin Sodium　C − 5238
Heparin Sodium Injection　C − 5251
Heparin Sodium Lock Solution
　C − 5257
Heparin Sodium Solution for Dialysis
　C − 5254
L−Histidine　C − 4273
L−Histidine Hydrochloride Hydrate
　C − 4275
Hochuekkito Extract　D − 943
Homatropine Hydrobromide　C − 5422
Homochlorcyclizine Hydrochloride
　C − 5425
Honey　D − 823
Houttuynia Herb　D − 499
Human Chorionic Gonadotrophin
　C − 2654

Human Chorionic Gonadotrophin for Injection   C - 2660

Human Menopausal Gonadotrophin
　C - 2650

Human Normal Immunoglobulin
　C - 4305

Hydralazine Hydrochloride   C - 4305

Hydralazine Hydrochloride for Injection
　C - 4312

Hydralazine Hydrochloride Powder
　C - 4310

Hydralazine Hydrochloride Tablets
　C - 4309

Hydrochloric Acid   C - 1154

Hydrochloric Acid Lemonade   C - 1159

Hydrochlorothiazide   C - 4338

Hydrocortisone   C - 4346

Hydrocortisone Acetate   C - 4361

Hydrocortisone and Diphenhydramine
　Ointment   C - 4364

Hydrocortisone Butyrate   C - 4366

Hydrocortisone Sodium Phosphate
　C - 4370

Hydrocortisone Sodium Succinate
　C - 4356

Hydrocortisone Succinate   C - 4353

Hydrocotarnine Hydrochloride Hydrate
　C - 4343

Hydrogenated Oil   C - 1961

Hydrophilic Cream   C - 1643

Hydrophilic Petrolatum   C - 6374

Hydrous Lanolin   D - 1024

Hydroxocobalamin Acetate   C - 4333

Hydroxyethylcellulose   C - 4313

Hydroxypropylcellulose   C - 4326

Hydroxyzine Hydrochloride   C - 4318

Hydroxyzine Pamoate   C - 4321

Hymecromone   C - 4433

Hypromellose   C - 4382

Hypromellose Acetate Succinate
　C - 4388

Hypromellose Capsules   C - 1334

Hypromellose Phthalate   C - 4394

I

Ibudilast   C - 641

Ibuprofen   C - 644

Ibuprofen Piconol   C - 649

Ibuprofen Piconol Cream   C - 653

Ibuprofen Piconol Ointment   C - 652

Ichthammol   C - 536

Idarubicin Hydrochloride   C - 603

Idarubicin Hydrochloride for Injection
　C - 608

Idoxuridine   C - 617

Idoxuridine Ophthalmic Solution
　C - 622

Ifenprodil Tartrate   C - 634

Ifenprodil Tartrate Fine Granules
　C - 639

Ifenprodil Tartrate Tablets   C - 637

Imidapril Hydrochloride   C - 665

Imidapril Hydrochloride Tablets
　C - 670

Imipenem and Cilastatin Sodium for Injection   C - 687

Imipenem Hydrate   C - 683

Imipramine Hydrochloride   C - 674

Imipramine Hydrochloride Tablets
　C - 680

Immature Orange   D - 257

Imperata Rhizome   D - 912

Implants   A - 93

Indapamide   C - 770

Indapamide Tablets   C - 775

Indenolol Hydrochloride   C - 791

Indigocarmine   C - 725

Indigocarmine Injection   C - 728

Indium (^{111}In) Chloride Injection
　C - 1137

Indometacin   C - 796

Indometacin Capsules   C - 801

Indometacin Suppositories   C - 804

Influenza HA Vaccine   C - 807

Infusions and Decoctions   A - 164

Inhalation Liquids and Solutions
　A - 108

Inhalations　A－107
Injections　A－79
Insulin Aspart (Genetical Recombination)
　C－753
Insulin Glargine　(Genetical Recombination)　C－760
Insulin Glargine　(Genetical Recombination)　Injection　C－768
Insulin Human　(Genetical Recombination)　C－729
Insulin Human　(Genetical Recombination)　Injection　C－740
Interferon Alfa　(NAMALWA)
　C－777
Interferon Alfa　(NAMALWA)　Injection
　C－788
Iodinated (^{131}I) Human Serum Albumin
　Injection　C－5914
Iodine　C－5927
Iodine, Salicylic Acid and Phenol Spirit
　C－5943
Iodine Tincture　C－5931
Iodoform　C－5948
Iohexol　C－528
Iohexol Injection　C－534
Iopamidol　C－519
Iopamidol Injection　C－524
Iotalamic Acid　C－504
Iotroxic Acid　C－515
Ipecac　D－756
Ipecac Syrup　D－764
Ipratropium Bromide Hydrate　C－655
Ipriflavone　C－660
Ipriflavone Tablets　C－664
Irbesartan　C－711
Irbesartan and Amlodipine Besilate Tablets　C－718
Irbesartan Tablets　C－715
Irinotecan Hydrochloride Hydrate
　C－691
Irinotecan Hydrochloride Injection
　C－698
Irsogladine Maleate　C－702
Irsogladine Maleate Fine Granules
　C－708

Irsogladine Maleate Tablets　C－705
Isepamicin Sulfate　C－546
Isepamicin Sulfate Injection　C－551
Isoflurane　C－574
L－Isoleucine　C－595
L－Isoleucine, L－Leucine and L－Valine
　Granules　C－599
Isomalt Hydrate　C－589
Isoniazid　C－564
Isoniazid Injection　C－572
Isoniazid Tablets　C－570
Isophane Insulin Human (Genetical Recombination) Injectable Aqueous Suspension　C－743
l－Isoprenaline Hydrochloride　C－579
Isopropanol　C－583
Isopropylantipyrine　C－585
Isosorbide　C－560
Isosorbide Dinitrate　C－2416
Isosorbide Dinitrate Tablets　C－2420
Isosorbide Mononitrate Tablets　C－614
Isosorbide Mononitrate 70％/Lactose 30
　％　C－610
Isotonic Sodium Chloride Solution
　C－2662
Isoxsuprine Hydrochloride　C－553
Isoxsuprine Hydrochloride Tablets
　C－557
Itraconazole　C－625

J

Japanese Angelica Root　D－723
Japanese Gentian　D－1042
Japanese Valerian　D－191
Japanese Zanthoxylum Peel　D－440
Jellies for Oral Administration　A－68
Josamycin　C－2422
Josamycin Propionate　C－2428
Josamycin Tablets　C－2427
Jujube　D－646
Jujube Seed　D－446
Juzentaihoto Extract　D－487

英名索引　I -157

K

Kainic Acid and Santonin Powder
  C - 1287
Kainic Acid Hydrate　C - 1283
Kakkonto Extract　D - 171
Kakkontokasenkyushin'i Extract
  D - 179
Kallidinogenase　C - 1367
Kamikihito Extract　D - 196
Kamishoyosan Extract　D - 206
Kanamycin Monosulfate　C - 1316
Kanamycin Sulfate　C - 1321
Kaolin　C - 1289
Keishibukuryogan Extract　D - 283
Ketamine Hydrochloride　C - 1916
Ketoconazole　C - 1920
Ketoconazole Cream　C - 1926
Ketoconazole Lotion　C - 1925
Ketoconazole Solution　C - 1923
Ketoprofen　C - 1932
Ketotifen Fumarate　C - 1928
Kitasamycin　C - 1508
Kitasamycin Acetate　C - 1512
Kitasamycin Tartrate　C - 1516
Koi　D - 315

L

Labetalol Hydrochloride　C - 5988
Labetalol Hydrochloride Tablets
  C - 5993
Lactic Acid　C - 3930
L-Lactic Acid　C - 3934
Lactose Hydrate　C - 3952
Lactulose　C - 5957
Lafutidine　C - 5981
Lafutidine Tablets　C - 5984
Lanoconazole　C - 5971
Lanoconazole Cream　C - 5979
Lanoconazole Cutaneous Solution
  C - 5976
Lanoconazole Ointment　C - 5977
Lansoprazole　C - 6001

Lansoprazole Delayed-release Orally Dis-
  integrating Tablets　C - 6007
Lansoprazole Delayed-release Capsules
  C - 6010
Lard　D - 771
Latamoxef Sodium　C - 5962
Lauromacrogol　C - 5955
Lemonades　A - 63
Lenampicillin Hydrochloride　C - 6216
Lenograstim (Genetical Recombination)
  C - 6223
Leonurus Herb　D - 1001
L-Leucine　C - 6288
Leuprorelin Acetate　C - 6160
Levallorphan Tartrate　C - 6240
Levallorphan Tartrate Injection
  C - 6244
Levodopa　C - 6254
Levofloxacin Fine Granules　C - 6268
Levofloxacin Hydrate　C - 6260
Levofloxacin Injection　C - 6271
Levofloxacin Ophthalmic Solution
  C - 6273
Levofloxacin Tablets　C - 6265
Levomepromazine Maleate　C - 6284
Levothyroxine Sodium Hydrate
  C - 6246
Levothyroxine Sodium Tablets
  C - 6251
Lidocaine　C - 6065
Lidocaine Injection　C - 6069
Light Anhydrous Silicic Acid　C - 1889
Light Liquid Paraffin　C - 4106
Lilium Bulb　D - 855
Limaprost Alfadex　C - 6131
Lincomycin Hydrochloride Hydrate
  C - 6180
Lincomycin Hydrochloride Injection
  C - 6184
Lindera Root　D - 63
Liniments　A - 137
Liothyronine Sodium　C - 6012
Liothyronine Sodium Tablets　C - 6017
Liposome Injections　A - 96
Liquefied Phenol　C - 4630

Liquid Paraffin   C − 4102

Liquids and Solutions for Cutaneous Application   A − 136

Liquids and Solutions for Oral Administration   A − 55

Liquids and Solutions for Oro-mucosal Application   A − 74

Lisinopril Hydrate   C − 6021

Lisinopril Tablets   C − 6026

Lithium Carbonate   C − 3147

Lithium Carbonate Tablets   C − 43

Lithospermum Root   D − 460

Lobenzarit Sodium   C − 6362

Longan Aril   D − 1037

Longgu   D − 1038

Lonicera Leaf and Stem   D − 799

Loquat Leaf   D − 873

Lorazepam   C − 6365

Lornoxicam   C − 84

Lornoxicam Tablets   C − 91

Losartan Potassium   C − 6319

Losartan Potassium and Hydrochlorothiazide Tablets   C − 6326

Losartan Potassium Tablets   C − 6324

Lotions   A − 139

Low Substituted Hydroxypropylcellulose   C − 4329

Loxoprofen Sodium Hydrate   C − 6311

Loxoprofen Sodium Tablets   C − 6316

Lozenges   A − 71

Lycium Bark   D − 458

Lycium Fruit   D − 273

L-Lysine Acetate   C − 6034

L-Lysine Hydrochloride   C − 6029

Lysozyme Hydrochloride   C − 6061

M

Macrogol Ointment   C − 5504

Macrogol 400   C − 5493

Macrogol 1500   C − 5498

Macrogol 4000   C − 5499

Macrogol 6000   C − 5501

Macrogol 20000   C − 5503

Magnesium Aluminometasilicate

C − 1907

Magnesium Aluminosilicate   C − 1903

Magnesium Carbonate   C − 3142

Magnesium Oxide   C − 2112

Magnesium Silicate   C − 1912

Magnesium Stearate   C − 2555, C − 55

Magnesium Sulfate Hydrate   C − 6154

Magnesium Sulfate Injection   C − 6159

Magnesium Sulfate Mixture   C − 6158

Magnolia Bark   D − 331

Magnolia Flower   D − 539

Mallotus Bark   D − 5

Malt   D − 804

Maltose Hydrate   C − 5520

Manidipine Hydrochloride   C − 5506

Manidipine Hydrochloride Tablets   C − 5511

D-Mannitol   C − 5524, C − 120

D-Mannitol Injection   C − 5528

Maoto Extract   D − 971

Maprotiline Hydrochloride   C − 5514

Meclofenoxate Hydrochloride   C − 5614

Mecobalamin   C − 5618

Mecobalamin Tablets   C − 5623

Medazepam   C − 5640

Medicated Chewing Gums   A − 72

Medicinal Carbon   C − 5896

Medicinal Soap   C − 5893

Medroxyprogesterone Acetate   C − 5760

Mefenamic Acid   C − 5786

Mefloquine Hydrochloride   C − 5796

Mefruside   C − 5791

Mefruside Tablets   C − 5794

Meglumine   C − 5611

Meglumine Iotalamate Injection   C − 511

Meglumine Sodium Amidotrizoate Injection   C − 276

Melphalan   C − 5811

Menatetrenone   C − 5771

Mentha Herb   D − 826

Mentha Oil   D − 830

Mentha Water   D − 829

dl-Menthol   C − 5824

l-Menthol   C − 5827

Mepenzolate Bromide   C − 5801

英名索引 Ⅰ-159

Mepitiostane　C-5776
Mepivacaine Hydrochloride　C-5780
Mepivacaine Hydrochloride Injection
　C-5784
Mequitazine　C-5606
Mequitazine Tablets　C-5609
Mercaptopurine Hydrate　C-5805
Meropenem for Injection　C-5821
Meropenem Hydrate　C-5816
Mesalazine　C-5626
Mesalazine Extended-release Tablets
　C-5633
Mestranol　C-5636
Metenolone Acetate　C-5721
Metenolone Enanthate　C-5716
Metenolone Enanthate Injection
　C-5719
Metered-Dose Inhalers　A-108
Metformin Hydrochloride　C-5754
Metformin Hydrochloride Tablets
　C-5758
Methamphetamine Hydrochloride
　C-5645
ʟ-Methionine　C-5649
Methotrexate　C-5733
Methotrexate Capsules　C-5742
Methotrexate for Injection　C-5745
Methotrexate Tablets　C-5738
Methoxsalen　C-5724
Methylbenactyzium Bromide　C-5713
Methylcellulose　C-5682
Methyldopa Hydrate　C-5694
Methyldopa Tablets　C-5699
dl-Methylephedrine Hydrochloride
　C-5661
10% dl-Methylephedrine Hydrochloride
　Powder　C-5665
Methylergometrine Maleate　C-5668
Methylergometrine Maleate Tablets
　C-5672
Methyl Parahydroxybenzoate　C-4088,
　C-86
Methylprednisolone　C-5702
Methylprednisolone Succinate　C-5708
Methyl Salicylate　C-2076

Methyltestosterone　C-5687
Methyltestosterone Tablets　C-5691
Meticrane　C-5653
Metildigoxin　C-5675
Metoclopramide　C-5728
Metoclopramide Tablets　C-5731
Metoprolol Tartrate　C-5747
Metoprolol Tartrate Tablets　C-5751
Metronidazole　C-5765
Metronidazole Tablets　C-5768
Metyrapone　C-5658
Mexiletine Hydrochloride　C-5601
Miconazole　C-5546
Miconazole Nitrate　C-5549
Microcrystalline Cellulose　C-2999
Micronomicin Sulfate　C-5541
Midecamycin　C-5571
Midecamycin Acetate　C-5574
Miglitol　C-5530
Miglitol Tablets　C-5535
Migrenin　C-5538
Minocycline Hydrochloride　C-5577
Minocycline Hydrochloride for Injection
　C-5589
Minocycline Hydrochloride Granules
　C-5585
Minocycline Hydrochloride Tablets
　C-5582
Mitiglinide Calcium Hydrate　C-5560
Mitiglinide Calcium Tablets　C-5566
Mitomycin C　C-5486
Mitomycin C for Injection　C-5491
Mizoribine　C-5553
Mizoribine Tablets　C-5557
Monobasic Calcium Phosphate Hydrate
　C-6194
Montelukast Sodium　C-5867
Montelukast Sodium Chewable Tablets
　C-5882
Montelukast Sodium Granules　C-5887
Montelukast Sodium Tablets　C-5877
Morphine and Atropine Injection
　C-5859
Morphine Hydrochloride Hydrate
　C-5849

Morphine Hydrochloride Injection
C – 5857
Morphine Hydrochloride Tablets
C – 5855
Morphine Sulfate Hydrate   C – 5863
Mosapride Citrate Hydrate   C – 5832
Mosapride Citrate Powder   C – 5839
Mosapride Citrate Tablets   C – 5836
Moutan Bark   D – 935
Mucoadhesive Tablets   A – 72
Mukoi–Daikenchuto Extract   D – 633
Mulberry Bark   D – 604
Mupirocin Calcium Hydrate   C – 5594
Mupirocin Calcium Ointment   C – 5599

N

Nabumetone   C – 3818
Nabumetone Tablets   C – 3823
Nadolol   C – 3792
Nafamostat Mesilate   C – 3805
Naftopidil   C – 3809
Naftopidil Orally Disintegrating Tablets
C – 3816
Naftopidil Tablets   C – 3813
Nalidixic Acid   C – 3830
Naloxone Hydrochloride   C – 3843
Naphazoline and Chlorpheniramine Solution   C – 3802
Naphazoline Hydrochloride   C – 3797
Naphazoline Nitrate   C – 3800
Naproxen   C – 3825
Nartograstim for Injection (Genetical Recombination)   C – 3841
Nartograstim (Genetical Recombination)
C – 3834
Nasal Dry Powder Inhalers   A – 123
Nasal Liquids and Solutions   A – 124
Nasal Preparations   A – 123
Nateglinide   C – 3784
Nateglinide Tablets   C – 3789
Natural Aluminum Silicate   C – 1898
Nelumbo Seed   D – 1060
Neostigmine Methylsulfate   C – 3966
Neostigmine Methylsulfate Injection

C – 3970
Nicardipine Hydrochloride   C – 3848
Nicardipine Hydrochloride Injection
C – 3853
Nicergoline   C – 3891
Nicergoline Powder   C – 3897
Nicergoline Tablets   C – 3895
Niceritrol   C – 3887
Nicomol   C – 3867
Nicomol Tablets   C – 3871
Nicorandil   C – 3872
Nicotinamide   C – 3863
Nicotinic Acid   C – 3856
Nicotinic Acid Injection   C – 3861
Nifedipine   C – 3916
Nifedipine Delayed–release Fine Granules
C – 3927
Nifedipine Extended–release Capsules
C – 3922
Nifedipine Fine Granules   C – 3924
Nilvadipine   C – 3959
Nilvadipine Tablets   C – 3963
Nitrazepam   C – 3900
Nitrendipine   C – 3904
Nitrendipine Tablets   C – 3908
Nitrogen   C – 3242
Nitroglycerin Tablets   C – 3911
Nitrous Oxide   C – 57
Nizatidine   C – 3876
Nizatidine Capsules   C – 3880
Noradrenaline   C – 3979
Noradrenaline Injection   C – 3984
Norethisterone   C – 3986
Norfloxacin   C – 4005
Norgestrel   C – 3989
Norgestrel and Ethinylestradiol Tablets
C – 3992
Nortriptyline Hydrochloride   C – 3997
Nortriptyline Hydrochloride Tablets
C – 4002
Noscapine   C – 3972
Noscapine Hydrochloride Hydrate
C – 3975
Notopterygium   D – 261
Nuphar Rhizome   D – 571

英名索引　I-161

Nutmeg　D-782
Nux Vomica　D-952
Nux Vomica Extract　D-957
Nux Vomica Extract Powder　D-959
Nux Vomica Tincture　D-961
Nystatin　C-3782

O

Ofloxacin　C-1242
Ointments　A-148
Olive Oil　D-142
Olmesartan Medoxomil　C-1265
Olmesartan Medoxomil Tablets
　C-1272
Olopatadine Hydrochloride　C-1276
Olopatadine Hydrochloride Tablets
　C-1280
Omeprazole　C-1246
Omeprazole Delayed-release Tablets
　C-1251
Ophiopogon Root　D-806
Ophthalmic Liquids and Solutions
　A-113
Ophthalmic Ointments　A-119
Ophthalmic Solution　C-3716
Opium Alkaloids and Atropine Injection
　C-240
Opium Alkaloids and Scopolamine Injec-
　tion　C-245
Opium Alkaloids Hydrochlorides
　C-235
Opium Alkaloids Hydrochlorides Injection
　C-239
Opium Ipecac Powder　D-20
Opium Tincture　D-18
Orally Disintegrating Films　A-70
Orally Disintegrating Tablets　A-34
Orange Oil　D-146
Orange Peel Syrup　D-751
Orange Peel Tincture　D-752
Orciprenaline Sulfate　C-1261
Orengedokuto Extract　D-127
Oriental Bezoar　D-338
Orodispersible Tablets　A-34

Otsujito Extract　D-134
Oxaliplatin　C-12
Oxaliplatin Injection　C-21
Oxapium Iodide　C-1181
Oxaprozin　C-1184
Oxazolam　C-1176
Oxethazaine　C-1227
Oxprenolol Hydrochloride　C-1230
Oxybuprocaine Hydrochloride　C-1220
Oxybutynin Hydrochloride　C-44
Oxycodone Hydrochloride Hydrate
　C-1188
Oxydol　C-1215
Oxygen　C-2122
Oxymetholone　C-1223
Oxytetracycline Hydrochloride　C-1199
Oxytocin　C-1205
Oxytocin Injection　C-1212
Oyster Shell　D-962
Ozagrel Sodium　C-1234
Ozagrel Sodium for Injection　C-1240
Ozagrel Sodium Injection　C-1238

P

Panax Japonicus Rhizome　D-659
Pancreatin　C-4192
Pancuronium Bromide　C-4195
Panipenem　C-4046
Panipenem and Betamipron for Injection
　C-4053
Pantethine　C-4206
Papaverine Hydrochloride　C-4058
Papaverine Hydrochloride Injection
　C-4062
Paraffin　C-4100
Paraformaldehyde　C-4108
Parenteral Infusions　A-91
Parnaparin Sodium　C-4132
Paroxetine Hydrochloride Hydrate
　C-4165
Paroxetine Hydrochloride Tablets
　C-4173
Patches　A-153
Pazufloxacin Mesilate　C-4034

Pazufloxacin Mesilate Injection
C - 4040

Peach Kernel   D - 741

Peanut Oil   D - 1022

Pellets   A - 93

Pemirolast Potassium   C - 5275

Pemirolast Potassium for Syrup
C - 5281

Pemirolast Potassium Ophthalmic Solu-
tion   C - 5282

Pemirolast Potassium Tablets   C - 5279

Penbutolol Sulfate   C - 5376

Pentazocine   C - 5358

Pentobarbital Calcium   C - 5368

Pentobarbital Calcium Tablets   C - 5373

Pentoxyverine Citrate   C - 5362

Peony Root   D - 468

Peplomycin Sulfate   C - 5260

Peplomycin Sulfate for Injection
C - 5265

Perilla Herb   D - 609

Peritoneal Dialysis Agents   A - 101

Perphenazine   C - 5303

Perphenazine Maleate   C - 5311

Perphenazine Maleate Tablets   C - 5314

Perphenazine Tablets   C - 5308

Pethidine Hydrochloride   C - 5212

Pethidine Hydrochloride Injection
C - 5217

Petroleum Benzin   C - 2664

Peucedanum Root   D - 569

Pharbitis Seed   D - 301

Phellodendron, Albumin Tannate and
Bismuth Subnitrate Powder   D - 112

Phellodendron Bark   D - 100

Phenethicillin Potassium   C - 4600

Phenobarbital   C - 4604

10% Phenobarbital Powder   C - 4613

Phenobarbital Tablets   C - 4610

Phenol   C - 4624

Phenol and Zinc Oxide Liniment
C - 4635

Phenolated Water   C - 4633

Phenolated Water for Disinfection
C - 4634

Phenol for Disinfection   C - 4631

Phenolsulfonphthalein   C - 4638

Phenolsulfonphthalein Injection
C - 4642

ʟ–Phenylalanine   C - 4588

Phenylbutazone   C - 4592

Phenylephrine Hydrochloride   C - 4596

Phenytoin   C - 4575

Phenytoin Powder   C - 4585

Phenytoin Sodium for Injection
C - 4586

Phenytoin Tablets   C - 4583

Phytonadione   C - 4548

Picrasma Wood   D - 775

Pills   A - 162

Pilocarpine Hydrochloride   C - 4487

Pilocarpine Hydrochloride Tablets
C - 4490

Pilsicainide Hydrochloride Hydrate
C - 4471

Pilsicainide Hydrochloride Capsules
C - 4474

Pimaricin   C - 4430

Pimozide   C - 4437

Pindolol   C - 4510

Pinellia Tuber   D - 835

Pioglitazone Hydrochloride   C - 4226

Pioglitazone Hydrochloride Tablets
C - 4232

Pioglitazone Hydrochloride and Glime-
piride Tablets   C - 4234

Pioglitazone Hydrochloride and Met-
formin Hydrochloride Tablets
C - 4242

Pipemidic Acid Hydrate   C - 4398

Piperacillin Hydrate   C - 4402

Piperacillin Sodium   C - 4408

Piperacillin Sodium for Injection
C - 4413

Piperazine Adipate   C - 4415

Piperazine Phosphate Hydrate   C - 4418

Piperazine Phosphate Tablets   C - 4421

Pirarubicin   C - 4447

Pirenoxine   C - 4477

Pirenzepine Hydrochloride Hydrate

英名索引　I-163

C - 4481

Piroxicam　C - 4494

Pitavastatin Calcium Hydrate　C - 4285

Pitavastatin Calcium Orally Disintegrating Tablets　C - 4297

Pitavastatin Calcium Tablets　C - 4292

Pivmecillinam Hydrochloride　C - 4376

Pivmecillinam Hydrochloride Tablets　C - 4380

Plantago Herb　D - 485

Plantago Seed　D - 482

Platycodon Fluidextract　D - 250

Platycodon Root　D - 244

Pogostemon Herb　D - 165

Polaprezinc　C - 5428

Polaprezinc Granules　C - 5433

Polygala Root　D - 147

Polygonatum Rhizome　D - 98

Polygonum Root　D - 159

Polymixin B Sulfate　C - 5474

Polyoxyl 40 Stearate　C - 2554

Polyporus Sclerotium　D - 687

Polysorbate 80　C - 5460, C - 109

Poria Sclerotium　D - 878

Potash Soap　C - 1375

Potassium Bromide　C - 2401

Potassium Canrenoate　C - 1498

Potassium Carbonate　C - 3121

Potassium Chloride　C - 1138

Potassium Clavulanate　C - 1592

Potassium Guaiacolsulfonate　C - 1564

Potassium Hydroxide　C - 2521

Potassium Iodide　C - 5904

Potassium Permanganate　C - 1352

Potassium Sulfate　C - 6145

Potato Starch　C - 3465

Povidone　C - 5410

Povidone-Iodine　C - 5418

Powdered Acacia　D - 29

Powdered Agar　D - 242

Powdered Alisma Tuber　D - 653

Powdered Aloe　D - 36

Powdered Amomum Seed　D - 505

Powdered Atractylodes Lancea Rhizome　D - 603

Powdered Atractylodes Rhizome　D - 865

Powdered Calumba　D - 377

Powdered Capsicum　D - 717

Powdered Cellulose　C - 3006, C - 59

Powdered Cinnamon Bark　D - 295

Powdered Clove　D - 670

Powdered Cnidium Rhizome　D - 567

Powdered Coix Seed　D - 1013

Powdered Coptis Rhizome　D - 123

Powdered Corydalis Tuber　D - 85

Powdered Cyperus Rhizome　D - 328

Powdered Dioscorea Rhizome　D - 451

Powdered Fennel　D - 55

Powdered Gambir　D - 10

Powdered Gardenia Fruit　D - 434

Powdered Gentian　D - 307

Powdered Geranium Herb　D - 314

Powdered Ginger　D - 512

Powdered Ginseng　D - 796

Powdered Glycyrrhiza　D - 231

Powdered Ipecac　D - 761

Powdered Japanese Angelica Root　D - 730

Powdered Japanese Gentian　D - 1047

Powdered Japanese Valerian　D - 194

Powdered Japanese Zanthoxylum Peel　D - 443

Powdered Longgu　D - 1041

Powdered Magnolia Bark　D - 335

Powdered Moutan Bark　D - 940

Powdered Opium　D - 11

Powdered Oyster Shell　D - 964

Powdered Panax Japonicus Rhizome　D - 662

Powdered Peach Kernel　D - 745

Powdered Peony Root　D - 474

Powdered Phellodendron Bark　D - 108

Powdered Picrasma Wood　D - 778

Powdered Platycodon Root　D - 248

Powdered Polygala Root　D - 150

Powdered Polyporus Sclerotium　D - 689

Powdered Poria Sclerotium　D - 881

Powdered Processed Aconite Root　D - 889

Powdered Rhubarb   D – 624
Powdered Rose Fruit   D – 79
Powdered Scutellaria Root   D – 96
Powdered Senega   D – 559
Powdered Senna Leaf   D – 586
Powdered Smilax Rhizome   D – 426
Powdered Sophora Root   D – 278
Powdered Sweet Hydrangea Leaf
   D – 25
Powdered Swertia Herb   D – 595
Powdered Tragacanth   D – 770
Powdered Turmeric   D – 61
Powders   A – 52
Powders for Cutaneous Application
   A – 135
Pranlukast Hydrate   C – 4818
Pranoprofen   C – 4789
Prasterone Sodium Sulfate Hydrate
   C – 4774
Pravastatin Sodium   C – 4794
Pravastatin Sodium Fine Granules
   C – 4802
Pravastatin Sodium Solution   C – 4806
Pravastatin Sodium Tablets   C – 4799
Prazepam   C – 4778
Prazepam Tablets   C – 4783
Prazosin Hydrochloride   C – 4785
Precipitated Calcium Carbonate
   C – 3124
Precipitated Calcium Carbonate Tablets
   C – 3127
Precipitated Calcium Carbonate Fine
   Granules   C – 3129
Prednisolone   C – 4944
Prednisolone Acetate   C – 4961
Prednisolone Sodium Phosphate
   C – 4965
Prednisolone Sodium Succinate for Injec-
   tion   C – 4958
Prednisolone Succinate   C – 4955
Prednisolone Tablets   C – 4952
Preparations for Cutaneous Application
   A – 133
Preparations for Dialysis   A – 100
Preparations for Gargles   A – 75

Preparations for Inhalation   A – 107
Preparations for Injection   A – 79
Preparations for Nasal Application
   A – 123
Preparations for Ophthalmic Application
   A – 113
Preparations for Oral Administration
   A – 31
Preparations for Oro-mucosal Application
   A – 71
Preparations for Otic Application
   A – 121
Preparations for Rectal Application
   A – 126
Preparations for Syrups   A – 64
Preparations for Vaginal Application
   A – 131
Preparations Related to Crude Drugs
   A – 157
Prepared Glycyrrhiza   D – 465
Primer F   B – 1240
Primer R   B – 1240
Primidone   C – 4822
Probenecid   C – 5102
Probenecid Tablets   C – 5105
Probucol   C – 5078
Probucol Fine Granules   C – 5085
Probucol Tablets   C – 5083
Procainamide Hydrochloride   C – 4976
Procainamide Hydrochloride Tablets
   C – 4980
Procainamide Hydrochloride Injection
   C – 4982
Procaine Hydrochloride   C – 4970
Procaine Hydrochloride Injection
   C – 4974
Procarbazine Hydrochloride   C – 4988
Procaterol Hydrochloride Hydrate
   C – 4984
Processed Aconite Root   D – 883
Processed Ginger   D – 218
Prochlorperazine Maleate   C – 4996
Prochlorperazine Maleate Tablets
   C – 5001
Progesterone   C – 5004

Progesterone Injection　C－5008
Proglumide　C－4993
L－Proline　C－5144
Prolonged Release Injections　A－94
Promethazine Hydrochloride　C－5122
Propafenone Hydrochloride　C－5049
Propafenone Hydrochloride Tablets
　C－5054
Propantheline Bromide　C－5056
Propiverine Hydrochloride　C－5060
Propiverine Hydrochloride Tablets
　C－5064
Propranolol Hydrochloride　C－5087
Propranolol Hydrochloride Tablets
　C－5093
Propylene Glycol　C－5073
Propyl Parahydroxybenzoate　C－4084,
　C－83
Propylthiouracil　C－5067
Propylthiouracil Tablets　C－5071
Protamine Sulfate　C－5021
Protamine Sulfate Injection　C－5025
Prothionamide　C－5026
Protirelin　C－5037
Protirelin Tartrate Hydrate　C－5041
Prunella Spike　D－157
Pueraria Root　D－167
Pullulan　C－4915
Pullulan Capsules　C－1334
Pump Sprays for Cutaneous Application
　A－146
Purified Dehydrocholic Acid　C－3383
Purified Gelatin　C－2975
Purified Glucose　C－4714
Purified Lanolin　D－1026
Purified Shellac　C－2980
Purified Sodium Hyaluronate　C－4215
Purified Sodium Hyaluronate Injection
　C－4220
Purified Sodium Hyaluronate Ophthalmic
　Solution　C－4223
Purified Water　C－2507
Purified Water in Containers　C－2509
Pyrantel Pamoate　C－4452
Pyrazinamide　C－4444

Pyridostigmine Bromide　C－4467
Pyridoxal Phosphate Hydrate　C－4456
Pyridoxine Hydrochloride　C－4460
Pyridoxine Hydrochloride Injection
　C－4465
Pyroxylin　C－4499
Pyrrolnitrin　C－4501

Q

Quercus Bark　D－934
Quetiapine Fumarate　C－1567
Quetiapine Fumarate Fine Granules
　C－1577
Quetiapine Fumarate Tablets　C－1573
Quinapril Hydrochloride　C－1522
Quinapril Hydrochloride Tablets
　C－1527
Quinidine Sulfate Hydrate　C－1531
Quinine Ethyl Carbonate　C－1536
Quinine Hydrochloride Hydrate
　C－1539
Quinine Sulfate Hydrate　C－1544

R

Rabeprazole Sodium　C－5995
Ranitidine Hydrochloride　C－5967
Rape Seed Oil　D－774
Rebamipide　C－6232
Rebamipide Tablets　C－6237
Red Ginseng　D－321
Rehmannia Root　D－452
Reserpine　C－6197
Reserpine Injection　C－6207
0.1％ Reserpine Powder　C－6206
Reserpine Tablets　C－6203
Retinol Acetate　C－6209
Retinol Palmitate　C－6214
Rhubarb　D－615
Ribavirin　C－6082
Ribavirin Capsules　C－6089
Riboflavin　C－6111
Riboflavin Butyrate　C－6120
Riboflavin Powder　C－6118

Riboflavin Sodium Phosphate   C - 6124
Riboflavin Sodium Phosphate Injection
   C - 6129
Ribostamycin Sulfate   C - 6107
Rice Starch   C - 3458
Rifampicin   C - 6092
Rifampicin Capsules   C - 6103
Rikkunshito Extract   D - 1029
Rilmazafone Hydrochloride Hydrate
   C - 6168
Rilmazafone Hydrochloride Tablets
   C - 6175
Ringer's Solution   C - 6177
Risperidone   C - 6037
Risperidone Fine Granules   C - 6046
Risperidone Oral Solution   C - 6049
Risperidone Tablets   C - 6043
Ritodrine Hydrochloride   C - 6071
Ritodrine Hydrochloride Injection
   C - 6079
Ritodrine Hydrochloride Tablets
   C - 6076
Rose Fruit   D - 77
Rosin   D - 1062
Rosuvastatin Calcium   C - 6336
Rosuvastatin Calcium Tablets   C - 6348
Roxatidine Acetate Hydrochloride
   C - 6291
Roxatidine Acetate Hydrochloride Ex-
   tended-release Tablets   C - 6295
Roxatidine Acetate Hydrochloride Ex-
   tended-release Capsules   C - 6297
Roxatidine Acetate Hydrochloride for In-
   jection   C - 6301
Roxithromycin   C - 6303
Roxithromycin Tablets   C - 6308
Royal Jelly   D - 1080
Ryokeijutsukanto Extract   D - 1051

S

Saccharated Pepsin   C - 1486
Saccharin   C - 2043
Saccharin Sodium Hydrate   C - 2047
Safflower   D - 317

Saffron   D - 421
Saibokuto Extract   D - 404
Saikokeishikankyoto Extract   D - 15
Saikokeishito Extract   D - 389
Saireito Extract   D - 412
Salazosulfapyridine   C - 2055
Salbutamol Sulfate   C - 2087
Salicylated Alum Powder   C - 2070
Salicylic Acid   C - 2060
Salicylic Acid Adhesive Plaster
   C - 2069
Salicylic Acid Spirit   C - 2065
Salvia Miltiorrhiza Root   D - 655
Santonin   C - 2126
Saponated Cresol Solution   C - 1694
Saposhnikovia Root and Rhizome
   D - 918
Sappan Wood   D - 608
Sarpogrelate Hydrochloride   C - 2091
Sarpogrelate Hydrochloride Tablets
   C - 2095
Sarpogrelate Hydrochloride Fine Gran-
   ules   C - 2098
Saussurea Root   D - 995
Schisandra Fruit   D - 367
Schizonepeta Spike   D - 281
Scopolamine Butylbromide   C - 4687
Scopolamine Hydrobromide Hydrate
   C - 2542
Scopolia Extract   D - 1069
Scopolia Extract and Carbon Powder
   D - 1077
Scopolia Extract and Ethyl Aminoben-
   zoate Powder   D - 1074
Scopolia Extract and Tannic Acid Sup-
   positories   D - 1079
Scopolia Extract Powder   D - 1071
Scopolia Rhizome   D - 1063
Scutellaria Root   D - 91
Semi-solid Preparations for Oro-mucosal
   Application   A - 77
Semi-solid Preparations for Rectal Appli-
   cation   A - 130
Senega   D - 555
Senega Syrup   D - 561

英名索引　　Ⅰ-167

Senna Leaf　D-579

L-Serine　C-2987

Sesame　D-363

Sesame Oil　D-365

Sevoflurane　C-2958

Shakuyakukanzoto Extract　D-477

Shimbuto Extract　D-544

Shin'iseihaito Extract　D-14

Shosaikoto Extract　D-514

Shoseiryuto Extract　D-525

Silodosin　C-2477

Silodosin Orally Disintegrating Tablets
　C-2489

Silodosin Tablets　C-2485

Silver Nitrate　C-2412

Silver Nitrate Ophthalmic Solution
　C-2414

Silver Protein　C-5044

Silver Protein Solution　C-5047

Simple Ointment　D-658

Simple Syrup　C-3153

Simvastatin　C-2495

Simvastatin Tablets　C-2501

Sinomenium Stem and Rhizome
　D-902

Sitagliptin Phosphate Hydrate　C-2242

Sitagliptin Phosphate Tablets　C-2250

Sivelestat Sodium for Injection
　C-2363

Sivelestat Sodium Hydrate　C-2359

Smilax Rhizome　D-424

Sodium Acetate Hydrate　C-2040

Sodium Aurothiomalate　C-1548

Sodium Benzoate　C-443

Sodium Bicarbonate　C-3131

Sodium Bicarbonate and Bitter Tincture
　Mixture　D-498

Sodium Bicarbonate Injection　C-3135

Sodium Bisulfite　C-354

Sodium Borate　C-5381

Sodium Bromide　C-2405

Sodium Carbonate Hydrate　C-3139

Sodium Chloride　C-1148

10% Sodium Chloride Injection
　C-1152

Sodium Chromate (^{51}Cr) Injection
　C-1795

Sodium Citrate Hydrate　C-1587

Sodium Citrate Injection for Transfusion
　C-1590

Sodium Cromoglicate　C-1796

Sodium Fusidate　C-4670

Sodium Hydroxide　C-2525

Sodium Iodide　C-5909

Sodium Iodide　(^{123}I) Capsules
　C-5911

Sodium Iodide　(^{131}I) Capsules
　C-5912

Sodium Iodide　(^{131}I) Solution　C-5913

Sodium Iodohippurate (^{131}I) Injection
　C-5915

Sodium Iotalamate Injection　C-508

Sodium L-Lactate Ringer's Solution
　C-3943

Sodium L-Lactate Solution　C-3940

Sodium Lauryl Sulfate　C-5951

Sodium Pertechnetate (^{99m}Tc) Injection
　C-1301

Sodium Picosulfate Hydrate　C-4263

Sodium Polystyrene Sulfonate　C-5456

Sodium Pyrosulfite　C-4485

Sodium Risedronate Hydrate　C-6052

Sodium Risedronate Tablets　C-6058

Sodium Salicylate　C-2072

Sodium Starch Glycolate　C-3469

Sodium Sulfate Hydrate　D-914

Sodium Thiosulfate Hydrate　C-3225

Sodium Thiosulfate Injection　C-3228

Sodium Valproate　C-4144

Sodium Valproate Extended-release Tab-
　lets A　C-4151

Sodium Valproate Extended-release Tab-
　lets B　C-4155

Sodium Valproate Syrup　C-4158

Sodium Valproate Tablets　C-4149

Solid Dosage Forms for Cutaneous Ap-
　plication　A-134

Soluble Tablets　A-34

Sophora Root　D-275

Sorbitan Sesquioleate　C-3031

D-Sorbitol   C - 3040
D-Sorbitol Solution   C - 3045
Soybean Oil   D - 644
Spectinomycin Hydrochloride Hydrate
    C - 2578
Spectinomycin Hydrochloride for Injection   C - 2581
Spiramycin Acetate   C - 2566
Spirits   A - 163
Spironolactone   C - 2571
Spironolactone Tablets   C - 2576
Sprays for Cutaneous Application
    A - 141
Sprays for Oro-mucosal Application
    A - 76
Stearic Acid   C - 2547
Stearyl Alcohol   C - 2546
Sterile Purified Water in Containers
    C - 2510
Sterile Water for Injection in Containers
    C - 2515
Streptomycin Sulfate   C - 2560
Streptomycin Sulfate for Injection
    C - 2564
Sublingual Tablets   A - 72
Sucralfate Hydrate   C - 2536
Sucrose   C - 4019
Sulbactam Sodium   C - 2600
Sulbenicillin Sodium   C - 2642
Sulfadiazine Silver   C - 2618
Sulfamethizole   C - 2623
Sulfamethoxazole   C - 2630
Sulfamonomethoxine Hydrate   C - 2634
Sulfisoxazole   C - 2638
Sulfobromophthalein Sodium   C - 2646
Sulfobromophthalein Sodium Injection
    C - 2649
Sulfur   C - 498
Sulfur and Camphor Lotion   C - 501
Sulfur, Salicylic Acid and Thianthol
    Ointment   C - 503
Sulindac   C - 2583
Sulpiride   C - 2605
Sulpiride Capsules   C - 2611
Sulpiride Tablets   C - 2609

Sulpyrine Hydrate   C - 2612
Sulpyrine Injection   C - 2616
Sultamicillin Tosilate Hydrate   C - 2587
Sultamicillin Tosilate Tablets   C - 2593
Sultiame   C - 2596
Suppositories for Rectal Application
    A - 126
Suppositories for Vaginal Use   A - 132
Suspensions   A - 57
Suxamethonium Chloride for Injection
    C - 2535
Suxamethonium Chloride Hydrate
    C - 2529
Suxamethonium Chloride Injection
    C - 2533
Sweet Hydrangea Leaf   D - 22
Swertia and Sodium Bicarbonate Powder
    D - 598
Swertia Herb   D - 589
Synthetic Aluminum Silicate   C - 1894
Syrups   A - 64

T

Tablets   A - 33
Tablets for Oro-mucosal Application
    A - 71
Tablets for Vaginal Use   A - 131
Tacalcitol Hydrate   C - 3057
Tacalcitol Lotion   C - 3061
Tacalcitol Ointment   C - 3063
Tacrolimus Capsules   C - 3073
Tacrolimus Hydrate   C - 3067
Talampicillin Hydrochloride   C - 3102
Talc   C - 3106
Taltirelin Hydrate   C - 3110
Taltirelin Orally Disintegrating Tablets
    C - 3117
Taltirelin Tablets   C - 3114
Tamoxifen Citrate   C - 3098
Tamsulosin Hydrochloride   C - 3091
Tamsulosin Hydrochloride Extended-release Tablets   C - 3096
Tannic Acid   C - 3159
Tapes   A - 153

Tartaric Acid　C－2409

Taurine　C－3054

Tazobactam　C－3075

Tazobactam and Piperacillin for Injection
C－3080

Teabags　A－166

Teceleukin for Injection (Genetical Re-
combination)　C－3369

Teceleukin (Genetical Recombination)
C－3355

Tegafur　C－3299

Teicoplanin　C－3285

Telmisartan　C－3430

Telmisartan and Amlodipine Besilate
Tablets　C－3438

Telmisartan and Hydrochlorothiazide
Tablets　C－3446

Telmisartan Tablets　C－3436

Temocapril Hydrochloride　C－3404

Temocapril Hydrochloride Tablets
C－3410

Temozolomide　C－61

Temozolomide Capsules　C－67

Temozolomide for Injection　C－72

Teprenone　C－3392

Teprenone Capsules　C－3396

Terbinafine Hydrochloride　C－3413

Terbinafine Hydrochloride Cream
C－3424

Terbinafine Hydrochloride Solution
C－3421

Terbinafine Hydrochloride Spray
C－3422

Terbinafine Hydrochloride Tablets
C－3418

Terbutaline Sulfate　C－3425

Testosterone Enanthate　C－3338

Testosterone Enanthate Injection
C－3340

Testosterone Propionate　C－3342

Testosterone Propionate Injection
C－3346

Tetracaine Hydrochloride　C－3371

Tetracycline Hydrochloride　C－3374

Thallium (^{201}Tl) Chloride Injection

C－1147

Theophylline　C－3294

Thiamazole　C－3176

Thiamazole Tablets　C－3180

Thiamine Chloride Hydrochloride
C－3188

Thiamine Chloride Hydrochloride Powder
C－3195

Thiamine Chloride Hydrochloride Injec-
tion　C－3196

Thiamine Nitrate　C－3198

Thiamylal Sodium　C－3181

Thiamylal Sodium for Injection
C－3186

Thianthol　C－3207

Thiopental Sodium　C－3214

Thiopental Sodium for Injection
C－3218

Thioridazine Hydrochloride　C－3221

L－Threonine　C－3737

Thrombin　C－3772

Thymol　C－3261

Tiapride Hydrochloride　C－3170

Tiapride Hydrochloride Tablets
C－3174

Tiaramide Hydrochloride　C－3201

Tiaramide Hydrochloride Tablets
C－3205

Ticlopidine Hydrochloride　C－3229

Ticlopidine Hydrochloride Tablets
C－3235

Timepidium Bromide Hydrate　C－3257

Timolol Maleate　C－3266

Tinctures　A－166

Tinidazole　C－3245

Tipepidine Hibenzate　C－3249

Tipepidine Hibenzate Tablets　C－3254

Titanium Oxide　C－2108

Tizanidine Hydrochloride　C－3238

Toad Cake　D－573

Tobramycin　C－3577

Tobramycin Injection　C－3582

Tocopherol　C－3510

Tocopherol Acetate　C－3520

Tocopherol Calcium Succinate　C－3516

Tocopherol Nicotinate   C – 3524

Todralazine Hydrochloride Hydrate
   C – 3549

Tofisopam   C – 3568

Tokakujokito Extract   D – 702

Tokishakuyakusan Extract   D – 732

Tolbutamide   C – 3729

Tolbutamide Tablets   C – 3732

Tolnaftate   C – 3724

Tolnaftate Solution   C – 3727

Tolperisone Hydrochloride   C – 3734

Tolvaptan   C – 51

Tolvaptan tablets   C – 58

Tosufloxacin Tosilate Hydrate   C – 3528

Tosufloxacin Tosilate Tablets   C – 3535

Tragacanth   D – 768

Tramadol Hydrochloride   C – 3612

Tranexamic Acid   C – 3598

Tranexamic Acid Capsules   C – 3605

Tranexamic Acid Injection   C – 3607

Tranexamic Acid Tablets   C – 3603

Tranilast   C – 3583

Tranilast Capsules   C – 3588

Tranilast Fine Granules   C – 3590

Tranilast for Syrup   C – 3593

Tranilast Ophthalmic Solution   C – 3596

Trapidil   C – 3609

Trehalose Hydrate   C – 3741

Trepibutone   C – 3744

Triamcinolone   C – 3624

Triamcinolone Acetonide   C – 3631

Triamterene   C – 3636

Triazolam   C – 3618

Tribulus Fruit   D – 463

Trichlormethiazide   C – 3652

Trichlormethiazide Tablets   C – 3657

Trichomycin   C – 3662

Trichosanthes Root   D – 216

Triclofos Sodium   C – 3646

Triclofos Sodium Syrup   C – 3650

Trientine Hydrochloride   C – 3640

Trientine Hydrochloride Capsules
   C – 3643

Trihexyphenidyl Hydrochloride
   C – 3671

Trihexyphenidyl Hydrochloride Tablets
   C – 3675

Trimebutine Maleate   C – 3705

Trimetazidine Hydrochloride   C – 3694

Trimetazidine Hydrochloride Tablets
   C – 3698

Trimethadione   C – 3690

Trimetoquinol Hydrochloride Hydrate
   C – 3701

Troches   A – 71

Tropicamide   C – 3765

Troxipide   C – 3758

Troxipide Fine Granules   C – 3763

Troxipide Tablets   C – 3761

L–Tryptophan   C – 3667

Tulobuterol   C – 3275

Tulobuterol Hydrochloride   C – 3281

Tulobuterol Transdermal Tapes
   C – 3279

Turmeric   D – 58

Turpentine Oil   D – 696

L–Tyrosine   C – 3270

U

Ubenimex   C – 807

Ubenimex Capsules   C – 811

Ubidecarenone   C – 5900

Ulinastatin   C – 818

Uncaria Hook   D – 675

Unseiin Extract   D – 71

Urapidil   C – 814

Urea   C – 3956

Urokinase   C – 834

Ursodeoxycholic Acid   C – 825

Ursodeoxycholic Acid Granules   C – 832

Ursodeoxycholic Acid Tablets   C – 829

Uva Ursi Fluidextract   D – 69

V

Valaciclovir Hydrochloride   C – 4091

Valaciclovir Hydrochloride Tablets
   C – 4098

L–Valine   C – 4112

英名索引　I－171

Valsartan　C－4116
Valsartan and Hydrochlorothiazide Tab-
　lets　C－4125
Valsartan Tablets　C－4123
Vancomycin Hydrochloride　C－4199
Vancomycin Hydrochloride for Injection
　C－4204
Vasopressin Injection　C－4042
Verapamil Hydrochloride　C－5285
Verapamil Hydrochloride Injection
　C－5292
Verapamil Hydrochloride Tablets
　C－5290
Vinblastine Sulfate　C－4514
Vinblastine Sulfate for Injection
　C－4519
Vincristine Sulfate　C－4505
Vitamin A Oil　C－4302
Voglibose　C－5388
Voglibose Orally Disintegrating Tablets
　C－105
Voglibose Tablets　C－5393
Voriconazole　C－5436
Voriconazole for Injection　C－5445
Voriconazole Tablets　C－5443

W

Warfarin Potassium　C－6375
Warfarin Potassium Tablets　C－6388
Water　C－2505
Water for Injection　C－2511
Weak Opium Alkaloids and Scopolamine
　Injection　C－248
Wheat Starch　C－3454
White Beeswax　D－985
White Ointment　C－3847
White Petrolatum　C－6371,　C－127

White Shellac　C－2984
White Soft Sugar　C－4015
Whole Human Blood　C－4304
Wine　C－4700
Wood Creosote　D－987

X

Xylitol　C－1502
Xylitol Injection　C－1506

Y

Yellow Beeswax　D－983
Yellow Petrolatum　C－6370,　C－125
Yokukansan Extract　D－1014
Yokukansankachimpihange Extract
　D－42

Z

Zaltoprofen　C－2080
Zaltoprofen Tablets　C－2085
Zidovudine　C－2264
Zinc Chloride　C－1134
Zinc Oxide　C－2101
Zinc Oxide Oil　C－3273
Zinc Oxide Ointment　C－30
Zinc Oxide Starch Powder　C－29
Zinc Sulfate Hydrate　C－6136
Zinc Sulfate Ophthalmic Solution
　C－6139
Zolpidem Tartrate　C－3033
Zolpidem Tartrate Tablets　C－3038
Zonisamide　C－3015
Zonisamide Tablets　C－3020
Zopiclone　C－3022
Zopiclone Tablets　C－3028

INDEX NOMINUM

A

Achyranthis Radix　D – 341
Aconiti Radix Processa　D – 883
Aconiti Radix Processa et Pulverata
　D – 889
Adeps Lanae Purificatus　D – 1026
Adeps Suillus　D – 771
Agar　D – 239
Agar Pulveratum　D – 242
Akebiae Caulis　D – 992
Alismatis Tuber　D – 649
Alismatis Tuber Pulveratum　D – 653
Aloe　D – 31
Aloe Pulverata　D – 36
Alpiniae Fructus　D – 999
Alpiniae Officinarum Rhizoma　D – 1049
Amomi Semen　D – 502
Amomi Semen Pulveratum　D – 505
Anemarrhenae Rhizoma　D – 664
Angelicae Acutilobae Radix　D – 723
Angelicae Acutilobae Radix Pulverata
　D – 730
Angelicae Dahuricae Radix　D – 856
Apilac　D – 1080
Araliae Cordatae Rhizoma　D – 755
Arctii Fructus　D – 361
Arecae Semen　D – 875
Armeniacae Semen　D – 264
Artemisiae Capillaris Flos　D – 45
Artemisiae Folium　D – 152
Asiasari Radix　D – 399
Asparagi Radix　D – 700
Astragali Radix　D – 87
Atractylodis Lanceae Rhizoma　D – 599
Atractylodis Lanceae Rhizoma Pulver-
　atum　D – 603

Atractylodis Rhizoma　D – 859
Atractylodis Rhizoma Pulveratum
　D – 865
Aurantii Fructus Immaturus　D – 257
Aurantii Pericarpium　D – 747

B

Belladonnae Radix　D – 893
Benincasae Semen　D – 710
Benzoinum　D – 39
Bezoar Bovis　D – 338
Bufonis Crustum　D – 573
Bupleuri Radix　D – 382

C

Calumbae Radix　D – 375
Calumbae Radix Pulverata　D – 377
Cannabis Fructus　D – 981
Capsici Fructus　D – 712
Capsici Fructus Pulveratus　D – 717
Cardamomi Fructus　D – 523
Carthami Flos　D – 317
Caryophylli Flos　D – 667
Caryophylli Flos Pulveratus　D – 670
Cassiae Semen　D – 299
Catalpae Fructus　D – 254
Cera Alba　D – 985
Cera Carnauba　D – 214
Cera Flava　D – 983
Chrysanthemi Flos　D – 251
Cimicifugae Rhizoma　D – 535
Cinnamomi Cortex　D – 289
Cinnamomi Cortex Pulveratus　D – 295
Cistanchis Herba　D – 779
Citri Unshiu Pericarpium　D – 690
Clematidis Radix　D – 42

ラテン名索引　I -173

Cnidii Monnieri Fructus　D - 24
Cnidii Monnieris Fructus　D - 481
Cnidii Rhizoma　D - 563
Cnidii Rhizoma Pulveratum　D - 567
Codonopsis Radix　D - 739
Coicis Semen　D - 1010
Coicis Semen Pulveratum　D - 1013
Condurango Cortex　D - 378
Coptidis Rhizoma　D - 116
Coptidis Rhizoma Pulveratum　D - 123
Corni Fructus　D - 437
Corydalis Tuber　D - 81
Corydalis Tuber Pulveratum　D - 85
Crataegi Fructus　D - 427
Creosotum Ligni　D - 987
Crocus　D - 421
Curcumae Longae Rhizoma　D - 58
Curcumae Longae Rhizoma Pulveratum
　D - 61
Curcumae Rhizoma　D - 162
Cyperi Rhizoma　D - 326
Cyperi Rhizoma Pulveratum　D - 328

D

Digenea　D - 978
Dioscoreae Rhizoma　D - 448
Dioscoreae Rhizoma Pulveratum
　D - 451
Dolichi Semen　D - 900

E

Eleutherococci Senticosi Rhizoma
　D - 456
Ephedrae Herba　D - 966
Epimedii Herba　D - 48
Eriobotryae Folium　D - 873
Eucommiae Cortex　D - 767
Euodiae Fructus　D - 353

F

Fel ursi　D - 1004
Foeniculi Fructus　D - 52

Foeniculi Fructus Pulveratus　D - 55
Forsythiae Fructus　D - 1057
Fossilia Ossis Mastodi　D - 1038
Fossilia Ossis Mastodi Pulveratum
　D - 1041
Fritillariae Bulbus　D - 802
Fructus Hordei Germinatus　D - 804

G

Gambir　D - 7
Gambir Pulveratum　D - 10
Gardeniae Fructus　D - 429
Gardeniae Fructus Pulveratus　D - 434
Gastrodiae Tuber　D - 698
Gentianae Radix　D - 303
Gentianae Radix Pulverata　D - 307
Gentianae Scabrae Radix　D - 1042
Gentianae Scabrae Radix Pulverata
　D - 1047
Geranii Herba　D - 310
Geranii Herba Pulverata　D - 314
Ginseng Radix　D - 784
Ginseng Radix Pulverata　D - 796
Ginseng Radix Rubra　D - 321
Glehniae Radix Cum Rhizoma　D - 833
Glycyrrhizae Radix　D - 221
Glycyrrhizae Radix Praeparata　D - 465
Glycyrrhizae Radix Pulverata　D - 231
Gummi Arabicum　D - 26
Gummi Arabicum Pulveratum　D - 29
Gypsum Exsiccatum　D - 553
Gypsum Fibrosum　D - 552

H

Hedysari Radix　D - 542
Houttuyniae Herba　D - 499
Hydrangeae Dulcis Folium　D - 22
Hydrangeae Dulcis Folium Pulveratum
　D - 25

I

Imperatae Rhizoma　D - 912

I −174　ラテン名索引

Ipecacuanhae Radix　D − 756
Ipecacuanhae Radix Pulverata　D − 761

K

Kasseki　D − 189
Koi　D − 315

L

Leonuri Herba　D − 1001
Lilii Bulbus　D − 855
Linderae Radix　D − 63
Lithospermi Radix　D − 460
Longan Arillus　D − 1037
Lonicerae Folium Cum Caulis　D − 799
Lycii Cortex　D − 458
Lycii Fructus　D − 273

M

Magnoliae Cortex　D − 331
Magnoliae Cortex Pulveratus　D − 335
Magnoliae Flos　D − 539
Malloti Cortex　D − 5
Mel　D − 823
Menthae Herba　D − 826
Mori Cortex　D − 604
Moutan Cortex　D − 935
Moutan Cortex Pulveratus　D − 940
Myristicae Semen　D − 782

N

Nelumbinis Semen　D − 1060
Notopterygii Rhizoma　D − 261
Nupharis Rhizoma　D − 571

O

Oleum Arachidis　D − 1022
Oleum Aurantii　D − 146
Oleum Cacao　D − 154
Oleum Camelliae　D − 695
Oleum Caryophylli　D − 672

Oleum Cinnamomi　D − 297
Oleum Cocois　D − 1002
Oleum Eucalypti　D − 1007
Oleum Foeniculi　D − 56
Oleum Maydis　D − 753
Oleum Menthae Japonicae　D − 830
Oleum Olivae　D − 142
Oleum Rapae　D − 774
Oleum Ricini　D − 851
Oleum Sesami　D − 365
Oleum Sojae　D − 644
Oleum Terebinthinae　D − 696
Ophiopogonis Radix　D − 806
Opium Pulveratum　D − 11
Oryzae Fructus　D − 329
Ostreae Testa　D − 962
Ostreae Testa Pulverata　D − 964

P

Paeoniae Radix　D − 468
Paeoniae Radix Pulverata　D − 474
Panacis Japonici Rhizoma　D − 659
Panacis Japonici Rhizoma Pulveratum
　D − 662
Perillae Herba　D − 609
Persicae Semen　D − 741
Persicae Semen Pulveratum　D − 745
Peucedani Radix　D − 569
Pharbitidis Semen　D − 301
Phellodendri Cortex　D − 100
Phellodendri Cortex Pulveratus　D − 108
Picrasmae Lignum　D − 775
Picrasmae Lignum Pulveratum　D − 778
Pinelliae Tuber　D − 835
Plantaginis Herba　D − 485
Plantaginis Semen　D − 482
Platycodi Radix　D − 244
Platycodi Radix Pulverata　D − 248
Pogostemi Herba　D − 165
Polygalae Radix　D − 147
Polygalae Radix Pulverata　D − 150
Polygonati Rhizoma　D − 98
Polygoni Multiflori Radix　D − 159
Polyporus　D − 687

ラテン名索引　I -175

Polyporus Pulveratus　D - 689
Poria　D - 878
Poria Pulveratum　D - 881
Prunellae Spica　D - 157
Pruni Cortex　D - 114
Puerariae Radix　D - 167

Q

Quercus Cortex　D - 934

R

Rehmanniae Radix　D - 452
Resina Pini　D - 1062
Rhei Rhizoma　D - 615
Rhei Rhizoma Pulveratum　D - 624
Rosae Fructus　D - 77
Rosae Fructus Pulveratus　D - 79

S

Sal Mirabilis　D - 914
Sal Mirabilis Anhydricus　D - 916
Salviae Miltiorrhizae Radix　D - 655
Saposhnikoviae Radix　D - 918
Sappan Lignum　D - 608
Saussureae Radix　D - 995
Schisandrae Fructus　D - 367
Schizonepetae Spica　D - 281
Scopoliae Rhizoma　D - 1063
Scutellariae Radix　D - 91
Scutellariae Radix Pulverata　D - 96
Senegae Radix　D - 555
Senegae Radix Pulverata　D - 559
Sennae Folium　D - 579
Sennae Folium Pulveratum　D - 586
Sesami Semen　D - 363
Sevum Bovinum　D - 260

Sinomeni Caulis et Rhizoma　D - 902
Smilacis Rhizoma　D - 424
Smilacis Rhizoma Pulveratum　D - 426
Sophorae Radix　D - 275
Sophorae Radix Pulverata　D - 278
Strychni Semen　D - 952
Swertiae Herba　D - 589
Swertiae Herba Pulverata　D - 595

T

Tinctura Amara　D - 279
Tragacantha　D - 768
Tragacantha Pulverata　D - 770
Tribuli Fructus　D - 463
Trichosanthis Radix　D - 216

U

Uncariae Uncis Cum Ramulus　D - 675
Uvae Ursi Folium　D - 65

V

Valerianae Fauriei Radix　D - 191
Valerianae Fauriei Radix Pulverata
　D - 194

Z

Zanthoxyli Piperiti Pericarpium　D - 440
Zanthoxyli Piperiti Pericarpium Pulver-
　atum　D - 443
Zingiberis Rhizoma　D - 506
Zingiberis Rhizoma Processum　D - 218
Zingiberis Rhizoma Pulveratum　D - 512
Ziziphi Fructus　D - 646
Ziziphi Semen　D - 446

第十八改正

日本薬局方　第二追補

解説書

―条文・注・解説―

定 価（本体 45,000 円＋税）

令和 6 年 10 月 17 日　第 1 刷発行

本書は令和 6 年 6 月 28 日付 厚生労働省 告示・公布に基づいて発行しております.

編　　　　者
著作権所有者　　日本薬局方解説書編集委員会

発　行　者
出版権所有者　　株式会社 廣　川　書　店
　　　　　　　代表者 廣　川　治　男

東京都文京区本郷 3 丁目 27 番 14 号
電　話　〔03〕3815-3651（代表）
http://www.hirokawa-shoten.co.jp/

© 2024

本書の複製はいかなる形式においてもこれを禁ずる.

ISBN978-4-567-01551-6